GESUNDHEITSSYSTEMFORSCHUNG

Herausgegeben von W. van Eimeren und B. Horisberger

Technologie im Gesundheitswesen

Medizinische und wirtschaftliche Aspekte

Herausgegeben von
A. J. Culyer und B. Horisberger

Mit 48 Abbildungen

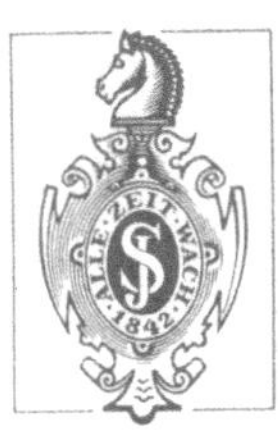

Springer-Verlag
Berlin Heidelberg New York Tokyo 1984

Professor Anthony J. Culyer
Department of Economics and Related Studies
University of York
Heslington, York Y01 5DD, England

Dr. med. Bruno Horisberger
Interdisziplinäres Forschungszentrum
für die Gesundheit St. Gallen
Rorschacher Straße 103c
CH-9007 St. Gallen, Schweiz

Symposium April 1982, Wolfsberg, Schweiz

Übersetzung von „Economic and Medical Evaluation of Health Care Technologies" 1983

CIP-Kurztitelaufnahme der Deutschen Bibliothek
Technologie im Gesundheitswesen : med. u. wirtschaftl. Aspekte / hrsg. von
A. J. Culyer u. B. Horisberger. – Berlin ; Heidelberg ; New York ; Tokyo : Springer,
1984.
Gesundheitssystemforschung
ISBN-13: 978-3-642-82281-0   e-ISBN-13: 978-3-642-82280-3
DOI: 10.1007/ 978-3-642-82280-3
NE: Culyer, Anthony J. [Hrsg.]; GT

Die Wiedergabe von Gebrauchsnamen, Handelsnamen, Warenbezeichnungen usw. in diesem
Werk berechtigt auch ohne besondere Kennzeichnung nicht zu der Annahme, daß solche Namen
im Sinne der Warenzeichen- und Markenschutz-Gesetzgebung als frei zu betrachten wären und
daher von jedermann benutzt werden dürften.

Produkthaftung: Für Angaben über Dosierungsanweisungen und Applikationsformen kann vom
Verlag keine Gewähr übernommen werden. Derartige Angaben müssen vom jeweiligen Anwender
im Einzelfall anhand anderer Literaturstellen auf ihre Richtigkeit überprüft werden.

Satz: Appl, Wemding. Druck: aprinta, Wemding
2119/3140-543210

Vorwort

Das größte Hindernis, das dem interdisziplinären Gedankenaustausch im Wege steht, ist häufig der Jargon. Während des Symposiums, dessen Beiträge und Diskussionen auf den folgenden Seiten veröffentlicht werden, versuchten wir natürlich, jede unnötig verschleiernde Fachsprache auszuschalten; gleichzeitig waren wir bestrebt, ein viel ehrgeizigeres Ziel zu erreichen: die Konfrontation mit den *intellektuellen* Sachverhalten, die mit der Verwendung des Wortes „Evaluation" in der Medizin und den Gesundheitsdiensten verbunden sind. Zu diesem Zweck wurde eine sorgfältig ausgewählte Gruppe von Experten aus den Gebieten der Medizin, der Epidemiologie und der Gesundheitsökonomie eingeladen, zum selben Thema Vorträge zu halten. Sie wurden entweder aufgrund ihres Rufs als „Synthetiker" oder als empirische „Analytiker" oder – die seltenste Expertengruppe – als beides in einer Person gebeten, ihren Beitrag zu leisten.

Um den Praxisbezug zu gewährleisten wurden 3 Verfahren ausgewählt, für die bereits Evaluationen vorlagen, von denen jedoch jedes besondere Probleme aufwarf. Im ersten Fall handelte es sich um die Behandlung des Nierenversagens durch verschiedene Dialyseverfahren. Die Evaluation dieser Therapiemethoden reicht verhältnismäßig weit zurück, und die entsprechende Literatur ist umfangreich. Insbesondere stellen sich aber weitreichende konzeptuelle Fragen für die Gesundheitsdienste der Industriegesellschaften sowohl in bezug auf den Umfang der bereitzustellenden Programme, die Art und die Kombination der Behandlungen als auch bezüglich der Auswahl der zu behandelnden Patienten. Die Messung des Erfolgs der diversen Strategien verursacht ökonomische und medizinisch-soziale Probleme besonderer Art.

Im zweiten Fall handelte es sich um die Behandlung des Duodenalulkus mit einer neuen Gruppe von Medikamenten: Den Histamin-H_2-Antagonisten (speziell Cimetidin). Hier begegnen wir einer Reihe anders gelagerter Fragen, die damit zusammenhängen, daß das zu behandelnde Leiden im Grunde genommen in der Mehrzahl der Fälle gutartig, wenn auch langwierig in Schüben verläuft. Die absolute Neuheit der Therapie mit Cimetidin zwingt den Anwender, konzeptionelle (sowie auch klinische) Entscheidungen zu treffen, bevor die Ergebnisse langfristiger Erprobungen abgeschlossen vorliegen. Es ergab sich eine Reihe von interessanten Diskussionen über die Vergleichbarkeit der Ergebnisse einer medikamentösen Therapie, die von niedergelassenen Ärzten verordnet wird, mit denjenigen einer chirurgischen Behandlung im Krankenhaus. Ferner stellte sich hier auch das wichtige Problem der Beurteilung einer Wirkung unter idealen Bedingungen im Vergleich zu den späteren Ergebnissen in der realen Alltagssituation.

Im dritten Fall handelte es sich um ein rein diagnostisches Verfahren: die computerisierte axiale Tomographie (CT) im Bereich des Kopfes. Dieses Verfahren stellt das Paradebeispiel für die Anwendung einer hochentwickelten und teuren Technologie in der Medizin dar, deren rasche Verbreitung besonders im Hinblick auf die hohen Investitions- und Betriebskosten größere gesamtplanerische Probleme mit sich bringt. Im Vergleich zu den anderen beiden Verfahren werden hier anders gelagerte Fragen aufgeworfen, da das Ziel der Computertomographie nicht unmittelbar in der Verbesserung der Behandlung oder des Ergebnisses für den Patienten besteht, sondern in einer verbesserten, aussagekräftigeren Diagnose. Wie bei jeder neuen und teuren Technologie stellt sich außerdem die Frage nach der Amortisationsdauer wegen der frühzeitigen Ablösung durch noch leistungsfähigere neuere bildgebende Systeme.

Diese drei konkreten Problembereiche liefern eine Fülle von Fragestellungen für alle, die sich mit Evaluation beschäftigen. Letztlich geht es dabei um die Frage: „Lohnt sich der Aufwand?" Alle während des Symposiums gehaltenden Vorträge und Diskussionen behandeln auf unterschiedliche Weise die verschiedenen Bedeutungen, die sich in diesem Zusammenhängen für das Wort „lohnend" ergeben können.

Insbesondere bei den Medizinern steht in diesem Zusammenhang die Frage nach dem Effekt im Vordergrund: Wird die Diagnose genauer? Wird das Ergebnis für den Patienten verbessert? Werden Nebenwirkungen oder mögliche Risiken für den Patienten vermindert? Bei der Beurteilung des „lohnenden Charakters" steht im wesentlichen die vorteilhafte oder nachteilige Wirkung für den einzelnen Patienten im Vordergrund. Eine andere Bedeutung des Begriffs „lohnend" liegt am entgegengesetzten Ende des Spektrums auf einer höheren Aggregationsebene und bezieht sich auf Fragen folgender Art: Rechtfertigt der gesundheitliche Nutzen, den die Anwendung einer bestimmten Technologie für Patienten bringt, die Bereitstellung dieser Technologie in einem größeren Umfang auf Kosten anderer Gesundheitsdienste, die deswegen nicht (oder in einem geringeren Umfang) zur Verfügung gestellt werden können? Sind die Ausgaben nur in Form von geldmäßigen öffentlichen oder privaten Gesundheitskosten zu messen, oder sollten nichtmonetäre Kosten mitberücksichtigt werden? Wo sind die Einrichtungen am besten zu plazieren? Hier ist der Rahmen für die Beurteilung des „lohnenden Charakters" eine breitere Palette von Vorteilen und Nachteilen, deren Mannigfaltigkeit die Frage aufwirft, wie man sie vergleichbar machen kann. (Durch Anwendung monetärer Maßstäbe? Welche Maßstäbe sind in bezug auf eine Bewertung der Vor- und Nachteile für bestimmte Personengruppen, z.B. Patienten, Familien der Patienten, potentielle Patienten, die gesamte Bevölkerung, die Jungen, die Alten, die arbeitende Bevölkerung, die Arbeitslosen, die Rentner, Männer, Frauen, Kinder usw., anzuwenden? Zwischen diesen verschiedenen Betrachtungsebenen liegt eine Reihe von Zwischenpositionen. Die Beiträge waren zwar grob in „Mikro" (oder individuelle) und „Makro"- (oder systemweite) Aspekte unterteilt und entsprachen mehr oder weniger ausgeprägten Aggregationsgraden, doch ist wie bei allen vertikalen Zusammenhängen die Trennlinie zwischen „mikro" und „makro" unscharf, d.h., es bestehen Wechselwirkungen zwischen dem Einzelergebnis und dem Gesamteffekt.

Neben der Untersuchung der verschiedenen Beurteilungsansätze, die für die verschiedenen Aggregationsebenen angemessen erscheinen, wurde bei der Auswahl der Beiträge auch darauf geachtet, daß sie die Perspektiven *unterschiedlicher*

Disziplinen (Ökonomie, Medizin) einbringen. So wie es niemals nur *eine* korrekte *Beurteilungsebene* geben kann (die entsprechende Ebene ergibt sich vielmehr aus der Frage, die man zu beantworten sucht, oder durch das Zielpublikum, das man ansprechen will), ebensowenig gibt es nur *eine Disziplin,* die zur abschließenden Beurteilung in der Lage wäre. In der Tat wird es jedem, der sich mit dieser Thematik beschäftigt, rasch klar, daß es sehr wenige Evaluationskriterien gibt, die zufriedenstellend durch die Anwendung nur einer der drei auf dem Symposium vertretenen Disziplinen (Medizin, Epidemiologie und Ökonomie) gelöst werden können. So greift z.B. die Beantwortung der ausgesprochen medizinischen Frage: „Wird der Gesundheitszustand des Patienten verbessert?" über in die Begriffskategorien des Ökonomen über Wohlfahrt und sozialen Nutzen. Andererseits wird erkennbar, daß bei der offensichtlich am stärksten auf die ökonomische Wertskala ausgerichteten Bewertungsfrage: „Ist der Nutzen größer als die Kosten?" das medizinische und epidemiologische Verständnis für die Zusammenhänge zwischen Ursache und Wirkung für die richtige Bewertung Voraussetzung ist. Die Beziehung zwischen den Disziplinen ist daher interaktiv und symbiotisch. Jede ist für die andere unentbehrlich.

Um diese verschiedenen Aspekte und analytischen Kriterien herauszuarbeiten, wurden die Beiträge auf folgende Weise gegliedert: Teil 1 enthält die einleitenden Beiträge. Diese begründen die Bedeutung und die Schwierigkeiten einer Wertmessung oder eben Evaluation in der Medizin, ferner werden die verschiedenen Evaluationsverfahren untersucht, die durchgeführt wurden oder zur Anwendung gelangen sollten. Zwei Beiträge unterziehen den intellektuellen Rahmen der epidemiolo-

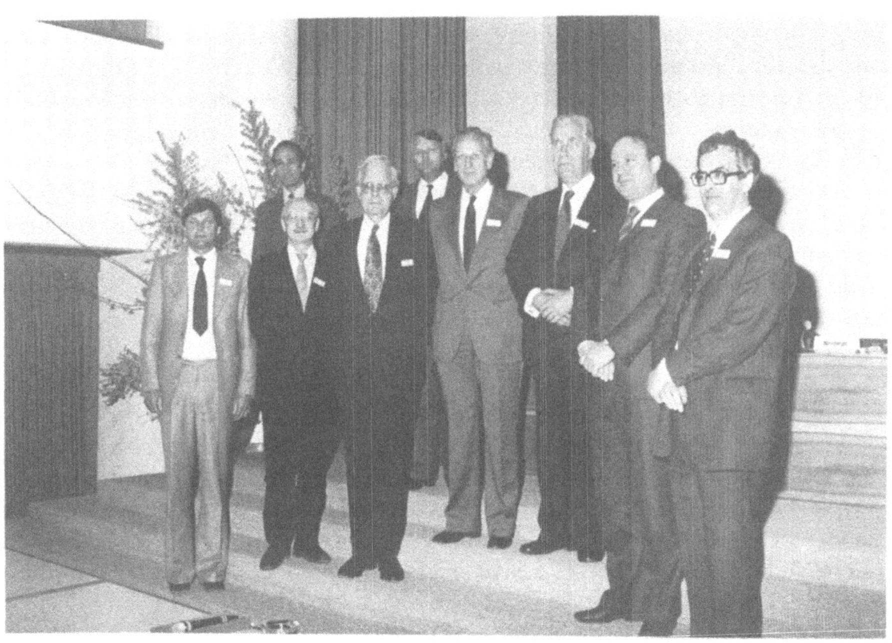

Von links nach rechts: B. Jönsson, M. L. Paterson, B. Horisberger, K. L. White, D. Sierp, U. Frey, L. Kaprio, H. Zöllner, A. J. Culyer

gischen und der ökonomischen Analysen einer eingehenden Prüfung. Der letzte Beitrag dieses Abschnitts führt, sozusagen als Basis für die nachfolgenden Diskussionen, in die 3 untersuchten Technologien ein.

Die Teile 2 bis 4 enthalten die Beiträge zur Evaluation der Dialyse, des Cimetidins und der Computertomographie. Jeder Teil ist auf die gleiche Weise gegliedert: Die ersten beiden Beiträge befassen sich mit der „Mikrobeurteilung" aus medizinischer und ökonomischer Sicht; die zwei folgenden Beiträge behandeln die „Makro- oder Systembeurteilung", wiederum vom medizinischen und vom ökonomischen Standpunkt aus. Zu jedem Beitrag aus medizinischer Sicht nimmt ein Ökonom Stellung und umgekehrt.

Teil 5 schließt das Buch mit allgemeinen Schlußfolgerungen der Herausgeber und – da ein gewisses Minimum an Fachsprache trotz allem unumgänglich ist – mit einem *Glossar* über die wichtigsten Fachausdrücke. Dies soll v. a. jenen Lesern dienen, die entweder eine spezifische Information suchen oder ein Thema verfolgen möchten, welches in diesem Buch nicht gesondert dargestellt wurde. Als Lesehilfe dient ferner der *Index* mit seinen Schlagworten. Darüber hinaus enthält Teil 5 ein sehr umfangreiches Literaturverzeichnis, das – so hoffen wir – für all jene hilfreich sein wird, welche die Lektüre dieses Buches durch ein Quellenstudium ergänzen möchten.

Den Herausgebern lagen ungefähr 500 Seiten Diskussionstext aus den Workshops sowie aus den Plenarsitzungen vor. Für eine ausführliche Wiedergabe dieses Materials war kein Raum. Auf jeden Beitrag folgt jedoch eine sehr kurze Zusammenfassung der Diskussion, die im Anschluß an das Referat stattgefunden hatte. In ihrem abschließenden Beitrag haben die Herausgeber versucht, die wesentlichen Punkte dieser Diskussionen herauszuarbeiten. In der Beurteilung dessen, was nicht berücksichtigt werden konnte, mußten wir Strenge walten lassen. Dennoch hoffen wir, daß alle, die anwesend waren, eine gewisse Ähnlichkeit zwischen ihrer Erinnerung an die Ereignisse und unserer zusammenfassenden Version entdecken werden.

Wir glauben, zur *Vermeidung von Mißverständnissen* bei einigen unserer Leser eine doppelte Warnung anbringen zu müssen:

Die erste bezieht sich auf den Sprachgebrauch. Die gleichen Ausdrücke werden oft mit verschiedenen Inhalten verbunden. Wir haben versucht zu standardisieren, so daß – zumindest im Rahmen dieses Buches – eine Übereinstimmung zwischen Wort (oder idiomatischem Ausdruck) und Begriff erreicht worden ist. Niemand hat ein Monopol für Begriffe, und wenn gewisse Ausdrücke nicht die Ihren sind, bitten wir Sie um Nachsicht!

Zweitens, Ökonomen möchten nicht mit Buchhaltern und „Marktanbetern" gleichgesetzt werden. Wenn Ökonomen für „Kosten" und manchmal sogar für „Nutzen" Geldwerte einsetzen, so ist dies nicht Folge eines sklavischen Festhaltens an Preisen, die in einem besonderen, abgestimmten Zusammenhang hervorgehoben werden können oder nicht. Eine *finanzielle* Bewertung ist einer *ökonomischen* Beurteilung nicht gleichzusetzen, und der Leser, der letzteres annimmt, wird zumindest die Hälfte der folgenden Texte mißverstehen.

A. J. Culyer   B. Horisberger

Danksagung

Besonderen Dank schulden die Herausgeber allen Teilnehmern am Symposium, in dessen Verlauf die nachfolgenden Beiträge zum ersten Mal vorgelegt und diskutiert wurden. Unsere besondere Anerkennung möchten wir gegenüber den vielen Teilnehmern aus verschiedenen Ländern, Vertretern verschiedener Disziplinen und Institutionen zum Ausdruck bringen. Ihr kooperatives, intellektuell unnachgiebiges Verhalten hat viel zum Erfolg des Symposiums beigetragen. Insbesondere möchten wir den Vorsitzenden der Workshops über die 3 Technologien unseren Dank abstatten. Ihre Aufgaben waren schwierig und anstrengend, ihre knappen und präzisen Berichte auf den Plenarsitzungen über die Diskussionen in den Workshops waren jedoch mustergültig. Den Vorsitz bei den verschiedenen Arbeitstagungen hatten: T. Scherstén, Schweden (medizinischer Vorsitz des Dialyseworkshops); K. Davis, USA (ökonomischer Vorsitz des Dialyseworkshops); K. D. Bardhan, Großbritannien (medizinischer Vorsitz des Cimetidinworkshops); A. Maynard, Großbritannien (ökonomischer Vorsitz des Cimetidinworkshops); H. Troupp, Finnland (medizinischer Vorsitz des Computertomographieworkshops), D. Banta, USA (ökonomischer Vorsitz des Computertomographieworkshops).

Ganz herzlich danken möchten wir Priska Eberle und ihrer Verwaltungs- und Sekretariatsassistentin Becky Brown für ihre vielfältigen Organisations- und Sekretariatsarbeiten „im Hintergrund". Ohne ihren unermüdlichen Einsatz wäre das Symposium nicht zustande gekommen, und auch dieses Buch wäre niemals erschienen. Die administrativen Arbeiten fielen jedoch nicht nur auf der Schweizer Seite in St. Gallen an. Gail Shepard (inzwischen Gibson) am Yorker Ende der Organisation bewahrte auch dann die Ruhe, als das internationale Hin und Her von Material einer Schnitzeljagd zu gleichen begann. Sie sei deshalb ebenso gewürdigt wie das St. Galler Team.

Unser bester Dank richtet sich ferner an Smith Kline & French, insbesondere an Mort Paterson in Philadelphia sowie an Dieter Sierp in München, für die Bereitstellung der Geldmittel. Ihr Verhalten war von beispielhafter Korrektheit, und selten wurden für Geld, das von der Industrie zur Verfügung gestellt wurde, weniger akademische Kompromisse verlangt: nämlich überhaupt keine. Das war eine mutige Politik für eine Firma, deren führendes Präparat sich sozusagen auf dem Prüfstand befand. Glücklicherweise verlief die eingehende Beurteilung von Cimetidin außerordentlich gut. Wir sind jedoch überzeugt, daß dieses Buch erscheinen würde, auch wenn dies nicht der Fall gewesen wäre.

Dank gebührt auch dem Europäischen Büro der Weltgesundheitsorganisation, dessen fachliche und technische Unterstützung sich sowohl auf wissenschaftlicher als auch auf der mehr praktischen – jedoch äußerst wichtigen – Ebene des „Türenöffnens" als unschätzbar hilfreich erwies; es trug dazu bei, neue Kontakte herzustellen, bestehende zu erweitern und hat auf diese Weise nicht nur einen wesentlichen Beitrag zum Symposium geleistet, sondern auch mitgeholfen, Überlegungen und Ansätze zur Evaluation medizinischer Technologien – wie sie in diesem Buch dargestellt werden – bekannt zu machen.

Schließlich gilt unser persönlicher Dank den anderen beiden Mitgliedern des leitenden Ausschusses, die mithalfen, das Symposium ins Leben zu rufen, und die uns während der ganzen Vorbereitungszeit mit Rat und Unterstützung zur Seite standen: Bengt Jönsson und Herbert Zöllner müssen nicht mehr besonders vorgestellt werden, aber man darf sagen, daß ihr Einfluß sehr viel größer war, als man auf den ersten Blick beim Lesen dieses Buches vermuten würde.

Juli 1983   A. J. Culyer   B. Horisberger

Inhaltsverzeichnis

Verzeichnis der Teilnehmer

Prof. Dr. I. Hakki Ayhan
Dept. of Pharmacology
Medical Faculty of Ankara University
Sihhiye
Ankara, Turkey

Prof. Dr. D. J. Balaban
School of Public and Urban Policy
University of Pennsylvania
39th and Walnut Streets
Philadelphia, PA 19104, USA

Dr. David Banta
Assistant Director
for Health & Life Sciences
Office of Technology Assessment
U.S. Congress
Washington, DC 20510, USA

Ludwig Bapst, lic. oec.
Interdisciplinary Research
Centre for Public Health
Rorschacherstraße 103 c
CH-9007 St. Gallen, Switzerland

Dr. K. D. Bardhan
Rotherham District General Hospital
Moorgate Road
Oakwood
Rotherham R60 2UD, Great Britain

Prof. Jonas Bergström
Dept. of Renal Medicine
Huddinge University Hospital
S-141 86 Huddinge, Sweden

Prof. Dr. med. Fritz Beske
Institut
für Gesundheits-System-Forschung
Beselerallee 39/41
D-2300 Kiel 1,
Federal Republic of Germany

Prof. Jan E. Blanpain, M. D.
Department of Hospital Administration
and Medical Care Organisation
Vital Decosterstraat 102
B-3000 Leuven, Belgium

Dr. Bernard S. Bloom
Leonard Davis Institute
of Health Economics
University of Pennsylvania
Colonial Penn Center
Philadelphia, PA 190104, USA

Gerhard Brenner, Dipl.-Kfm.
Stv. Geschäftsführer
Zentralinstitut für die kassenärztliche
Versorgung
in der Bundesrepublik Deutschland
Haedenkampstraße 5
D-5000 Köln 41,
Federal Republic of Germany

Dr. R. Bulthuis
Senior Research Economist
Netherlands Economic Institute
Bergemeester Oudlaan 50
NL-3062 PA Rotterdam, Netherlands

Dr. A. Colombi
Leitender Arzt
Nierenstation, Medizinische Klinik
Kantonsspital Luzern
CH-6004 Luzern, Switzerland

Prof. Anthony J. Culyer
Dept. of Economics and
Related Studies
University of York
Heslington, York Y01 5DD,
Great Britain

Prof. Karen Davis, Ph. D.
Dept. of Health Services
Administration
School of Hygiene and Public Health
The Johns Hopkins University
615 North Wolfe Street
Baltimore, MD 21205, USA

Dr. James T. Doluisio
Dean
College of Pharmacy
The University of Texas at Austin
Austin, TX 78712, USA

Dr. M. Drummond
Health Services Management Centre
University of Birmingham
40 Edgbaston Park Road
Birmingham B15 2RT, Great Britain

Prof. Dr. med. W. van Eimeren
GSF-Gesellschaft für Strahlen- und
Umweltforschung mbH München
MEDIS-Institut für Medizinische
Informatik und Systemforschung
Ingolstädter Landstraße 1
D-8042 Oberschleißheim
Federal Republic of Germany

Harvey V. Fineberg, M. D., Ph. D.
Center for the Analysis
of Health Practices
Harvard School of Public Health
677 Huntington Avenue
Boston, MA 02115, USA

Dr. Ulrich Frey
Director
Swiss Federal Office of Public Health
Bollwerk 27
CH-3001 Bern, Switzerland

Prof. Shiro Fujino
Dept. of Economics
Chuo University
742-1, Higashinakano
Hachioji-Shi
Tokyo, 92-03, Japan

Urs Gessner, Dipl. Ing. ETH
Interdisciplinary Research
Centre for Public Health
Rorschacherstraße 103 c
CH-9007 St. Gallen, Switzerland

Dr. K. von Grebmer
Health Econ AG
Augustinergasse 21
CH-4051 Basel, Switzerland

Dr. Gunnar Griesewell
Referent für sozialökonomische Fragen
des Gesundheitswesens
Bundesarbeitsministerium
Rochusstraße 1
D-5300 Bonn 1,
Federal Republic of Germany

Jürgen Henning
Wissenschaftliches Institut
der Ortskrankenkassen (WIdO)
Bundesverband der Ortskrankenkassen
Postfach 20 08 44
D-5300 Bonn 2,
Federal Republic of Germany

Dr. jur. Robert Van den Heuvel
President, National Association of
Christian Sick Funds
President, International Association
of Sick Funds
Rue de la Loi, 121
B-1040 Brussels, Belgium

Dr. med. Bruno Horisberger
Interdisziplinäres Forschungszentrum
für die Gesundheit St. Gallen
Rorschacher Straße 103 c
CH-9007 St. Gallen, Schweiz

Dr. James I. Hudson
National Organization for
Quality Assurance in Hospitals
P. O. Box 20064
Beneluxlaan 37
NL-3502 LB-Utrecht, Netherlands

Prof. Bengt Jönsson, Ph. D.
Dept. of Health & Society
Linköping University
S-58183 Linköping, Sweden

Dr. Egon Jonsson
Senior Research Associate
Swedish Planning and Rationalization
Institute (SPRI)
Box 27310
S-10245 Stockholm, Sweden

Dr. L. Kaprio
Regional Director for Europe
World Health Organization
Regional Office for Europe
8, Scherfigsvej
DK-2100 Copenhagen Ø, Denmark

Dr. Peadar Kirke
Assistant to the Director
The Medico-Social Research Board
73 Lower Baggot Street
Dublin 2, Ireland

Prof. Jean François Lacronique
Ministere de la Santé et
de la Securité Sociale
Direction Generale de la Santé
8, Avenue de Ségur
F-75700 Paris 41, France

Prof. Dr. José Andresen Leitão
Rua Fernão de Magalhães 11
P-1100 Lisboa, Portugal

Dr. rer. pol. Peter Lutz
Bundesamt für Sozialversicherung
Effingerstraße 33
CH-3003 Bern, Switzerland

Colin MacKay
Senior Lecturer in Surgery
Department of Surgery
Western Infirmary
Glasgow G 11 6NT, Great Britain

David L. Martin
Consultant in Health Administration
Institutional & Professional Services
Health Services Directorate
Health and Welfare Canada
Health Services & Promotion Branch
Ottawa, Ontario K1A 1B4, Canada

Dr. Maurice Laurence Mashford
Reader in Clinical Pharmacology
University of Melbourne
Dept. of Medicine
St. Vincent's Hospital
Victoria Parade
Fitzroy
3065 Victoria, Australia

Prof. Alan K. Maynard
Dept. of Economics and
Related Studies
University of York
Heslington, York Y01 5DD,
Great Britain

Dr. Barbara J. McNeil
Associate Professor of Radiology
Harvard Medical School
Department of Radiology
721 Huntington Avenue
Boston, MA 02115, USA

Prof. André Meheus, M. D., D. P. H.,
Ph. D.
Epidemiology and Social Medicine
University of Antwerp (UIA)
Universiteitsplein 1
B-2610 Wilrijk, Belgium

Prof. Lechaim Naggan, M. D., D. P. H.
Head, Epidemiology and Health
Service
Evaluation Units
Ben-Gurion University of the Negev
P. O. Box 653
Beer Sheva 84120, Israel

Haruo Naito
Management and Control Dept.
Eisai Co., Ltd.
6-10, Koishikawa 4
Bunkyo-ku
Tokyo 112, Japan

Dr. Morton L. Paterson
Manager, Cost-Benefit Studies
Smith Kline & French Laboratories
1500 Spring Garden Street
P.O. Box 7929
Philadelphia, PA 19101, USA

Dr. Kjeld Møller Pedersen
Odense University
Insitute of Social Sciences
Campusvej 55
DK-5230 Odense M, Denmark

Prof. Dr. Martin Pfaff
Wissenschaftlicher Direktor
Internationales Institut für
empirische Sozialökonomie (inifes)
Haldenweg 23
D-8901 Stadtbergen-Leitershofen,
Federal Republic of Germany

Dr. Michael Philippe
Smith Kline
and French Laboratoires S. A.
Manager, Corporate Affairs Europe
Chaussee de la Hulpe 150
Boîte postale No 4
B-1170 Brussels, Belgium

David Pole
Department of Health
and Social Security
Friars House
157-168 Blackfriars Road
London SE 1 8 EU, Great Britain

Jean-Pierre Poullier
Principal Administrator
OECD, Organization for Economic
Cooperation and Development
2, Rue André-Pascal
F-75016 Paris, Cedex 16, France

Dr. N. T. Racoveanu
Chief Medical Officer
Radiation Medicine
World Health Organization
Avenue Appia
CH-1211 Geneva 27, Switzerland

Prof. Uwe Reinhardt
Woodrow Wilson School
of Public Affairs
Princeton University
Princeton, NJ 08540, USA

Dr. Paul-Albert Ruhr
Stv. Geschäftsführer
Bundesverband
der Pharmazeutischen Industrie
Karlstraße 21
D-6000 Frankfurt am Main 1,
Federal Republic of Germany

Dr. Ian Russell
Lecturer in Medical Statistics
Health Care Research Unit
University of Newcastle-upon-Tyne
21 Claremont Place
Newcastle-upon-Tyne, Great Britain

Prof. Frans F. H. Rutten
Professor of Health Economics
Rijksuniversiteit Limburg
Faculty of Medicine
Vijverdalseweg 1
P.O. Box 616
NL-6200 MD Maastricht, Netherlands

Simone Sandier
Directeur de Recherche
Directeur Adjoint
CREDOC
Division d'Economie Médicale
142, Rue du Chevaleret
F-75013 Paris, Cedex 13, France

Prof. T. Scherstén
Dept. of Surgery I
Sahlgrenska Sjukhuset
S-413 45 Göteborg, Sweden

Dr. Eberhard Schmitt
Klinik für Innere Medizin
Nierenstation
Wilhelm-Pieck Universität
DDR-2500 Rostock,
German Democratic Republic

Dr. Dieter Sierp
Manager, Health Economics
Smith Kline Dauelsberg GmbH & Co
Sapporobogen 6–8
Postfach 40 16 42
D-8000 München 40,
Federal Republic of Germany

PD Dr. Amnon Sonnenberg
Medizinische Klinik &
Poliklinik, Klinik D
Gastroenterologische Ambulanz
Universität Düsseldorf
Moorenstraße 5
D-4000 Düsseldorf 1,
Federal Republic of Germany

Prof. Greg Stoddart
McMaster University
Dept. of Clinical Epidemiology
and Biostatistics
1200 Main Street West
Hamilton, Ontario, L8N 3Z5, Canada

David Taylor, BSc (Soc)
Deputy Director Office
of Health Economics
12 Whitehall
London SW1A 2DY, Great Britain

Prof. Dr. sc. pol. Manfred Timmermann
University of Konstanz
Weinbergstraße 13
CH-8280 Kreuzlingen, Switzerland

Prof. Henry Troupp
Chairman
Dept. of Neurosurgery
University Teaching Hospital
Topeliuksenkatu 5
SF-00260 Helsinki 26, Finland

Dr. Walter L. Trudeau
Associate Clinical Professor
Division of Gastroenterology
University of California
Davis Medical Center
4301 X Street
Sacramento, CA 95817, USA

Dr. Werner Ulrich
Abteilung
für wissenschaftliche Auswertung
Gesundheits- und Fürsorgedirektion
des Kantons Bern
Rathausgasse 1
CH-3011 Bern, Switzerland

Dr. Johannes O. Vang
Associate Professor of Surgery
Department of Surgery
Eksjö-Nässjo Hospitals
S-57500 Eksjö, Sweden

Dr. Hans Th. Waaler
The Norwegian Research Council for
Science and the Humanities
Unit for Health Services Research
Fr. Stangsgt 11/13
N-Oslo 2, Norway

Dr. Judith L. Wagner
Senior Research Associate
The Urban Institute
2100 M Street, N. W.;
Washington, DC 20037, USA

Dr. A. H. W. Wahba
Director, Development of
Comprehensive Health Services
World Health Organization
Regional Office for Europe
8, Scherfigsvej
DK-2100 Copenhagen Ø, Denmark

Dr. Anders Walan
Department of Internal Medicine
Linköping University
Medical School
S-581 85 Linköping, Sweden

Prof. Burton A. Weisbrod
University of Wisconsin-Madison
Dept. of Economics
Social Science Building
1180 Observatory Drive
Madison, WI 53706, USA

Dr. Kerr L. White
Deputy Director for Health Sciences
The Rockefeller Foundation
1133 Avenue of the Americas
New York, NY 10036, USA

PD Dr. V. Wiggli
Institut für medizinische Radiologie
Universität Basel
Ch-4021 Basel, Switzerland

Prof. Alan Williams
Institute of Social and
Economic Research
University of York
Heslington, York Y01 5DD,
Great Britain

Dr. A. Wojtczak
Director
Research Planning
and Human Resources
World Health Organization
Regional Office for Europe
8, Scherfigsvej
DK-2100 Copenhagen Ø, Denmark

Dr. Herbert H. Zöllner
Regional Officer for Health Economics
World Health Organization
Regional Office for Europe
8, Scherfigsvej
DK-2100 Copenhagen Ø, Denmark

Grußadresse

U. Frey

Im Namen des Eidgenössischen Departementes des Innern und seines Vorstehers, Herrn Bundesrat Hürlimann, möchte ich Sie hier auf dem Wolfsberg sehr herzlich begrüßen und willkommen heißen. Mein Gruß richtet sich vor allem an unsere Gäste aus dem Ausland, aber auch an unsere Schweizer Kollegen und an die Initiatoren und Organisatoren dieser Veranstaltung. Besonderer Dank gebührt Herrn Dr. Horisberger, dem Leiter des Interdisziplinären Forschungszentrums für die Gesundheit in St. Gallen, der es einmal mehr verstanden hat, das Ambiente zu schaffen, das in idealer Weise dazu angetan ist, um in internationaler Zusammenarbeit Fragen zu bearbeiten, die uns Gesundheitspolitiker zur Zeit alle bedrücken und deren Lösung uns große Schwierigkeiten bereitet. Dank und Anerkennung verdienen aber auch das Institute of Social and Economic Research der University of York und das Regionalbüro der Weltgesundheitsorganisation für ihre Mitwirkung und Unterstützung bei der Vorbereitung und Durchführung des Symposiums. Es ist mir eine ganz besondere Freude, hier auch meinen Freund Leo Kaprio begrüßen zu dürfen, der als Regionaldirektor der Weltgesundheitsorganisation unter uns weilt und nachher zu uns sprechen wird. Für die Unterstützung durch sein Regionalbüro möchte ich ihm und seinen Mitarbeitern besonders herzlich danken.

Alle industrialisierten und hochentwickelten Länder stehen gegenwärtig vor dem Dilemma von technischer Entwicklung der Medizin auf der einen und Beeinträchtigung der zwischenmenschlichen Beziehungen zwischen Arzt und Patient auf der anderen Seite. Durch erstaunliche Fortschritte der biomedizinischen und medizintechnischen Wissenschaften konnten neue diagnostische und therapeutische Verfahren entwickelt, unheilbare Krankheiten geheilt und Leben gerettet werden. Diese Fortschritte müssen jedoch oft erkauft werden mit einem Verlust an menschlicher Wärme und einer allzu weit getriebenen Versachlichung der Arzt-Patient-Beziehung. Zwischen den Arzt und seinen Patienten schieben sich mehr und mehr Apparate, Maschinen und nichtärztliche Hilfspersonen, der direkte Kontakt zwischen Arzt und Patient wird immer mehr eingeschränkt, und die Folge ist eine seelische Vereinsamung und Frustration des Hilfe suchenden kranken Menschen. Besonders bedrohlich ist diese unheilvolle Entwicklung in Krankenhäusern, die mancherorts zu riesigen Gesundheitsfabriken pervertiert sind.

Dieser Entwicklung muß Einhalt geboten werden, ohne daß dadurch der Fortschritt zum Wohle der leidenden Menschen in ungebührlicher Weise gehemmt wird. Es gilt, eine gesunde Mitte zu finden. Der Mensch muß wieder in den Mittelpunkt gerückt werden und Herr über die Technik bleiben – nicht umgekehrt! Sonst geht es uns wie Goethes Zauberlehrling, der „die Geister, die er rief", nicht mehr los wird. Für die Forschung bedeutet dies, daß die angewandte, praktische Forschung stärker gefördert werden muß, als dies bisher der Fall war. Das soll nicht heißen, daß die Grundlagenforschung abgebaut werden soll, sondern neben ihr müssen die bis heute noch spärlich entwickelten sozialmedizinischen, präventiven, psychologischen und psychiatrischen Forschungsrichtlinien stärker vorangetrieben werden, und auch die Gesundheitswissenschaften und die Gesundheitssystemforschung müssen stärker als bisher gefördert werden. Was die Ausbildung der angehenden Ärzte betrifft, ist eine weniger theoretische, mehr praktische und mehr auf die allgemeinmedizinischen Bedürfnisse ausgerichtete Neuorientierung unerläßlich. Das eidgenössische Parlament hat vor kurzem eine neue Prüfungsverordnung für Ärzte genehmigt, die den genannten Forderungen nachkommt.

Unter diesen Gegebenheiten ist es besonders verdienstvoll, daß dieses Symposium die ökonomische und medizinische Evaluation von Medizintechnologie zum Gegenstand hat, denn nur durch eine wissenschaftlich betriebene Evaluation der enormen technischen Möglichkeiten kann entschieden werden, was medizinisch notwendig und ökonomisch verantwortbar ist. Diese Erhebungen sind letzten Endes eine unerläßliche Entscheidungshilfe für die Gesundheitspolitiker.

In diesem Sinne wünsche ich Ihrer Veranstaltung, in deren Ergebnisse große Erwartungen zu setzen sind, einen vollen Erfolg.

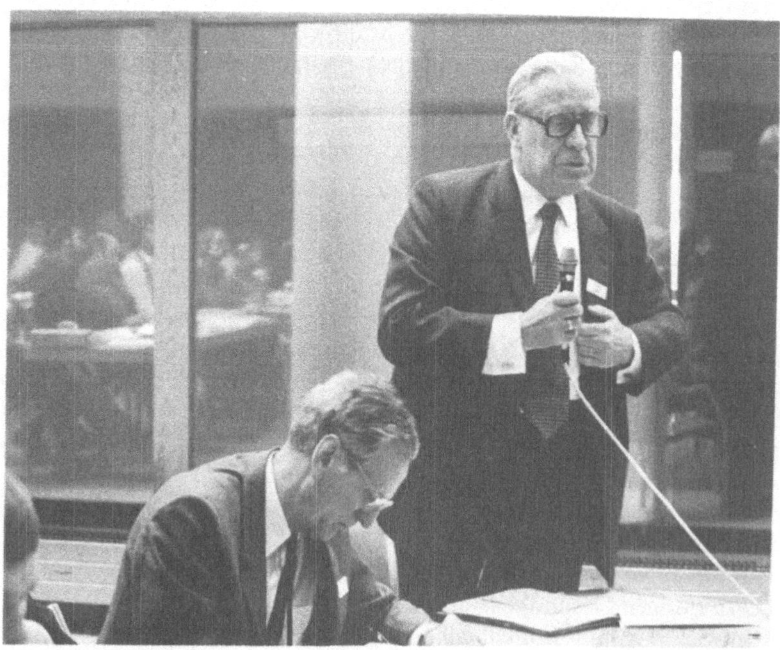

U. Frey und L. Kaprio

Eröffnungsansprache

L. Kaprio

Weltgesundheitsorganisation

Das Fehlen eines kräftigen Wirtschaftswachstums in diesem Jahrzehnt wird es den europäischen Ländern zunehmend erschweren, den Gesundheitszustand ihrer Bevölkerungen zu verbessern und schmerzliche Entscheidungen darüber zu vermeiden, welche Gesundheitsprogramme auf Kosten anderer zu entwickeln sind. Eine Reihe von Ländern gibt derzeit ungefähr 10% des Bruttosozialprodukts für die Gesundheitsversorgung aus, bei einem Nachkriegswachstum von 1% oder mehr pro Jahrzehnt, das sich erst vor kurzem zu verlangsamen begann. Angesichts der zahlreichen gesellschaftlichen Bedürfnisse nicht nur in bezug auf die Gesundheitsversorgung, sondern auch in bezug auf Nahrung, Wohnung, Erziehung, Energie und andere Notwendigkeiten, ist es höchst unwahrscheinlich, daß sie gewillt und in der Lage sein werden, ein weiteres Wachstum der Gesundheitsdienste zu unterstützen. Die finanzielle Lage der Sozialversicherungssysteme hat sich durch den wachsenden Bedarf an Arbeitslosenunterstützung, Subsidien für Nahrung und andere Bedürfnisse des täglichen Lebens, durch eine Zunahme der Altersrenten sowie durch zusätzliche Unterstützung jener Kranken und Behinderten, die von der wirtschaftlichen Unsicherheit am stärksten betroffen sind, verschlimmert.

Die 30. Weltgesundheitsversammlung beschloß im Mai 1977, daß das hauptsächliche soziale Ziel der Regierungen und der WHO für die kommenden Jahrzehnte darin bestehen sollte, für alle Bürger der Welt bis zum Jahr 2000 ein Gesundheitsniveau zu erreichen, das es ihnen erlaubt, ein gesellschaftlich und wirtschaftlich produktives Leben zu führen. Auf diese historische Resolution folgte im September 1978 die Erklärung von Alma Ata über die primäre Gesundheitsversorgung, die als ein wichtiger Schlüssel zur Erreichung eines annehmbaren Gesundheitsniveaus für alle betrachtet wurde. Im November 1979 schließlich forderte die Generalversammlung der Vereinten Nationen ihre Mitgliedstaaten und andere Körperschaften der Vereinten Nationen auf, die WHO in diesem Bemühen zu unterstützen, und erbat die Erarbeitung einer Gesamtstrategie. Wie Dr. Halfdan Mahler, Generaldirektor der WHO, sagte:

Gesundheit für alle ist *im Grunde* eine politische Richtung, die darauf abzielt, daß jetzt Schritte unternommen werden, die eine beträchtliche Verbesserung der Volksgesundheit auf der ganzen Welt erlauben; hingegen wird die Fortsetzung des gegenwärtigen Systems und seiner Strategien wahrscheinlich bedeuten, daß in 20 Jahren eine katastrophale Situation erreicht sein wird ... Wenn Gesundheit für alle die medizinische Wiederherstellung durch Ärzte und Krankenschwestern für jeden auf der Welt bei allen vorkommenden Leiden bedeuten würde ..., dann wäre dies mit Sicherheit kein realistischer Plan. Auch bedeutet dies nicht, daß niemand mehr krank oder behindert sein wird. Es bedeutet einen anderen Ansatz, in dessen Rahmen die Gesundheit im breiteren Zusammenhang ihres Beitrags zu den und ihrer Förderung durch die sozialen und ökonomischen Entwicklungen betrachtet wird, damit alle Menschen in der Lage sein werden, ein gesellschaftlich und wirtschaftlich befriedigendes Leben zu führen. Es bedeutet, daß die Menschen bessere Methoden als heutzutage zur Verhütung von Krankheit und Behinderung anwenden und auf bessere Weise aufwachsen, alt werden und in Würde sterben werden.

Der schmerzloseste Weg zu versuchen, Gesundheit für alle mittels des Gesundheitsversorgungssystems zu erreichen, bestünde in der Bereitstellung zusätzlicher Mittel mit der Hoffnung, alle Lücken zu füllen; dies wird jedoch wirtschaftlich nicht möglich sein. Auch ist es keineswegs sicher, daß die gegenwärtigen Ressourcen und Kenntnisse auf solche Weise neu verteilt werden würden, daß sie den Grundbedarf vieler Patienten decken, anstatt nur verhältnismäßig wenigen hochentwickelte technologische Dienste zu bieten. Das technologische Gebot und die professionelle Neigung, eine Herausforderung anzunehmen, verlangen nach einer grundlegenden Überprüfung des ethischen Kodex und der Grundhaltungen der Gesundheitsberufe.

In Zusammenarbeit mit den Mitgliedstaaten hat das für Europa zuständige Büro der WHO auf diese globale Herausforderung mit dem Entwurf einer regionalen Strategie zur Erreichung eines guten Gesundheitszustands für alle um das Jahr 2000 reagiert, die vom 30. Regionalen Komitee angenommen und unterstützt wurde. Die Strategie umfaßt folgende Punkte:

1. Förderung eines Lebensstils, der zu Gesundheit führt, insbesondere die Entwicklung des Bewußtseins und das Angbot von Wahlmöglichkeiten, die Verbesserung von Bedingungen, die den Lebensstil positiv beeinflussen und zu einer gesunden Lebensweise anspornen, sowie eine Reduzierung selbstverschuldeter Risiken;
2. Verminderung vermeidbarer Belastungen, insbesondere die Reduzierung perinataler Risiken und die Verbesserung der Gesundheit von Mutter und Kind, die Reduzierung der Armut, die Reduzierung verhütbarer ansteckender Krankheiten sowie von Unfällen und ihren Folgen, die Förderung einer ausgeglichenen Ernährung und sicherer Nahrungsmittel, die Reduzierung von Umweltrisiken und die Versorgung mit gutem Wasser und sanitären Einrichtungen;
3. Neuorientierung des Gesundheitsversorgungssystems für die gesamte Bevölkerung mit einer umfassenden Gesundheitsversorgung im für das jeweilige Land höchstmöglichen Grad entsprechend seinem Entwicklungsstand, insbesondere: gleicher Zugang für alle zu einer angemessenen Gesundheitsversorgung, das Angebot einer Spezialversorgung von hochgefährdeten Gruppen, die Reduzierung der Auswirkungen von chronischen und degenerativen Erkrankungen und die Verbesserung des Kosten-Effektivitäts-Verhältnisses und der Qualität der angebotenen Dienste.

Zur Zeit werden in Europa die entsprechenden Indikatoren und Ziele erarbeitet, und die einzelnen Länder machen große Anstrengungen zur Entwicklung eigener nationaler Strategien in Richtung auf „Gesundheit für alle", nicht – dies sei hingefügt – um den Anforderungen der WHO Genüge zu leisten, sondern um eine Reihe von Konzepten vorzubereiten und anzuregen, welche die Gesundheitsdienste und die damit zusammenhängenden Gesundheitsmaßnahmen auf die Dauer und trotz des fehlenden wirtschaftlichen Wachstums effektiver machen können.

Ohne technologischen Fortschritt und ohne Veränderungen der bestehenden Institutionen werden diese Strategien wohl kaum zu verwirklichen sein. Am schmerzlichsten erkennbar ist dies bei den beiden ersten, die darauf abzielen, unser aller Lebensstil sowie unsere physische und gesellschaftliche Umgebung gesünder zu machen. Im Gegensatz hierzu sind beträchtliche technologische Fortschritte in bezug auf die Reduzierung der Auswirkungen chronischer und degenerativer Erkrankungen gemacht worden, d.h. der Krankheiten, deren Bedeutung wahrscheinlich mit der Hektik des modernen Lebens und dem zunehmenden Alter der Bevölkerung wachsen wird. Es vergeht kaum ein Tag, ohne daß die heutige hochentwickelte medizinische Industrie die Erfindung neuer, oft sensationeller Techniken ankündigt: Es ist kein Ende des technologischen Fortschritts in der Medizin abzusehen. Dieser Umstand gestattet eine wirkungsvollere Diagnose und Behandlung von Krankheiten, die noch vor einigen Jahren kaum diagnostiziert, geschweige denn behandelt werden konnten.

Viel Mühe ist auf die Verbesserung der technischen Qualität von Laborausrüstungen, Röntgentechnologie, Bioinstrumentierung, pharmazeutischen Präparaten und medizinischen Geräten verwandt worden. Sie wurden dadurch sicherer, verläßlicher und einfacher zu handhaben und zu überwachen; darüber hinaus wurden sie spezifischer und empfindlicher in bezug auf ihre diagnostischen, therapeutischen und Rehabilitationsaufgaben.

Die Leistungsfähigkeit der technischen Ausrüstung wird durch die Qualität der Geräte und die Qualifikation der Bedienungspersonen bestimmt, die den Einsatz der Geräte vorbereiten, überwachen und die Ergebnisse interpretieren. Die Verläßlichkeit der Ergebnisse hängt von der technischen Leistungsfähigkeit und Genauigkeit des Geräts ebenso ab wie von den Fähigkeiten und der Sorgfalt der verschiedenen, an dem Verfahren beteiligten Personen. Während es sich beim Faktor Mensch um eine arbeitsorganisatorische Frage handelt, muß die Angemessenheit des Instruments für die zu lösende Aufgabe beurteilt werden. Die Untersuchung der Leistungsfähigkeit von Instrumenten ist z.Z. ziemlich begrenzt; der Hauptgrund hierfür ist das Fehlen internationaler und nationaler Evaluationsempfehlungen. Die Notwendigkeit der Koordinierung entsprechender Bemühungen wird allgemein anerkannt; eine derartige Koordinierung würde unnötige doppelte Arbeit verhindern, den optimalen Einsatz von Experten und finanziellen Ressourcen sicherstellen, wertvolle Informationen für potentielle Anwender liefern und für vergleichbare Resultate sorgen. Aufgrund der breiten Verfügbarkeit von Instrumenten und Geräten und der raschen Einführung immer neuer Geräte und Instrumente ist die Entwicklung gewisser Richtlinien für die Bewertungsmethodik und die Testprioritäten auf nationaler und internationaler Ebene erforderlich.

Das derzeitige Programm des europäischen Regionalbüros der WHO umfaßt ein Projekt zur Entwicklung und zum Aufbau eines Beurteilungsnetzes für Technologien zur Gesundheitsversorgung; hierzu sollen ausgewählte nationale Institute, die in der Lage sind, technische, klinische und ökonomische Bewertungen neuer Ausrüstungen und Technologien vorzunehmen, miteinander verbunden werden. Die hauptsächlichen Kriterien für die Auswahl dieser Institute sind ihre derzeitigen Fähigkeiten, Bewertungen durchzuführen. Wenn immer möglich, wird auch die Evaluation bereits in Gebrauch befindlicher und unzureichend bewerteter Geräte berücksichtigt werden. Darüber hinaus sollen diese Institute aufgefordert werden, Nutzungsstudien auf den verschiedenen Ebenen der Gesundheitsversorgung vorzunehmen.

Die dritte Strategie verlangt jedoch, daß die Technologien zusätzlich zu ihrer technischen Qualität weitere Merkmale aufweisen: Sie müssen effektiv, auf geeignete Weise auf die Bevölkerung (und somit auf die primäre Gesundheitsversorgung) ausgerichtet und wirtschaftlich sein. Hier ist das Bild weniger optimistisch. Manche Technologien werden bei medizinischen Erkrankungen angewandt, für die sie nicht indiziert sind und können dadurch sogar unnötige iatrogene Wirkungen auslösen; andere sind so hochentwickelt und kostspielig, daß sie nicht für alle zugänglich sind, die ihrer bedürfen; andere machen den Patienten unnötigerweise von ihrer Anwendung im Krankenhaus abhängig; darüber hinaus gibt es einige Technologien, die ziemlich kostspielig sind, aber weder Diagnose noch Therapie in ihrem Ergebnis für die Gesundheit erkennbar zu verbessern scheinen; schließlich gibt es viele Technologien, die den Patienten von der medizinischen Versorgung im allgemeinen abhängiger anstatt unabhängiger machen. Weiterhin kann das Angebot einer neuen medizinischen Technologie wahrscheinlich entsprechende Bedürfnisse auch erst wecken. Oft wird sie herkömmliche Tests und Verfahren nicht ersetzen, sondern sie eher ergänzen. Die ärztliche und pflegerische Ethik verlangt, daß alles für den einzelnen Patienten getan wird, egal wie gering oder illusorisch der Nutzen letztendlich sein wird. Diese Einstellung der entsprechenden Berufsgruppen ist von der Öffentlichkeit in ihrer Funktion als Verbraucher der Gesundheitsleistungen unterstützt worden; erst vor kurzem begann die Öffentlichkeit in ihrer Funktion als Steuer- und Prämienzahler eine vollwertigere Gegenleistung für ihr Geld zu verlangen. Die Tatsache, daß sich die Gesundheitsversorgung etwas von der institutionalisierten und hochtechnisierten Versorgung, auf die sie sich derzeit konzentriert, wegund auf eine primäre Gesundheitsversorgung – mit mehr Nachdruck auf der Prävention, der frühzeitigen Behandlung und der frühzeitigen Rehabilitation sowie auf der Laien- und Selbstversorgung – zubewegt, wird häufig der Verbesserung des Kosten-Effektivitäts-Verhältnisses dienen. Lassen Sie mich jedoch betonen, daß dies nicht nur die Verschiebung der Bürde von den institutionalisierten Pflegesektoren auf die Familien bedeuten kann (soweit es die Familien, und häufig die Frauen in den Familien sind, die für die Kranken, Alten und die Behinderten sorgen). Und es bedeutet auch nicht, daß man die ganze hochentwickelte Technologie loswerden will. Im Gegenteil, die hochspezialisierten Technologien sind oft von sehr großem Nutzen für den Patienten, und der einzig vernünftige Weg ihrer Nutzbarmachung könnte darin bestehen, daß man sie auf Krankenhäuser und andere mit der Gesundheitsversorgung befaßte Institutionen konzentriert. Eine systematische multidisziplinäre Beurteilung der medizinischen Technologien würde sicherlich zu einer Verbesserung sowohl der Qualität als auch der Rationalität der auf diesen Technologien basierenden Gesundheitsdienste beitragen.

Zusammenfassend läßt sich also sagen, daß der technologische Fortschritt in der Medizin ein mit gemischten Gefühlen zu betrachtender Segen ist. Um eine zweckdienlichere Forschung auf den Gebieten der Biomedizin, der Klinik und der Gesundheitsdienste sowie eine angemessenere Nutzung der Technologien zur Gesundheitsversorgung zu erreichen, um den Menschen eine bessere Gesundheitsversorgung zukommen zu lassen und um eine größere Verantwortlichkeit der Verbraucher zu erreichen, bedarf es einer kritischen Evaluation der herkömmlichen und der neuen Technologien. Im Rahmen unseres Regionalbüros bestehen mehrere Programme, die sich mit diesen Fragen befassen, insbesondere mit den Problemen der Gesundheitsökonomie und der für die Erreichung und Erhaltung der Gesundheit angemessenen Technologien. Da wir davon überzeugt sind, daß die Evaluation eine multidisziplinäre Aufgabe sein muß, freue ich mich, daß dieses Symposium die Herausforderung ernst genommen hat und die Technologien schrittweise überprüft, um sich klarer auf den Evaluationsprozeß und die entsprechende Methodik konzentrieren zu können. Die Evaluation dreier verschiedener medizinischer Technologien aus den Gebieten der Diagnostik, der Therapie und der Rehabilitation wird zu sachdienlichen Schlußfolgerungen führen.

Ich erwarte, daß die medizinische und ökonomische Evaluation aufzeigt, daß jene Strategien der Gesundheitsversorgung, die auf die Förderung eines gesünderen Lebensstils, einer gesünderen Umgebung und eines stärker bevölkerungsorientierten Gesundheitsversorgungssystems ausgerichtet sind, in der Tat nicht nur effektiver, sondern auch kosteneffektiver sind als die herkömmlichen Strategien. Leider werden sie jedoch nicht immer weniger kostspielig sein. Es wäre daher von Nutzen, wenn der Gesundheitssektor sich gegenüber anderen Wirtschaftsbereichen aktiver um die erforderlichen Mittel bemühen und aufzeigen würde, daß die Gesundheitsversorgung und die hiermit verbundenen Maßnahmen nicht nur Kosten für die Gesamtwirtschaft verursachen, sondern auch einen direkten und beträchtlichen Beitrag zur Gesamtproduktivität, zur Beschäftigung sowie zu Investitionen und industrieller Neuerung leistet.

Ich danke Ihnen, daß Sie unserem Büro Gelegenheit gegeben haben, sich in fachlich-technischer Hinsicht an den Vorbereitungen und an den Diskussionen der Tagung zu beteiligen. Ich betrachte die Auswirkungen dieser Tagung als äußerst relevant nicht nur für Europa und andere hochindustrialisierte Länder, sondern auch für Entwicklungs- und neu industrialisierte Länder, werden sie doch auf die in die modernen medizinischen Technologien gesetzten Erwartungen und die damit verbundenen Gefahren aufmerksam gemacht.

Teil I
Übersicht

1. Evaluation und Medizin

K. L. White

The Rockefeller Foundation

Wissenschaft stützt sich auf Zahlen. Für viele persönliche und politische Entscheidungen über die Berechtigung medizinischer und ökonomischer Forderungen, für Empfehlungen und Verallgemeinerungen, sind sie unumgänglich, jedoch selten ausreichend. Auch abgesehen von Zahlen ist wissenschaftliches Bemühen nie völlig wertfrei. Werte sind wesentliche Determinanten der Probleme, die die Wissenschaftler untersuchen oder der Fragen, die sie sich stellen. Diese Auswahl erst setzt wissenschaftliche Prozesse in Gang. Werte beeinflussen auch die Vorstellungen, welche den analytischen oder experimentellen Versuchsanordnungen der Untersucher zugrunde liegen, und die Schlußfolgerungen, die sie daraus ziehen. In dieser Hinsicht gleichen sich Medizin und Ökonomie: Beide sind bemüht, ihre Hypothesen durch die Anwendung der Gesetze der Logik, der Beweisführung mit Hilfe der Aussage von Zahlen, kritisch zu beurteilen und ihren perspektiven Wert zu verbessern. Was wir suchen ist die zuverlässige Voraussage über die Folgen unseres Handelns für den einzelnen oder die Öffentlichkeit. Zu diesem Zweck verwenden wir Zahlen, um Ergebnisse zu messen, und belegen viele komplexe Probleme, die mit Begriffen wie Gesundheit, Krankheit, Leiden und Medizin zusammenhängen, mit relativen Werten.

Die Ökonomie befaßt sich mit der Zuteilung von Ressourcen im Falle von relativem Mangel und die Politik muß sich heute ebenfalls mit diesen Überlegungen auseinandersetzen, da ihre Mittel beschränkt sind. In Demokratien und auch anderswo findet die Mannigfaltigkeit der individuellen und kollektiven Präferenzen ihren politischen Niederschlag in Budgets und Plänen, die in monetären Einheiten formuliert werden. Geld wird dann zum Ersatzausdruck für grundlgendere Werte, die mit persönlicher und kollektiver Freiheit, Unabhängigkeit, Wohlergehen, Gesundheit, Sicherheit und Energieverteilung (insbesondere menschlicher Energie in Form von Arbeitskraft) zusammenhängen. Geld drückt direkt oder indirekt die Werte aus, die wir jenen schwer faßbaren Qualitäten zuordnen, die so tiefgreifend das menschliche Leben beeinflussen.

Dies ist nicht der richtige Ort, um sich bei Fragen nach Komplexität oder nach ewigen Wahrheiten aufzuhalten, mit denen sich Philosophen und politische Wissenschaftler beschäftigen. Es muß jedoch unterstrichen werden, daß jede kritische Erörterung der Medizin und ihre Evaluation mit dem Problem der Komplexität in bezug auf Definition, Klassifizierung, Messung und Vergleich irgendwie zu Rande kommen muß, von einer nicht unerheblichen Ungewißheit ganz zu schweigen. Eine solche Diskussion erfordert deshalb, daß wir uns ständig die übergeordneten Glaubenssätze, Werte und Präferenzen vor Augen halten, welche die Ärzteschaft leiten und die Gegenstand der Philosophie, der Ökonomie und der Politik sind.

Dieser Sachverhalt ist nicht neu. Bereits im 17.Jahrhundert hatte Sir William Petty, ein Mediziner mit Ausbildung in den Niederlanden und in Frankreich, später Professor für Anatomie in Oxford, in Irland Erhebungen über die Landnutzung und über die soziale Situation durchgeführt; er war maßgeblich an der Einrichtung öffentlicher Konten und statistischer Systeme seiner Zeit beteiligt, war einer der ersten Merkantilisten und Mitglied der Royal Society (Greenwood 1948). Von vielen wird er als Vater der Demographie, der Gesundheitsstatistiken, der Soziologie, der Epidemiologie und der Ökonomie betrachtet. Er war in der Tat sowohl Mediziner und Staatsmann als auch ein politischer Führer von Format, der die Unzulänglichkeiten der zeitgenössischen Sozialstatistiken verurteilte und darauf drängte, daß der Messung des Nutzens, der sich aus einer Erhöhung der Ausgaben für medizinische, Wohlfahrts- und soziale Dienstleistungen für die Öffentlichkeit ableiten ließ, größere Aufmerksamkeit geschenkt wurde. Auch wies er darauf hin, daß einseitiges Zählen des ausgegebenen Geldes ohne ebenso energische Bemühungen zur Einschätzung der Ergebnisse verschiedener guter Werke nicht erlaube, den relativen Verdienst alternativer Handlungsweisen zu vergleichen.

Auch wenn sich die Lage 3 Jahrhunderte später unendlich komplizierter darstellt, so stehen uns andererseits heute bessere Datenquellen und wirksamere analytische Werkzeuge zur Verfügung. Nicht so weit fortgeschritten scheint leider unsere Fähigkeit zur kritischen Überprüfung unserer Ziele und Zwecke und der Mittel, die wir zu deren Erreichung einsetzen. Erst in den letzten Jahren sind der Inhalt und die Zuverlässigkeit der Unterlagen, auf denen individuelle und politische Wahlen und Entscheidungen in medizinischen Angelegenheiten beruhen, ernsthaft untersucht worden. Wem eine bestimmte Intervention nutzen oder nicht nutzen wird, wie groß der Nutzen sein wird und wer wieviel für eine bestimmte Gruppe von medizinischen Leistungen bezahlt, ist immer noch schwierig festzustellen und meist noch mit großen Unsicherheiten behaftet. Medizin und Evaluation befassen sich mit diesen Problemen und ich werde versuchen, einige grundlegende Probleme und Fragen, auf die wir in den Diskussionen eingehen sollten und die uns beschäftigen werden, in dieser Übersicht darzustellen.

Befassen wir uns zunächst mit dem offenkundigen Anspruch und der stillschweigenden Annahme, daß die Ärzteschaft über das Wissen und Können verfügt, das – nach allgemeiner Ansicht – dem Bedarf entspricht.

Im allgemeinen handelt es sich hierbei um einen „wahrgenommenen" Bedarf, indem der vorzeitige Tod abgewendet, eine Funktionsschädigung, Leiden oder Angst gelindert oder das Wohlbefinden des einzelnen gefördert werden soll. Solche Hoffnungen begründen die besonderen Beziehungen zwischen Arzt und Patient und beruhen auf Erwartungen der Öffentlichkeit und der stillschweigenden Annahme, daß ein „Doktor" meistens – wenn nicht sogar immer – dazu beitragen kann, einen „Patienten" zu „bessern". Daraus folgt auf der nächsten Stufe, daß Öffentlichkeit und Ärzteschaft glauben, Ärzte seien die primären Schiedsrichter über die „Bedürfnisse" der Allgemeinheit und wüßten darüber Bescheid, wie diese am besten gedeckt werden könnten.

In der anfänglichen Behauptung steckt eine Menge Wahrheit. In der Tat besteht wohl der wichtigste Beitrag, den die Ärzteschaft zum Wohlbefinden der Gesellschaft geleistet hat, im Geben von Hoffnung durch Vertrauen in die Heil- und Pflegevorgänge. Sie bildet das Hauptmerkmal der äußerst starken Arzt-Patient-Beziehung. Im Hintergrund des „Placeboeffekts" in der Medizin (Beecher 1955, Shapiro 1960) und des „Hawthorne-Effekts" in der Industrie (Röthlisberger u. Dicson 1939; Levene u. Cohen 1974) stehen Vertrauen, Hoffnung und Nächstenliebe als wichtigste Elemente. Der Placeboeffekt ist mit den bewußten oder unbewußten Bemühungen des Arztes um die Besserung des Befindens des Patienten verbunden. Es gibt einige Hinweise darauf, daß diese Zuwendung über komplexe nervöse und hormonelle Mechanismen Verbindungen freisetzt, welche die Immunabwehr- und andere Reaktionen des Organismus verändern und das Gefühl des Wohlbefindens vermitteln. Ähnliche Mechanismen dürften wohl auch analogen Beobachtungen bei Kollektiven zugrunde liegen, wie sie zum ersten Mal vor fast 50 Jahren in der Fabrik der Western Electric Company in Hawthorne bei Chicago beschrieben wurden. Als die Arbeiter erkannten, daß sich die Fabrikleitung um sie „kümmert", fühlten sie sich besser, und die Produktion stieg an.

Die Schätzungen sind unterschiedlich, doch es scheint, daß zwischen 40 und 60% des wahrgenommenen, mit den Dienstleistungen der Ärzteschaft und der paramedizinischen Berufe zusammenhängenden Nutzens zu unterschiedlichen Teilen auf den Placebo- und den Hawthorne-Effekt zurückzuführen sind. Es handelt sich hier um einen bedeutenden Beitrag, den man korrekterweise, als ein Produkt aus „Vertrauen, Hoffnung und Nächstenliebe" bezeichnen müßte. Demgegenüber ist nur bei 10–20% der für einen bestimmten Zweck ärztlich verordneten diagnostischen oder therapeutischen Maßnahmen der wissenschaftliche Nachweis erbracht worden, daß sie wirksam sind und nicht mehr Schaden zufügen als Nutzen. In den 60er Jahren zeigte eine bei allen Allgemeinpraktikern in einer bestimmten Region von Wales durchgeführten Studie, daß nur 10% ihrer Verordnungen als wirksam und spezifisch zu betrachten waren gegen die Leiden, für die sie verordnet worden waren (Forsyth 1963). In einem Land Südostasiens sollen 30000 verschiedene Medikamente und Verbindungen im Handel sein, während die Zahl der von der Weltgesundheitsorganisation empfohlenen wesentlichen Arzneimittel auf 200 beträgt (sog. „essential drugs").

Wir sollten uns zwei Zahlen merken: 50% Besserung durch die „Pflegefunktion" und 15% Besserung durch die „Heilfunktionen". Die restlichen 35% bleiben irgendwie ein Rätsel, ein ziemlich teures sogar, das vielleicht mit Phänomenen wie Vergeudung, strukturellen Ungleichgewichten oder organisatorischer Starrheit im Gesundheitsversorgungssystem zusammenhängt. Es gibt jedoch keinen Grund, diese Zahlen als endgültig zu akzeptieren, und ich möchte dringend genauere und präzisere Messungen empfehlen, die Informationen für zukünftige Diskussionen liefern würden.

Soweit ein grober Überblick über den gesellschaftlichen „Nutzen", der mit den von der Ärzteschaft oder dem Gesundheitsversorgungssystem zur Verfügung gestellten Diensten zusammenhängt. Und wie steht es mit den „Kosten", die der Gesellschaft durch die Aufrechterhaltung dieser Einrichtungen erwachsen? Ihre Schätzung stellt ein gleichermaßen komplexes quantitatives Unterfangen dar. Die Angaben zu den öffentlichen Ausgaben aus Steuergeldern und Kreditaufnahmen, die durch Regierungsstellen fließen, können die Privatausgaben für Krankenversicherung oder vom Verbraucher aus der eigenen Tasche geleistete Zahlungen nicht erfassen. Außerdem beinhalten die „Kosten" für den Ökonomen auch „Opportunitätskosten", d. h. Nutzen, auf den entweder in der Gegenwart oder in der Zukunft verzichtet werden muß, um den zu gegenwärtigen Zeitpunkt gewählten Nutzen oder Dienst zu erlangen. „Opportunitätskosten" entstehen durch Arbeitsausfälle, Reisekosten, Pflege eines Familienmitglieds durch Angehörige, einen Urlaub, auf den man verzichtet, um dafür eine Reihe von Tests zu bezahlen, die ergeben, daß man keinen Krebs hat. Wenn der angebliche Nutzen erst in der Zukunft zum Tragen kommt, die Zahlung jedoch jetzt zu leisten ist oder umgekehrt, dann müssen entweder die Kosten oder der Nutzen „diskontiert" werden, und die Ökonomen streiten sich über den korrekten Diskontsatz. In der Praxis sagen uns Zentralbanken oder Steuerbehörden immer häufiger, welcher Diskontsatz anzuwenden ist. All dies geht mit zahlreichen komplizierten Differenzierungen in den Begriff der Nettokosten eines gegebenen Nutzens ein.

Betrachten wir auch hier wieder die Größenordnungen. Die meisten westlichen Industriestaaten geben jährlich zwischen 6 und 10% ihres Bruttosozialproduktes für ihr Gesundheitswesen aus. In den USA beläuft sich dieser Betrag auf 250 Mrd. US$ bzw. über 1 000,– US$ pro Einwohner. Das US-Bundesbudget für das Gesundheitswesen und verwandte Dienste ist der größte Posten des Regierungshaushalts, es übertrifft das Verteidigungsbudget beträchtlich. Das Gesundheitswesen ist der Bereich mit der zweitgrößten Beschäftigtenzahl und trägt zusammen mit Energiekosten und Schuldzinsen am meisten zur Inflationsrate bei. Ähnliche Verhältnisse sind in vielen anderen Ländern zu finden.

Man kann dies alles positiv werten und argumentieren, daß eine Gesellschaft, in der eine so große Anzahl Menschen so viel Energie und Mittel dafür einsetzt, daß ihre Mitbürger sich wohler fühlen, in die richtige Richtung geht und sich früher oder später alle eines glücklicheren und ungestörteren Daseins erfreuen müßten. Oder man könnte fragen: „Welchen Wert hat ein gerettetes Leben?" Gilt der gleiche Wert für ein 2jähriges Kind in Indien, einen 30jährigen Philosophen in Philadelphia, einen 40jährigen Werkzeugmacher in Toulouse, einen 70jährigen noch aktiven Architekten in Athen und eine 80jährige Witwe in Warschau? Ökonomen ordnen dem geretteten Leben, gewonnenen Lebensjahren oder verlorenen Arbeitstagen Zahlen zu, die auf der monetären Einschätzung erhöhter Produktivität, gezahlter Steuern und eingesparter Invalidenrenten basieren. Diese Schätzungen werden eingesetzt, um die Kosten zu rechtfertigen, welche durch die für die Lebensrettung notwendigen medizinischen Leistungen entstehen, z. B. bei bestimmten Krankheiten wie Nierenversagen oder Koronarerkrankungen. Es handelt sich jedoch bestenfalls um grobe Indikatoren, und es wird vielfach darauf hingewiesen, daß eine so erhaltene Gleichung durch Messungen der Qualität der gewonnenen Lebensjahre korrigiert werden müßte, die z. B. als „Tage von Wohlbefinden" anhand einer 10-Punkte-Skala ermittelt und ausgedrückt werden könnten.

In Ihrem Bemühen, die Lebensumstände des Menschen zu verbessern und die soziale Gerechtigkeit zu fördern, argumentieren die Vertreter der Medizin im allgemeinen und die Therapeuten der einzelnen Patienten im besonderen, daß keine Kosten gescheut und keine Versuche unterlassen werden sollten, wo es um die Aufgabe geht, den Tod hinauszuzögern, das Leben zu verlängern und Schmerzen zu lindern. Ökonomen stellen hingegen die Frage, ob alle diese Kosten, einschließlich der Opportunitätskosten, für einen bestimmten Patienten im Grenzfall ausgeglichen werden durch den meßbaren Wert eines Nutzens. Anders ausgedrückt, ist eine Erhöhung um eine Kosteneinheit für eine Nutzeneinheit bei einem Patienten mit der geringsten Chance gerechtfertigt? Wer ist dieser Patient und wer bezahlt? Und – noch wichtiger – wer entscheidet, welchem Patienten die Hilfe zugute kommt und wie diese Kosten verteilt werden?

Man muß bedenken, daß jeder Arzt in den USA, Kanada und Großbritannien über Jahresausgaben entscheidet, welche auf 300000–1 Mio. US$ geschätzt werden. Auf welcher Grundlage treffen diese Ärzte ihre Wahl? Wenn sich der medizinische Aufwand pro Kopf der Bevölkerung und Jahr auf 1000 US$ beläuft und weiter steigt, wird der Einsatz schließlich zu hoch und die Debatte um so heftiger. Wer gewinnt und wer verliert wirklich? Können wir dazu beitragen, die Diskussion durch den vernünftigen Einsatz von Zahlen und Messungen zu klären?

Geld ist sicherlich ein Maßstab. Aber auch hier sind – wie bereits erwähnt – die Begriffe, Annahmen und Einheiten zu definieren, denen die monetären Begriffe zugeordnet werden. Die ökonomischen Indikatoren auf den Gebieten der öffentlichen Finanzen, des nationalen ökonomischen Wohlergehens und des internationalen Handels, um nur 3 Beispiele herauszugreifen, werden zwar zusehends zuverlässiger. Sie sind jedoch noch weit davon entfernt, für die Zwecke der Vorhersage ideal zu sein. Im Lauf der letzten 2 Jahrzehnte sind eine Reihe von sozialen Indikatoren entwickelt worden; auf dem Gebiet der Gesundheitsindikatoren ist jedoch bis vor kurzem wenig schöpferische Arbeit geleistet worden. Was wir jetzt brauchen, ist eine Zusammenarbeit zwischen Ökonomen, Epidemiologen, Gesundheitsstatistikern und biomedizinischen Wissenschaftlern, die bei der Entwicklung von Indikatoren mithelfen, um Lösungen zu finden, die bezüglich Verläßlichkeit, Gültigkeit, Nützlichkeit und Anwendbarkeit im Sozial- und Gesundheitssektor denjenigen im wirtschaftlichen Bereich vergleichbar sind.

Lassen Sie mich einige Beispiele für Begriffe nennen, die zur Erzielung einer größeren Vergleichbarkeit weitergehender Klärung bedürfen:

1. *Wahrgenommener Bedarf*, ein grundlegender Begriff, der größere Aufmerksamkeit verdient, als ihm üblicherweise zugestanden wird. Er beinhaltet die Erwartung des einzelnen, daß Information, Dienstleistungen und Beistand die derzeitige Leistungsfähigkeit und das gegenwärtige Wohlergehen verbessern oder Funktionsunfähigkeit, Krankheit oder Schmerzen vermeiden helfen. Der kollektive Ausdruck individueller Wahrnehmungen des potentiellen Nutzens, der von der Inanspruchnahme medizinischer Behandlung erwartet wird, läßt sich mit einer gewissen Zuverlässigkeit messen (Kohn u. White 1976). In der Tat ist der wahrgenommene Bedarf die wichtigste Einzeldeterminante der Nachfrage nach und der Inanspruchnahme von Gesundheitsdiensten, es gibt jedoch wenige nationale Gesundheitsinformationssysteme, bei denen eine derartige Maßeinheit regelmäßig zur Anwendung kommt.
2. Der *sozial bedingte Bedarf* ist ein weiteres wichtiges Maß. Die periodische Anpassung der Definition des sozial Unannehmbaren findet ihren politischen Ausdruck in der Einrichtung mannigfaltiger Gesundheits- und Sozialdienste. Beispielsweise erfordern unbehandelte Geschlechtskrankheiten ein medizinisches Eingreifen zum Schutz der Gesundheit der Allgemeinheit und insbesondere jener, die einer möglichen Ansteckungsgefahr ausgesetzt sind. Es können Strafmaßnahmen angedroht werden, um sicherzustellen, daß die infizierten Personen sich tatsächlich einer ärztlichen Behandlung unterziehen. Die Gesellschaft kann

auch mit öffentlichen Geldern Einrichtungen für Geisteskranke zur Verfügung stellen, insbesondere wenn diese für sich oder andere eine Gefahr darstellen. Familienplanungsstellen und Immunisierung gegen allgemein übertragene Krankheiten sind weitere Beispiele für sozial bedingten Bedarf.

3. Der *professionell bedingte Bedarf* kann teilweise als ein Aspekt des sozial bedingten Bedarfs definiert werden. Messungen lassen sich aus direkten Untersuchungen der Gesamtbevölkerung oder einer Bevölkerungsstichprobe ableiten. Zur Veranschaulichung wäre die Messung der Prävalenz von Ernährungsmängeln, Anämie, Bluthochdruck oder Parasiten in der Bevölkerung zu nennen. Alle diese Zustände sind in ihren Auswirkungen verhältnismäßig unauffällig, soweit sie die Empfindungen des einzelnen in bezug auf seinen persönlichen Gesundheitszustand betreffen.

4. Angaben über die *Nachfrage nach Gesundheitsleistungen,* insbesondere der „zum Ausdruck gebrachten" und der „effektiven" (im Gegensatz zur „potentiellen"), messen den Druck, der tatsächlich auf das Gesundheitsversorgungssystem ausgeübt wird. Wo medizinische Leistungen nicht verfügbar oder die damit verbundenen Opportunitätskosten hoch sind, weil z. B. der Verdienstausfall oder die Transportkosten nicht verkraftet werden können, entstehen Hindernisse gegen die Befriedigung der potentiellen Nachfrage. Das Vorhandensein solcher Hindernisse wird sich in der Gesamtbevölkerung in Unterschieden zwischen der potentiellen Nachfrage, ermittelt aufgrund von Messungen des sozial sowie des professionell bedingten Bedarfs, und der tatsächlichen Nachfrage widerspiegeln.

Es wird sowieso nicht jede Nachfrage nach medizinischer Behandlung, die an Ärzte und Krankenhäuser herangetragen wird, auch tatsächlich befriedigt. Die Ärzteschaft ist in der Lage, einen vom Patienten ausgedrückten Bedarf auf eine Weise zu kontrollieren, welche die Akzeptanz oder die Anerkennung seiner Forderung ausschließt. Beispielsweise betrachten manche Ärzte gewisse Arten emotionaler oder sozialer Probleme oder sogar frühzeitliche psychische Symptome als „trivial" oder sind der Ansicht, daß sie für eine medizinische Behandlung nicht geeignet sind. Stillschweigend oder offen werden sie den Patienten ablehnen oder sich weigern, auf die von ihm vorgetragenen Klagen einzugehen. Zu gewissen Zeiten beschränkt ein Mangel an Personal, an Medikamenten oder Einrichtungen die verfügbaren Behandlungsmöglichkeiten für Schwerkranke, so daß in einem raschen Beurteilungsprozeß, der als Triage bezeichnet wird, über die Aufnahme der Behandlung entschieden wird. Auf ähnliche Weise wird durch die Verwendung von Wartelisten die Aufnahme in ein Krankenhaus zur Durchführung elektiver chirurgischer Maßnahmen kontrolliert und dadurch in großem Umfang verhindert, daß potentielle Bedürfnisse zu effektiver Nachfrage werden. Eine andere Möglichkeit zur Kontrolle der Nachfrage besteht in der Preisgestaltung: Hohe Kosten können z. B. die effektive Nachfrage nach elektiver kosmetischer Chirurgie erfolgreich einschränken.

5. Die Messung des „Gebrauchs" oder der Nutzung der medizinischen Versorgung, reflektiert den tatsächlichen Konsum an Dienstleistungen. Nicht jedes zum Ausdruck gebrachte Bedürfnis wird befriedigt, nicht jeder sozial bedingte oder professionell definierte Bedarf wird gedeckt. Einige Leute werden es leid, im Wartezimmer des Arztes zu sitzen und gehen nach Hause, andere übergehen oder

ignorieren Gelegenheiten zur präventiven Schutzimpfung. Es gibt zahlreiche
Hindernisse auf dem Weg zu einer akzeptablen, zweckdienlichen und erschwing-
lichen Versorgung, und die Kluft zwischen dem zum Ausdruck gebrachten Bedürfnis und der Nutzung kann je nach Gesellschaftsschicht oder geographischen
und kulturellen Gegebenheiten, um nur auf einige offenkundige Rahmenbedin-
gungen hinzuweisen, sehr unterschiedlich sein.

Diese 5 Begriffe spiegeln die Ebenen wider, auf denen Druck auf ein Gesundheits-
oder medizinisches Versorgungssystem ausgeübt werden kann. Jede Ebene läßt sich
mit einem guten Grad von Genauigkeit durch eine Kombination von Erhebungen
aus einem Kollektiv von Haushaltungen sowie von Erhebungen auf der Basis von
Krankengeschichten messen (White et al. 1977). Leider sind Beispiele koordinierter
Gesundheitsinformationssysteme, die diese Schätzungen liefern, selten und weit ge-
streut (White 1980). Manche Gesundheitsstatistiksysteme liefern Daten über das
Volumen von Merkmalen, Ereignissen oder Aktivitäten, wenige geben jedoch Auskunft über die Anzahl der Personen, auf die sich diese Messungen beziehen. Zum
Beispiel sind Zahlen über die Anzahl chronischer Erkrankungen in einer Bevölkerung weniger wichtig als die Erfassung der Personen, die an chronischen Krankheiten leiden. Ähnlich kann die Zählung der Besuche bei Ärzten weniger nützlich sein
als die Anzahl der Personen, die beispielsweise innerhalb eines Jahres einen Arzt
aufsuchen. Eine Häufigkeitsverteilung der Personen nach Anzahl der Konsultationen pro Jahr wäre sogar noch nützlicher. Oder um ein anderes spezifisches Beispiel
zu nennen, man erhält möglicherweise Auskunft über die Anzahl der Hausbesuche,
die Krankenschwestern bei Patienten mit Herzinsuffizienz machen, aber es kann
unmöglich sein, genaue Auskünfte über die Anzahl der Personen mit Herzinsuffizienz zu erhalten, die besucht werden.

In einem umfassenden Sinn sollten aus der Sicht der Entscheidungsträger auf
der Makroebene Messungen des wahrgenommenen Bedarfs verfügbar sein, die vorzugsweise als Messungen des Schweregrades, der Dringlichkeit und der Angst, des
sozial bedingten Bedarfs, des medizinisch bedingten Bedarfs und der zum Ausdruck gebrachten Nachfragen sowie der Nutzung geschichtet sein sollten. Diese
sollten als Quoten berechnet werden, die vorzugsweise durch statistische Verfahren
standardisiert sein sollten, um die Auswirkungen unterschiedlicher Alters- und Ge-
schlechtsverteilungen in Kollektiven oder Untergruppen der Gesamtbevölkerung
zu beseitigen. Die Quoten sollten für die geopolitischen Zuständigkeitsbereiche gelten, für welche die finanziellen Budgets erstellt werden. Soviel zu den verschiedenen Makromessungen des Drucks, der auf das System ausgeübt werden kann. Sie
können benutzt werden, um Veränderungen bezüglich der Verfügbarkeit von Gesundheitsdiensten im Verhältnis zum finanziellen Aufwand innerhalb vergleichba-
rer Bevölkerungsgruppen oder geopolitischer Bereiche zu vergleichen.

Der Gesundheitszustand als globaler Indikator ist in Wirklichkeit eine Kombination aus wahrgenommenem Bedarf, professionell definiertem Bedarf und sozial
bedingtem Bedarf und sollte vorzugsweise so gemessen werden, daß sich Über-
schneidungen vermeiden lassen. Als eine aus Einzelteilen zusammengesetzte Ge-
samtmessung kann er als Ausgangsbasis für die Evaluation eines Gesundheitsversorgungssystems eingesetzt werden. Nachdem während einer gewissen Zeit ein
bestimmter Geldbetrag investiert wurde, kann der Gesundheitszustand erneut ge-

messen werden, um die Nettoauswirkung des ausgegebenen Geldes auf die Gesundheit dieses Kollektivs zu bestimmen. Der für das Kollektiv zu einem bestimmten Zeitpunkt gemessene Gesundheitszustand kann sowohl als Richtlinie für die Planung zukünftiger Ausgaben und die Organisation von Bemühungen um die Verbesserung oder Erhaltung des Status quo verwendet werden als auch zur Messung des Nutzens, der Ergebnisse und der Auswirkung des Gesundheitsversorgungssystems mitsamt der Kosten für das entsprechende Kollektiv.

Leider sind viele herkömmliche Gesundheitsindikatoren, wie standardisierte Mortalitätsraten, proportionale Mortalitätsraten, Kleinkindermortalitätsraten und Lebenserwartungszahlen, zu ungenau, um kurzfristige (d. h. ein oder zwei Jahre betreffende) Schwankungen zu messen. Von vielleicht noch größerer Bedeutung ist die Tatsache, daß es für einzelne Regionen in der Regel nicht möglich ist, mit den heute verfügbaren Methoden Beziehungen zwischen dem für die medizinische Versorgung ausgegebenen Geld und einer Besserung des Gesundheitszustandes zu ermitteln. Wenn es auch sein könnte, daß tatsächlich kein positiver Zusammenhang besteht, scheint es doch wahrscheinlicher, daß unsere Messungen zu grob sind.

Gleichermaßen grob sind jedoch auch viele monetäre Maßstäbe. Es ist nicht nur notwendig, zwischen den vielen Elementen zu unterscheiden, welche den Geldstrom durch ein Gesundheitsversorgungssystem charakterisieren, d. h. Gelder, die durch Gesundheitsministerien, Sozialversicherungsorganisationen, private und öffentliche Versicherungen und Krankenkassen, philanthropische und private Zahlungen fließen, es wäre auch wichtig festzustellen, für welche Zwecke die Zahlungen erfolgen. Eine Klassifizierung berücksichtigt Zahlungen für ärztliche Versorgungsleistungen verschiedener Art, für radiologische und diagnostische Untersuchungen, Medikamente, Krankenhausleistungen, Nebenleistungen, Pflegedienste, für prophylaktische Maßnahmen sowie für Prothesen und Hilfsmittel. In einer anderen Klassifizierung werden Ausgaben für verschiedene Forschungsarten wie Grundlagen- und angewandte Forschung vorrangig erfaßt. In einem weiteren System werden die Ausgaben nach Versorgungsebenen klassifiziert, wie primäre Gesundheitsversorgung (um die WHO-Terminologie zu verwenden), sekundäre oder beratende Versorgung und tertiäre oder hochspezialisierte Versorgung. Die vielleicht wichtigste Klassifizierung unterscheidet zwischen Investitionen und Betriebskosten unter Einbezug fixer und variabler Kosten. Den Auswirkungen neuer Kapitalinvestitionen auf die Einrichtungen, der steigenden Betriebskosten, die sich aus den stets komplizierteren und teureren Ausrüstungen ergeben, wird jedoch wenig Aufmerksamkeit geschenkt. Ebenso sollten die Abschreibungskosten (welche in den meisten Kalkulationen weitgehend vernachlässigt werden) sowie die Kosten einer redundanten Ausstattung, einer Ersatzanschaffung und einer vorzeitigen technischen Veraltung in jede Analyse einbezogen werden, die versucht, Gesamtkosten und Gesamtnutzen zu beurteilen.

Im Bereich des Gesundheitswesens begegnen wir einer Fülle von unvorhergesehenen finanziellen Störungen als Folge von Investitionsentscheidungen, deren langfristige Auswirkungen ignoriert wurden. Zwei dieser Probleme, die Nierendialyse und die Computertomographie, werden im Verlauf der vor uns liegenden Diskussionen in allen Einzelheiten erörtert werden. „Profit center", wie man sie in der Industrie und im Handel kennt, sind in den Gesundheitsversorgungssystemen praktisch unbekannt, und es ist i. allg. unmöglich, im Rahmen der derzeit gebräuchlichen Budget- und Buchhaltungssysteme Einnahmen und Ausgaben mit spezifischen Dienstleistungen in Beziehung zu setzen. Gleich schwierig oder noch schwieriger ist es, wie gesagt, eine Beziehung zwischen dem Produkt oder der Leistung dieser Versorgungsdienste und den Messungen des Nutzens oder der Ergebnisse für den einzelnen oder für die Gemeinschaft herzustellen.

Zusammenfassend läßt sich sagen, daß die Evaluation der Auswirkung medizinischer Verfahren auf der Makroebene eine Reihe ziemlich unterschiedlicher Konzepte und komplizierter Meßprobleme mit sich bringt, um auf der Ausgaben- oder Kostenseite wie auch auf der Ergebnis- oder Nutzenseite zu Ergebnissen zu gelangen. Es ist daher notwendig, sowohl die Begriffe als auch die Messungen auf beiden Seiten der Gleichung mit wachsender Genauigkeit zu definieren und zu verfeinern.

Wir wollen uns jetzt der Mikroebene und damit einer anderen Problemstellung zuwenden, die ebenfalls direkten Bezug zu der Frage hat, wie wir Medizin und medizinische Versorgungsleistungen beurteilen. Zunächst zum Begriff der *Wirksamkeit*. Er deutet die Fähigkeit einer medizinischen Maßnahme, eines Medikaments, eines Impfstoffs, eines chirurgischen Eingriffs, einer Beratung, einer radiologischen oder anderweitigen diagnostischen Untersuchung, zu leisten, was ihre Verfechter behaupten. Analytische und experimentelle Versuchsanordnungen zur Beurteilung der Wirksamkeit befassen sich im wesentlichen mit der Unterscheidung zwischen dem unspezifischen Nutzen, der mit dem Placebo- und dem Hawthorne-Effekt zusammenhängt, und dem spezifischen, günstigen oder ungünstigen Ergebnis. Dabei sind Fehler und Veränderungen, die mit dem Meßvorgang selber verbunden sind, zu berücksichtigen. Dies ist keine leichte Aufgabe, doch sind in den letzten 30 Jahren immer besser entwickelte Methoden für die Durchführung solcher Studien erarbeitet worden.

Die wichtigste dieser Methoden ist die randomisierte Kontrollstudie („randomized control trial", RCT). Sie erfordert die Auswahl eines Patientenkollektivs oder, noch besser, einer Bevölkerungsgruppe ohne offensichtliche oder erkennbare Gesundheitsstörungen, welche die Art der geplanten Studie vollständig erfaßt, sich der damit verbundenen Risiken, Gefahren und Kosten bewußt ist und sich mit einer Beteiligung an der Studie einverstanden erklärt. Entscheidend ist dann die Einteilung der Patienten in Versuchs- und in Kontrollgruppen entsprechend einer Reihe zuvor festgelegter Regeln, auf die weder die Patienten noch die Ärzte oder andere mit der Behandlung der Patienten befaßte Fachkräfte einen Einfluß ausüben. Das Randomisierungsverfahren ist das entscheidende Merkmal, welches diesen Ansatz zur Messung der Wirksamkeit von einer Beurteilung aufgrund von Berichten oder Zeugnissen enthusiastischer Ärzte oder aufgrund von Folgerungen aus Untersuchungen von zufällig zusammengestellten Patientenreihen, deren unbegrenztes Vertrauen in ein berühmtes Institut oder dessen Personal das Ergebnis verfälschen kann (Hill 1952), unterscheidet. Ein nach dem Zufallsprinzip in 2 Gruppen – Versuchs- und Kontrollgruppe – aufgeteiltes Patientenkollektiv, dem beispielsweise identische Tabletten – mit und ohne Wirkstoff – verabreicht werden, ist ein einfaches Beispiel für eine randomisierte Kontrollstudie.

Die Probleme werden komplizierter, wenn 2 verschiedene Behandlungsverfahren, z. B. eine internistische und eine chirurgische, verglichen werden sollen, oder wenn, z. B. bei einer Reihe von Diabetespatienten, Blutungen in einem Auge mit

Laserstrahlen gestillt werden, im anderen Auge nicht. Kompliziertere Prüfungen umfassen Vor- und Nachuntersuchungen, Cross-over-Untersuchungen, bei denen Versuchs- und Kontrollgruppen zu einem bestimmten Zeitpunkt gegeneinander ausgetauscht werden, sowie Studien, die auf Vergleichsgruppen basieren, die nur bei Studienbeginn und -ende beurteilt werden. Die letztgenannte Versuchsanordnung wird angewandt, um den Nutzen, der aufgrund äußerer Umstände oder des Zeitablaufs mit dem Hawthorne-Effekt zusammenhängt, vom Placeboeffekt und vom spezifischen Nutzen der Intervention zu unterscheiden (Chalmers 1981).

Mit der korrekten Durchführung prospektiver Wirksamkeitsstudien sind zahlreiche Probleme verbunden. Ethische Fragen spielen eine wichtige Rolle. In manchen Fällen sollte man sich fragen, ob eine randomisierte Kontrollstudie beim ersten Patienten, der für eine neue Behandlungsform in Frage kommt, berechtigt ist. Falls der Untersucher hofft oder erwartet, daß das neue Medikament oder Verfahren wirksamer oder nützlicher sein wird, als andere derzeit gebräuchliche, oder daß, einschließlich geringerer Nebenwirkungen, kleinerer Risiken oder niedrigerer Kosten, überhaupt keine andere Maßnahme zum gleichen Ergebnis führen würde, so würden es manche als unethisch betrachten, eine randomisierte Kontrollstudie zu beginnen. Probleme treten dann auf, wenn der enthusiastische Kliniker sich nicht bewußt wird, daß es notwendig ist, zwischen dem Nutzen infolge des Placebo- und Hawthorne-Effekts und seiner spezifischen Intervention zu unterscheiden.

Es führen jedoch auch andere Wege zur Beurteilung der Wirksamkeit, z. B. retrospektive oder Fallstudien. Hierbei werden Patienten, die eine spezifische Behandlung oder Intervention erhalten haben, einer Gruppe von Patienten gegenübergestellt, die möglichst viele Merkmale mit den Kranken der ersten Gruppe gemeinsam haben und sich nur durch die Behandlung unterscheiden. Im allgemeinen eignen sich solche Studien besser zum Nachweis von Faktoren, die in bezug auf den Kausalzusammenhang der Krankheit eine Rolle spielen, als für Wirksamkeitsprüfungen; hier sind sie nur von marginalem Nutzen. Selten sind die Fälle, bei denen ein neues Arzneimittel zur Behandlung einer Krankheit, die bis dahin i. allg. tödlich verlief, angewandt wird. Wird hier der erste behandelte Patient geheilt, besteht kein Bedarf für eine randomisierte Kontrollstudie. Ein Beispiel hierfür wäre die erstmalige Anwendung von Streptomycin zur Behandlung der Gehirnhauttuberkulose bei Kleinkindern. Solche Resultate sind jedoch eine Ausnahme. Schließlich gibt es halbexperimentelle Studien, bei denen der Vergleich zwischen kleinen und sogar isolierten Kollektiven oder Untergruppen von Kollektiven oder Patientengruppen es erlaubt, begrenzte Schlußfolgerungen zu ziehen; jedoch sind diese nicht immer beweiskräftig.

Man sollte weder die Komplexität noch die Kosten zur Durchführung einer einwandfreien randomisierten Kontrollstudie unterschätzen. Bei einigen sind große Patientenzahlen oder eine lange Laufzeit oder beides erforderlich, um eine statistisch signifikante Wirkung von klinischem Wert nachzuweisen. Diese Elemente werden um so wichtiger, je bescheidener der erhoffte Nutzen ist, oder wenn die untersuchte Krankheit selten in der Bevölkerung auftritt. Obwohl das Verfahren langwierig und sehr kostspielig ist, muß man sich angesichts der Vielzahl an Medikamenten, Geräten und Verfahren, die heute angewandt oder von vielen Seiten befürwortet werden, sowie in Anbetracht der damit verbundenen Begleitkosten fragen, ob die meisten Gesellschaften es sich wirklich leisten können, auf die Beweise durch randomisierte Kontrollstudien zu verzichten, bevor sie ein neues medizinisches Verfahren akzeptieren. Manchmal wäre sogar dafür zu plädieren, daß die meisten der derzeit ohne entsprechende Beurteilung angewandten medizinischen Interventionen einer kritischen Evaluation unterzogen werden müssen, wobei klar ist, daß damit fast unüberwindliche praktische und politische Probleme aufgeworfen würden. Man kann sich fragen, ob der einzelne trotz der Schwierigkeiten, der direkten Kosten und selbst der Opportunitätskosten, welche ihm daraus erwachsen könnten, daß er selbst einer solchen randomisierten Kontrollgruppe zugeteilt würde, auf die Dauer nicht besser fährt, wenn er in einer Gesellschaft mit einem System von randomisierten Kontrollstudien zur Beurteilung aller neuen medizinischen Interventionen lebt, als ein anderer in einer Gesellschaft ohne dieses System. Die Kosten für ein strenges System zur Beurteilung der Wirksamkeit sind hoch, aber wie hoch sind die Kosten, die dadurch entstehen, daß keine Evaluation stattfindet? Ich glaube kaum, daß wir das wissen.

Das nächste Problem betrifft die Messung des individuellen Nutzens oder der Einzelergebnisse als direkte Folge einer bestimmten medizinischen Intervention. Auch sie ist mit Streuungen und Fehlern behaftet, die auf die Personen zurückgehen, welche für die Beobachtung und die eigentlichen Messungen verantwortlich sind. Man ist mit Problemen von Validitat, Genauigkeit und Zuverlässigkeit konfrontiert. Die Validität bezeichnet das Ausmaß, in dem das gemessene Phänomen oder Merkmal tatsächlich den Prozeß oder Zustand widerspiegelt, der beschrieben werden soll. Sie ist besonders wichtig, wenn das Vorhandensein oder das Fehlen eines pathologischen Zustandes nur über ein Symptom angezeigt wird. Die Genauigkeit bezieht sich auf die Qualität der Beobachtung oder Messung. Die Verläßlichkeit bezieht sich auf die Reproduzierbarkeit der Beobachtung durch den gleichen Untersucher im Wiederholungsfall oder durch verschiedene Untersucher bei Beurteilung desselben Phänomens. Die Probleme sind relativ einfach, wenn Gewichte, Volumina oder andere physikalische Größen zu bestimmen sind, etwas komplizierter, wenn biologische, chemische oder physikalische Eigenschaften gemessen werden sollen, beträchtlich komplizierter, wenn Beobachtungen oder Wahrnehmungen des Arztes erfaßt werden müssen, und besonders schwierig, wenn subjektive Symptome, Funktionsfähigkeit, Verhalten oder Empfindungen, die vom Patienten mitgeteilt werden, eine Rolle spielen. Nichtsdestoweniger haben die sich mit diesen Messungen befassenden Wissenschaftler selbst in den letztgenannten Bereichen beträchtliche Fortschritte erzielt: Präferenzen können anhand einer Skala beurteilt, einzelne Aktivitäten gezählt werden. Eine ganze Reihe von Techniken, die von Verhaltensforschern, insbesondere von experimentellen Psychologen und Sozialwissenschaftlern, entwickelt wurden, werden in zunehmenden Maße zur Messung des Nutzens eingesetzt (Freeman u. Rossi 1981).

Wir wollen uns jetzt der Beurteilung der *Effektivität* zuwenden. Sobald man festgestellt hat, daß eine gegebene Intervention verhältnismäßig wirksamer ist als keine oder als derzeit verfügbare Interventionen, ist es wichtig zu ermitteln, in welchem Ausmaß die neue Intervention denjenigen Mitgliedern eines bestimmten Kollektivs zugänglich ist, bei denen ein Nutzen zu erwarten ist. Am Ende umfaßt dies eine Bewertung der medizinischen Gesundheitsdienste und ihrer Institutionen, des Personals, der Organisationen und der Systeme, sowie der Verfahren und Interventionen, die sie anwenden. Es ist durchaus möglich, daß eine nachweislich wirksame Intervention nicht effektvoll bei allen angewandt wird, denen sie nutzen könnte. Die Wirksamkeit des Masernimpfstoffs ist eindeutig erwiesen, und doch gibt es große Gruppen von Kindern, die infolge eines ineffektiven Systems der Gesundheitsdienste nie einen Impfschutz erhalten.

Die Grundsätze zur Planung von Effektivitätsstudien sind ähnlich, jedoch nicht identisch mit den Prinzipien der klinischen Wirksamkeitsstudien, wobei die erste Aufgabe schwieriger ist. Hier neigt der Untersucher dazu, Gruppen von Menschen und nicht Einzelpersonen zu randomisieren; solche Gruppen können ganze geopolitische Bezirke wie Dörfer oder Landkreise oder aber Institutionen wie Krankenhäuser oder Pflegezentren umfassen. Cross-over-Studien, Vor- und Nachuntersuchungen, halbexperimentelle Prüfpläne, können ebenfalls zur Anwendung kommen.

Leider ist die bei der Evaluation verwendete Terminologie häufig verwirrend. Die Ausdrücke Wirksamkeit („efficacy“) und Effektivität („effectivity“) werden häufig synonym verwendet; auch ist in anderen Dienstleistungsbereichen die Unterscheidung zwischen dem, was getan oder verwendet wird und dem, wie es verwendet wird, weniger wichtig als in der Medizin. In einem Flugzeug wird beispielsweise i. allg. jedes Subsystem sowie das gesamte System einer kritischen Evaluation unterzogen, ohne daß Einflüsse eines Placebo- bzw. Hawthorne-Effekts wirksam werden.

Messungen der Wirtschaftlichkeit oder der *Effizienz* zielen auf die Frage, ob der gewünschte Grad an Effektivität mit dem besten oder optimalsten Einsatz der Mittel erzielt wird oder nicht. Eine bemerkenswert effektvolle Dienstleistung kann höchst ineffizient sein. Das Ideal wäre ein optimal effizientes und effektives Gesundheitsversorgungssystem, das nur wirksame Interventionen mit Sorgfalt und Mitgefühl anwendet. Effizienz (Wirtschaftlichkeit) befaßt sich wiederum mit monetären Einheiten, da sie die Aufwendung menschlicher Arbeitskraft im System wiederspiegeln.

Wir betrachten jetzt zwei der wichtigsten Begriffe im Rahmen der Evaluation der Medizin: die Kosten-Nutzen-Analyse (KNA) oder richtiger die „Nutzen-Kosten-Analyse“ und die Kosten-Effektivitäts-Analyse (KEA). Wir alle bedienen uns sehr häufig der hinter diesen beiden Ansätzen stehenden Denkweisen zur Beurteilung von Sachverhalten, meistens allerdings ohne disziplinierten Denkprozeß. Zum Beispiel stellen wir die beiläufige Frage: „Lohnt es sich?“, „Rechtfertigt der von mir empfundene Nutzen die Mühe, das Opfer oder die Kosten, die ich aufzuwenden habe?“ Das heißt, in die Berechnung gehen die Opportunitätskosten des Ökonomen ein, und es muß eine Auswahl zwischen mindestens 2 Alternativen möglich sein. Die Zahl derartiger Studien ist groß. Einerseits kann es sich – und in der Vergangenheit war dies für gewöhnlich der Fall – für einen Verwaltungsfachmann oder Kliniker sozusagen um eine intuitive Angelegenheit handeln, um abzuwägen, welche Informationen über den angeblichen Nutzen einer bestimmten Intervention oder Dienstleistung und über die damit verbundenen monetären Kosten verfügbar sind, um dann eine entsprechende Entscheidung zu treffen. Andererseits können epidemiologische und andere Daten mit Hilfe eines Computers viel mehr Material für hochentwickelte Studien liefern, obwohl der logische Denkprozeß ähnlich sein sollte. Wesentlich ist, sich stets vor Augen zu halten, daß die entscheidenen Merkmale des analytischen Ansatzes wichtiger sind, als die Verfahren, mit denen die Daten bearbeitet werden. Im wesentlichen geht es doch um folgendes: Wie lassen sich alle verfügbaren Anhaltspunkte über direkte oder indirekte Kosten, über Kapital- und Betriebskosten, Wiederbeschaffungs- und Ersatzkosten, Barauslagen und Opportunitätskosten mit unseren besten Schätzungen aller positiven und negativen Ergebnisse, aller direkten und indirekten, individuellen und kollektiven, sofort anfallenden und auf die Zukunft diskontierten Nutzeffekte vergleichen?

Man benötigt in der Tat ein breites Spektrum analytischer Methoden, um die beiden wesentlichen Elemente, welche die Grundlage zur endgültigen Kosten-Nutzen- oder Kosten-Effektivitäts-Analyse bilden, zu messen oder zu beurteilen.

Der Entschluß zu beurteilen sowie die Fragestellung werden über die anzuwendenden Methoden entscheiden. Zum Beispiel kann es Hinweise darauf geben, daß die Nutzeffekte oder Ergebnisse zweier Verfahren identisch sind. In diesem Fall besteht die Aufgabe darin zu bestimmen, welches Verfahren unter Berücksichtigung aller oben angeführten Kostenelemente das kostengünstigere ist. Risiken oder Gefahren können auch Kosten verursachen, die dabei zu berücksichtigen sind. Ein klassisches Beispiel liefert die chirurgische oder die Injektionsbehandlung von Krampfadern. Wäre der Nettonutzen der gleiche, die finanziellen Kosten der Injektionsmethode jedoch geringer, so wäre diese bei der endgültigen Entscheidung im Vorteil (Pichaud u. Weddell 1972). In diesem Fall waren die Nettonutzeffekte ähnlich. Ein anderer Analysetyp geht von einem angestrebten Nutzeffekt aus, sagen wir einer Reduzierung aller Straßenverkehrsunfälle um 25%. In diesem Fall könnte man die optimalen Kosten für die Erzielung dieses Nutzeffekts veranschlagen, einschließlich der Anschnallpflicht, der Senkung der Höchstgeschwindigkeit auf Autobahnen, des obligatorischen Röhrchentests zur Blutalkoholkontrolle oder des Einbaus eines Geschwindigkeitsreglers in Automobilen. Die Kosten würden in diesem Fall die politischen Opportunitätskosten und viele Störungen sowie indirekte Auswirkungen umfassen, die mit der Wahl einer bestimmten Methode oder einer Kombination mehrerer Methoden verbunden wäre.

Im allgemeinen liegt der hauptsächliche Unterschied zwischen einer Kosten-Nutzen- und einer Kosten-Effektivitäts-Analyse in der Art und Weise, wie der Nutzen gemessen oder bewertet wird. Dies beeinflußt wiederum die für die Evaluation angewandten Methoden und häufig auch die Komplexität und das Ausmaß der Analyse. Sind bei einer Kosten-Nutzen-Analyse die Nutzeffekte verschieden, werden die Kosten gewöhnlich in monetären Einheiten veranschlagt und ausgedrückt, ebenso die Werte bzw. der relative Wert der verglichenen Nutzeffekte. Die Verhältnisse zwischen den Kosten und dem Nutzen zweier verschiedener Unternehmungen können dann miteinander verglichen werden, z.B. eine Kampagne gegen das Rauchen bei Teenagern mit einem Programm zur Impfung aller über 65jährigen gegen Lungenentzündung. In diesem Fall würde die Analyse eine klinische Studie über die Wirksamkeit der anzuwendenden Maßnahme und eine Beurteilung der Effektivität der Gesundheitssysteme, welche die Interventionen durchführen sollen, umfassen. Die endgültige Bewertung hätte in monetären Einheiten zu erfolgen.

Andererseits gibt die Kosten-Effektivitäts-Analyse den Nutzen nicht immer in monetärer Form wieder; vielmehr handelt es sich i. allg. um eine Messung der Lebensdauer oder -qualität, der Funktionsfähigkeit, des Gefühls der Erfüllung oder des Wohlergehens. Gewonnene Lebensjahre, gewonnene Arbeitstage, eine Zunahme der Anzahl der Personen, die in der Lage sind, selbständig zu leben, dies sind

Beispiele für Maßeinheiten, die zur Anwendung gelangen. Schätzungen der Kosten, die entstehen, um diese Ziele zu erreichen, werden in der Analyse eingesetzt. Wenn sich die Ziele klar definieren lassen und die Maßeinheiten entsprechend gewählt werden, ist es sogar möglich, die relativen direkten Kosten sowie die Opportunitätskosten zu vergleichen, die entstehen, wenn die angegebenen Ziele erreicht werden sollen. Die Unterscheidung zwischen Kosten-Effektivitäts-Analyse und Kosten-Nutzen-Analyse ist in einem hohen Grade willkürlich. Im wesentlichen trägt sie dazu bei, den Analyseprozeß und die Art, wie die Informationen über ein Problem eingeordnet werden, zu unterscheiden. Sie ermutigt kritisches Nachdenken über die Leistungsausweise einer bestimmten Intervention oder Dienstleistung und über das tatsächliche Ausmaß der Vorteile im Vergleich zu den Behauptungen ihrer Verfechter. Wenn überhaupt, gibt es bestimmt nur wenige Beispiele, bei denen eine Kosten-Nutzen- oder Kosten-Effektivitäts-Analyse als einzige oder wichtigste Informationsquelle gedient hat, um ein neues Verfahren anzuerkennen oder abzulehnen, oder einen Gesundheitsdienst einzurichten, aufzuheben oder zu verändern. Der hauptsächliche Beitrag dieser Analysen ist heuristisch, und es wäre naiv, etwas anderes anzunehmen (OTA 1980).

In der Tat wird sich der Inhalt des Dialogs zwischen Klinikern, Epidemiologen und Ökonomen mit der Art der gestellten Fragen und der zu bearbeitenden Probleme verändern. Trotzdem ist es nützlich, sich einige allgemeine Prinzipien vor Augen zu halten:

1. *Das Problem* muß klar definiert werden. In welche Richtung geht und wie stark ist der Zusammenhang zwischen der analysierten oder untersuchten *Maßnahme* und dem Ergebnis, dem Nutzen oder der Veränderung des Gesundheitszustandes?
2. *Die Ziele* müssen klar genannt werden. In welchem Ausmaß erreicht das zur Analyse oder Untersuchung stehende Verfahren die genannten Ziele tatsächlich? Welche *alternativen Interventionen* oder Strategien stehen zur Verfügung, um die gleichen Ziele zu erreichen?
3. Die mit dieser Maßnahme verbundenen *Nutzeffekte* oder *Wirkungen* (sowohl günstige als auch ungünstige) müssen identifiziert und beurteilt und soweit wie möglich gemessen werden. Welche Messungen sind anzuwenden? Welche Fehler und Verzerrungen sind mit dem Meßvorgang verbunden? Werden Nutzeffekte oder Wirkungen unter Berücksichtigung der Einsparungen bei anderen Interventionen oder Verfahren bewertet? Lassen sich diese Effekte in monetären Einheiten ausdrücken?
4. *Alle Kostenarten,* einschließlich der *Opportunitätskosten* sowie der mit der Intervention verbundenen *indirekten Kosten* müssen identifiziert, bewertet und wenn möglich in monetären Einheiten ausgedrückt werden.
5. Sind *Nutzen, Wirkungen* und *Kosten individuell,* handelt es sich um *kollektive* oder *soziale* Faktoren oder um ein *Gemisch?* Die verschiedenen Gesichtspunkte müssen unterschieden werden, und ihre Auswirkungen sind entsprechend zu berücksichtigen. Wer gewinnt oder verliert und wer bezahlt, wird über den sozialen oder politischen Wert eines Teils oder einer ganzen Kosten-Nutzen- oder Kosten-Effektivitäts-Analyse entscheiden.
6. Alle zukünftigen *Kosten* sowie alle zukünftigen *Nutzeffekte* und *Wirkungen* müs-

sen unter Berücksichtigung der lokalen Verhältnisse auf ihren derzeitigen Wert *diskontiert* werden.

7. *Imponderabilien, Unbekannte* und *Unsicherheitsfaktoren* sollten analysiert werden, um das Ausmaß ihres möglichen günstigen oder ungünstigen Einflusses auf die Ergebnisse der Analyse zu ermitteln. Auch sollte der Versuch unternommen werden, diesen potentiellen Einflüssen einen Wert oder eine Reihe von Werten zuzuordnen.

8. *Ethische, kulturelle* und *soziale Werte* und *Präferenzen* sind zu identifizieren und nach Möglichkeit zu bewerten. Dies ist wahrscheinlich der zugleich schwierigste und wichtigste Aspekt jeder Kosten-Nutzen- oder Kosten-Effektivitäts-Analyse. Es gibt in der Tat „Schicksale, die schlimmer sind als der Tod", und es ist möglich, Präferenzen für Ergebnisse, die mit verschiedenen Formen der Funktionsfähigkeit verbunden sind, entsprechend einer Skala oder Rangordnung einzustufen (Rosser u. Kind 1978).

Diese 8 Schritte beschreiben einen Analysenverlauf, welcher die Betonung auf die Klarheit des Denkens und nicht so sehr auf die Genauigkeit der Messung legt. Letztere ist nur ein Mittel zum Zweck. Angesichts des gegenwärtigen Wissenstandes ist es wahrscheinlich das beste, alle oder so viele Elemente wie möglich, die in einen Evaluationsprozeß eingehen, zu berücksichtigen und ein Kosten-Nutzen-Verhältnis auf der Basis der besten Schätzungen oder sogar einer Pseudoquantifizierung nur jener Elemente zu erstellen, die sich leicht in monetären Einheiten ausdrücken lassen. Die Umwandlung in Geldwert dient als Mittel, um Präzision zu erreichen. Das Vorgehen ist weder perfekt noch ideal, doch wird es bei allgemeinerer Verbreitung und kritischeren Diskussionen zur Entwicklung besserer Methoden kommen. Alles in allem ist es besser, mehr oder weniger richtig zu liegen als präziser, aber falsch.

Wenn wir uns jetzt den breiteren gesellschaftlichen Auswirkungen der Evaluation medizinischer Behandlungen oder Gesundheitsversorgungssysteme zuwenden, kommen wir auf ein noch schwierigeres Gebiet. Stellen wir uns z. B. die beträchtlichen sozialen und menschlichen Kosten eines vorzeitigen Todes, einer Krankheit, einer Behinderung oder einfach von Unwohlsein und Schmerzen vor. Welchen Tribut an Produktivität und Wohlergehen fordern sie in der Gesellschaft insgesamt? Auch hier können Anstrengungen gemacht werden, um die Belastung der Gesellschaft durch Krankheit zu ermitteln (Black u. Pole 1975; Rice et al. 1976). Die Gesamtkosten der Aufrechterhaltung eines Gesundheitsversorgungssystems können nur grob geschätzt werden. Mit wachsendem Nachdruck fragen sich jedoch Politiker, besonders in den Entwicklungsländern, ob Investitionen in Erziehung, Landwirtschaft, Ernährungswesen, Arbeitsplätze, Wasserversorgung und Transportsysteme für die Gesellschaft nicht ebenso nützlich oder sogar nützlicher sind, wie die Entwicklung immer komplizierterer und kostspieligerer medizinischer Versorgungssysteme, besonders bei beschränkt vorhandenen Mitteln. Diese Art der vergleichenden Bewertung der Rolle der Medizin im sozialen Gefüge zwingt die Verfechter von immer mehr, anderen und angeblich besseren Interventionen in der Gesundheitsversorgung, ihre Argumente klar und präzise darzulegen. Autoritäre Äußerungen und Erklärungen unter Berufung auf Erfahrungen einzelner Kliniker, müssen durch objektiv aufgebaute Studien und die Vorlage von Fakten, vorzugsweise mit entsprechenden Zahlen, ersetzt werden. In gewissem Sinne befassen sich die Kosten-Nutzen- und die Kosten-Effektivitäts-Analysen weniger mit den Fakten selbst als mit den „Fakten über die Fakten". Die kritische Überprüfung der Befunde steht im Zentrum jedes Evaluationsprozesses in der Medizin. In einem andern, vielleicht mehr politischen Sinn, befassen sich die Kosten-Nutzen- und die Kosten-Effektivitäts-Analysen mit der Frage, wer entscheidet, wer was bekommt und aufgrund welcher Überlegungen und wer dafür bezahlen muß.

Diese Konferenz sollte im Endeffekt Ökonomen, Epidemiologen und Kliniker in die Lage versetzen, bei Erörterungen der Probleme der Evaluation von Medizin und Gesundheitsdiensten kritischere und konstruktivere Gespräche zu führen. Ein analoger Prozeß sollte zwischen Hochschulen, Industrie und Regierungen in Gang gesetzt werden. In der Tat sollten solche Überlegungen bei allen Wissenschaftlern, gleichgültig ob sie Grundlagen- oder angewandte Forschung betreiben, Eingang finden; bei allen Entscheidungsanalytikern, die Regierungsstellen bei der Unterstützung von Forschungs- und Dienstleistungsaktivitäten beraten, sowie bei alle jenen, die sich mit dem Setzen von Prioritäten, der Verteilung von Ressourcen und der Organisation der Gesundheitsdienste befassen. Nicht weniger wichtig ist dieser Prozeß für die Industrie auf der Suche nach Forschungsstrategien, Entwicklung, Marketing und Post-marketing-Überwachung – immer im Zusammenhang mit der gesellschaftlichen Belastung durch die Krankheit in den Bevölkerungsteilen, die sie mit ihrer Aktivität abdecken.

Wenn Wohltätigkeit, Leistung und Organisation von Wissenschaft und Technik im Dienste einer verbesserten Gesundheitspflege achtbare Ziele darstellen, so scheint es nicht verfehlt, wenn man versucht, die Auswirkungen solcher Anstrengungen mit genaueren Mitteln zu messen. Die Medizin kann davon ausgehen, daß sowohl ihre Befürworter wie ihre Kritiker im kommenden Jahrhundert bedeutend mehr Überlegungen dieser Art anstellen müssen als in den vergangenen 3 Jahrhunderten, seit William Petty zum ersten Mal dazu aufforderte, den Wert eines Aufwandes zu berechnen. Er gab seiner Abhandlung damals den Titel „Politische Arithmetik". Das ist im Grunde genommen der Kern aller Evaluation in der Medizin.

2. Medizinische Evaluation von Technologien für die Gesundheitsversorgung

D. J. Balaban und N. I. Goldfarb

University of Pennsylvania

Einleitung

In dieser Arbeit werden verschiedene Ansätze und Methoden zur Evaluation medizinischer Technologien präsentiert, mit dem Ziel, Ärzte, Ökonomen und andere Wissenschaftler ohne formale Ausbildung in der Evaluationsforschung, der Epidemiologie oder der Biostatistik in dieses Gebiet einzuführen. Wir werden versuchen, die Begriffe und Methoden mit einem Minimum an Fachausdrücken und ohne viele technische Einzelheiten darzulegen. Anhand ausgewählter Beispiele spezifischer Technologieevaluationen soll das methodologische Vorgehen illustriert werden.

Eine Übersicht über die Evaluationsmethodologie ist nur schwer zu gewinnen. Man erkennt sofort, daß die Methoden von Ziel und Zweck der Evaluationen, von den Auftraggebern, vom Evaluationstyp sowie auch von der Ausbildung und Erfahrung des Beurteilers abhängig sind. Der multidisziplinäre Ansatz für Beurteilungen im Gesundheitswesen durch Epidemiologen, Biostatiker und Sozialwissenschaftler einschließlich Psychologen, Entscheidungstheoretiker und Soziologen hat den Titel „Evaluationsforschung" erhalten. Vergleichbare Aktivitäten von ähnlich zusammengesetzten Gruppen von Spezialisten im Forschungsbereich Gesundheitsdienste werden oft als Beurteilungen der Versorgungsqualität („quality of care assessment") bezeichnet. Sowohl Substanz als auch theoretischer Rahmen dieser Ansätze sind eng mit der Technologieevaluation („technology assessment") verwandt. In der Evaluation von Technologien werden zwar neue Dimensionen (und mehr Ökonomen) in die Methodik eingeführt, sie ist jedoch im großen und ganzen kein spezieller Fall. Die Titel der einzelnen Evaluationsansätze sind nicht von Bedeutung; wichtig sind die Definitionen der Probleme und die zur Lösung angewandten Methoden. Leider treibt jede akademische Disziplin viel Aufwand für die Entwicklung ihrer eigenen Methoden, welche die Fakten von der Fiktion trennen und zur „Wahrheit" verhelfen sollen. Bei der Beurteilung der Gesundheitsversorgung ist das Problem deutlich. Die Evaluationsbemühungen werden i. allg. durch die disziplinären oder professionellen Tendenzen beeinflußt, jene zu belohnen, die am nächsten bei der Herde bleiben, und diejenigen zu bestrafen, die dies nicht tun.

Obgleich sich die Bewertung von Technologien auf der Basis der einzeldisziplinären Forschung eng definieren läßt (Arnstein 1977), betonte Coates (1974) den breiten Rahmen des „technology assessment":

Die Evaluation von Technologien umfaßt eine Gattung von „policy studies", die systematisch die Auswirkungen auf die Gesellschaft untersuchen, die eintreten können, wenn eine Technologie eingeführt, verbreitet oder modifiziert wird; die besondere Betonung liegt dabei auf jenen Folgen, die unbeabsichtigt, indirekt oder verzögert auftreten … Umfassende Auswirkungs- oder Beurteilungsstudien sind eine Art von „Ganzheitsstudien", die in einem gewissen Sinne versuchen, alles einzubeziehen, das in bezug auf die Technologie wichtig ist … Ein Merkmal des Ganzheitsdenkens ist, daß wir nicht wissen, wie es routinemäßig angepackt werden soll; zweitens ist es fast mit Sicherheit routinemäßig nicht möglich; und drittens handelt es sich nicht um ein wissenschaftliches, ein technisches oder einfach disziplinäres Unternehmen. Es ist im wesentlichen eine Kunstform.

Der wesentliche Punkt ist, daß Evaluationen von Technologien multidisziplinär durchzuführen sind. In einer neueren Übersicht über die Beiträge der Sozialwissenschaften und der Forschung im Gesundheitswesen zur Gesundheitspolitik stellte Bice (1981) folgendes fest:

Obgleich in diesem Bereich die Erkenntnisse der biomedizinischen und der epidemiologischen Forschung sowie Erfahrungen der klinischen Medizin und des Managements im Gesundheitswesen genutzt werden, stammen die theoretischen und methodologischen Grundlagen weitgehend aus den Sozialwissenschaften.

Es widerstrebt mir, eine endgültige Definition medizinischer Technologien zu geben. Andere sind weniger schüchtern gewesen, wie z.B. Altman und Blendon (1979), die 3 Kategorien von Technologien unterscheiden:

1. diejenigen, die hohe Investitionen erfordern, wie die Computertomographie (CT);
2. diejenigen, die mit hohen Personalkosten verbunden sind, wie die Hämodialyse;
3. diejenigen, welche weder große Kapitalausgaben noch hohe Personalkosten verursachen, jedoch infolge zahlreicher Anbieter ein enormes Nutzungspotential haben, da sie leicht zugänglich sind, z.B. die üblichen Labortests oder bestimmte Medikamente.

Rosenthals (1979) Klassifizierung der Technologien ist sehr zweckdienlich, insbesondere in bezug auf die „harten Technologien":

1. Diagnostische Technologien, wie CT, Überwachungsgeräte für Feten, computerisierte Elektrokardiographie oder automatisierte klinische Laboratorien;
2. Technologien für „critical care" und „survival", wie Intensivstation, kardiopulmonale Reanimation oder die eiserne Lunge;
3. Technologien für das „Krankheitsmanagement", wie Hämodialyse oder Herzschrittmacher;
4. Technologie zur Heilung, wie Hüftgelenkersatz oder Organtransplantation;
5. Verfahren zur Prävention, wie orthopädisch-chirurgische Behandlungen in der Pädiatrie, Ernährungsüberwachung bei Phenylketonurie oder Impfstoffe zur Immunisierung;
6. Technik für das Systemmanagement, wie medizinische Informationssysteme oder Telemedizin.

Andere „weiche" Technologien, wie Medikamente und diagnostische Tests passen ebenfalls in dieses Schema. Tatsächlich paßt jede Intervention hinein; denn: „Was ist im weitesten Sinne nicht Technologie?" Fineberg und Hiatt (1979) schreiben, daß Technologie

… sich auf den weiten Bereich von Einrichtung, Geräten, Medikamenten und Verfahren, die zur Versorgung der Patienten angewandt werden … einschließlich der Investitionen von Kapital und Arbeitskraft, welche die Praktizierung der Medizin ermöglichen, sowie die Praktiken selbst, bezieht.

Einer der wichtigsten Gründe für die Evaluation von medizinischen Technologien ist das Ziel, die Gesellschaft so wenig wie möglich schädlichen oder unsicheren Verfahren auszusetzen und ihr im höchstmöglichen Maße nützliche und vorteilhafte Verfahren zugänglich zu machen. Die dramatische Eskalation der Kosten im Gesundheitswesen und die Erkenntnis, daß Gesundheitsressourcen begrenzt sind (Hiatt 1975), haben die Wichtigkeit zuverlässiger und wirksamer Methoden für die Beurteilung von Technologien immer deutlicher werden lassen. Forscher, Manager und Gesetzgeber auf allen Ebenen haben ihr Bemühen um eine Kostendämpfung intensiviert und neu ausgerichtet. Eine Kostensenkung ist dann äußerst nützlich, wenn sie das Nebenprodukt einer Neubeurteilung der Erfolge eines Programms zur Erreichung bestimmter Ziele ist. Die Fragen, um die es bei der Evaluation der wirtschaftlichen Seiten einer medizinischen Versorgung geht, z. B. durch Kosten-Nutzen- oder Kosten-Wirksamkeits-Analysen, sind von großer Bedeutung; sie werden in weiteren Beiträgen in diesem Band einer detaillierten Betrachtung unterzogen. Diese Evaluationen betreffen den Konsum und die Verteilung von Ressourcen sowie die Kapitalisierung des nichtmonetären Nutzens, die Gegenüberstellung von Kosten und Aufwendungen für Leistungen, Diskontsätze und die verschiedenen Modelle von Gesundheitsversorgungsorganisationen, wobei der Schwerpunkt auf ökonomischen Aspekten liegt.

Beurteilungsrahmen

Wie läßt sich eine medizinische Technologie beurteilen? In einer ersten Kategorie von Evaluationen, den Forschungsevaluationen, wird die Frage gestellt: „Bewirkt die Technologie eine Veränderung dessen, was geschieht?" In einer zweiten Kategorie der technischen Evaluationen wird gefragt: „Wirkt die Technologie auf Verwaltungsebene so, wie beabsichtigt?" Die meisten formalen Evaluationen im Gesundheitswesen sind technischer Natur; ein Beispiel hierfür ist die direkte Evaluation von Anbietern medizinischer Dienstleistungen und Einrichtungen durch die US-Regierung. Ärzten und anderen medizinischen Berufen wird von den Staaten eine Lizenz erteilt (z. T. periodisch wieder erteilt); und sie werden durch Berufsorganisationen anerkannt. Institutionen werden durch Verbände akkreditiert. Diese Akkreditierungen bzw. Beurteilungen werden von der Regierung gefordert, sobald Institutionen eine Rückvergütung für bestimmte Programme der Patientenversorgung von der Bundesregierung beanspruchen. Die Evaluationen erfordern das Einhalten bestimmter Vorschriften bei Aufnahme und Entlassung der Patienten sowie eine periodische formale Überprüfung der Patientenversorgung anhand der Krankenhausdatenbanken. Anerkannte Anstalten müssen bestimmten Normen bzw. minimalen Leistungsansprüchen entsprechen. Die von Regierungsstellen verlangte Beurteilung von Krankenhäusern gleicht im wesentlichen derjenigen, die von der Krankenhausindustrie durch die Joint Commission for the Accreditation of Hospitals (JCAH = Vereinigte Kommission zur Akkreditierung von Krankenhäusern) gefordert wird. Diese zur Reglementierung und Kontrolle der Qualität der Gesundheitsversorgung gedachten Programme sind fruchtbar, wenn die angebotenen Gesundheitsdienste in der Tat einen verbesserten Gesundheitszustand der Bevölkerung bewirken oder die Kosten eindämmen.

Ökonomische Faktoren sind ein primärer Grund für die Programme der US-Regierung im Bereich der Evaluation der Gesundheitsversorgung; der Nutzwert der Regierungsbeteiligung für die Öffentlichkeit wird jedoch in Frage gestellt. Es besteht weitgehend Übereinstimmung darüber, daß die Professional Standards Review Organisation (PSRO) eher eine Kostendämpfung als eine Verbesserung des Gesundheitszustandes der Bevölkerung zum Ziel hatte. Anscheinend wurde aber weder das eine noch das andere erreicht (Lohr 1981), und das Programm wird wahrscheinlich abgesetzt werden.

Drucker (1974) unterscheidet zwischen Effizienz (die Dinge richtig tun) und Effektivität (das Richtige tun). Cochrane (1972) und viele andere haben betont, daß Effektivität und Effizienz die primären Ziele von Programmen im Dienst der Gesundheit sein sollten. Die Effektivität sagt aus, inwieweit ein medizinisches Verfahren den Patienten eines Kollektivs, das Nutzen daraus ziehen könnte, auf adäquate Weise zugute kommt, d. h. wieviele potentiell behandelbare Patienten erfolgreich behandelt werden. Effektivität setzt die Anwendung einer wirksamen Behandlung voraus. Wirksamkeit (efficacy) unterscheidet sich von Effektivität (effectiveness). Eine wirksame Behandlung ist eine Therapie, deren günstiger Einfluß auf den Krankheitsverlauf unter *idealen* Bedingungen bei einem Kollektiv, das daraus Nutzen ziehen kann, nachgewiesen wurde. – Der Begriff der Effizienz bezieht sich auf die Ressourcen, die eingesetzt werden, um einen gegebenen Versorgungsgrad zu gewährleisten und/oder um ein gegebenes Resultat zu erzielen. Die Messung der Effizienz und der Effektivität ist eine teure und langwierige Aufgabe. Man kann kategorisch behaupten, daß ein Programm, welches 90% der Hypertoniker in einer Bevölkerung mit einem Kostenaufwand von 50 US$ pro Patient identifiziert und wirksam behandelt, einem Programm, das die gleiche Behandlung nur 75% der Hypertoniker einer ähnlichen Bevölkerung bei Unkosten von 150 US$ pro Patient zugute kommen läßt, deutlich überlegen ist. Jedoch ist die Ähnlichkeit von Bevölkerungen (oder Vergleichsgruppen) oft eine unvertretbare Annahme, und die Kosten sind nicht klar feststellbar. Darüber hinaus läßt sich die Effektivität einer Hypertoniebehandlung auf einfache Weise mit Hilfe eines Blutdruckapparats überprüfen. Hingegen gibt es im Fall vieler chronischer Erkrankungen keine klar definierenden Messungen zur Beurteilung der Effektivität einer Behandlung. Finebergs Beurteilung des Computertomographen ist von allgemeinem Nutzen für die Beurteilung von Technologien. Sie bezieht sich in erster Linie darauf, wie Wirksamkeit und Effektivität eines Ergebnisses definiert werden, und stellt somit einen ersten wichtigen Schritt zum Verständnis der Bedeutung dessen dar, was als Ergebnis gemessen wird. Die Nosologie unterscheidet zwischen gemessenen Veränderungen in der Auflösung oder Genauigkeit, gemessenen Veränderungen der diagnostischen Schärfe, gemessenen Veränderungen der diagnostischen Ansätze, gemessenen Veränderungen der therapeutischen Strategien und gemessenen Veränderungen der Ergebnisse für den Patienten – alle als einzeln identifizierbare Endpunkte:

1. Technische Leistungsfähigkeit: Arbeitet das Gerät zuverlässig und liefert es genaue Informationen?
2. Diagnostische Genauigkeit: Erlaubt die Anwendung des Geräts die Stellung genauer Diagnosen?

3. Diagnostische Auswirkung: Ersetzt die Anwendung des Geräts andere diagnostische Verfahren einschließlich chirurgischer Explorationen und Biopsien?
4. Therapeutische Auswirkung: Beeinflussen die mit Hilfe des Geräts ermittelten Ergebnisse die Planung und Durchführung der Therapie?
5. Ergebnis für den Patienten: Trägt die Anwendung des Geräts zur Besserung des Gesundheitszustands des Patienten bei?

Ein anderes Problem bei der Beurteilung der Wirksamkeit und der Effektivität einer Technologie für die Gesundheitsversorgung ist die Ermittlung der richtigen Situation und Zielgruppen. Hier ist zu beachten, daß einerseits allgemeine Übereinstimmung über die Wirksamkeit einer bestimmten Technologie herrschen kann, die Technologie andererseits jedoch wesentlich breitere Anwendung findet, als die Wirksamkeitsstudien rechtfertigen können, und sie daher weniger effektiv zu sein scheint. Cimetidin beispielsweise, das im Rahmen dieses Symposiums eingehend behandelt wird, findet eine viel breitere klinische Anwendung, als die Befunde der klinischen Studien rechtfertigen. Die Verordnung von Medikamenten kann nicht gesteuert werden, außer über Rückvergütungsmechanismen; z. B. können die durch die Regierung finanzierten Zahlungen für die Gesundheitsversorgung von Bedürftigen und Alten (durch Medicaid und Medicare) verweigert werden. Dies ist eine unangenehme und ineffiziente Taktik zur Verhaltenskontrolle; auch wenn sie mit Erfolg angewandt wurde (Brook 1978), kann sie zu Verschiebungen in den Leistungen führen, die den Rückvergütern verrechnet werden.

Die meisten Aktivitäten der Anbieter von Gesundheitsdiensten und der größte Teil der organisatorischen Verhaltensmuster und Abmachungen werden derzeit weder formal noch streng beurteilt. Dies gilt speziell für alle ambulant in Arztpraxen oder in Krankenhäusern erbrachten Leistungen. Einzelne Ärzte und die Ärzteschaft im allgemeinen betrachten die Beteiligung der Regierung an der medizinischen Versorgung und die Beurteilung der allgemeinen Praxis als ein Ärgernis und als unproduktiv.

Für den niedergelassenen Arzt, dessen primäre Sorge der Behandlung von Patienten gilt, bedeutet „Beurteilung" die Erstellung der Anamnese, die Durchführung von Untersuchungen, die Stellung einer Diagnose und die Einleitung einer geeigneten Behandlung. Im Zentrum stehen nicht Gesundheitspolitik oder Kollektiv, sondern einzelne Menschen, Slater (1971) beschreibt das Anliegen der Anbieter von Gesundheitsdiensten, allen Patienten ohne Rücksicht auf die Kosten die beste verfügbare Behandlung zukommen zu lassen, als den „technischen Imperativ". Es gibt Gründe anzunehmen, daß die Sozialisation der Anbieter, die zu diesem ausschließlichen Bemühen um den einzelnen Patienten führt, teilweise für die Schwierigkeiten verantwortlich ist, die darin bestehen, politische und epidemiologische Studien mit der klinischen Praxis in Einklang zu bringen (Mechanic 1968; Friedson 1970). Murphy (1978) und Feinstein (1978) wiesen auf die sehr begrenzte Anwendung der Wahrscheinlichkeitstheorie bzw. der Bayes-Ansätze in der klinischen Medizin hin. Dies kann z. T. mit der Tatsache zusammenhängen, daß die Wahrscheinlichkeitstheorie ihrer Natur gemäß eher auf Kollektiven und wissenschaftlichen Stichprobenverfahren basiert als auf Einzelpersonen, z. T. aber auch damit, daß der Grenznutzen für den einzelnen Anbieter oder Patienten nicht so groß und der Grenznutzen für die Gesellschaft nicht sichtbar ist.

Reiser (1978) hat die Entwicklung der Nutzung medizinischer Neuerungen und Techniken durch die Ärzteschaft eindrucksvoll nachgezeichnet. Er zeigte, wie diagnostische Beurteilungen, die auf „subjektiven" Beobachtungen des Arztes sowie auf Patientenberichten basierten, durch „harte Daten" ersetzt wurden, die auf „objektiven Laboruntersuchungen, mechanischen und elektronischen Geräten" basieren. Er verbindet die gleichzeitige verstärkte Spezialisierung in der Medizin und der Krankenhausbehandlung mit der vermehrten Anwendung von Technologien.

Ein von Donabedian (1969) beschriebenes konzeptuelles Modell zur Evaluation der Versorgungsqualität hat breite Zustimmung gefunden. Das Evaluationsschema unterscheidet zwischen Maßstäben für den Versorgungsprozeß, der Struktur und den Ergebnissen der Behandlung. Die Beurteilung des Prozessen betrifft Aktivitäten, die als Teil der Behandlung des Patienten erfolgen, insbesondere:

1. Screeninguntersuchungen;
2. Diagnose, einschließlich klinischer Aufarbeitung, Krankheitsmusterklassifizierung, Unterstützung der Diagnostik;
3. Behandlung, einschließlich der Anwendung von Medikamenten, chirurgischer Maßnahmen, Überweisungsmuster sowie Koordination und Kontinuität der Behandlung.

Strukturbeurteilung bezieht sich auf den Rahmen bzw. den Hintergrund des Prozesses, wie Einrichtungen, Ausrüstung, finanzielle Vereinbarungen, Informationssysteme und organisatorische Merkmale wie Personal und Verwaltung. Akkreditierungs- und Anerkennungskriterien, die von der JCAH sowie von akademischen Einrichtungen und staatlichen Lizenzbehörden angewandt werden, welche Diplome, Zertifikate und Lizenzen erteilen, basieren auf der Erfüllung klarer Normen (Strukturmessungen).

Die Beurteilung der Endresultate der Behandlung gilt seit vielen Jahren als entscheidendes Maß für den Wert eines Programms (Nightingale 1859, Codman 1914, Brook 1977). Aber selbst dann, wenn man sich für die Ergebnisbeurteilung entschieden hat, muß man noch das zu messende Ergebnis und die Datenquelle zur Beurteilung auswählen. Ein Vorschlag ordnet die Ergebnisse nach den fünf „D": „death" (Tod), „disability" (Behinderung), „disease" (Krankheit), „discomfort" (Unwohlsein) und „dissatisfaction" (Unzufriedenheit).

Mortalität und Morbidität entsprechen ungefähr den Begriffen Tod und Krankheit. Starfield (1973) definiert die Ergebnisse unter Betonung der positiven Aspekte wie Lebensdauer, Aktivität, Wohlbefinden, Zufriedenheit, Krankheitsfreiheit, Möglichkeit, aktiv zu sein, und Spannkraft. Der positive Aspekt der Ergebnisse liegt auch der Definition von Gesundheit durch die WHO zugrunde. Gesundheit ist der (positive) Zustand des physischen, sozialen und seelischen Wohlbefindens. In der vor kurzem fertiggestellten Krankenversicherungsstudie, die 1974 von der Rand Corporation für das US-Department of Health and Human Services (DHHS, früher DHEW) durchgeführt wurde, wird Gesundheit als ein positiver Zustand mit spezifischen sozialen, geistigen und physischen Gesundheitsdimensionen definiert. Der physische Zustand wird in physiologische (die Organe betreffende) Gesundheit und physische (den Organismus betreffende) Gesundheit unterteilt und umfaßt die Beurteilung der sozialen und der physischen Aktivität bzw. Mobilität von

Krankheitszuständen, Symptomen und Behinderungen. Die geistige Gesundheit wird durch die Begriffe Angst, Depression und Kontrolle von Emotionen und des Verhaltens definiert. Die individuelle Wahrnehmung eines verbesserten Gesundheitszustandes zählt ebenfalls zu den positiven Indikatoren für die Ergebnisse der Krankenversorgung.

Angesichts der fehlenden Anreize für Anbieter und Institutionen, Technologieevaluationen durchzuführen, ist es nicht überraschend, daß Studien über Behandlungsergebnisse und Behandlungskosten (bzw. Wirksamkeit, Effektivität und Effizienz) bisher nicht weit verbreitet sind. Eine Übersicht über Kosten-Nutzen- und Kosten-Effektivitäts-Analysen der 70er Jahre zeigt deren begrenzte Anzahl (Office of Technology Assessment OTA, 1980 a). Angesichts dieser begrenzten Anzahl von Evaluationen wäre es besonders wichtig, daß sie wenigstens von hoher Qualität sind. Dies ist jedoch häufig nicht der Fall.

Fragen, die bei der Durchführung einer Evaluationsstudie zu beantworten sind, unterscheiden sich beträchtlich von jenen der theoretischen Forschung. Riecken (1977) identifizierte vier „Haupt-Komponenten" bzw. Kategorien von Fragen in der Evaluationsforschung. Diese Komponenten, die einander nicht ausschließen sollen, sondern für die medizinische Bewertung einer Technologie gleichermaßen geeignet sind, umfassen:

1. Ethische und rechtliche Fragen: Diese Fragen befassen sich mit dem Schutz des untersuchten Kollektivs vor dem Eindringen in die Privatsphäre, vor Nebenwirkungen und dem unzulässigen Gebrauch von Informationen (Vertrauensbrüche). Ebenfalls sind die rechtlichen Fragen zu berücksichtigen, welche die informierte Zustimmung („informed consent") und die Autorisierung der Institutionen, Versuche mit Menschen durchzuführen, betreffen.
2. Verwaltungs- bzw. managementtechnische Fragen: Zu dieser Komponente gehören Fragen, die sich auf den Detailablauf einer Studie beziehen, einschließlich der Implementation des Forschungsplans in der Praxis („im Felde"), die Sicherstellung der korrekten Erhebung von Daten hoher Qualität sowie die Dokumentation der Abweichungen von den idealen Spezifikationen der Studie.
3. Politische und soziale Fragen: Diese Fragen befassen sich mit Macht, sei es in bezug auf die Machtposition dessen, der eine Beurteilungsstudie genehmigt, die Richtung oder die Schlußfolgerungen der Studie beeinflußt, sei es in bezug auf die Machtposition der Entscheidungsträger im Bereich von gesundheitspolitischen Maßnahmen, die von den Evaluationsergebnissen abhängen.
4. Wissenschaftliche und technische Fragen: Diese Fragen umfassen Forschungsstrategie, Versuchsanordnung und Messung und genießen traditionsgemäß die größte Aufmerksamkeit der Forscher. Diese spezifischen technischen Fragen sollen im verbleibenden Teil dieses Beitrags erörtert werden.

Studienaufbau

Die primäre wissenschaftliche Frage befaßt sich mit Vergleichen zwischen verschiedenen Patientengruppen. Man strebt an, die Wirkung einer bestimmten Intervention von den Merkmalen des Kollektivs zu trennen (äußere Variablen oder Faktoren, welche die Resultate beeinflussen können). Jede Art von Eingriff kann als Intervention betrachtet werden, von der man sich einen Nutzen für den Patienten erhofft. Interventionen umfassen Arzneimittel, medizinische Verfahren, Geräte oder organisatorische Maßnahmen für die Gesundheitsversorgung. Die verschiedenen Stufen ergeben einen Raster zur Kategorisierung von Interventionen: Primäre Interventionen sind jene Aktivitäten, die Krankheit verhüten; sekundäre Interventionen sind Aktivitäten, die eine frühzeitige Diagnose und Behandlung ermöglichen; und tertiäre Interventionen sind jene, die auf eine Rehabilitierung und Begrenzung der Behinderung abzielen. Eine andere Möglichkeit, Interventionen in Kategorien einzuordnen, besteht darin, daß man sie der Reihenfolge nach von den leicht zu definierenden (z. B. Medikamente) bis zu den komplexen (z. B. Versorgungssysteme wie „health maintenance organizations") einstuft. Versuchsanordnungen für Evaluationsstudien, welche für die ersteren zweckdienlich sind, können für die letzteren geeignet, aber nicht ausreichend sein. Die Forschung zur Beurteilung von Interventionen kann unterschiedlich geplant werden.

Fallbeschreibungen, Anekdotische Studien

„Anekdoten" oder Fallstudien sind Beschreibungen von Fällen oder Ereignissen, die für denjenigen, der den Bericht verfaßt, von Interesse sind. Der Bericht kann genau, verläßlich und wichtig sein, obwohl wir dessen i. allg. nicht sicher sein können. Der Bericht wird danach beurteilt, wie gut er Ansichten und Vorurteilen (einschließlich der Meinung des Berichterstatters oder Untersuchers) entspricht und wie gut er zuvor konstruierten logischen Strukturen oder verwandter Erkenntnis entspricht. Das Problem liegt in der Entscheidung, ob der Bericht repräsentativ ist und ob sich daraus kausale Zusammenhänge ergeben. Die primäre Frage betrifft hier die Stichprobe („sampling"). Fallstudien und Anekdoten sind nicht repräsentativ für definierte Kollektive, obwohl bestimmte Fallstudien Stichproben aus einer leicht zugänglichen Gruppe (wie Krankenhaus oder eine Klinik) sind. Im allgemeinen weiß man nicht, ob die Auswahl nach wissenschaftlichen Kriterien erfolgte, und „wenn eine Schlußfolgerung nicht über die verfügbaren Daten hinaus verallgemeinert werden kann, ist eine Studie für andere von geringem Wert" (Houston 1972). Ein Bericht kann auf wenigen ausgewählten Patienten basieren; die Prävalenz läßt sich jedoch daraus nicht ermitteln. Die Gefahr einer Verzerrung („bias") oder eines systematischen Fehlers ist groß. Es ist unmöglich festzustellen, ob die Ergebnisse auf 10%, 50% oder 90% einer Bezugspopulation anwendbar sind.

Ein Mord ist höchst interessant für die Medien, wenn er einmal im Jahr vorkommt oder wenn eine wichtige Persönlichkeit das Opfer ist. Dennoch wäre der Mord weder im einen noch im anderen Fall ein Problem für die Polizei oder die Gesellschaft. Analog dazu waren die ersten Fallberichte über akutes Nierenversagen unter Cimetidin schwer zu interpretieren. Hing das Nierenversagen wirklich mit der Anwendung von Cimetidin zusammen? Wie oft trat es auf? Erst als die Berichte prospektive Provokationstests („rechallenge dose") umfaßten, konnte eine bedeutende, aber wahrscheinlich seltene Nebenwirkung eindeutig nachgewiesen werden (Rudnick et al. 1982). Viele Technologien sowie Therapien und Nebenwirkungen beginnen mit Fallberichten. Es wird ein neues Arzneimittel, Gerät oder Verfahren entwickelt und darüber berichtet. Häufig führen die Berichte zu einer breiten Anwendung, bevor eine definitive Evaluation in Betracht gezogen oder durchgeführt wird, d. h. die Intervention ist eingeführt, bevor eine Evaluation ihre zweckange-paßte Anwendung festlegen konnte. Die Computertomographie (Banta et al. 1978), Ärzteüberwachungsstationen für Koronarkranke (Mather et al. 1976) und viele chirurgische Verfahren, einschließlich des Koronararterienbypass, sind prominente Beispiele dieser Art.

Kontrollierte, retrospektive Studien

Die kontrollierte oder retrospektive Studie ist die am häufigsten angewandte epidemiologische Versuchsanordnung, die viele Einschränkungen der Fallstudien überwinden kann. Dabei können die gleichen Patienten wie bei den Fallstudien untersucht werden – nur kommt bei dieser Versuchsanordnung eine Vergleichs- oder Kontrollgruppe hinzu. Die Selektion der Vergleichsgruppe ist ein kritischer Punkt der Verlaufsstudie (Miettinen 1970; Cole 1972; Greenland et al. 1981; Sartwell et al. 1969, Feinstein 1978, Hayden et al. 1982, Schlesselman et al. 1982). Theoretisch sind die Kontrollpersonen den Untersuchungspersonen so ähnlich wie möglich, außer daß die Krankheit (bzw. ein anderer interessierender Faktor) fehlt. Die Definition und Zusammenstellung der geeigneten Vergleichsgruppe kann sehr schwierig sein und zudem verschiedene Arten von Bias oder systematischen Fehlern verursachen (Feinstein 1977). In einer klassischen, kontrollierten Studie zur Untersuchung der Beziehung zwischen Lungenkrebs und Rauchen verglichen Doll u. Hill (1950) die Rauchgewohnheiten von Lungenkrebspatienten mit Kontrollpatienten, die während eines vergleichbaren Zeitraumes im gleichen Krankenhaus ausgewählt wurden und in bezug auf Umweltfaktoren, Alter und Geschlecht der Untersuchungs-gruppe einander entsprachen. Bei einer anderen klassischen Verlaufsstudie verglichen Sartwell et al. (1963) Patientinnen mit Thrombophlebitis mit Kontrollpatientinnen, die sich in vielen Punkten einschließlich Alter, Anzahl der Schwangerschaften und Zivilstand der Untersuchungsgruppe entsprachen. Es gelang ihnen nachzuweisen, daß orale Kontrazeptiva bei manchen Frauen das Risiko einer Thrombophlebitis erhöhen. Je mehr Merkmale der Untersuchungs- und Kontrollpersonen übereinstimmen müssen, desto größer muß offensichtlich die zur Verfügung stehende Anzahl möglicher Kontrollpatienten sein. Der Vorteil der kontrollierten Studien besteht darin, daß sie verhältnismäßig rasch und ohne großen Aufwand durchführbar sind. Sie eignen sich insbesondere für die Untersuchung seltener Ereignisse. Die Nachteile bestehen darin, daß man niemals sicher sein kann, ob die Vergleichsgruppe (oder -gruppen) den Fällen wirklich „genau gleichen" ohne Bias). Auch besteht keine Garantie dafür, daß die Dokumentation von (früheren) Expositionen oder Ereignissen in den Gruppen nicht selektiv unterschiedlich ist (Berksons Bias). Ein letzter Nachteil besteht darin, daß Labormessungen und andere beschreibende Informationen, die zum Zeitpunkt der mutmaßlichen Exposition nicht gesammelt werden, nicht verfügbar sind. Die Beurteilung von Technologien mit Hilfe von kontrollierten Studien ist eine machbare und geeignete Technik für im Krankenhaus angesiedelte Technologien, wenn die vorhandenen Daten die gestellten Fragen beantworten können. Das Problem besteht darin, daß sich die meisten mit der Bewertung einer Technologie zusammenhängenden Fragen nicht anhand der üblicherweise im Krankenhaus gesammelten Daten beantworten lassen.

Kohorten- bzw. prospektive Studien

Die prospektive Studie wird auch Kollektiv-, Panel-, Longitudinal- oder Verlaufs-(natural history)-Studie genannt. Es handelt sich im wesentlichen um eine kontrollierte klinische Studie ohne Randomisierung. Der Untersucher bestimmt nicht, bei wem eine Intervention zur Anwendung kommt, sondern es werden Gruppen von Patienten deshalb miteinander verglichen, weil sie bestimmte Charakteristika (wie eine Nierenerkrankung) aufweisen oder einem bestimmten Verfahren ausgesetzt werden (wie z. B. der CT). Hammond u. Horn (1958) führten in den 50er Jahren eine prospektive Untersuchung der Rauchgewohnheiten durch, in deren Rahmen mehrere Millionen Einzelpersonen identifiziert und über viele Jahre beobachtet wurden. Raucher und Nichtraucher wurden in bezug auf die Inzidenz von Lungenkrebs, chronisch obstruktiven Lungenkrankheiten und Herz-Kreislauf-Krankheiten verglichen. Die Ergebnisse dieser Studie waren ein wichtiger Anstoß für den Bericht des US Surgeon General über das Rauchen. Die Framingham-Studie (Dawber et al. 1972) und ähnliche Studien in Tecumseh und in Evans County, Georgia, sind Beispiele für prospektive Longitudinalstudien, die bedeutende klinische Informationen über den natürlichen Verlauf von Krankheiten sowie über den Zusammenhang zwischen verschiedenen Risikofaktoren (Expositionen) und Krankheiten, erbracht haben. Die einer breiten Öffentlichkeit bekannt gewordene Longitudinalstudie, die Belloc u. Breslow (1973) in Alamedea County durchführten, basierte auf derselben Versuchsanordnung und erbrachte den Nachweis für einen Zusammenhang zwischen Lebensstil und Lebenserwartung.

Der Vorteil der prospektiven Studien besteht darin, daß Inzidenz- und Prävalenzraten für Krankheiten und Ereignisse in der untersuchten Bevölkerung berechnet werden können. Es lassen sich unabhängige sowie kombinierte Wirkungen von Risikofaktoren auf eine bestimmte Krankheit sowie verschiedene Wirkungen eines Risikofaktors oder einer Exposition untersuchen. Das relative Risiko läßt sich durch eine Schätzung der Wahrscheinlichkeit für das Eintreten eines Ereignisses oder einer Krankheit bei einer bestimmten Exposition im Vergleich zu der Wahrscheinlichkeit, daß dieses Ereignis ohne entsprechende Exposition auch eintritt, ermitteln. Die Nachteile der prospektiven Versuchsanordnung bestehen darin, daß die Untersuchung lange dauert, die Kosten hoch sind und es managementtechnisch schwierig ist, den langfristigen Kontakt mit den untersuchten Personen aufrechtzuerhalten.

Bei der historischen prospektiven Studie tritt zumindest ein Teil der oben genannten Nachteile nicht ein. Im Rahmen dieser Versuchsanordnung werden historisch definierte Risikogruppen untersucht, d. h. man benötigt ein Kollektiv, über das zuvor Informationen gesammelt worden sind. Untergruppen mit besonderen Charakteristika oder mutmaßlichen Risikofaktoren können im Hinblick auf das Auftreten von Krankheiten oder nachteiligen Folgen untersucht werden. Solche Nachuntersuchungsstudien können ziemlich rasch durchgeführt werden, um Beziehungen zwischen Expositionen bzw. Risikofaktoren und nachfolgenden Ereignissen herzustellen. Pfaffenberger hat zahlreiche Studien über den Zusammenhang zwischen den Befunden von Untersuchungen, Krankengeschichten und Angaben über körperliche Betätigung sowie verschiedene chronische Erkrankungen veröffentlicht, die in den 30er Jahren bei Studenten der Universität von Pennsylvania und der Harvard-Universität gesammelt wurden. Diese ehemaligen Studenten wurden z.B. in den 60er Jahren einer Nachuntersuchungsstudie unterzogen (Thorne et al. 1968); hierbei wurde eine Beziehung zwischen Myokarderkrankungen und verschiedenen, in den 30er Jahren registrierten und beobachteten Faktoren (körperliche Betätigung, Rauchgewohnheiten) erkennbar. Theoretisch ist es möglich, auf diese Weise gute Schätzungen über nachteilige Auswirkungen von Umweltfaktoren oder Medikamentenkonsum zu erarbeiten. In der Praxis sind solche Studien jedoch ungewöhnlich.

Randomisierte klinische Studien

Die randomisierte klinische Studie („randomized clinical trial", RCT) ist die Standardversuchsanordnung zur Beurteilung von Interventionen in der Gesundheitsversorgung. Es handelt sich um eine sehr effektive Methode, deren Anwendung als die am wenigsten kostspielige Möglichkeit zur Untersuchung umstrittener Behandlungen empfohlen wird. Die Geschichte der RCT wurde schon öfter dargestellt (Byar et al 1976, Hart 1972, Lambert 1978, Armitage 1972); Ansätze zu RCTs reichen bis in biblische Zeiten, ins Mittelalter und die Renaissance zurück. Der wesentliche Schritt in der randomisierten klinischen Studie ist die Zuordnung der Patienten zu einer Intervention nach dem Zufallsprinzip. Der Patient kann die Intervention nicht selbst wählen, und daher haben zufällige äußere Einflüsse auf die Patientencharakteristika die gleiche Chance, in jeder der Behandlungsgruppen vertreten zu sein. Es kann sich um zwei – eine Behandlungs- und eine Kontroll- (unbehandelte) Gruppe – oder mehrere Behandlungsgruppen handeln, z.B. entsprechend unterschiedlichen Behandlungsstufen oder mehreren verschiedenen Therapien. Die Probleme sind eher logistischer als wissenschaftlicher Natur. Ein wesentliches Problem ist die Größe des Kollektivs bzw. die Aussagekraft. Häufig lautet die Schlußfolgerung, daß die Intervention keinen Unterschied bewirkte, obschon ein Unterschied bestand, der jedoch für einen Nachweis zu geringfügig war. Eine der vielen Faustregeln für klinische Studien besagt nämlich, daß Unterschiede im Bereich von 20% zwischen Behandlungs- und Kontrollgruppen nachweisbar sein sollten. Die Durchführung einer randomisierten klinischen Studie ist immer ein ehrgeiziges Unternehmen. Es gibt buchstäblich Hunderte von konzeptuellen und praktischen Details, die zu berücksichtigen sind, wenn man die Studie zu Ende führen und aussagekräftige Ergebnisse erzielen will. Spezifische Details der Versuchsplanung sind für Epidemiologen und Statistiker von Interesse. Besonderes Gewicht ist auf die Berechnung der Aussagekraft und die Sicherstellung des „Blindcharakters" der Studie zu legen. Probleme beim Einbeziehen der Patienten, das Sammeln der Daten und ihre Verarbeitung sind weniger aufregend, jedoch wahrscheinlich recht häufig der wahre Grund dafür, daß RCTs nicht zu den beabsichtigten Resultaten führen. Zahlreiche Untersucher, die sich mit der Theorie und Praxis der klinischen Studien befassen, haben erkannt, daß viele RCTs mit Problemen in der Anordnung oder in der Durchführung behaftet sind, die ihnen nur eine geringe Chance lassen, verwertbare Befunde zu erbringen (Chalmers 1974, Green u. Lewis 1979). Vom gesundheitspolitischen Standpunkt aus, der ethische Fragen, die Verwendung der Ressourcen und den wissenschaftlichen Fortschritt berücksichtigt, ist eine randomisierte klinische Studie nur dann von Wert, wenn sie mit überzeugenden Resultaten abschließt. Man sollte nicht von klinischen Studien abraten, sondern sie so organisieren, daß ihr Abschluß mit aussagekräftigen Ergebnissen, welche die Politik beeinflussen können, möglichst gewährleistet ist. Die Evidenz mag nicht ausreichend sein – als Grundlage ist sie jedoch unentbehrlich.

Ärzte schwören (oft zu sehr) auf randomisierte klinische Studien. Harris, emeritierter Dekan der Faculty of Public und Urban Policy der Universität von Pennsylvania, fragte mich vor kurzem, ob ich die Sterne randomisieren könnte. Die Astronomen haben ohne Randomisierung eine Menge über das Universum gelernt. Man kann nicht immer randomisierte Versuchsanordnungen einsetzen. Versuchsanordnungen ohne Randomisierung können mit fast dem gleichen Grad von Gewißheit die Unterschiede zwischen Kollektiven von den Wirkungen einer Intervention trennen. Diese sog. quasiexperimentellen Versuchsanordnungen (Campbell 1969) können wie die herkömmlicheren epidemiologischen Versuchsanordnungen zur Evaluation von Technologien benutzt werden. Wenn eine Randomisierung unmöglich ist, können die Beurteilung von Interventionen und die Durchführung von Vergleichen auf eine Art und Weise erfolgen, welche einen Bias auf ein Minimum reduziert (innere Validität) und die Verallgemeinbarkeit maximiert (externe Validität). Es ist ein reichhaltiges Schrifttum über die Anwendung verschiedener Versuchsanordnungen zur Evaluation von Gesundheits- und Sozialprogrammen vorhanden (Riecken u. Boruch 1974, Freeman 1974).

Messung des Nutzens

Die Messung des Nutzens bei Evaluationen der Behandlung chronischer Krankheiten ist eine andere Sache als die Messung des Nutzens bei akuten Krankheiten. Definitionsgemäß bedeutet akute Krankheit, daß ein Patient sich erholt (mit oder ohne nachteilige Folgen) oder stirbt. Wenn der Tod vermieden, Behinderungen vermieden oder auf ein Minimum reduziert werden oder die Wiederherstellung beschleunigt wird, dann ist der Nutzen deutlich erkennbar. Die Messung des Nutzens bei chronischen Krankheiten ist schwieriger. Die Beurteilung von Verbesserungen des Gesundheitszustandes bzw. der Resultate wurde in den vergangenen 10 Jahren vermehrt diskutiert (Balaban et al. 1980, Brook 1977, Fries u. Spitz 1980, Chen u. Bush. 1979, Kath et al. 1963, Bush et al. 1981, Bergner et al. 1976), da die Behandlung chronischer Leiden in zunehmendem Maße Ressourcen beansprucht. Der letzte Punkt von Finebergs Nosologie (s. oben), das Ergebnis für den Patienten, ist für die Öffentlichkeit von größtem Interesse. Es herrscht jedoch keine allgemeine Übereinstimmung darüber, was ein besseres Ergebnis umfaßt, und es gibt zahlreiche konzeptuelle und technische Überlegungen in dieser Hinsicht.

Wie man das Ergebnis für den Patienten („patient outcome") mißt und wie gut man es mißt, sind vom wissenschaftlichen Standpunkt aus vielleicht wichtiger und besonders wichtig für die gesundheitspolitischen und Allokationsentscheidungen. Speziell muß die Beziehung zwischen einer gemessenen physiologischen Veränderung und einer gemessenen Veränderung der Funktionsfähigkeit und des Verhaltens des Patienten untersucht werden. Der einzelne Arzt möchte bei jedem Patienten den bestmöglichen Zustand herstellen. In erster Linie geht es ihm aber um den Krankheitsprozeß (Physiologie). Wenn sich der Zustand des Patienten nicht bessert, wird ein alternativer Behandlungsplan verfolgt (der schließlich auch eine Überprüfung der Diagnosen und u. U. psychotherapeutische Maßnahmen umfassen kann). Die Triebfeder ist der Wille zur Erzielung eines normalen physiologischen Zustandes. Es gibt jedoch Patienten mit chronischen Krankheiten, bei denen mangelndes Verständnis ihrer eigenen Krankheit oder Faktoren ihrer soziopersonellen bzw. Arbeitsplatzsituation (oft trotz verbesserter physiologischer Zustände) einer funktionellen Besserung entgegenwirken. Deshalb kann man sagen, daß ein offensichtlich verbesserter physiologischer Zustand nur ein Teil des Nutzens für den Patienten ist.

Die Beurteilung des Nutzens für das Individuum oder für ein Kollektiv sollte (insbesondere wenn die Behandlungsgruppen zufällig verschiedenen Therapien zugeteilt werden) gemessene Veränderungen der krankheitsbezogenen physiologischen Reaktion sowie funktionelle Veränderungen für den Patienten bezüglich Behinderung, Zufriedenheit mit dem Ergebnis, Grad der Schmerzen und allgemeinem Wohlbefinden umfassen. Mortalität und Morbidität sind für eine Beurteilung vieler Interventionen unzureichende Grundlagen; denn die Intervention muß nicht zu einer Veränderung dieser Indikatoren führen. Analog geht es bei der Beurteilung des Nutzens für chronisch Kranke nicht um vermiedene Todesfälle, sondern um eine Funktionsverbesserung. Da die chronischen Krankheiten einen ständig wachsenden Anteil der Nutzung und der Aufwendungen für die Gesundheitsdienste in Anspruch nehmen, müssen wir diese Probleme in Angriff nehmen. Wie können Gesundheit oder Lebensqualität quantifiziert werden?

Wir setzen voraus, daß eine Intervention potentielle Wirkungen auf die Lebensquantität und -qualität ausübt. Die Lebensquantität wird anhand der Mortalität oder Todesrate gemessen, die in der Vergangenheit die Indikatoren der Wahl waren. Die Wahl des Todes als ein Endpunkt erleichtert die Arbeit des Forschers. Das Ereignis ist i. allg. eindeutig, demographische Unterschiede lassen sich ausgleichen, und der Zeitpunkt des Eintritts läßt sich zumindest in westlichen Ländern leicht festhalten. Vor kurzem wurde in den USA ein nationaler Sterbeindex eingeführt, dank dem Daten für Nachuntersuchungen bei Mortalitätsstudien leicht verfügbar werden. Für Untersuchungen der Lebenserwartung bei Krebs und Koronararterienerkrankungen ist die Mortalität, wenn nicht das einzige, so doch klar ein bedeutsames Maß für die Ergebnisse.

Die Lebensqualität wird auf unterschiedliche Art gemessen und durch zahlreiche Faktoren unabhängig von der Krankheit, wie persönlicher Lebensstil, Wechselwirkungen mit dem Gesundheitsversorgungssystem und Behandlung, beeinflußt. Für Krebspatienten entwickelte der berühmte Chemotherapeut Karnofsky mit Burchenal (1946) die Karnofsky-Skala zur Beurteilung der (nichttödlichen) Folgen bei Krebsleiden. Diese Skala, welche die Behinderung mit Hilfe von 10-Punkte-Inkrementen und ohne streng definierte Kategorien bewertet, wird im Rahmen von Krebsstudien noch immer angewandt.

Eine weitere, sehr verbreitete Skala zur Bewertung des Gesundheitszustandes wurde von Katz zur Messung des funktionellen Zustandes älterer und chronisch kranker Patienten entwickelt. Katz hat viele Jahre lang Untersuchungen des natürlichen Krankheitsverlaufs und randomisierte Erprobungen von Therapien für chronisch Kranke durchgeführt. Bei den „activities of daily living" (ADL, Tätigkeiten des täglichen Lebens) nach Katz et al. (1963) handelt es sich um eine Ordinalskala zur Einstufung alltäglicher Tätigkeiten wie Ankleiden, Toilette, Bewegung, Baden, Mahlzeiten und Kontinenz. Die geordneten Werte basieren auf der Wiederherstellung biologischer Funktionen, die man bei unabhängigen Untersuchungen des Genesungsprozesses von Patienten ermittelte. ADL hat unterdessen im Rahmen von klinischen Studien eine allgemeinere Bedeutung erlangt (und wird sogar als Gattungsbegriff verwendet). Es sind derzeit Dutzende von ADL-ähnlichen Skalen in Gebrauch, von denen die meisten jedoch nicht sorgfältig nach Zuverlässigkeit (Reliabilität) und Gültigkeit (Validität) untersucht wurden (Donaldson u. Wagner 1973). Die Skala von Katz ist nicht krankheitsspezifisch; Fries et al. (1980) haben eine erweiterte ADL-Skala speziell für Arthritiskranke entwickelt.

Neue Fragen stellen sich, wenn wir verschiedene Messungen der Lebensqualität oder des verbesserten Gesundheitszustandes betrachten. Selbst wenn ein Kollektiv korrigiert oder standardisiert wird, ist ein Vergleich der Ergebnismessungen schwierig. Lassen sich die Ergebnisse von Studien mit unterschiedlichen Endpunkten vergleichen?

Dazu soll zuerst der Unterschied zwischen einem Index und einem Indikator klargestellt werden. Ein Indikator ist eine Einzelmessung, die oft als Grundlage für Inferenzen verwendet wird, die jedoch irreführend sein können. Ein Index wird aus Kombinationen vieler Endpunkte gebildet, die auf irgendeine Weise gewichtet wurden oder auch nicht. Ein solcher Index beruht auf einer Summierung von Ergebnissen, die bei Einzelpersonen und bei Kollektiven erzielt wurden. Sie erlaubt den Vergleich zwischen unterschiedlich behandelten Kollektiven. Eine Schwierigkeit liegt in der Festsetzung der Gewichtung. Die Präferenzen oder Gewichtungen der Komponenten des Indexes werden auch Utilitätsfunktionen, Multiplikatoren, Sozialwertskala oder Koeffizienten genannt. Die entscheidende Frage ist, wie die verschiedenen Komponenten zu kombinieren sind. Werden sie auf einfache Weise aufsummiert, so wird impliziert, daß jede einzelne Komponente die gleiche Bedeutung hat. Forscher verschiedener Bereiche untersuchten Methoden, nach denen die Komponenten gewichtet werden können, Verfahren zur Validierung und Anpassung verschiedener Kollektive (Kahnemann u. Tversky 1982, Torrance et al. 1972, Bush et al. 1981, Kaplan et al. 1979). Auf der Stufe der Gesundheitspolitik und für die Bewertung der meisten Technologien ist ein globales – im Gegensatz zu einem krankheitsspezifischen – Maß erforderlich. Die Entwicklung krankheitsspezifischer Maße ist teuer (Avery 1976), und ihr Nutzen für die Technologieevaluation und für politische Entscheidungen ist begrenzt. Globalbewertungen sind ebenfalls teuer; aber die Entwicklung und Validierung von globalen Maßen sind begrenzte – und übertragbare – Aufgaben. Trotzdem sollten wir die Erarbeitung streng krankheitsspezifischer Bewertungsmaßstäbe für verbreitete chronische Erkrankungen fördern.

Viele weitere Probleme im Zusammenhang mit Indizes zur Bewertung des Gesundheitszustandes sind, auch wenn in diesem Kapitel nicht behandelt, für alle, die sich für dieses Gebiet interessieren, von großer Wichtigkeit (Bice u. Bernstein 1977, Sackett u. Chambers 1977, Balinksy u. Berger 1975, Chen u. Bush 1979). Das *National Clearing House for Health Status Indices* wird periodisch vom National Center for Health Statistics des US-Ministeriums für Gesundheit und Soziales veröffentlicht und präsentiert eine nützliche Übersicht über die aktuelle Literatur auf diesem Gebiet.

Ein Gesundheitszustandsindex soll für eine breite Reihe von Erkrankungen und Altersgruppen zweckdienlich sein. Darüber hinaus sollte er leicht anwendbar und kompakt sein, für Veränderungen des Gesundheitszustands empfindlich, zuverlässig, valide, für die Patienten akzeptabel und für die Öffentlichkeit, die Kliniker und die Entscheidungsträger interpretierbar. Kein Index entspricht allen diesen Kriterien. Hingegen können Gruppen von Indizes als adäquate Endpunkte einer Evaluation gewählt werden. Derartige akzeptable Indizes erlauben, a) eine Besserung des Zustands einzelner Patienten nachzuwiesen sowie b) Gruppen mit unterschiedlichen soziodemographischen Merkmalen und Krankheiten zu vergleichen. Indizes zur Bewertung des Gesundheitszustandes können auf aggregierten Kollektivdaten basieren, die sich auf Mortalität und Morbidität (einschließlich eingeschränkter Aktivität) beziehen. Chiangs „H" (1965), Sullivans „life free of disability" (behinderungsfreies Leben) (1971) und Chens "G's" (1976) sind Beispiele von Indizes, die so aufgebaut sind, daß sie in einzelnen numerischen Punktewertungen Informationen über Mortalität und Morbidität wiedergeben.

Chiangs Index unterscheidet zwischen 3 Zuständen: Tod, Leben mit eingeschränkter Aktivität und Leben ohne Aktivitätseinschränkung. Verschiedene Behinderungsgrade werden hier nicht berücksichtigt, und die resultierenden Zahlen stehen in keiner Beziehung zu Folgen gesundheitspolitischer Entwicklungen. Sullivans Index des „expected life free of disability" berücksichtigt den Zeitfaktor unter Verwendung von Sterbetafelmethoden und insbesondere von Behinderungsgraden. Unter Verwendung nationaler Daten werden quantitative Informationen erarbeitet; der Index eignet sich jedoch nicht für gesundheitspolitische Entscheidungen über spezifische Interventionen. Chens „G's" sind krankheitsspezifisch und vergleichen Mortalität und Behinderung in einer Risikogruppe mit einem Vergleichskollektiv. Die Messungen können zur Aggregation krankheitsspezifischer Daten großer Populationen verwendet werden, aber auch sie sind nicht für die Evaluation spezifischer Interventionen oder Programme geeignet.

Andere Gruppen von Indizes dienen der Beurteilung des Gesundheitszustandes, indem verschiedene Grade funktioneller Aspekte berücksichtigt werden. Einige sind krankheitsspezifisch, andere allgemeingültig. Wenige sind jedoch weit genug untersucht worden, daß die quantitativen Informationen über den Gesundheitszustand eine Bedeutung für Evaluationsstudien hätten. Einige Indizes haben dennoch bei Entscheidungsgremien und Forschern Verbreitung gefunden. Der von Bush et al. entwickelte Index wurde mehrmals ergänzt und erfuhr auch Namensänderungen. Die derzeitige Bezeichnung lautet „quality of well being" (QWB = Qualität des Wohlbefindens). Dieser Index basiert auf Bewertungen funktioneller Aspekte, wie Mobilität, gesellschaftliche und körperliche Aktivitäten. Die Graduierung der Funktionen in diesen 3 Aktivitätsbereichen wird mit der Punktewertung eines Problem-Symptom-Komplexes in bezug auf den angezielten Funktionsgrad kombiniert. Die Daten basieren auf 4- bis 8tägiger Beobachtung der Leistungen (anstatt der Fähigkeit). Die Gewichtung der verschiedenen Funktionsgrade wird empirisch durch Umfragen bei verschiedenen Bevölkerungsgruppen definiert und stellt explizit soziale Präferenzen dar. Dieser Index wurde schon bei Kollektiven unterschiedlicher Altersschichtung mit verschiedenen Krankheitszuständen angewandt. Bush und seine Mitarbeiter (Kaplan et al. 1976) haben den Validitätsfragen große Aufmerksamkeit geschenkt. Nach mindestens einem der Berichte korreliert die „Qualität des Wohlbefindens" sehr stark mit anderen unabhängigen Messungen von Funktionsfähigkeit und Krankheit. Wir haben den QWB-Index periodisch bei mehreren hundert Patienten zur Evaluation eines multidisziplinären Behandlungsprogramms angewandt (Balaban et al. 1980) und setzen ihn derzeit zur Beurteilung eines neuen Behandlungsverfahrens von Schlaganfallpatienten im Vergleich zur traditionellen Rehabilitation ein. Er kommt zudem im Rahmen von mindestens einer Arzneimittelstudie zur Anwendung.

Das von Bergner et al. (1975, 1981) entwickelte „sickness impact profile" (SIP, Krankheitsfolgenprofil) stellt eine umfassende Messung der Funktionsstörungen in 12 Aktivitätsbereichen dar und umfaßt 136 Fragen. Die mit Hilfe sukzessiver Intervallmethoden erarbeitete Gewichtung ist angeblich in verschiedenartigen Kollektiven stabil. Wie der QWB-Index wird auch SIP im Rahmen randomisierter klinischer Studien eingesetzt.

Man kann den Zeitaufwand für Gesundheitszustandsbewertungen leicht abschätzen und damit ihre Akzeptanz bei den Patienten. Die Akzeptanz einer solchen Bewertung seitens der Kliniker oder der Gesundheitspolitiker ist schwieriger vorherzusagen. Diese Frage wird in der Folge noch erörtert werden. Die primären wissenschaftlichen Fragen betreffen die Zuverlässigkeit (Reliabilität) und die Validität der Methoden zur Gesundheitszustandsbewertung.

Zuverlässigkeit (Reliabilität)

Der Begriff Zuverlässigkeit wurde andernorts auch mit Wiederholbarkeit, Konstantheit, Reproduzierbarkeit und Präzision definiert. Einige Forscher unterscheiden zwischen verschiedenen Arten von Zuverlässigkeit. Konzeptuell gibt dieser Begriff das Ausmaß wieder, in dem die gleichen Messungen bei wiederholten Anwendungen dieselben Resultate ergeben. Wenn eine bestimmte Messung zu verschiedenen Zeitpunkten oder bei verschiedenen Untersuchern zu unterschiedlichen Ergebnissen führt, dann ist sie nicht verläßlich. Eine Messung kann nicht gültig sein, wenn sie nicht zuverlässig ist; sie kann hingegen zuverlässig sein, ohne gültig zu sein.

Die Zuverlässigkeit der Methoden muß formal getestet werden. Die damit verbundenen Probleme sind wohlbekannt, i. allg. werden sie jedoch nicht auf optimale Weise angegangen. Dabei handelt es sich um mehr als ein theoretisches Problem. Mangel an Reliabilität bedeutet, daß unerwünschte Störungen bzw. die Variabilität in den Messungen deren Aussagekraft vermindern, d. h. die Feststellung, ob eine Intervention wirklich Effekte ausübt, erschwert oder gar verunmöglicht wird.

Validität

Validität hat mit Wahrheit zu tun, der wahre Zustand wird um so genauer wiedergegeben, je höher die Validität (Gültigkeit) einer Messung ist. Epidemiologen und Sozialwissenschaftler definieren Validität etwas anders. Ein Epidemiologe definiert Gültigkeit als Empfindlichkeit und Spezifität. Ein sehr empfindlicher Test oder Meßvorgang kann alle Personen als positiv identifizieren, die wirklich eine Krankheit haben oder in einem bestimmten Zustand sind. Die Spezifität eines Tests stellt seine Fähigkeit dar, alle jene Personen als negativ zu identifizieren, die tatsächlich keine Krankheit haben. In beiden Fällen wird das Ergebnis in Prozent ausgedrückt. Falsch-positiv sind die durch den Test als positiv ermittelten Personen, die aber die Krankheit nicht haben. Im Fall eines gegebenen Empfindlichkeits- und Spezifitätsgrades wird das Verhältnis zwischen falsch-positiv und falsch-negativ durch die Prävalenz der Krankheit bestimmt. Zum Beispiel zeigte Neuhausers und Lewickys (1975) provokative Simulationsstudie der Vorsorgeuntersuchung auf Dickdarmkrebs auf, wie ein billiger und doch empfindlicher Test bei der Identifizierung aller Krankheitsfälle äußerst hohe Kosten verursachen kann.

Sozialwissenschaftler definieren Validität je nach Art einer Beurteilung. Er gibt viele verschiedene Begriffe und Termini für die Validierung von Instrumenten, d. h. für die Entscheidung, wie gut nicht direkt meßbare Merkmale quantifiziert werden. Die äußere Validität bezieht sich auf die Beurteilung, ob eine Messung das mißt, was gemessen werden soll. Die innere Validität bezieht sich auf die Frage, ob alle relevanten Merkmale in die Messung einbezogen werden, wobei kein Vergleich mit einem Standard erfolgt. Die gleichzeitige Validität basiert auf der Korrelation zwischen einer Messung und einer anderen, zu einem bestimmten Zeitpunkt durchgeführten. Mit der prädiktiven Validität wird das Ausmaß ausgedrückt, in dem eine bestimmte Messung ein Ergeignis vorhersagt.

Qualität der Daten

Die Auswahl einer zweckorientierten Versuchsplanung ist wichtig für jede Evaluation; die Qualität der Datenerhebung und -analyse ist aber von gleich großer Bedeutung, insbesondere bei randomisierten klinischen Versuchen. Es ist entscheidend, daß die geeigneten („appropriate") Daten zu den richtigen Zeitpunkten gesammelt werden. Daten können primär für eine bestimmte Studie oder sekundär für einen weiteren Zweck (jedoch zu Nutzen einer speziellen Studie) gesammelt werden; sie können durch Beobachtung oder mittels Protokollen erhoben werden. Mit Protokollen können Testergebnisse oder direkte Aussagen von Versuchspersonen in einem Interview, das persönlich, telefonisch oder mit Hilfe eines verschickten Fragebogens durchgeführt wird, erhoben werden.

Jeder Studie muß ein Modell oder eine explizite theoretische Aussage zu Grunde liegen, aus denen im Detail hervorgeht, warum jeder einzelne Faktor (Struktur, Prozeßablauf oder Ergebnis) wichtig ist, wie der Faktor gemessen wird und wie er in die Analyse eingeht. Sehr häufig werden Daten, die für eine Klassifizierung nützlich oder notwendig sind, so skaliert, daß eine Klassifizierung der Patienten unter anderen Gesichtspunkten unmöglich ist. Heute stehen quantitative Methoden zur Erfassung von Demographie, sozialer Schichtung, Lebensstil, Gemütszustand, Funktionsfähigkeit und Krankengeschichte zur Verfügung, so daß Zusammenhänge mit Krankheitsfolgen und Genesung dargestellt werden können. Leider enthalten die Routinedokumentationen über stationäre Patienten im Krankenhaus und die Praxis- oder Klinikaufzeichnungen über ambulante Patienten keine angemessenen oder nur unvollständige oder ungenaue Informationen.

Spitzer et al. (1975) haben Gesundheitsversorgungsstudien von den üblichen, auf Interventionen und Informationen über nichtklinische Variablen basierenden klinischen Studien getrennt. Sie unterscheiden „Gesundheitsversorgungsstudien" („hcalth carc trials"), die über rein krankheitsorientierte Untersuchungen hinausgehen, „Patientenversorgungsstudien" mit Untersuchungen der soziopersonellen und physiologischen Charakteristika und „Gesundheitsdienststudien" („health services trials"), die eingesetzt werden, um unkonventionelle Therapien zu evaluieren. Die Beurteilung der Auswirkungen soziopersoneller Determinanten zusammen mit einer diagnostischen Gruppierung und anderen relevanten klinischen Messungen ermöglicht die Identifikation von Faktoren, die sich auf Patienten mit unterschiedlichen Diagnosen selektiv oder ähnlich auswirken. Die wichtigeren Charakteristika oder prädiktiven Faktoren werden zur Entwicklung einer Skala für die Klassifizierung von chronischen Patienten in Untergruppen verwendet, welche die statistische Mutmaßlichkeit, mit der die Wirkungen einer Intervention nachgewiesen werden können, erhöhen.

Ein zweiter Grund für die Erfassung grundlegender soziopersoneller Daten besteht darin, daß sie es ermöglichen, Faktoren oder Merkmale zu isolieren, welche die auf eine Intervention ansprechenden Untergruppen charakterisieren und es somit erlauben, die Intervention gezielt und wirksam vorzunehmen.

Diskussion

Evaluatoren glauben, daß Entscheidungen am besten getroffen werden, wenn sie über zweckdienliche („appropriate") Faktoren oder Informationen verfügen (und verlangen daher oft die Sammlung primärer Daten). Die Evaluatoren erkennen aber ebenfalls, daß geeignete und zweckdienliche Informationen oder Fakten nicht ausreichend sind, um gute Entscheidungen sicherzustellen. In den Entscheidungsprozessen spielen auch viele andere Faktoren eine Rolle, und die Entscheidungskriterien liegen i. allg. nicht explizit vor. Die Perspektiven und Wertvorstellungen des Entscheidungsfinders beruhen auf Erfahrung (Meinung), politischer Zweckdienlichkeit, Ökonomie oder Logik, und sie beeinflussen die Anwendung und Interpretation der Ergebnisse.

Relman (1980) stellt fest, daß die vom U.S. National Institute of Health (NIH) organisierten Konsenskonferenzen zur Überprüfung der Erkenntnisse und zur Erarbeitung von (gemeinsamen) Stellungnahmen das Verhalten erfolgreich beeinflussen. Er stellt zudem fest, daß Ärzte ihre Praktiken modifiziert hätten und auch weiterhin verändern würden, wenn sie über geeignete Kanäle zweckdienliche Informationen erhielten. Der letztere Punkt wird von einigen in Frage gestellt (Lambert 1978, McKinlay u. McKinlay 1977, Chalmers 1975, 1981). Chalmers weist darauf hin, daß das Verhalten der Ärzte in einigen Fällen trotz klinischer Studien, welche die Wirksamkeit ihrer Therapien in Frage stellten, nicht beeinflußt wurde. Er stellte z. B. im Jahre 1975 fest, daß der Umsatz von oralen Antidiabetika seit 1970 ständig angestiegen war, obwohl die UGDP-Studien darauf hinwiesen, daß die Anwendung dieser Medikamente mit einer erhöhten Herztodrate verbunden ist. (Seit 1975 ist die Verordnung oraler Antidiabetika allerdings dramatisch gesunken.) Ein anderes Beispiel ist der Konsum von Diethylstilbestrol (DES) durch schwangere Frauen. Trotz der Resultate von 6 Studien, die in den frühen 50er Jahren nachwiesen, daß die Behandlung absolut unwirksam ist, wird DES weiterhin bei einigen Risikoschwangerschaften verwendet (Heinonen 1973). Die radikale Mastektomie wird bei Brustkrebs weiterhin mit einer Frequenz durchgeführt, die sich durch die Forschungsergebnisse kaum rechtfertigen läßt. Reiser (1978) diskutierte in überzeugender Weise die Weiterverwendung von Technologien und Verfahren, die erwiesenermaßen unwirksam sind. Verhaltensweisen sind schwer zu ändern, seien es bestimmte Typen von Verhalten (z. B. Rauchen oder Trinken) oder Verhalten bestimmter Typen (z. B. Kliniker oder Akademiker). Wenn eine beträchtliche Menge von Evaluationen vorliegt, können gesundheitspolitische Änderungen vielleicht rascher und besser durch Techniken zur Verhaltensbeeinflussung als durch weitere Studien durchgesetzt werden.

Der umfassende Evaluationsansatz und eine starke Betonung des öffentlichen Interesses lassen sich nur zu leicht durch bestimmte Interessengruppen usurpieren. Dies gilt insbesondere im Hinblick auf die Diskussion über die Auswirkung von Evaluationsstudien. Relman (1980, 1982), der zwar die NIH-Konsenskonferenzen unterstützt, hat auch in 2 Leitartikeln im New England Journal of Medicine die Einrichtung eines nationalen Instituts für die Evaluation der Gesundheitsversorgungsdienste gefordert, weil für eine intelligente Entscheidungsfindung neue Informationen erforderlich sind, die sich nicht aus der NIH-Forschung ergeben. Schroeder u. Showstock (1977) stellten fest, daß das NIH mit seiner Aufteilung in viele einzelne Institute und disziplinäre „study sections" sowie mit seinem Bias zugunsten von Technologien erwartungsgemäß kein fruchtbarer Boden für die Erstellung von Evaluationsstudien sein kann. An den Universitäten sind es die Strukturen mit ihren starken Schranken zwischen den Disziplinen, die keine guten Voraussetzungen für Evaluationsstudien bieten. Zudem liefern die bescheidenen Entschädigungen für die Bearbeitung solcher komplexen, schwierigen, anwendungsorientierten und langdauernden Projekte keinen Anreiz. Bunker et al. (1982) präsentierten vor kurzem Vorschläge für die Gründung eines Instituts zur Evaluation der Gesundheitsversorgung mit dem Ziel, Kosten-Effektivitäts-Informationen mit dem Schwerpunkt Bewertung von Ergebnissen therapeutischer Interventionen zu erarbeiten. Es werden 4 Hauptziele vorgeschlagen: Einrichtung einer einheitlichen Datenbasis, systematische Identifizierung von wichtigen Programmpunkten, Erarbeitung neuer Daten und Analysen und Verbreitung von Informationen an Kostenträger, an die Ärzteschaft und an Benutzer der Gesundheitsdienste.

Es wird nahezu einer Heldentat gleichkommen, wenn die Tür für Evaluationen im Gesundheitswesen offen gehalten werden kann. Komitees zur Beurteilung der Nutzung von Krankenhäusern („hospital utilization review boards"), „professional standards review organizations" und akademische Forscher haben kaum begonnen, Gesundheitspraktiken und Gesundheitspolitiken zu evaluieren. Und jetzt werden Methoden, die von den Unparteiischen in der Ärzteschaft und der Gesundheitsindustrie für die Kontrolle der ökonomischen Konsequenzen teurer Geräte und Techniken mit unbewiesenem Nutzen akzeptiert sind, auf bereits verbreitete Verfahren und (organisatorische) Strukturen für die Gesundheitsversorgung angewandt.

Wenn „technology assessment" selbst eine Technologie ist, und wenn Blendons Beschreibung des natürlichen Verlaufs des ab- und zunehmenden Interesses der Öffentlichkeit an bestimmten Technologien korrekt ist, dann könnten Konferenzen wie diese den Anfang vom Ende der Technologieevaluation signalisieren. Es ist zu hoffen, daß es sich bei der Evaluation und Bewertung von medizinischen Technologien um einen speziellen Fall handelt und daß das Interesse von Forschern, Herausgebern von Zeitschriften, Gesetzgebern und Öffentlichkeit nicht abnehmen wird. Die Methoden für die Evaluation von Technologien werden laufend verfeinert. Wenn das Interesse bestehen bleibt, können die Anwendung der Technologien und auch Gesundheitsversorgungspraktiken und -politiken, die im öffentlichen Interesse stehen, zunehmend auf Beweise statt auf A-priori-Logik oder Selbstinteresse gegründet werden. Wir glauben, daß für echte Effizienz eine nachgewiesene Effektivität erforderlich ist. Obgleich es auch Beweise gibt, die diese Schlußfolgerung bestätigen, so ist sie doch v.a. eine Glaubenssache.

3. Diskussion des Beitrags von Balaban und Goldfarb

U. E. Reinhardt

Princeton University

Einleitung

Im wesentlichen befaßt sich die Evaluation einer Technologie zur Gesundheitsvorsorge mit den folgenden 3 Fragen:

a) Wird durch die Anwendung der Technologie das beabsichtigte Ergebnis erreicht?
b) Wenn die Frage a) bejaht wird, kann dann der mit dem beabsichtigten Ergebnis verbundene Nutzen die durch die Anwendung der Technologie entstandenen Kosten rechtfertigen?
c) Wenn die Frage b) bejaht wird, verursacht dann die Anwendung der Technologie den geringstmöglichen Ressourcenaufwand, der zur Erreichung des beabsichtigten Ergebnisses erforderlich ist, oder führt sie umgekehrt zum höchstmöglichen Nutzen, der mit einem gegebenen Ressourcenaufwand erreichbar ist?

Wenn die erste dieser Fragen bejaht wird, dann wird die Technologie als „efficacious" *(wirksam)* oder – wie manche Autoren sagen würden – als „effective" *(effektiv,* wirkungsvoll) beurteilt (nach Websters Wörterbuch sind die Termini „efficacious" und „effective" Synonyme). Bei einer bejahenden Beantwortung der dritten Frage kann die Technologie als *effizient* beurteilt werden. Eine bejahende Antwort auf die zweite Frage signalisiert natürlich nur, daß die Technologie *nicht ineffizient* ist. Sie kann trotzdem die am wenigsten effiziente mehrerer alternativer Technologien sein.

Wenn vollkommen klar wäre, was mit „der Technologie" genau gemeint ist, wenn das „Ergebnis" eindeutig identifiziert und genau gemessen werden könnte, wenn es möglich wäre, alle Faktoren (außer der Anwendung der Technologie), die das beobachtete „Ergebnis" beeinflussen können, genau zu kontrollieren, und wenn schließlich die aus der Anwendung „der Technologie" resultierenden „Kosten" und „Nutzen" richtig identifiziert und genau gemessen werden könnten, dann wäre die Evaluation von Technologien zur Gesundheitsversorgung ein Kinderspiel. Man könnte sie einem Mittelschüler anvertrauen. Wenn einige dieser Bedingungen dagegen nicht erfüllt sind, sind fortgeschrittenere Kenntnisse zur Lösung der Aufgabe erforderlich. Und sollte sich die Erfüllung einiger dieser Bedingungen als unmöglich erweisen, dann wird die Angelegenheit Arbeitsgruppen von Ökonomen und Medizinern übertragen; sie allein besitzen genügend Autorität, um Wahrheiten zu verkünden über Dinge, die sie nicht vollständig überblicken können. Wie in dem Beitrag von Balaban und Goldfarb (Kap. 2) und in dem nachfolgenden Beitrag von Williams (Kap. 4) deutlich aufgezeigt wird, fällt die Evaluation von Technologien zur Gesundheitsversorgung bezeichnenderweise in den Aufgabenbereich von Ökonomen (einschließlich Sozialwissenschaftlern, die Hrsg.) und Medizinern.

Balaban und Goldfarb beschränken ihre Diskussion fast ausschließlich auf die eingangs genannte Frage a). Sie halten sich streng an die Fragen, die mit der *medizinischen Evaluation* von Technologien zur Gesundheitsversorgung zusammenhängen. Williams hingegen konzentriert sich in erster Linie auf die Fragen b) und c) und nimmt nur am Rande auf die Frage a) Bezug. Daher wird man die volle Komplexität des gesamten Evaluationsproblems nur dann erfassen können, wenn man die beiden Beiträge nacheinander liest.

Ich werde mich jedoch hauptsächlich auf den Beitrag von Balaban und Goldfarb geschränken. Im folgenden Abschnitt werde ich das, was ich als die Hauptpunkte betrachte, zusammenfassen und diese Punkte jeweils kommentieren. Abschließend werde ich mir erlauben, einige zusätzliche Bemerkungen anzubringen, die nicht auf bestimmte Punkte des Beitrags begrenzt sind, sondern das Thema im allgemeinen betreffen.

Zusammenfassung des Beitrags

Es handelt sich im wesentlichen um eine logisch strukturierte Übersicht über die verschiedenen Schritte der medizinischen Evaluation einer Technologie zur Gesundheitsversorgung sowie der diversen Facetten eines jeden Schrittes. Die Diskussion beginnt sachgemäß mit einigen Gedanken über die Definition der Technologie zur Gesundheitsversorgung („health care technology") und die Technologieevaluation („technology assessment"). Dabei wird festgestellt, daß diese Begriffe für verschiedene Personen verschiedene Inhalte haben. Einige Autoren definieren den Ausdruck „Technologie" im weitesten Sinn, d. h. als die organisierte Anwendung personeller und nichtpersoneller Ressourcen zur Erreichung bestimmter Ziele. Diese Definition würde, wie Williams es ausdrückt, jede neue oder bereits vorhandene Anordnung von Betten, jede Zuteilung von medizinischem Personal, jedes neue oder eingeführte Medikament usw. mit einschließen. Andere Autoren verbinden mit dem Terminus „Technolgie" eine sehr viel engere Vorstellung, setzen voraus, daß sie entweder kostspielig ist (Williams), hochentwickelte Verfahren oder Geräte erfordert oder daß sie „neu" ist. Debatten über die Vorteile der einen oder der anderen Betrachtungsweise sind i. allg. nutzlos. Alles was man billigerweise von den einzelnen Forschern – und den Lesern von Publikationen wie dieser – verlangen muß, ist, daß sie von Anfang an klar stellen, welche Konnotation der verwendete Terminus im Einzelfall hat.

Eine ähnliche Mannigfaltigkeit besteht in bezug auf die Interpretation der Termini „Bewertung" („assessment") oder „Evaluation". Die Vielfalt ergibt sich aus der Abgrenzung und der zeitlichen Dimension, die man mit dem Terminus „Ergebnis" („outcome") verbindet. Wie Balaban und Goldfarb ausführen, wählen einige Autoren eine „holistische" Perspektive – die in der Tat so ganzheitlich ist, daß sie den Akt der Bewertung von der Ebene der wissenschaftlichen Prüfung zu einer Kunstform hochstilisiert (oder erniedrigt?). Weniger ehrgeizige Seelen begnügen sich damit, ihren Beitrag auf den Bereich zu beschränken, auf dem die wissenschaftliche Untersuchung Früchte tragen kann. Dieser Ansatz setzt eine engere,

wenn auch keine willkürliche Begrenzung der Definition des „Ergebnisses" voraus:
Gemessen und beurteilt werden jene Dimensionen, die *ex ante* mit Hilfe der wissenschaftlichen Methode behandelt werden können. Obwohl das Problem dadurch
eingeengt wird, kann der wissenschaftliche, nichtganzheitliche Ansatz recht produktiv sein und sich durchaus lohnen. Er wird erst in den Händen jener Entscheidungsträger unzulänglich, welche die nicht erfaßbaren Dimensionen des „Ergebnisses" vernachlässigen, weil sie sich nicht wissenschaftlich beurteilen lassen. Die
Schuld liegt eher beim Benutzer als beim Erzeuger begrenzter wissenschaftlicher
Untersuchungen.

Als nächstes besprechen die Autoren den für die Technologieevaluation gewählten Ansatz. Wie ich sie verstehe, meinen sie mit „Gerüst" („framework") die
grundlegende Frage, die man durch die Evaluation der Technologie zu beantworten
sucht. Sie unterscheiden zwischen *Forschungsevaluation* – diese befaßt sich mit der
Frage, ob die Technologie das Ergebnis „beeinflußt" – und der *technischen Evaluation"*, welche sich mit der Frage befaßt, ob die Anwendung einer Technologie im
Gesamtprozeß den Erwartungen entspricht oder ob die offiziellen Richtlinien befolgt werden. Die Autoren machen geltend, daß es sich bei den meisten Technologieevaluationen in den Vereinigten Staaten um solche der zweiten Art handelt. Man
fragt sich jedoch, ob diese überhaupt das Etikett „Technologie-evaluation" verdienen. Es handelt sich dabei gewöhnlich um nichts anderes als eine bloße verwal-
tungstechnische Überprüfung.

In ihrem Abschnitt über den Evaluationsansatz („framework") versuchen die
Autoren ebenfalls, die Termini „Wirksamkeit" („efficacy"), „Effektivität" („effectiveness") und „Effizienz" („efficiency") zu definieren. Die „Wirksamkeit" wird als
die Fähigkeit einer Technologie, das „Ergebnis" günstig zu beeinflussen, definiert.
„Effektivität", so heißt es, bezieht sich auf das Ausmaß, in dem das Gesundheitsversorgungssystem eine wirksame Technologie bei allen Mitgliedern der Gesellschaft
anwendet, die möglicherweise Nutzen daraus ziehen können. So wie der Begriff
von den Autoren verwendet wird, scheint er mit der Leistung des Systems zu tun zu
haben. „Effizienz" bezieht sich schließlich auf die Ressourcenmenge, die nötig ist,
um einen gegebenen Versorgungsgrad zu erreichen und/oder ein bestimmtes Ergebnis zu erzielen." Ich habe den Eindruck, daß die meisten Autoren die von den
Verfassern dieses Beitrags getroffene Unterscheidung zwischen „Wirksamkeit" und
„Effektivität" nicht teilen, sondern sie als Synonyme behandeln würden, was laut
Websters Wörterbuch korrekt wäre (oder zumindest zulässig, die Hrsg.). Die von
den Autoren gewählte Definition des Ausdrucks „Effizienz" ist mehr oder weniger
korrekt. Die präzisere Definition des Ökonomen wurde bereits im Zusammenhang
mit der Frage c) in der Einleitung zu dieser Diskussion gegeben.

Die Autoren untersuchen zunächst, welche Fragen eine Evaluationsstudie beantworten und welche Kriterien sie berücksichtigen sollte, um ihre Aufmerksamkeit
dann dem *Aufbau* der Evaluationsstudien zuzuwenden, womit sie den Ansatz meinen, der zur Sammlung der Daten und zur Ziehung der Schlußfolgerungen angewandt wird. Zu diesen Ansätzen gehören anekdotische Fallbeschreibungen, retrospektive Verlaufsstudien, prospektive Untersuchungen von Kohorten und schließlich randomisierte klinische Studien.

Puristen werden vielleicht schockiert sein, daß Anekdoten (Fallbeschreibungen)
in den Rang wissenschaftlicher Arbeiten erhoben werden. Wie McKinlay (1981) in

seinen *Seven stages in the career of a medical innovation* (Die sieben Stadien in der Karriere einer medizinischen Neuerung) ausführt, basiert jedoch die weite Verbreitung vieler medizinischer Neuerungen zunächst auf Anekdoten (oder Fallstudien, wie sie manchmal treffender genannt werden). In der Tat hat der Patient wahrscheinlich keine Vorstellung, in welchem Ausmaß die moderne medizinische Praxis sich auf vollkommen unzuverlässige Daten gründet oder sogar auf bloße Gewohnheiten, Ahnungen oder Meinungen. Es wäre beispielsweise interessant, z. B. eine Delphi-Studie über eine französische oder westdeutsche Gebührenliste und deren Anwendungsprofil, z. B. mit britischen oder amerikanischen Ärzten durchzuführen und diese dabei um die Nennung der Verfahren zu bitten, deren Anwendung sie als verschwenderisch oder sogar schädlich betrachten. Ich würde erwarten, daß diese Liste recht lang ist. Eine solche Überprüfung könnte natürlich auch in umgekehrter Richtung stattfinden, und es wäre eine ähnlich lange Liste zu erwarten, wenn auch mit anderen Punkten. Der Zweck der Übung wäre die Beleuchtung der ziemlich wackeligen und oft vollkommen unwissenschaftlichen Grundlagen, auf denen die alltägliche medizinische Praxis noch immer beruht.

Wie Balaban und Goldfarb ausführen, wird die randomisierte klinische Studie allgemein als der wissenschaftlich strengste Ansatz zur Evaluation einer Technologie anerkannt. Der Grundgedanke, auf dem die randomisierte klinische Studie basiert, ist so einfach, daß man sich wundern muß, warum die Medizin sie so spät entdeckt hat. Es ist anzunehmen, daß der Grund hierfür nicht irgendeine Form geistiger Beschränktheit auf seiten der Ärzte ist, sondern eher die Tatsache, daß Untersuchungen dieser Art aus ethischen Erwägungen enge Grenzen gesetzt sind. Kann ein Arzt, der überzeugt ist, daß die Intervention X der Intervention Y überlegen ist, wirklich guten Gewissens die Hälfte seiner Patienten willkürlich X und die andere Hälfte Y zuteilen? In ihrer Besprechung der randomisierten klinischen Studien heben Balaban und Goldfarb die rein technischen Schwierigkeiten der Durchführung hervor: das Problem des Stichprobenumfangs, der Messung, der Aussagekraft der Untersuchung usw. Es scheint mir jedoch, daß diese Probleme neben den ethischen Problemen, welche die randomisierten klinischen Studien aufwerfen, in den Hintergrund treten. Angesichts dieser ethischen Probleme könnte man die Behauptung der Autoren, daß die Ärzteschaft die Möglichkeiten randomisierter Studien überschätzt hat, in Frage stellen.

Zu den oft grundsätzlich ethischen Fragen, welche die Evaluationsforschung aufwirft, kommen Schwierigkeiten bei der Messung von Veränderungen des „Ergebnisses". Balaban und Goldfarb besprechen diese Probleme in ihrem Abschnitt über die „Messung" sowie in den Abschnitten „Verläßlichkeit", „Validität" und „Datenerhebung". Auf den ersten Blick könnte man annehmen, daß die Frage der Evaluation besonders leicht zu lösen ist, wenn die Kosten für die Anwendung einer Technologie ausschließlich aus meßbaren, nichtpersonellen Ressourcen bestehen und wenn das Ergebnis sich in Form von „geretteten Leben" messen läßt. Folgende Überlegungen stellen jedoch diese Annahme sofort in Frage. Erstens, weil man nicht Leben, sondern nur Lebensjahre retten kann, muß der Analytiker die Qualität der geretteten Lebensjahre bewerten. Zweitens, weil die Lebensqualität nur anhand multidimensionaler Indizes gemessen werden kann, steht der Analytiker stets vor dem Problem der Umwandlung des multidimensionalen Index in einen eindimensionalen Gesamtindex. Eine derartige Umwandlung impliziert eine Reihe relativer

Gewichte (Indikatoren relativer Bedeutung) für die einzelnen Ergebnisdimensionen. Balaban und Goldfarb erörtern dieses Problem beiläufig, äußern sich jedoch meiner Ansicht nach nicht genügend kritisch zu den fragwürdigen Gewichtungen, die häufig in der Praxis angewandt werden (z. B. die rein numerische Addition der Werte, die den einzelnen Ergebnisdimensionen zugewiesen werden). Tatsache ist, daß die Forscher immer dann, wenn sie das Problem der relativen Gewichtungen in diesem Zusammenhang angehen, schwankenden Boden betreten und in den meisten Fällen das Feld der objektiven, wissenschaftlichen Untersuchung verlassen. Wie Balaban und Goldfarb erwähnen, bedingt der Aufbau von Gesamtergebnisindizes die Aufgabe, die Präferenzfunktionen einzelner oder „repräsentativer" Mitglieder von Gruppen, die sich aus Einzelpersonen zusammensetzen, zu identifizieren. Die Ökonomen haben lange mit diesen Problemen gerungen, aber selbst die Nobelpreisträger unter ihnen haben wenig Fortschritte auf diesem Gebiet erzielt. Somit kann die Evaluation einer Technologie zur Gesundheitsversorgung, lange bevor sie zu einer ausgewachsenen Kosten-Nutzen-Analyse avanciert, leicht zu einem unmöglichen Auftrag entarten.

Ein besonders delikates Problem, das von Balaban und Goldfarb allerdings nicht speziell angesprochen wurde, entsteht, wenn sowohl der Aufwand als auch der Nutzen, der in Verbindung mit einer Technologie entsteht, hauptsächlich menschliche Lebensjahre betrifft. Man kann sich z. B. eine Technologie vorstellen, die aus einem diagnostischen Test besteht, auf den eine besondere Intervention folgt, sofern sie aufgrund eines positiven Testergebnisses indiziert ist. Nehmen wir nun an, daß eine Intervention auf der Basis eines richtig-positiven Ergebnisses im Durchschnitt zusätzliche Lebensjahre bewirkt, während die gleiche Intervention auf der Basis falsch-positiver Ergebnisse zum vorzeitigen Tod zumindest einzelner gesunder Menschen führt. Man findet gelegentlich Studien, in denen die Netto-Auswirkung einer solchen Technologie ganz einfach anhand der „sich netto ergebenden zusätzlichen Lebensjahre" gemessen wird. Die geretteten Lebensjahre und die geopferten Lebensjahre gehören jedoch verschiedenen Menschen. Eine ausgedehnte Anwendung der Technologie führt also sozusagen zu einer Neuverteilung von Lebensjahren. Es ist nicht klar, wie Neuverteilungen dieser Art aufzufassen sind. Das Problem wird weiterhin dadurch erschwert, daß die Gesellschaft den vom Menschen verursachten Tod und den von Gott gewollten Tod nicht mit gleichen Augen betrachtet – d.h. der Mensch wird i. allg. leichter den möglicherweise vermeidbaren Verlust an Lebensjahren infolge einer Krankheit überwinden als den frühen iatrogenen Tod einer gesunden Person.

Einige allgemeine Anmerkungen

Der Beitrag von Balaban und Goldfarb, wie in der Tat diese ganze Konferenz, veranlassen mich, folgende Fragen zu stellen: a) Warum sollte die Evaluation von Technologien zur Gesundheitsversorgung für die öffentlichen Entscheidungsträger von Interesse sein? b) Warum steckt dieser spezielle Untersuchungsbereich angesichts der seit langem bestehenden Problematik noch immer in den Kinderschuhen?

Man könnte sagen, daß in Fällen, in denen der Patient die vollen Kosten für die

Anwendung einer Technologie übernimmt, die medizinische und ökonomische Beurteilung dieser Technologie allein Sache des Patienten und seines Arztes ist. Einige Ökonomen –vielleicht Friedman und seine Schüler – könnten diesen Standpunkt durchaus einnehmen. Jenen, die Gesundheitsversorgung anbieten, und den industriellen Herstellern von Technologien zur Gesundheitsversorgung (z. B. die Health Industry Manufacturers Association in den Vereinigten Staaten), gefällt diese Einstellung ebenfalls, wie man aus ihren Angriffen auf aus öffentlichen Geldern finanzierte Bemühungen der Technologieevaluation schließen kann. Zum Beispiel haben sowohl die American Medical Association als auch die Health Industry Manufacturers Association in den Vereinigten Staaten erfolgreich ihren Einfluß im US-Kongreß geltend gemacht und im Jahre 1981 die Schließung des Health Care Technology Center des U. S. Department of Health and Human Services erwirkt.

Jene, die die entgegengesetzte Meinung vertreten – nämlich, daß die Evaluation von Technologien zur Gesundheitsversorgung, ungeachtet der Finanzierungsquelle, Sache des öffentlichen Sektors ist –, tun dies aus der Überlegung, daß der einzelne Verbraucher nicht über die Möglichkeit verfügt, die notwendige Evaluation vorzunehmen, und daß man Evaluationen, die von Ärzten und/oder industriellen Herstellern von Technologien zur Gesundheitsversorgung durchgeführt werden, nicht trauen kann, da beide Gruppen ökonomischen Interessen unterliegen. Dieser Standpunkt hat ganz sicher etwas für sich.

In ihrem Vortrag erklären Balaban und Goldfarb: Man kann kategorisch behaupten, daß ein Programm, welches 90% der Hypertoniker eines Kollektivs mit einem Kostenaufwand von 50 US$ pro Patient erkennt und wirksam behandelt, einem Programm, das in einem ähnlichen Kollektiv nur 75% der Hypertoniker bei Unkosten von 150 US$ pro Patient auf die gleiche Art behandelt, deutlich überlegen ist.

Für alle, die sich seit langem mit dem Gebiet der Gesundheitsversorgung befassen – mit Sicherheit in den Vereinigten Staaten, aber auch anderswo – verrät diese Behauptung Naivität. Glauben die Autoren wirklich, daß, z. B. Ärzte in einem mit Kollegen überversorgten Gebiet stets das effiziente Programm dem ineffizienten vorziehen werden? Wenn man über diese Frage nachdenkt, ist es nützlich, sich an die alte Tautologie zu erinnern, daß die Gesundheitsausgaben des einen (des Patienten) das Einkommen des anderen (des Arztes) darstellen oder, anders ausgedrückt, daß, was sich aus der Sicht des einen als Ineffizienz darstellt, aus der Sicht des anderen zur Aufrechterhaltung seines Einkommens beitragen kann. Man braucht kein ausgemachter Zyniker, sondern nur ein Kenner der menschlichen Natur zu sein, um zu vermuten, daß unter bestimmten Bedingungen Gesundheitsversorger (und/oder industrielle Hersteller von Technologien zur Gesundheitsversorgung) mit dem kostenintensiveren Programm, das die Autoren erwähnen, überhaupt keine Schwierigkeiten hätten. In der Tat sehe ich in dieser Möglichkeit einen der Gründe für die anscheinend instinktive Abneigung dieser Gruppen gegen die aus öffentlichen Mitteln finanzierte Evaluation der Gesundheitsversorgung; und dies beantwortet z. T. die zweite, weiter oben aufgeworfene Frage, nämlich warum trotz ihrer Bedeutung die Evaluation der Gesundheitsversorgung noch immer in den Kinderschuhen steckt.

Ein weiterer Grund für den Argwohn, mit dem Gesundheitsversorger die öffentlich finanzierte Evaluation von Technologien zur Gesundheitsversorgung zu betrachten scheinen, könnte in ihrer Besorgnis über eine mögliche Einmischung des

Staates in die medizinische Praxis liegen. Diese Sorge kann berechtigt sein oder auch nicht. Sie erscheint mir unberechtigt, wenn die öffentliche Hand die Technologieevaluation nur dazu einsetzt, um zu bestimmen, welche Behandlungen sie aus öffentlichen Mitteln bezahlen bzw. nicht bezahlen wird. Vor einigen Jahren beschloß beispielsweise die kanadische Provinz Saskatchewan nach sorgfältiger Untersuchung, daß sie bestimmte Hysterektomieformen nicht mehr im Rahmen des Krankenversicherungsplans der Provinz vergüten werde. Obwohl die Ärzte diese Entscheidung als ungerechtfertigte Einmischung in die Behandlungsfreiheit betrachtet haben mögen, handelte es sich in Wirklichkeit um eine rein finanzielle Entscheidung. Niemand hatte daran gedacht, Ärzte und Patienten an der Durchführung der Hysterektomie ihrer Wahl in gegenseitigem Einvernehmen zu hindern.

Die Besorgnis der Anbieter und der Hersteller von Technologien zur Gesundheitsversorgung *ist* gerechtfertigt, wenn die Technologieevaluation dazu führt, daß medizinischen Behandlungen, für die der einzelne Patient zu zahlen gewillt ist, eine amtliche Präferenzfunktion aufgezwungen wird. Betrachten wir noch einmal eine Technologie, deren Anwendung im Durchschnitt zusätzliche Lebensjahre für Patienten mit einer bestimmten Krankheit bedeutet, die jedoch auch zum iatrogenen Tod gesunder Patienten führen kann, weil das Verfahren ein falsch-positives Resultat ergeben hatte. Öffentliche Entscheidungsträger können angesichts der Risiken, die diese Technologie in sich birgt, völlig korrekt entscheiden, daß sie nicht aus öffentlichen Mitteln finanziert werden sollte. Um zu dieser Entscheidung zu gelangen, sollten sie idealerweise den Grad der Risikobereitschaft berücksichtigen, der ihrer Ansicht nach für das gefährdete Kollektiv repräsentativ ist. Der Grad der Risikobereitschaft kann jedoch zwischen den einzelnen Angehörigen einer Bevölkerung (und sogar noch mehr zwischen verschiedenen Ländern) beträchtlich variieren. Ein Wagnis, das nach Meinung der Planer nicht wert ist, eingegangen zu werden, mag risikofreudigeren Einzelpersonen durchaus attraktiv erscheinen. Es erhebt sich dann die Frage, ob die Risikoaversion der Planer (Präferenzfunktion) sich über die Bereitschaft des einzelnen, für das Wagnis, das er einzugehen gewillt ist, zu bezahlen, hinwegsetzen sollte, d. h. ob die Technologie überhaupt nicht zugelassen werden sollte. Dies ist eine schwierige Frage. In Gesellschaften, in denen die Verteilung der Gesundheitskosten auf dem sog. Solidaritätsprinzip beruht, ist diese Frage äußerst leicht (bejahend) zu beantworten. In den Vereinigten Staaten hingegen, in denen man offiziell nicht für eine gleichmäßige Verteilung der Gesundheitsversorgung eintritt, könnte man es durchaus wünschen, Patienten Risiken eingehen zu lassen, solange sie selbst dafür aufkommen.

Für den internationalen Handel mit Technologien zur Gesundheitsversorgung sind die vorangegangenen Anmerkungen von besonderer Bedeutung. Amerikaner beispielsweise schlagen sich gelegentlich wegen des Exports von Technologien zur Gesundheitsversorgung (Geräte und Pharmazeutika), die in ihrem eigenen Land für zu riskant gehalten werden, die Köpfe wund. Es mag sicherlich Kombinationen von politischen Zusammenhängen und Verkaufspraktiken geben, die zu nicht zu verteidigenden Exporten führen. Andererseits sollte man nicht von vornherein die Möglichkeit verwerfen, daß einzelne, die mit einer bestimmten Technologie verbundenen Kosten und Nutzen anders bewerten als der typische Amerikaner (oder Europäer), d. h. andere Gesellschaften könnten durchaus gewillt sein, Wagnisse einzugehen, die wir ablehnen würden.

Zusammenfassend läßt sich also sagen, daß die Evaluation von Technologien zur Gesundheitsversorgung dann am nützlichsten ist, wenn sie dem zuständigen Entscheidungsträger Informationen über die der Anwendung einer bestimmten Technologie innewohnenden Chancen liefert. Wer für die Entscheidung jeweils „zuständig" ist, hängt zum großen Teil davon ab, wer für die Anwendung der Technologie bezahlt. Es kann derjenige sein, der die öffentliche Planung durchführt, oder aber auch der Patient und sein Arzt. Die Evaluation einer Technologie kann zu Mißbrauch führen, wenn sie zu einem Werkzeug wird, um den einzelnen Verbrauchern im In- und Ausland eine zentral gesteuerte Präferenz aufzuerlegen. In der Schlußfolgerung ihres Beitrags geben Balaban und Goldfarb ihrer Hoffnung Ausdruck, daß Forscher, Gesetzgeber und Öffentlichkeit auch in Zukunft der Evaluationsarbeit ihre Aufmerksamkeit schenken werden. Ein anhaltender Erfolg wird diesen Bemühungen um so eher beschieden sein, je sorgfältiger die Forscher die Anwendung ihrer Bemühungen im Gesundheitswesen überwachen.

4. Die Rolle der Ökonomie in der Evaluation von Technologien für die Gesundheitsversorgung

A. Williams

University of York

Problemstellung

In der zweiten Hälfte der 60er Jahre wurde in den USA ein elektronischer Fetalmonitor entwickelt, der für Risikoschwangerschaften gedacht war. Man erzielte mit ihm zweifellos bei mehreren Risikoschwangerschaftsfällen dramatische Erfolge, und er kam in den größeren Krankenhauszentren zum Einsatz. (Aber) . . . wenn etwas bei einer Patientengruppe mit gewissem Erfolg angewandt wurde, besteht eine unvermeidliche Tendenz, es auch bei anderen Patienten anzuwenden. Die Definition der Patientengruppe wird verwischt und es kommt am Ende vielleicht bei allen Patientengruppen dieser speziellen Kategorie zur Anwendung. Die Fetalüberwachung verbreitete sich immer mehr, so daß sie heute in den USA wahrscheinlich bei fast jeder Entbindung eingesetzt wird, sofern die Frauen früh genug eingeliefert werden, um an die Maschine angeschlossen zu werden. Es folgten jedoch Kontroversen . . . Frauen wehrten sich gegen eine solche Einmischung. Daher beschloß einer der Befürworter dieses Verfahrens, eine kontrollierte klinische Studie durchzuführen, um zu beweisen, wie wirkungsvoll es ist. Sehr zu seinem Erstaunen zeigten die Ergebnisse keinen Nutzen. Damit war die ganze Sache wieder in Frage gestellt, und Fragen, die man vor 10 Jahren hätte stellen sollen, kamen jetzt zum ersten Mal zur Sprache. Das Verfahren schien nicht für alle Frauen nutzbringend zu sein. Dann wendeten sich innerhalb eines Jahres wieder viele Befürworter von dieser Einstellung ab und kehrten zu ihrer früheren Ansicht zurück, daß diese Art der Überwachung für stark gefährdete Frauen von Nutzen sei und die Mortalitätsrate vermindere. Wiederum scheinen jedoch klinische Untersuchungen und andere Analysen aufzuzeigen, daß selbst dies fragwürdig ist. Später wird viel über die Verhütung geistiger Behinderung und zerebraler Lähmungen durch die Anwendung des Fetalmonitors geredet. Einige sehr gute epidemiologische Analysen der Ursachen von geistiger Behinderung und zerebraler Lähmung weisen jedoch darauf hin, daß dies nicht der Fall zu sein scheint. Die neueste Behauptung schließlich lautet, daß der elektronische Fetalmonitor die Effizienz verbessere, daß wir nicht die notwendigen Pflegekräfte hätten und daß dieser ein guter Ersatz für die Krankenschwester sei (Banta 1979).

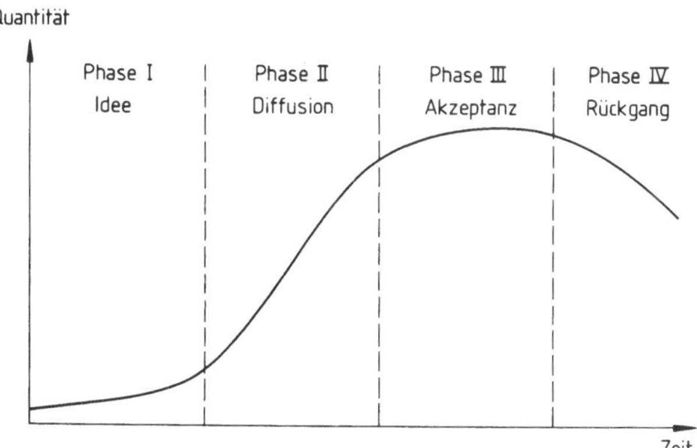

Abb. 4.1. Schema zur Darstellung des Produktlebenszyklus von medizinischer Technologie

Dieses Beispiel scheint mit vielen entsprechenden Variationen eine so weit verbreitete Erfahrung widerzuspiegeln, daß es Kern eines Standardschemas zur Darstellung des Produktlebenszyklus einer medizinischen Technologie wurde (Neuhauser, 1979; s. auch Russell 1979; Stocking u. Morrison 1978).

Neuhauser faßt jede Phase wie folgt zusammen (Abb. 4.1):

Die Idee: Laufend werden Hunderte von neuen Ideen geboren. Nur ein Teil davon wird tatsächlich weiterverfolgt, und wiederum ein Teil davon geht in Produktion oder kommt zur Anwendung. Wenn man vom Hersteller oder Innovator verlangt, für eine sorgfältige, kostspielige Evaluation zu bezahlen, werden wahrscheinlich weniger Ideen tatsächlich zur Anwendung kommen ... Ein neues Verfahren verändert sich mit der Zeit. ... Bei zu frühzeitiger Evaluation werden diese Verbesserungen nicht berücksichtigt. Am Ende des Stadiums I hat der Produzent eine Menge Geld investiert und muß die Rendite erst abwarten. Zu diesem Zeitpunkt erscheinen die ersten Artikel in der medizinischen Fachliteratur. Diese Veröffentlichungen können extrem enthusiastisch sein, basieren aber oft auf einem fehlerhaften Untersuchungsplan und unzulänglichen Beweisen.

Diffusion: Am Ende des Stadiums I oder zu Beginn des Stadiums II mögen die sorgfältigen Evaluationsstudien begonnen haben. Hierbei kann es sich um randomisierte Studien mit mehrjähriger Nachuntersuchung handeln. ... Im Stadium II kommt es zu einer zunehmenden Akzeptanz des Verfahrens. Manchmal geschieht dies durch „trial and error" („Versuch und Irrtum").

Akzeptanz: Die Anwendung des Verfahrens bzw. der Technologie ist gleichmäßig verbreitet. Zu diesem Zeitpunkt wird vielleicht über die Ergebnisse randomisierter Studien berichtet, ... und ... die Ergebnisse sind viel weniger günstig als die ersten enthusiastischen Berichte erhoffen ließen. Jetzt haben die Krankenhäuser jedoch in neue Einrichtungen investiert, die Ärzte haben neue Methoden gelernt und das Klima hat sich verändert. Diese Studien können ignoriert oder angegriffen und abgelehnt werden. Wenn die Studien nicht deutlich schädliche Resultate aufzeigen, kann ihre Wirkung im Hinblick auf eine Veränderung des medizinischen Verhaltens sehr gering sein. ... Eine Hinauszögerung der Anpassungsperiode, bis Untersuchungsergebnisse verfügbar sind, kann jedoch eine politische Unmöglichkeit sein oder im Falle nützlicher Verfahren dazu führen, daß einigen Patienten der Nutzen vorenthalten wird.

Rückgang: Schließlich verschwindet die Technologie aus dem Gebrauch. Dies kann einfach sein, wenn sie durch etwas Neues ersetzt wird, aber sehr schwierig, wenn kein Ersatz vorhanden ist.

Zu den wichtigen, allgemeinen Grundsätzen, die Neuhauser aus dieser Analyse ableitet, gehört folgendes:

„Die ‚Nachweispflicht' ... ist bei der Bewertung einer medizinischen Technologie von Bedeutung. In der Phase I obliegt die Erbringung des Nachweises dem Innovator. In der Phase III obliegt sie dem Evaluator, der die akzeptierte Praxis kritisiert"; somit „kann die Evaluation zu früh oder zu spät erfolgen".

Meiner Ansicht nach liegt daher das Problem der *ökonomischen* Bewertung einer medizinischen Technologie in der Bestimmung der optimalen Höhe und Form sowie der bestmöglichen Zeitabschnitte von Neuhausers „Produktlebenszykluskurve" vom *Standpunkt des Gesundheitssystems.* Die letzte Wendung ist von wesentlicher Bedeutung, da dieser spezielle Gesichtspunkt a) von dem des Wissenschaftlers, der die Technologie erfand, b) von den kommerziellen Interessien, die einen Profit daraus zu ziehen suchen, c) von dem des Arztes, der sie in sein Arsenal aufnehmen will, d) von dem des Patienten, der u. U. einen Nutzen daraus ziehen kann, zu differenzieren ist. Nicht einmal letzteres kann als Prüfstein betrachtet werden, an dem das Optimum zu messen ist, insbesondere im Rahmen eines Gesundheitsversorgungssystems, das zu einem wesentlichen Teil durch Steuergelder aller Art finanziert wird. Eine günstige Wirkung auf den Patienten ist eine notwendige, leider jedoch nicht *ausreichende* Bedingung für die optimale Nutzung einer neuen Technologie im Rahmen eines medizinischen Versorgungssystems. Bei diesen Überlegungen schließe ich die Anwendung dieser Technologien im Rahmen der Forschung aus, die andere (aber ebenfalls schwer zu lösende) Evaluationsprobleme aufwirft.

Grundsätzliche Erläuterungen

In einem komplexen Gebiet interdisziplinärer Bemühungen geziemt es sich für uns alle, sorgfältig mit unserer Fachsprache umzugehen. Ich hoffe daher, daß der Leser Nachsicht übt, wenn ich ein paar Seiten dieser Arbeit der Definition bestimmter Schlüsselbegriffe widme und dadurch von Anfang an (so hoffe ich) einige mögliche Mißverständnisse vermeide, die meiner Erfahrung nach unseren Blick rasch verschleiern können. Ich werde unerbittlich die Begriffe im Titel meines Beitrages durcharbeiten („Ökonomie", „Evaluation" und „Technologie", nur „Gesundheitsversorgung" setze ich als bekannt voraus). Anschließend werde ich die verschiedenen Evaluationstypen charakterisieren, die Unterschiede zwischen medizinischer, finanzieller und ökonomischer Evaluation hervorheben und schließlich auf verschiedene Typen innerhalb der letzten Kategorie zu sprechen kommen. Erst dann werden wir in der Lage sein, die beträchtlichen, vor uns liegenden Probleme in Angriff zu nehmen.

Für unsere Diskussion ist es nützlich, zunächst den Begriff *Technologie* zu klären. Es liegt nahe, darin jede Neuerung in der Praxis des Gesundheitsversorgungswesens einzuschließen, sei es eine neue Anordnung der Betten (oder Patienten) auf einer Station, eine andere Arbeitsaufteilung unter dem Personal, eine Veränderung der Lokalisierung der Behandlung, ein neues chirurgisches Verfahren, ein neues Medikament, ein neues diagnostisches oder ein Überwachungsgerät, eine neue Prothese oder auch nur ein verbessertes Heizungs- oder Belüftungssystem in einem Krankenhaus. Man könnte sogar „Neuerung", „anders", „neu" oder „verbessert" im letzten Satz streichen und alle schon vorhandenen Technologien mit einbeziehen. Im Prinzip gibt es keinen Grund, *irgendeine* Technik, die mit der Gesundheitsversorgung zu tun hat, auszuschließen. In diesem Kapitel wollen wir uns jedoch auf diejenigen beschränken, die zwei spezielle Eigenschaften aufweisen: Zum einen solche, die – falls oder wenn sie eine breite Anwendung finden – sehr kostspielig sind (ein Ausdruck, den ich an diesem Punkt nicht näher definieren möchte) oder sehr kostspielig sein werden; zum anderen solche, bei denen ein starker professioneller oder kommerzieller Druck auf die Entscheidungsträger im Gesundheitswesen herrscht, um die Neuerung schneller anzunehmen, als es ihrer natürlichen Neigung entspräche. Damit sind die vermutlichen Kunden für Evaluationsstudien, die ich weiter unten diskutieren möchte, definiert, d.h. das Management des Gesundheitsversorgungssystems, das entsprechend der Doktrin des *Caveat emptor* (der Käufer nehme sich in acht) des britischen Rechts handelt und zu ermitteln versucht, welche Investitionsrate (einschließlich Null) am besten für die Gesellschaft ist.

Um zu verstehen, welche Rolle die *Ökonomie* spielen kann, benötigen wir ein gewisses Allgemeinverständnis dessen, was Ökonomie bzw. Wirtschaftswissenschaft ist. An anderer Stelle (Williams 1979) bin ich ausführlicher auf die Unterschiede zwischen Wirtschaft als Thema und Wirtschaftswissenschaft als Disziplin eingegangen. Das Thema Wirtschaft befaßt sich im wesentlichen mit allem, was mit der Wirtschaft im allgemeinen zu tun hat (Inflation, Arbeitslosigkeit, Zahlungsbilanz, Produktivität usw.). Für einige Leute bedeutet deshalb die wirtschaftliche Evaluation eine erweiterte Evaluation, welche ökonomische Variablen wie Auswirkungen auf die Beschäftigungslage, auf Gewinne, Preise oder öffentliche Ausgaben usw. berücksichtigt. Die Wirtschaftswissenschaft betrifft sicher alle diese Dinge, aber *nicht ausschließlich,* und obwohl diese Interpretation wichtige Implikationen in bezug auf den richtigen Rahmen einer Evaluation im vorliegenden Zusammenhang hat, ist sie doch *nicht* das zentrale Thema dieses Beitrags. Mein zentrales Thema bezieht sich auf die Wirtschaftswissenschaft als Disziplin, d. h. als systematisches Wissensgebiet mit seinen eigenen charakteristischen Begriffen und Denkweisen. Ich werde zeigen, daß es diese Begriffe und Denkweisen sind, die auf eine nachhaltigere Weise für die vor uns liegenden Probleme nutzbar gemacht werden müssen, speziell jene, die in dem Zweig der Wirtschaftswissenschaft zu finden sind, der sich mit der Allokationseffizienz befaßt (mehr darüber im folgenden).

Ich betrachte *Evaluation* als Synonym zu evaluierender Forschung, wobei der Unterschied zwischen evaluierender und nichtevaluierender Forschung nach Suchman (1967) wie folgt lautet:

Evaluierende Forschung ist eine spezifische Form der angewandten Forschung, deren primäres Ziel nicht die Entdeckung von Wissen ist, sondern die Überprüfung der Anwendung von Wissen ... Im Gegensatz hierzu zielt die nichtevaluierende Forschung, die auch praktische Auswirkungen haben kann, in erster Linie auf die Erweiterung des Wissens und nicht so sehr auf Handhabung oder Auswirkung ... Eine Folge dieser Unterscheidung zwischen Verständnis und Anwendung bezieht sich auf unterschiedliche Niveaus von Abstraktion und Spezialität. Ziel der Grundlagenforschung ist die Formulierung theoretischer Verallgemeinerungen oder abstrakter Vorhersagen, während die angewandte Forschung den Schwerpunkt auf die Wirkung in einer bestimmten Situation unter Einbeziehung konkreter Vorhersagen legt ... Wenn man von der theoretischen Untersuchung zur Evaluationsstudie übergeht, nimmt die Anzahl der Variablen, die kontrolliert werden können, stark ab, während die Anzahl der möglichen Einflußfaktoren zunimmt ... Dies ist einer der wesentlichen Gründe, warum viele Evaluationsstudien sich zu wiederholen scheinen – man kann nie sicher sein, daß ein Programm, das in einer Situation funktioniert, dies auch unter anderen Bedingungen tut. In dem Ausmaß, in dem die beurteilende Forschung sich auf die allgemeinen, einem spezifischen Programm zugrundeliegenden Variablen konzentrieren und vorzugsweise die Einflüsse dieser Variablen anstelle der Effektivität des Programms als Ganzes testen kann, wird sie auch Resultate von größerer allgemeiner Bedeutung liefern.

Zu beachten ist, daß Suchman über Evaluationen im allgemeinen und nicht speziell über ökonomische Aspekte schreibt, obgleich es später in seinem Buch (in einem Abschnitt über die Rolle des Operations Research) heißt (Suchman 1967, S. 145–146):

Eine Komponente der beurteilenden Forschung, die oft vernachlässigt wird ..., sind die Kosten eines Programms. Wenige Programme lassen sich um jeden Preis rechtfertigen. ... Der Wettbewerb unter den vielen Dienstleistungsprogrammen begründet die Forderung der Öffentlichkeit nach Evaluationen der Ergebnisse im Verhältnis zu den erforderlichen Ressourcen ... Bei Anwendung der Kostenkriterien darf man jedoch nicht die sozialen Aspekte einer derartigen finanziellen Evaluation aus den Augen verlieren. Wie Flagle (1963) warnt, ist „der Aufbau einer Tabelle oder Skala zur Bewertung des Nützlichkeitsgrades, wenn auch in der Fachsprache der Wirtschaftslehre ausgedrückt, im wesentlichen ein psychologisches Experiment unter Einbeziehung sozialer Werte."

Daher sind *alle* Evaluationen in bezug auf Zeit und Ort ihrer Durchführung, die in

Betracht gezogenen Optionen, die Reihe der berücksichtigten Faktoren, die gewählten Erfolgs- bzw. Versagenskriterien und die Art und Weise, wie diese gemessen (und gegeneinander gewichtet) wurden, sorgfältig zu interpretieren. Eine „definitive" Evaluation kann daher genau so unzuverlässig sein wie eine „letzte" Wahrheit. Dies gilt im wesentlichen für alle Evaluationstypen, ökonomische oder nichtökonomische – ein Gedanke, der mich zum nächsten Thema führt.

Die meisten nichtökonomischen Evaluationen, über die auf dieser Konferenz berichtet wird, werden entweder als medizinisch, klinisch oder epidemiologisch bezeichnet. Diese Unterscheidungen sind wichtig, da sie alle versuchen, die folgende Frage zu beantworten: „Wird die Technologie X die Gesundheit des Patienten verbessern?" Die Beantwortung dieser Frage erfordert eine sorgfältige Spezifikation a) der Alternativen (zur Beantwortung der ergänzenden Frage „im Vergleich zu was?"), b) der Patienten (d. h. der zu behandelnden Krankheit sowie aller weiteren wesentlichen individuellen oder sozialen Variablen) und c) der genauen Natur aller gleichzeitig mit Anwendung der Technologie X durchgeführten Maßnahmen. Darüber hinaus werden Definitionen benötigt, was unter „Gesundheit des Patienten" zu verstehen ist; wie man weiß, daß sie sich gebessert hat, mit welchen Messungen dies ermittelt wird und welche Zeitspanne für die Untersuchung als angemessen zu betrachten ist. Dies ist eine sehr schwierige Aufgabe; es ist daher nicht verwunderlich, daß ein Großteil der Evaluationen aufgrund von Schwächen im Forschungsplan oder bei der Sammlung und Analyse der Daten nicht überzeugend bzw. ausgesprochen irreführend ist.

Zwei der verbreiteten Schwächen in medizinischen Evaluationen sind für die nachfolgende Darlegung der ökonomischen Evaluationen von besonderer Bedeutung und rechtfertigen eine weitere Diskussion an dieser Stelle. Sie beziehen sich auf die Messung des Gesundheitszustands und auf den Zeithorizont. Die Messung des Gesundheitszustands (s. z. B. Holland et al. 1979, Culyer 1978, Culyer 1981) ist ein weitläufiges Thema, das eine eigene Konferenz wert ist. Ich möchte hier einige einfache, aber wichtige Punkte betonen. Zum einen: Klinische Studien beschränken sich häufig auf sehr eng gesteckte technische Indikatoren (wie Blutdruck, Tumorgröße, Vorhandensein oder Fehlen bestimmter biochemischer Anomalien) oder auf irgendeine Veränderung der Lebenserwartung (z. B. tödlich verlaufende Fälle, Überlebensraten zu einem willkürlich gewählten, späteren Zeitpunkt usw.). Kompliziertere Messungen, z. B. zur Ermittlung der Schmerzlinderung, des Entlassungsdatums (bzw. der Verweildauer), des Zeitpunkts, zu dem die Arbeit wiederaufgenommen werden kann, und anderer Auswirkungen auf normale Tätigkeiten werden seltener einbezogen, und die Berücksichtigung ihrer gegenseitigen Abhängigkeiten ist noch ungewöhnlicher. Auf diese Weise kann eine Behandlung im Rahmen eines eng gesteckten Tests als erfolgreich eingestuft werden, obwohl sie zur Auflösung einer Ehe oder sogar zum Selbstmord eines Patienten führen kann und bei erweiterten Kriterien in diesen Fällen eindeutig als Mißerfolg betrachtet würde. Ich würde diese Phänomene als Fälle beschreiben, in denen die *Kosten* der Behandlung (ausgedrückt im Hinblick auf die Gesundheit) ihren *Nutzen* (ausgedrückt im Hinblick auf die Gesundheit) übersteigen, d. h. die Behandlung nicht im besten Interesse des Patienten (bzw. der Familie des Patienten) ist. Dies macht eine Erweiterung der klinischen Studien über das von den *Sicherheitsvorschriften* verlangte Maß hinaus erforderlich. Letztere beziehen sich typischerweise auf Nebenwirkungen klinischer

Art, die im Vergleich zu den Dimensionen, in denen der Nutzen gemessen wird, in gleichermaßen eng gesteckten Grenzen liegen (z. B. Blutdrucksenkungen gehen z. B. mit dem erhöhten Risiko einer Lungenembolie einher). Im allgemeinen zieht jedoch jede Anwendung von multiplen Kriterien (eng gesteckten oder anderen) unvermeidlich irgendein Bewertungsverfahren für das gegenseitige Abwägen nach sich, d. h. das Abwägen von Kosten (ausgedrückt durch Gesundheitsaspekte) gegenüber dem Nutzen (ausgedrückt durch Gesundheitsaspekte). Dieser Vorgang selbst ist von grundlegendem Interesse für den Ökonomen und „wichtiges Wasser auf seine Mühle".

Das andere wichtige Element der medizinischen Evaluationen, für das der Ökonom großes Interesse zeigen sollte, ist die Zeitspanne, über die sich die Untersuchung erstreckt. Hier lauern zwei mögliche Problemquellen. Die erste besteht darin, daß solche Studien meistens auf einer groben Versuchsanordnung basieren, welche den Zustand vorher mit dem nachher vergleicht, ein Umstand, der das Geschehen „während" verschleiert. Somit könnte eine Studie aufzeigen, daß es dem Patienten *1 Jahr später* besser geht; es werden jedoch keine Angaben über seinen Gesundheitszustand *während* des einjährigen Behandlungsprozesses gemacht (und speziell darüber, wieviel schlechter der Zustand ohne die Therapie gewesen wäre). Nach erfolgter Behandlung könnten die Patienten auch erklären, daß sie sich nicht gelohnt hat (die Behandlung war schlimmer als die Krankheit). Das zweite Problem ist der Endpunkt selbst, denn es gibt keinen natürlichen Endpunkt für die Folgeerscheinungen (nicht einmal der Tod des Patienten kann als solcher betrachtet werden, wenn direkte oder indirekte Auswirkungen auf andere signifikant sind). Somit verbleibt immer ein gewisser Zweifel, und es besteht die natürliche Tendenz, naheliegende Auswirkungen stärker zu bewerten als die entfernteren (unter der Voraussetzung, daß andere Dinge gleich bleiben). Für die ökonomische Evaluation ergeben sich hieraus folgende Lehren: Es ist wichtig, eine vollständige Identifizierung *aller* Implikationen einer Technologie vor, während und nach ihrer Anwendung sicherzustellen und zu versuchen, den *Zeitpunkt* einer jeden Veränderung genau zu ermitteln (und zu überwachen); es ist unzureichend, nur festzustellen, ob eine Veränderung irgendwann eintritt (oder nicht). Dies trifft sowohl für die Veränderungen des Gesundheitszustandes als auch für die Modifikationen des Ressourceneinsatzes zu.

Für den verbleibenden Teil dieses Beitrags werde ich davon ausgehen, daß die medizinische Evaluation einer bestimmten Technologie – mit allen inhärenten Limitationen sowie mit den durch Zeit und Ressourcen gegebenen Grenzen – gut durchgeführt wurde, daß sie jedoch Kosten und Nutzen, die sich nicht direkt auf die Gesundheit beziehen, vernachlässigt hat. Damit ist die Ausgangslage für eine ökonomische Evaluation geschaffen. Hier besteht unser erstes Problem in der häufigen Verwechslung von Finanzwesen und Ökonomie, die auf den in der Umgangssprache bestehenden Doppelsinn des Wortes „Kosten" zurückzuführen ist. Oberflächlich gesehen wird die Frage „Was kostet es?" einfach durch Nennung des Preises für das betreffende Produkt beantwortet; d. h. es wird der Geldbetrag genannt, der dem Anbieter auszuhändigen ist, damit er das Produkt abgibt. Dies ist jedoch selten das Ende der Geschichte. Das Einkaufen selbst kostet Geld (z. B. für Transport), aber es kostet auch *Zeit,* sowohl beim Einkaufen und Abholen als auch beim Einholen von Auskünften, Fällen von Entscheidungen und bei der Organisation der Verwendung des Angeschafften usw. Manche Produkte beanspruchen

Platz, verursachen laufende Kosten, erfordern Reparaturen und Instandhaltung, und man braucht Zeit, um zu lernen, wie sie einzusetzen sind. Jeden, der glaubt, daß die Kosten des Autofahrens mit dem Kauf eines Wagens beginnen und enden, erwartet ein Schock! Es ist daher wichtig, daß die Frage: „Was wird es kosten?" sehr viel vorsichtiger formuliert wird, wenn unzweideutige Antworten (auch ganz prinzipiell) erhalten werden sollen. Eine andere Formulierung wäre: „Wieviel Geld muß ich während des gegebenen Zeitraums ausgeben?" Dies könnte die relevante Frage für einen Budgetberechtigten sein, dessen Einkünfte durch den Einkauf nicht beeinflußt werden und dem die auf ihn entfallenden nichtmonetären Kosten bzw. alle jemand anders betreffenden Kosten egal sind. Wenn ein Einkauf sowohl die Einkünfte als auch die Ausgaben beeinflußt, dann sind die Nettoauswirkungen auf das Budget und nicht nur die Einwirkungen auf die Ausgaben zu beurteilen. Aber auch dann wäre dies immer noch nur eine *finanzielle* und keine *ökonomische* Bewertung. Um dies auszudrücken, wäre die ursprüngliche Frage wie folgt zu formulieren: „Welche wertvollen Dinge werde ich während der relevanten Zeitspanne opfern müssen?" Der Begriff der „geopferten wertvollen Dinge" ist sehr viel umfassender als Geld; er schließt Zeit und sonstige Ressourcen, die einen Wert haben, mit ein, unabhängig davon, ob sie gekauft werden müssen oder nicht (z. B. etwas, das man bereits besitzt, jedoch gewillt ist, für den neuen Verwendungszweck einzusetzen wie etwa Räumlichkeiten). Dieser Begriff der „Opportunitätskosten" (der Wert einer Ressource in ihrer bestmöglichen alternativen Verwendung) ist der relevante Begriff, der eine ökonomische von einer finanziellen Bewertung unterscheidet. (Dabei ist es nicht notwendig, daß eine Ressource durch den für sie bezahlten Preis korrekt in der Form von Opportunitätskosten bewertet wird, obwohl die beiden glücklicherweise häufig mehr oder weniger übereinstimmen).

Im Bereich der ökonomischen Bewertung (z. B. Drummond 1980, 1981a) unterscheidet man i. allg. zwischen Kosten-Effektivitäts-Analyse (KEA) und Kosten-Nutzen-Analyse (KNA). Der Unterschied zwischen diesen Analysetypen ist am besten daran erkennbar, wie die Gesundheit betrachtet wird. Wenn die Auswirkungen medizinischer Verfahren auf die Gesundheit in Form von Blutdruck, Mortalitätsrisiko oder selbst qualitätskorrigierten Lebensjahren belassen, die Auswirkungen auf die Ressourcen jedoch in Geldwerten gemessen werden, dann arbeiten wir im Bereich der Kosten-Effektivitäts-Analyse (deren spezifisches Merkmal darin liegt, daß „Kosten" und „Wirkungen" nicht kommensurabel sind). Auf diese Weise wird die Bewertung der Gesundheit in Geldwerten (oder von Geld in Gesundheitswerten!) umgangen, allerdings um den Preis, daß man nicht in der Lage ist, Empfehlungen zu geben, ob *irgendeine* der bewerteten Optionen akzeptiert werden soll oder nicht (da die KEA nur Aussagen darüber machen kann, welche Option *kostenwirksamer* ist, jedoch nicht darüber, ob die Wirkungen die Kosten rechtfertigen!). Im Prinzip erlaubt es die KNA, diese letzte Stufe zu erreichen; sie zwingt jedoch dazu, den Nutzen explizit zu bewerten, ein Problem, das bei der KEA dem (impliziten) Urteil desjenigen überlassen bleibt, der die Entscheidungen zu treffen hat.

Die ökonomische Evaluation im allgemeinen

Um Schwierigkeiten zu vermeiden, werde ich zunächst von der Voraussetzung ausgehen, daß der Rahmen einer Kosten-Effektivitäts-Analyse für unsere Zwecke ausreicht und daß uns medizinische Evaluationen zur Verfügung stehen, die auf geeigneten, zweckorientierten Effektivitätsmessungen beruhen. (Die Häufigkeit, mit der diese letzte Bedingung *nicht* erfüllt wird, ist ein starkes Argument dafür, daß Ökonomen auch bei der Planung medizinischer Evaluationen beteiligt sein sollen, um auf diese Weise die Vorteile der Kliniker, die ja auch bei den ökonomischen Evaluationen eine Rolle spielen, auszugleichen!) Ich werde im folgenden die allgemeinen Probleme der Forschungsplanung ignorieren, die nicht speziell mit dem ökonomischen Gesichtspunkt zusammenhängen (z.B. die Spezifizierung von Alternativen, Kontrollen, Studienumfang usw.). Ich nehme an, daß wir die wahrscheinliche Verteilung des Nutzens innerhalb einer bestimmten Gruppe von Patienten kennen und daß wir wissen, wieviele derartige Patienten eine Bevölkerungsgruppe, der die neue Technologie zur Verfügung steht, wahrscheinlich umfaßt. (Ich bin mir bewußt, wie kühn diese Annahmen sind, und werde später darauf zurückkommen.)

Die allgemeine Aufgabe der Kosten-Effektivitäts-Analyse wird jetzt einfach, das heißt: Die *Effektivität* wird anhand der Veränderung eines bestimmten Gesundheitsindexes (z.B. qualitätskorrigierte Lebenserwartung, „quality-adjusted life expectancy") gemessen; die *Kosten* werden anhand des Nettowertes der durch die bewertete Technologie verursachten Veränderungen in der Verfügbarkeit der Ressourcen gemessen.

Im Fall einander ausschließender alternativer Technologien wird man derjenigen mit dem niedrigsten Kosten-Wirkungs-Verhältnis den Vorzug geben. Stehen mehrere Alternativen zur Wahl, so wird normalerweise für denjenigen, der die Entscheidungen zu treffen hat, die Information über *inkrementelle Kosten* für eine Verbesserung der Effektivität nötig sein, wenn man von den kostenwirksamsten zu den am wenigsten kostenwirksamen Alternativen vorrückt (insbesondere wenn die kostenwirksamste Option aus irgendeinem Grund in ihrem Wirkungsbereich begrenzt ist). Weitere Komplikationen entstehen durch spezielle zwingende Randbedingungen für den Einsatz der einen oder anderen Ressource, welche zu beträchtlichen Diskontinuitäten in der Ressourcenverfügbarkeit führen (wie z.B. die Festlegung auf einen bestimmten Standort). Diese Komplikationen infolge „Rationierung" oder „Unteilbarkeit" lassen sich lösen (wenn auch mit Schwierigkeiten), ihre Diskussion würde jedoch weit über den Rahmen dieses Beitrags hinausgehen. Für unsere momentanen Zwecke will ich annehmen, daß vergleichende Kosten-Effektivitäts-Verhältnisse ein befriedigender Indikator sind.

Die nächste wichtige Grundsatzentscheidung bezieht sich darauf, welche Kosten zu berücksichtigen sind. Die Manager im Gesundheitsversorgungssystem mögen entscheiden, daß nur ein schmaler Kostenbereich berücksichtigt werden soll, nämlich die Veränderungen jener Ressourcen, für die sie direkt verantwortlich sind und die ihrer Dienststelle zugeteilt sind, wie Grundstücke, Gebäude, Personal, Vorräte usw. Sie können jedoch auch verpflichtet sein, Wirkungen auf gekoppelte Dienste zu berücksichtigen, z.B. auf andere Sozialeinrichtungen, auf das Sozialversicherungssystem, auf andere öffentliche Institutionen wie die örtlichen Verwaltungen oder sogar auf freiwillige Gruppen (und wohltätige Einrichtungen). Sie können auch der Ansicht sein, daß es ihre Pflicht ist, alle Auswirkungen auf die Ressourcen zu berücksichtigen, welche auf die Bevölkerung zurückfallen, der sie dienen; sie werden sich daher mit den Auswirkungen auf den Zeitaufwand des Patienten, auf seine Einkünfte oder mit anderen die Patienten bzw. seine Verwandten und Freunde betreffenden Folgen befassen. Sie können sogar durch die Regierung verpflichtet sein, umfassendere ökonomische Überlegungen zu berücksichtigen, wie Auswirkungen auf die Beschäftigungslage (auf lokaler oder nationaler Ebene), auf die Zahlungsbilanz usw. Meiner Ansicht nach werden diese Punkte jedoch am besten auf einer anderen Ebene als der des Gesundheitsversorgungssystems behandelt. Aber selbst dann kann eine derartige, so viele Variablen berücksichtigende Gestaltung der Evaluation notwendig sein, und sei es nur als Grundlage für spätere Verhandlungen. Daher muß der Umfang der in Betracht gezogenen Auswirkungen an die Entscheidungsebene angepaßt werden und wird deshalb von einer Ebene zur anderen unterschiedlich ausfallen (s. Suchman, zit. S.50).

Es gibt jedoch einige allgemeine Regeln, die unabhängig von den berücksichtigten Variablen wichtig sind. Erstens: Echte Ressourcenkosten müssen ganz klar von Umbuchungs- oder Transferzahlungen unterschieden werden. Eine Umbuchungszahlung ist eine Barzahlung, der *kein* Angebot einer echten Ressource entspricht. Einer Lohnzahlung liegt ein Anspruch auf Arbeitsleistung zugrunde (die eine *echte* Ressource ist), während hinter einer Rentenzahlung kein solcher Anspruch steht (es besteht keine *Gegenleistung;* es handelt sich also um eine Transferzahlung). Krankengelder und andere Sozialversicherungsleistungen sind nur Transferzahlungen, die lediglich die Folgen von Veränderungen der *echten Ressourcen neu verteilt.* (Der durch Krankheit verursachte Leistungs- und Einkommensverlust wird neu verteilt, so daß ein Teil durch den Kranken und ein Teil auf dem Umweg über das Sozialversicherungssystem vom Steuerzahler getragen wird.) Eine Berücksichtigung *sowohl* des durch die Krankschreibung entstandenen Leistungsverlusts *als auch* der ausgleichenden/neu verteilenden Transferzahlungen hieße, das gleiche Phänomen zweimal zu zählen, das in verschiedenen Masken auftritt. Daher ist es vorteilhaft, ein „echtes Ressourcenkonto" getrennt von einem „Umbuchungskonto" zu führen, da beide für diejenigen, die über die Politik entscheiden, von Interesse sein können (ersteres aus Effizienzgründen, letzteres aus Gerechtigkeitsgründen). Das zweite allgemeine Prinzip in bezug auf die Kosten echter Ressourcen besagt, daß unabänderliche, in der Vergangenheit eingegangene Ressourcenverpflichtungen kein relevantes Argument in einer ökonomischen Evaluation darstellen, da sie durch zukünftige Entscheidungen nicht mehr verändert werden können. Aus diesem Grund ist die weitverbreitete Behauptung: „Wenn wir soweit gegangen sind, müssen wir weitermachen", trügerisch („Soll gutes Geld dem schlechten nachgeworfen werden?"). Das gleiche gilt für das Argument, daß wir „verlorene" Kosten in die Kosten eines anderen Programms, zu dessen Förderung die ersteren beigetragen haben, einbeziehen müssen.

Nun kommen wir zum zentralen Punkt der Ressourcenbewertung. Es sei daran erinnert, daß im Prinzip der Wert einer jeden zum Einsatz kommenden Ressource in ihrer (geopferten) alternativen Verwendung bzw. der Wert einer jeden freigegebenen Ressource in ihrer (erleichterten) alternativen Verwendung zu erfassen sind. Wenn die betreffende Ressource auf einem perfekt funktionierenden Markt frei ge- und verkauft werden kann, darf man annehmen, daß der „Preis" dieser Ressource diese *beiden* Werte darstellt. Voraussetzung ist jedoch, daß die durch die untersuchten Alternativen verursachten Veränderungen in der Verfügbarkeit der betreffenden Ressource im Verhältnis zur Gesamtverfügbarkeit der Ressource so klein sind, daß sie selbst den Preis nicht beeinflussen. Dies ist ein Punkt, auf den ich später noch zurückkommen werde. Inzwischen wollen wir überlegen, was in jenen Fällen zu geschehen hat, in denen der Markt nicht perfekt funktioniert. Mögliche Ursachen für die Erwägung von Marktpreisverschiebungen sind: a) der Einfluß von Subsidien oder indirekten Steuern auf diese Ressource; diese bedeuten, daß die tatsächlichen Kosten höher bzw. niedriger sind als der Marktpreis; b) monopolistische Elemente auf dem Markt, die implizieren, daß der für die Ressource berechnete Preis höher ist als ihre Kosten; c) der Verkäufer braucht nicht alle bei der Lieferung der Ressource anfallende Kosten zu übernehmen, so daß der berechnete Preis eine Unterbewertung der tatsächlichen Kosten darstellt (z. B. wenn die Herstellung der Ware eine unkompensierte Luft- oder Wasserverschmutzung verursacht oder wenn die Lieferung zu einer Überlastung des Transportsystems führt, deren Kosten auf andere fallen). Einige oder alle dieser „Effizienzanpassungen" können im Rahmen einer bestimmten Studie notwendig werden, oder man kann durch ein Prima-facie-Argument nachweisen, daß sie von geringer quantitativer Bedeutung sind und folglich der Marktpreis als eine gute Annäherung an den tatsächlichen Wert der Ressource angenommen werden kann. Dies ist eine Annahme, die häufig Gültigkeit hat, die jedoch in jedem einzelnen Fall zu beweisen ist. Auf dem Arbeitsmarkt kommt es zu speziellen Problemen, wenn die Fachkenntnisse so spezifisch sind, daß die Werte einer alternativen Verwendung wirklich sehr niedrig ausfallen, oder wenn die allgemeine Arbeitslosigkeit so groß ist, daß man mit Recht behaupten kann, die Ressource könnte überhaupt nicht verwendet werden, wenn sie nicht an ihrem Bestimmungsort zum Einsatz käme, wodurch der Wert ihrer alternativen Verwendung auf Null absinkt. Dies kann kurzfristig ein gültiges Argument sein; weniger wahrscheinlich ist dies jedoch im Fall einer Zeitspanne, innerhalb derer eine Umschulung möglich wird oder die eine gewisse Fluktuation erwarten läßt, weil Arbeitskräfte aus dem Markt ausscheiden und durch neue (vielseitigere) ersetzt werden.

Aber selbst „korrigierte" Marktpreise können aus folgenden Gründen abgelehnt werden: *entweder,* weil die Menschen nicht die besten Beurteiler ihres eigenen Wohlergehens seien (so daß Marktpreise, die zumindest z. T. durch das Verhalten der Konsumenten bestimmt werden, nicht „verläßlich" sind), *oder,* weil die Verteilung der Kaufkraft ethisch unannehmbar sei (so daß auch die Marktpreise, die teilweise durch diese Verteilung beeinflußt werden, ethisch unzumutbar werden). Wenn die ökonomische Evaluation diese Ansichten über die Bewertung der Ressourcen berücksichtigen soll, dann können wir nur mit einer oder mehreren der folgenden Versuchsanordnungen vorwärtskommen: a) Durchführung von Versuchen, in denen als kompetent erachtete Personen die relativen Bewertungen des Wohlergehens anderer Menschen vornehmen, sowie eine Überprüfung dieser Bewertungen auf ihre Folgerichtigkeit (Konsistenz) und Übereinstimmung (Konsens); b) Einsetzung einer oder mehrerer „verantwortungsvoller" Person(en) als „Delphische", die festlegen, welche Werte relevant sind (zweifellos eine Rolle für patriarchalische Politiker und Philosophen); c) Simulation von Märkten, auf denen die Kaufkraft gleichmäßig verteilt ist (bzw. eine ethisch annehmbare Verteilung aufweist) mit einer Analyse der relativen Bewertungen, die sich daraus ergeben. Dies ist ein umstrittenes Gebiet. Die eine ökonomische Schule ist der Ansicht, daß Überlegungen, die über die auf Effizienz begründeten Anpassungen der Marktpreise hinausgehen, außerhalb des eigentlichen Bereichs der Wohlfahrtsökonomie liegen und folglich sowohl fachlich tollkühn als auch politisch gefährlich sind. Die andere Schule argumentiert hingegen, daß der Ökonom der Gesellschaft behilflich sein soll, solche Bewertungen zu verdeutlichen, anstatt sie unanalysiert zu lassen, da der Mensch jedenfalls immer bewertet. Alle sind sich jedoch darin einig, daß jede Bewertung unabhängig von der gewählten Ausgangsbasis explizit erklärt werden muß. Meine eigenen Ansichten wurden 1978 dargelegt (Sugden u. Williams 1978). Eine entgegengesetzte Meinung findet sich bei Mishan (1981).

Wenn alle relevanten Ressourcenveränderungen auf die eine oder andere Weise identifiziert und bewertet sind, hat man sich der Wahl des *Zeitpunkts und der Zeithorizonte* zuzuwenden. Da eine bestimmte Menge einer gegebenen Ressource, je nachdem, *wann* sie verwendet (oder freigegeben) wird, einen unterschiedlichen Wert haben kann, müssen wir uns mit dem Problem der intertemporalen Bewertung befassen. Hier ist zwischen zwei Phänomenen zu unterscheiden: Inflation und „reine" Diskontierung. Die Auswirkungen der Inflation lassen sich auf zwei Weisen verarbeiten: *Entweder* erfolgen alle Wertberechnungen auf der Basis „konstanter Preise" (z. B. 1984er Preise), und man gleicht nur die im Laufe der Zeit zu erwartenden *relativen* Preisveränderungen aus, *oder* man macht jedes Jahr eine neue Reihe von Bewertungen und berücksichtigt dabei alle zu erwartenden Veränderungen des *allgemeinen* Preisniveaus sowie spezifische Veränderungen der *relativen* Preise. Wenn jedoch die *erste* Methode gewählt wird, so muß der Diskontsatz inflationsfrei sein; bei Anwendung der letzteren Methode hingegen berücksichtigt der Diskontsatz inflationäre Erwartungen. Folgendes darf *nicht* passieren (wenn es auch manchmal geschieht): Man arbeitet mit „konstanten Preisen" und verwendet dann als Diskontsatz einen marktgerechten Zinssatz, der eine Menge inflationärer Erwartungen beinhaltet! Zweck des ‚reinen' Diskontsatzes ist es, den Wert der Ressourcen zu verschiedenen Zeitpunkten auf einen gemeinsamen (aktuellen) Wert zu reduzieren, wobei die Unterschiede zwischen den Werten *nicht* auf Inflation, sondern auf eines der folgenden Phänomene zurückzuführen sind: a) Die Tatsache, daß zu einem früheren Zeitpunkt verwendete (oder freigegebene) Ressourcen reinvestiert werden können, um an anderer Stelle Gewinne zu erwirtschaften; daher ist eine Freigabe von Ressourcen zu einem früheren Zeitpunkt nützlicher als ihre spätere Freigabe, und umgekehrt ist ihr frühzeitigerer Einsatz kostspieliger als ihre Verwendung zu einem späteren Zeitpunkt. b) Jedermann zieht i. allg. die frühzeitige Erfüllung seiner Wünsche einer späteren Befriedigung vor; daher erwartet man einen größeren „Nutzen", wenn man Ressourcen für eigene spätere Verwendung (oder a fortiori für die Verwendung durch spätere Generationen) bereitstellen soll – eine Beobachtung, die auch zur Anwendung eines Diskontierverfahrens veranlaßt. Es ist unter Ökonomen sehr umstritten, ob eine, beide oder keine dieser Feststellungen eine Diskontierung rechtfertigen und welches ggf. der entsprechende Diskontsatz sein sollte. Die Meinung der Mehrheit scheint jedoch dahinzugehen, daß ein positiver Diskontsatz von bis zu 5% i. allg. vertretbar ist (dem ich zustimme). Grundlage ist die Ansicht, daß in den meisten Volkswirtschaften das langfristige Produktivitätswachstum in diesem Bereich liegt (eine Annahme, der ich persönlich nicht zustimme). Das Problem läßt sich jedoch bei den meisten praktischen Studien durch Anwendung einer Reihe alternativer, von 0 bis 5% reichender Diskontsätze vermeiden. Man führt diese Diskontierung in Stufen durch, um zu prüfen, ob sich in bezug auf die bevorzugte Option ein signifikanter Unterschied ergibt; wenn dies zutrifft, überläßt man es den Entscheidungsträgern, sich darum zu kümmern!

Dies bringt mich zum letzten allgemeinen Punkt bezüglich der Kosten-Effektivitäts-Studien, nämlich zur Behandlung der *Unsicherheiten*. In diesem Bereich kommen z.T. verbreitete Kunstgriffe zur Anwendung, die mit äußerstem Argwohn zu betrachten sind. Der erste besteht darin, daß man die Unsicherheit durch eine sehr kurze Zeitspanne (die Pay-back-Periode) korrigiert. Dies ist in Ordnung, wenn wir erwarten dürfen, daß alles eine (kurze) Zeit lang wie geplant verlaufen wird; dann könnte das Projekt aber vollkommen zusammenbrechen (z.B. versagen, zerstört oder von einer „feindlichen Macht" konfisziert werden). Dies scheint in den meisten Fällen kein sehr realistisches Szenario zu sein; es ist wahrscheinlicher, daß die Dinge langsam und allmählich schiefgehen, möglicherweise mit zunehmender Geschwindigkeit, je weiter die Zeit fortschreitet. Die Unsicherheit wird deshalb durch eine den Diskontsatz ergänzende „Risikoprämie" berücksichtigt. Hierdurch wird den näherliegenden Elementen verhältnismäßig mehr Gewicht und den entfernteren weniger Gewicht beigemessen. Die Schwäche dieser Methode liegt jedoch in der Annahme, daß alle Faktoren zu einem bestimmten Zeitpunkt *gleichermaßen* den Risiken unterliegen, was wiederum unwahrscheinlich ist. Eine bessere Methode besteht darin, „Experten" zu befragen, welches die von der Vorsicht diktierten, als mögliche Bewertungselemente in Frage kommenden alternativen Vermutungen sind, damit wir erkennen können, wie empfindlich das Ergebnis auf derartige Variationen reagiert. Noch besser ist es natürlich, wenn eine solche Empfindlichkeitsanalyse durch ausführliche Beurteilungen der mit den einzelnen unsicheren Variablen verbundenen Wahrscheinlichkeitsverteilungen bekräftigt werden kann. Ein sehr ehrgeiziger Analytiker könnte – auf der höchsten Stufe – versuchen, den Grad der Risikovermeidung der Entscheidungsträger zu bestimmen, um dann die Gewißheitsäquivalenzwertungen zu berechnen. Ich persönlich würde mich jedoch mit Empfindlichkeitsanalysen und einigen vorsichtigen Sondierungen bezüglich der möglichen Wahrscheinlichkeitsverteilungen zufriedengeben.

Zum Abschluß dieses Abschnitts befassen wir uns mit dem Schritt von der Kosten-Effektivitäts- zur Kosten-Nutzen-Analyse und der Bewertung des *Nutzens* in der Gesundheitsversorgung. Dies wirft noch einmal alle oben (S. 55 ff.) erörterten Bewertungsprobleme auf, jedoch in einer geladeneren Atmosphäre. Die Methode der Bewertung anhand von „Marktpreisen" ist häufig auf die Nutzenmessung in einem Zusammenhang angewandt worden, in dem der Wert der Gesundheit ausschließlich in seiner Bedeutung als Mittel zum Geldverdienen betrachtet wird (vgl. die Ansätze „lifetime earning", „Produktivität" oder „human capital"). Dies ist bedauerlich, denn – obgleich die Auswirkungen auf die Produktivität zweifellos relevant sind – stellen sie sicherlich nicht das *einzige* relevante Ergebnis dar und brauchen nicht einmal das wichtigste zu sein. Die Suche nach einem befriedigenden Weg zur Beurteilung der Gesundheit *an sich* (d.h. nicht nur als Instrument zum Geldverdienen) wirft verschärft Fragen wie die folgenden auf: Auf welche Weise beeinflußt die Verteilung von Einkommen und Wohlstand derartige Gesundheitsbewertungen? Können die Wertungen durch Individuen verläßlich ermittelt werden, und wenn ja, stellen sie eine angemessene Basis für die *Sozialpolitik* auf diesem Gebiet dar? Oder handelt es sich hier im wesentlichen um eine politische Beurteilung, für welche die politischen Instanzen verantwortlich sind? Ich habe meine eigenen Ansichten zu diesen Problemen (Williams 1974, 1981), denen man selbst beim Verbleiben im Bereich der Kosten-Effektivitäts-Analyse nicht entgehen kann, denn letzten Endes impliziert der Entschluß für (oder gegen) eine der Optionen eine solche Bewertung – ob dies realisiert wird oder nicht – selbst dann, wenn der Analytiker davor zurückgescheut ist und die Auswirkungen auf die Gesundheit unbewertet ließ.

Spezielle Probleme bei neuen Technologien

Die speziellen Probleme, die eine neue Technologie bei der Durchführung einer ökonomischen Evaluation aufwirft, entstehen durch die gegensätzlichen Anforderungen der weit verbreiteten Unsicherheiten – und der politischen Dringlichkeit, die zusammen zu dem anfangs erwähnten Dilemma führen, daß eine ökonomische Evaluation entweder zu früh oder zu spät erfolgen kann. Daher muß sorgfältig über den „richtigen" Zeitpunkt nachgedacht werden. Die Unsicherheit nimmt mit der Zeit ab, daher könnte es vorteilhaft sein, zu warten. Inzwischen können jedoch einige Entscheidungen erforderlich werden und sich als unwiderruflich erweisen, so daß eine nachfolgende Analyse, und wäre sie noch so gründlich und elegant, nur noch eine Fußnote zur Geschichte darstellt. Welche nützliche Rolle kann also die ökonomische (oder jede andere Art der) Evaluation auf diesem trügerischen Terrain spielen? Wir wollen der Reihe nach angemessene Antworten auf drei besonders schwierige Probleme suchen: a) das Fehlen einer überzeugenden medizinischen Evaluation; b) Rückwirkung der Entscheidung selbst auf die Annahmen, auf denen die Analyse zur Entscheidungsfindung basieren soll; c) eine im steten Wandel begriffene Technologie.

Bisher habe ich ausdrücklich vorausgesetzt, daß uns in angemessenem Umfang *medizinische Beweise* der Wirksamkeit zur Verfügung stehen. Dies ist jedoch in der Praxis wahrscheinlich nicht der Fall, insbesondere wenn wir die frühzeitige ökonomische Evaluation in Betracht ziehen. Man könnte annehmen, daß eine ökonomische Evaluation ohne medizinische Befunde über die Wirksamkeit nicht möglich ist; dem ist jedoch nicht so. So wie die Durchführung einer medizinischen Evaluation ohne ökonomische Aspekte nützlich sein kann (jedoch nicht überzeugend zu sein braucht), kann eine ökonomische Evaluation ohne jede Wirksamkeitsmessung nützlich (jedoch nicht unbedingt überzeugend) sein. Zum Beispiel ist klar, daß beim 100fachen Preis einer Technologie X im Vergleich zur Technologie Y allein dieser Umstand ausreichend sein kann, da es für jedermann offensichtlich ist, daß X unmöglich 100mal wirksamer als Y sein kann und daher keine kostenwirksame Alternative darstellt. Gleichermaßen kann erkennbar sein, daß X wahrscheinlich etwas wirksamer ist als Y, obwohl das Ausmaß noch nicht klar ist. Wenn eine ökonomische Analyse aufzeigt, daß X weniger kostspielig ist als Y, dann würden wir keine genauere medizinische Evaluation benötigen, um über die Präferenz von X gegenüber Y zu entscheiden. Hingegen könnten wir eine solche benötigen, wenn X sich als „etwas teurer" als Y erwiese. Die grobe ökonomische Evaluation, die auf die Abklärung der Größenordnungen vom Schreibtisch aus abzielt, ist ein verhältnismäßig billiges und schnelles Verfahren. Deshalb überrascht es mich, daß es in den Anfangsstadien nicht häufiger zur Anwendung kommt, um eine gewisse Verhältnismäßigkeit zu wahren. Letztere ist zufolge einer mangelhaften Identifizierung der relevanten Kosten sowie ziemlich zweifelhafter Bewertungspraktiken, die für einen kompetenten ökonomischen Analytiker leicht erkennbar sind, oft nicht gewährleistet.

Das *Feedbackproblem* ist nicht so leicht abzutun; ich vermute aber, daß es mit Hilfe einer angepaßten Empfindlichkeitsanalyse, durch politische Verhandlungen unterstützt, zufriedenstellend gelöst werden könnte. Die typische Behauptung, die wir zu betrachten haben, lautet: Wenn die neue Technologie rasch und auf breiter Basis eingeführt wird, so werden ihre Kosten rasch sinken; wenn sie hingegen jahrelang im Prototypstadium bleibt oder nur in einem beschränkten experimentellen Rahmen erprobt wird, so werden die Kosten hoch bleiben. Es ist im Grunde nicht schwierig zu berechnen, wie weit die Kosten sinken müßten, um eine Veränderung in bezug auf die bevorzugte Option hervorzubringen (zu beachten ist jedoch, daß *andere* sich hinzugesellende Kosten *steigen* können, wenn sehr viel mehr Ressourcen eingesetzt werden müssen). Die Schwierigkeit besteht in der Beurteilung der Wahrscheinlichkeit, daß dies geschehen wird. Es kann von gewissem Vorteil sein, als Teil des eigentlichen Evaluationsprozesses die Wahrscheinlichkeit auszutesten, mit der „Großeinkäufe" zu festen Preisen ausgehandelt werden können; derartige geschätzte Kostensenkungen sollten jedoch nicht als Basis für die Entscheidungsfindung angesehen werden, es sei denn, die Lieferanten gingen feste Verpflichtungen ein. Dies ist in jenen Fällen besonders wichtig, in denen eine derartige Entscheidung von einem einzigen Lieferanten abhängig macht und es nur schwer möglich ist, auf eine Alternative überzuwechseln, wenn die Schätzungen sich als falsch erweisen sollten. „Verwundbarkeit" (definiert als die Kosten, die dadurch entstehen, daß man die Dinge wieder in Ordnung bringen muß, wenn sie nicht nach Plan verlaufen) ist ein wichtiges Thema für die Empfindlichkeitsanalyse in einer höchst unsicheren, von Menschen und Organisationen, die das Risiko vermeiden wollen, besiedelten Welt.

Dies trifft sogar in noch stärkerem Maße auf einige sich *ständig weiter entwickelnde Technologien* und die sich daraus ergebende Tendenz zu, daß jede umfassende Evaluation bei ihrer Fertigstellung bereits veraltet ist. Ich will hier annehmen, daß wir durch sorgfältige technische Prüfung die Veränderung, die eine echte Weiterentwicklung darstellt, von trügerischen Produktdifferenzierungen unterschieden haben. Meine Antwort wäre dann, daß es wahrscheinlich leichter ist, die ökonomischen Aspekte auf den neuesten Stand zu bringen, als die medizinische Evaluation zu überarbeiten, da ein Großteil der Arbeit auf der auf S. 59 dargelegten Grundlage einer „schnellen und groben" Beurteilung erfolgten könnte. Hier sollte auch die *grobe* ökonomische Evaluation in Zusammenhang gebracht werden mit exakten Grenzen für die Geschwindigkeit, mit der die neuen Technologien eingeführt werden, das heißt, die Einführung sollte so geplant sein, daß sie sowohl Wissen für die nächste Entscheidungsrunde als auch unmittelbaren Nutzen für die Gesundheit bringt. In diesem Zusammenhang könnte ein absichtlich verändertes Einführungsmuster als Teil eines praxisorientierten Evaluationsprozesses gerechtfertigt sein, eine Strategie, die nicht auf „endgültige", sondern auf „vorläufige" Ergebnisse bei relativ kurzen Zeitspannen abzielt. Letztere werden so gewählt, daß sie Informationen für sukzessive Verhandlungen und für Anpassungen der Gesundheitspolitik liefern. Angesichts der Unsicherheit über die Geschwindigkeit der technologischen Entwicklungen müssen vorzeitige Festlegungen zugunsten einer Technologie auf ein Mindestmaß reduziert werden, selbst dann, wenn i. allg. für eine derartige „Absicherung" in Form einer verlustbehafteten Streuung der Mittel aufzukommen ist. Daher sollte die Analyse der Risiken im Rahmen der Empfindlichkeitsanalyse eingesetzt werden, um Konzentrationen auf eine beschränkte Reihe von Optionen, die alle durch eine ungünstige Verschiebung der *gleichen* unsicheren Variablen verletzlich sind, zu vermeiden.

Vor diesem Hintergrund wird mein letzter Punkt nicht überraschend kommen: Das Ziel der ökonomischen Evaluation sollte nicht die Entscheidung sein, welche Technologie als die beste einzuführen ist, denn angesichts der allgegenwärtigen Unsicherheit würde dies das Problem zu sehr simplifizieren. Das Ziel sollte vielmehr die Untersuchung der möglichen Implikationen sein, die Veränderungen von Ausmaß und Zeitpunkt des Ersatzes einer Technologie durch eine andere nach sich ziehen. Da diese Art von Entscheidung am besten auf einer vorläufigen Basis getroffen wird, welche das System so wenig wie möglich verpflichtet, handelt es sich darüber hinaus im wesentlichen um die Suche nach einem *vernünftigen nächsten Schritt,* d. h. nach einer Richtlinie dafür, was wir *jetzt* tun sollten, damit wir in der bestmöglichen Position sind, um uns die wahrscheinlichsten (jedoch noch unsicheren) Entwicklungen zunutze zu machen, welche die Optionen bilden werden, wenn das nächste Mal eine Entscheidung zu treffen ist. Daher erscheint mir die in summarischer Form eines Entscheidungsbaumes (Raiffa 1968) konzipierte ökonomische Evaluation als der vielversprechendste Weg, um den Denkprozeß auf diesem verwirrenden Gebiet zu klären.

Die Strukturierung einer Entscheidung in Form eines Entscheidungsbaums verlangt Sorgfalt und Klarheit darüber, wie Möglichkeiten spezifiziert, wie die Wahrscheinlichkeit unvorhergesehener Ereignisse ermittelt und Wahlen in einer Reihenfolge getroffen werden, die von mannigfaltigen (in der Zukunft gelegenen) Endpunkten ausgehend rückwärts abläuft. Darüber hinaus besitzt jeder dieser Endpunkte einen (positiven oder negativen) „Vorteil" („pay off") und eine Wahrscheinlichkeit der Verwirklichung (teils Ergebnis des Zufalls, teils der Wahl). Dies konzentriert unsere Aufmerksamkeit auf die Wahl, die wir jetzt treffen müssen und die sich unvermeidlich als eine Wahl zwischen zwei konkurrierenden „Lotterien" erweist (d. h. zwischen zwei Komplexen von risikoreichen Ergebnissen). In einfachen Fällen ist dies leicht zu erkennen; in der komplizierteren, wirklichen Welt ist schon die korrekte Strukturierung des Problems unglaublich schwer, ganz zu schweigen von der Sammlung ökonomischer Daten über Kosten und Nutzen und der Bildung eines Urteils über Wahrscheinlichkeiten.

Ein Problem mit Charakteristika, die jenen ähnlich sind, für die wir uns interessieren, wird im Anhang zu diesem Kapitel im Detail beschrieben und analysiert. Dieses Beispiel ist nur mäßig kompliziert, und doch möchte ich den sehen, der die Lösung durch bloße Betrachtung der Problembeschreibung findet. Es muß nicht betont werden, daß die Antworten von den Vorteilen („pay offs"), den Wahrscheinlichkeiten, der Problemstruktur *und* der Entscheidungsregel, die zur Anwendung kommt, abhängen. Das Beispiel soll v. a. die folgende wichtige Forderung illustrieren: Um zu wissen, was *jetzt* zu tun ist, muß man soweit wie möglich vorausdenken, und zwar unter Berücksichtigung der Eventualitäten bzw. der Wahrscheinlichkeiten. Dies bedeutet jedoch nicht, daß das Ziel in einem festen Plan für das, was jetzt, im nächsten und im übernächsten Jahr zu tun ist, besteht. Angesichts einer im steten Wandel begriffenen Welt vermeidet man Verpflichtungen soweit wie möglich und trifft die zu treffenden Entscheidungen im Lichte aller zur Verfügung stehenden Informationen (mit der in die Analyse eingebauten Möglichkeit einer Wiederaufnahme). Dies wird uns nicht davor bewahren, Fehler zu machen (in dem Sinne, daß wir später *rückblickend* erkennen, daß eine bessere Lösung möglich gewesen wäre); es wird uns jedoch in die Lage versetzen, uns leichter an wechselnde Umstände *anzupassen,* so daß unsere „Fehler" sich nicht als verhängnisvoll erweisen müssen.

Anhang. Ein ökonomisches Entscheidungsmodell, auf die Investition in eine medizinische Technologie angewandt

Das Problem

Es herrscht ein großer Druck, in eine neue medizinische Technologie zu investieren, die durch die folgenden Angaben charakterisiert ist:

1. Die Ankaufs- und Installationskosten für die derzeit (Zeitpunkt 0) angebotene Maschine betragen 1 Mio. £, die Betriebskosten betragen 0,5 Mio. £ im ersten, 0,6 Mio. £ im zweiten, 0,8 Mio. £ im dritten und 1,0 Mio. £ im vierten Jahr. Die Maschine hat eine zu erwartende Lebensdauer von 4 Jahren. Wenn sie bei optimaler Auslastung läuft, erbringt sie einen Nutzen von 1000 „qualitätskorrigierten" Lebensjahren („quality-adjusted life years, QALY) pro Jahr.

2. Es besteht eine geringe Chance, daß die medizinische Praxis sich derart verändern wird, daß diese Maschine (sowie die Konkurrenzprodukte) innerhalb dieser 4 Jahre vollkommen überflüssig wird. Die inkrementellen Wahrscheinlichkeiten, daß dies geschehen wird, nehmen zu Beginn eines jeden Jahres die folgenden Werte an: 0,01, 0,03, 0,09 und 0,27.

3. Es ist mit hoher Wahrscheinlichkeit anzunehmen, daß die derzeitige Technologie verbessert wird und in Kürze sehr viel kompaktere und wirtschaftlichere Maschinen zur Verfügung stehen werden, die bei verminderten Installations- und geringeren Betriebskosten den gleichen Nutzen erbringen. Es ist bekannt, daß zwei rivalisierende Firmen neue Produkte entwickeln. Davon soll eines (A) eine 20%ige Senkung der Installations- und Betriebskosten im Vergleich zur derzeit angebotenen Maschine ermöglichen; bei der anderen (B) soll es sich um eine Senkung der Kosten um 50% handeln. Die (inkrementellen) Wahrscheinlichkeiten, daß diese Maschinen während der ersten 3 Jahre verfügbar werden, sind in Tabelle 4.1 zusammengestellt.

Tabelle 4.1. Wahrscheinlichkeiten, daß die Konkurrenzprodukte in den ersten 3 Jahren auf den Markt kommen

	Jahr 1	*Jahr 2*	*Jahr 3[a]*
Modell A	0,1	0,2	0,3
Modell B	0,02	0,05	0,13

[a] Nach Jahr 3 sind keine Investitionsausgaben gestattet.

4. Die Firma, welche die derzeit verfügbare Maschine liefert, behauptet, durch Ausbau der angebotenen Maschinen den durch die Konkurrenz gemachten Versprechungen entsprechen zu können (diese Maschinen unterliegen im Gegensatz zu A und B einer Importlizenz, und wenn man eine Maschine gekauft hat, ist nur ein Ausbau möglich). Unabhängige Berechnungen deuten darauf hin, daß die Chancen 50:50 stehen, daß zusätzliche Aufwendungen von 0,4 Mio. £ eine Senkung der Betriebskosten in der folgenden Größenordnung möglich machen wird (Nutzen unverändert): Jahr 1: 10%, Jahr 2: 20%, Jahr 3: 30%.
Aus technischen Gründen kann eine Maschine nur einmal erweitert werden. Wenn jedoch eine Originalmaschine später gekauft wird, umfaßt sie alle bis zu diesem Zeitpunkt verfügbaren Erweiterungen (danach ist jedoch kein weiterer Ausbau möglich). Diese die Erweiterungen umfassenden Maschinen kosten noch immer 1,0 Mio. £.

5. Weder Ausbau noch Ersatz von Maschinen beeinflussen den Betrieb existierender Maschinen, die in dem Jahr *nach* ihrem Anschaffungsjahr in Betrieb genommen werden. Alle Kosten sind im Jahr 0 Gegenwartswerte zum relevanten Diskontsatz; und die Maschinen können nicht verkauft werden, selbst dann nicht, wenn sie durch neue ersetzt werden. Am Ende des Jahres 4 (dem Ende der Planungsperiode) sind jedoch die Werte nach Tabelle 4.2 zu kreditieren.

Tabelle 4.2. Werte am Ende des Jahres 4 (in Mio. £)

	Nach 1jährigem Betrieb	Nach 2jährigem Betrieb	Nach 3jährigem Betrieb
Maschine A	0,45	0,3	0,15
Maschine B	0,4	0,3	0,2

6. Ihre Organisation ist fest entschlossen, keinen Geldwert für ein „qualitätskorrigiertes" Lebensjahr (QALY) anzusetzen; ihre Politik besteht darin, den Weg einzuschlagen, der die Kosten pro gewonnenes QALY auf ein Minimum senkt. Sie ist ebenfalls der Ansicht, daß, wenn einmal eine Leistung angeboten wird, damit auch fortgefahren werden soll, selbst wenn es im Endeffekt teurer ist als erwartet.

7. Sie werden um eine Empfehlung gebeten: Soll die derzeit angebotene Maschine gekauft werden, oder soll man – in der Hoffnung, daß die Dinge billiger werden – bis zum nächsten Jahr warten?

Strukturierung des Problems

Wir können das Problem als eine einfache (binäre) Wahl zwischen zwei Dingen darstellen: „Jetzt kaufen" *oder* „warten". Wir können dann alle nachfolgenden, mit jeder dieser primären Möglichkeiten verbundenen Auswirkungen systematisch untersuchen, die mit jeder der Wahl zusammenhängenden Vorteile („pay offs") und die Art und Weise schätzen, in der der Zufall sie beeinflußt. Dort, wo wir Raum für spätere Entscheidungen haben, müssen wir uns in diese Situation hineindenken

Tabelle 4.3. Entscheidungsbaum für die Option „Jetzt kaufen" mit Erwartungswerten von Nutzen und Kosten

Option no.	Jahr 1 alt	Δ_B	Δ_C	Σ_B	Σ_C	Jahr 2 alt	Δ_B	Δ_C	Σ_B	Σ_C	Jahr 3 alt	Δ_B	Δ_C	Σ_B	Σ_C	Jahr 4 alt	Δ_B	Δ_C	Σ_B	Σ_C	Option no.
1	red (0.01)			0	1																1
2	run	1	0.5	1	1.5	red (0.03)			1	1.5											2
3						run	1	0.6	2	2.1	red (0.09)			2	2.1						3
4											run	1	0.8	3	2.9	red (0.27)			3	2.9	4
5																run	1	1	4	3.9	5
6											upg (0.05)	1	1.2	3	3.3	red (0.27)			3	3.6	6
7																run	1	0.7	4	4.0	7
8											A (0.3)	1	1.6	3	3.7	red (0.27)			3	3.7	8
9																run	1	0.4	4	3.65	9
10											B (0.13)	1	1.3	3	3.4	red (0.27)			3	3.4	10
11																run	1	0.25 (−0.4)	4	3.25	11
12						upg (0.5)	1	1	2	2.5	red (0.09)			2	2.5						12
13											run	1	0.64	3	3.14	red (0.27)			3	3.14	13
14																run	1	0.8	4	3.94	14
15											A (0.3)	1	1.44	3	3.94	red (0.27)			3	3.94	15
16																run	1	0.4 (−0.45)	4	3.89	16
17											B (0.13)	1	1.14	3	3.64	red (0.27)			3	3.64	17
18																run	1	0.25 (−0.4)	4	3.49	18
19						A (0.2)	1	1.4	2	2.9	red (0.09)			2	2.9						19
20											run	1	0.4	3	3.3	red (0.27)			3	3.3	20
21																run	1	0.48 (−0.3)	4	3.48	21
22											B (0.13)	1	0.9	3	3.8	red (0.27)			3	3.8	22
23																run	1	0.25 (−0.4)	4	3.65	23
24						B (0.05)	1	1.1	2	2.6	red (0.09)			2	2.6						24
25											run	1	0.25	3	2.85	red (0.27)			3	2.85	25
26																run	1	0.3 (−0.3)	4	2.85	26
27	upg (0.5)	1	0.9	1	1.9	red (0.03)			1	1.9											27
28						run	1	0.54	2	2.44	red (0.09)			2	2.44						28
29											run	1	0.72	3	3.16	red (0.27)			3	3.16	29
30																run	1	0.9	4	4.06	30

#																									#
31													A	(0.3)	1	1.52	3	3.96	red	(0.27)			3	3.96	31
32																			run		1	0.4	4	3.91	32
33													B	(0.13)	1	1.22	3	3.66	red	(0.27)			3	3.66	33
34																			run		1	0.25 (−0.4)	4	3.51	34
35							A	(0.2)	1	1.34	2	3.24	red	(0.09)			2	3.24							35
36													run		1	0.4	3	3.64	red	(0.27)			3	3.64	36
37																			run		1	0.48 (−0.03)	4	3.82	37
38													B	(0.13)	1	0.9	3	4.14	red	(0.27)			3	4.14	38
39																			run		1	0.25 (−0.4)	4	3.99	39
40							B	(0.05)	1	1.04	2	2.94	red	(0.09)			2	2.94							40
41													run		1	0.25	3	3.19	red	(0.27)			3	3.19	41
42																			run		1	0.3 (−0.3)	4	3.19	42
43	A	(0.1)	1	1.3	1	2.3	red	(0.03)			1	2.3													43
44							run		1	0.4	2	2.7	red	(0.09)			2	2.7							44
45													run		1	0.48	3	3.18	red	(0.27)			3	3.18	45
46																			run		1	0.64	4	3.67	46
47													B	(0.13)	1	0.98	3	3.68	red	(0.27)			3	3.68	47
48																			run		1	0.25	4	3.53	48
49							B	(0.05)	1	0.9	2	3.2	red	(0.09)			2	3.2							49
50													run		1	0.25	3	3.45	red	(0.27)			3	3.45	50
51																			run		1	0.3 (−0.3)	4	3.45	51
52	B	(0.02)	1	1	1	2	red	(0.03)			1	2													52
53							run		1	0.25	2	2.25	red	(0.09)			2	2.25							53
54													run		1	0.3	3	2.55	red	(0.27)			3	2.55	54
55																			run		1	0.4 (−0.2)	4	2.75	55

und entscheiden, was wir tun würden, *wenn die dann angetroffene Situation dem entspricht, was wir jetzt erwarten.* Es handelt sich hier um eine bedingte (und hypothetische) Wahl und nicht um eine feste Verpflichtung. Was wir tatsächlich zum gegebenen Zeitpunkt tun werden, wird von den uns dann zur Verfügung stehenden Informationen (und Zielen) abhängen.

Tabelle 4.3 veranschaulicht die Struktur des Astes „Jetzt kaufen" des Entscheidungsbaums. Er umfaßt 55 mögliche Endpunkte; sein Aufbau wird im folgenden beschrieben. Die erste Spalte numeriert die Alternativen 1 bis 55 entsprechend dem zeitlichen Entscheidungsablauf, Jahr für Jahr, nach dem folgenden Code:

RED = Überflüssig (redundant infolge veränderter medizinischer Praxis)
RUN = Betrieb der (letzten) zuvor gekauften Maschine (ohne weitere Maßnahmen)
UPG = Ausbau bzw. Erweiterung der zuvor gekauften Maschinen
A   = Ankauf der Konkurrenzmaschine A (während die zuvor gekaufte Maschine in Betrieb ist)
B   = Ankauf der Konkurrenzmaschine B (während die zuvor gekaufte Maschine in Betrieb ist)

Hinter jeder „Entscheidung" (mit Ausnahme von RUN) ist die Wahrscheinlichkeit des Auftretens dieser Entscheidung vermerkt. Wenn die Maschine überflüssig wird, ist dies natürlich eine alles umstoßende Entscheidung, die „uns" – wenn sie eintritt – die Angelegenheit aus der Hand nimmt. Die Entscheidung RUN ist immer verfügbar und wird daher die residuale Wahrscheinlichkeit annehmen, wenn zu diesem Zeitpunkt einer anderen Entscheidung der Vorzug gegeben wird oder wenn RED eintritt. (Dies wird verständlicher werden, wenn wir Tabelle 4.5 betrachten.) Jeder Alternative werden die mit ihr zusammenhängenden Nutzeffekte und Kosten gegenübergestellt, zunächst in zunehmender Form (ΔB und ΔC) und anschließend in kumulativer Form (ΣB und ΣC). Der Nutzen wird in Tausenden von QALYs gemessen, die Kosten in Mio. £; um Platz zu sparen, wurden diese Einheiten jedoch in beiden Fällen weggelassen. In der Kostenentwicklung unter UPG, A und B sind die Installationskosten den Betriebskosten der vorhergehenden Maschine für das Jahr, in dem diese Entscheidung getroffen wird, hinzugerechnet, und es wird nur eine alles umfassende Kostenziffer angegeben. Im Gegensatz hierzu werden im Jahr 4 die am Ende des Zeitraums gültigen Werte (wenn vorhanden) existierender Maschinen getrennt in der Spalte ΔC aufgeführt; dies geschieht zum besseren Verständnis, da die Gesamtkosten sich manchmal in einem negativen ΔC für das betreffende Jahr auswirken.

Die Tabelle 4.4 verfährt auf die gleiche Weise mit der Alternative „Warten", die nicht weniger als 90 weitere Alternativen generiert (von 56 bis einschließlich 145 numeriert). Die wenigen, neu hinzukommenden Begriffe bedürfen kaum einer Erklärung:

WAIT   = Warten
BUY ORIG = Die Originalmaschine kaufen
BUY UPG = Die Originalmaschine mit Einbau der neuesten Erweiterung kaufen (wenn verfügbar)

Die Option 145 stellt das Wartespiel bis zum Ende dar und ergibt weder Kosten noch Nutzen, unabhängig von dem, was passiert. In jeder anderen Hinsicht folgt die Tabelle 4.4 dem Muster der Tabelle 4.3.

Die Berechnung der Erwartungswerte

Die Tabellen 4.5 und 4.6 legen die Berechnungen der Optionen, deren Vorteile („pay offs") in Tabelle 4.3 bzw. 4.4 berechnet wurden, dar. Das dem Verfahren zugrundeliegende allgemeine Prinzip besteht darin, daß man am Ende (Jahr 4) anfängt und sich zum Beginn (Jahr 1) zurückarbeitet, um zu entscheiden, welches „Lotterielos" („Jetzt kaufen" oder „Warten") den höchsten Erwartungswert besitzt (d. h. der Wert eines jeden Vorteils wird mit der Wahrscheinlichkeit, mit der er erzielt werden kann, multipliziert). Jeder Vorteil hat zwei „Werte", den Nutzen (in QALYs) und die Kosten (in £). Jedes Zahlenpaar wird so behandelt, als ob es inkommensurabel sei; in den Tabellen 4.5 und 4.6 werden sie jedoch zusammen in Klammern angegeben: Zunächst der Nutzen, dann ein Minus-Zeichen und anschließend die Kostenziffer. Somit stellt die für jede einzelne Option in den Tabellen 4.5 und 4.6 mitgeteilte erste Information nur die aus den letzten Spalten (ΣB und ΣC) der Tabellen 4.3 und 4.4 entnommenen Angaben über die Vorteile dar.

Die Methode schreitet dann wie folgt fort (ausgehend von den Optionen 1 bis 11 als erläuterndes Beispiel): Die Optionen 4, 6, 8 und 10 stellen dar, was geschieht, wenn die Maschine im Jahr 4 überflüssig wird; die Wahrscheinlichkeit, daß dies geschehen wird, ist gleich 0,27, daher ist der „Erwartungswert" dieses Ergebnisses nach dem Ist-Zeichen angegeben. Im Fall der Option 4 z. B. ist der Erwartungswert von (3 – 2,9) 0,27 gleich (0,81 – 0,783); diesen Wert erhält man durch Multiplikation der Zahlen in der ersten Klammer mit 0,27. Daraus resultiert eine residuale Wahrscheinlichkeit des Betriebs der existierenden Maschine von 0,73, und es werden im Vergleich zu den Optionen 5, 7, 9 und 11 die Vorteile, die Wahrscheinlichkeit und die Erwartungswerte dieser Eventualität aufgezeigt. Da die Optionen 4 und 5 *zusammen* eine Option zu einem *früheren* Zeitpunkt des Entscheidungsprozesses bilden, müssen wir ihre Erwartungswerte addieren, um zu ermitteln, welches ihr gemeinsamer Wert ist; es zeigt sich, daß er (3,73 – 3,63) beträgt. Wenn wir das gleiche im Fall der kombinierten Optionen 6 und 7, 8 und 9 sowie 10 und 11 tun, ermitteln wir gemeinsame Werte von (3,73 – 3,892), (3,73 – 3,664) und (3,73 – 3,291). Wenn man diese vier Optionspaare betrachtet, kann man, da sie alle den gleichen erwarteten Nutzen (3,73) generieren, ausschließlich aufgrund ihrer Kosten zwischen ihnen wählen. Die kostengünstigste Option ist die letzte (10 und 11) mit 3,291. Die Chance, daß diese Option verfügbar ist, beträgt jedoch nur 0,13; somit besteht eine Chance von 0,87, daß wir mit etwas anderem vorlieb nehmen müssen. Das Optionspaar 4 und 5 ist das nächstgünstigste; es wird mit Sicherheit verfügbar sein, wenn wir diesen Abschnitt des Entscheidungsbaums erreicht haben; daher entfällt darauf die residuale Wahrscheinlichkeit 0,87. Die anderen beiden kombinierten Optionen 6 und 7 sowie 8 und 9 werden daher vernachlässigt und spielen keine weitere Rolle bei den Berechnungen; die doppelten senkrechten Linien schließen sie in diesem Stadium aus. Beibehalten werden in der Entscheidungsphase 0,13 von (3,73 – 3,291), was (0,485 – 0,428) ergibt und 0,87 von (3,73 – 3,63), was (3,245 – 3,158) ergibt; die Summe dieser Zahlen beläuft sich auf (3,73 – 3,586). Dies stellt den Erwartungswert

Tabelle 4.4. Entscheidungsbaum für die Option „Warten", mit Erwartungswerten von Nutzen und Kosten

Option no.	Jahr 1 alt	Δ_B	Δ_C	Σ_B	Σ_C	Jahr 2 alt	Δ_B	Δ_C	Σ_B	Σ_C	Jahr 3 alt	Δ_B	Δ_C	Σ_B	Σ_C	Jahr 4 alt	Δ_B	Δ_C	Σ_B	Σ_C	Option no.
56	red (0.01)	0	0	0	0																
57	buy orig	0	1	0	1	red (0.03)			0	1											56
58						run	1	0.5	1	1.5											57
59											red (0.09)			1	1.5						58
60											run	1	0.6	2	2.1	red (0.27)			2	2.1	59
61																run	1	0.8	3	2.9	60
62											upg (0.5)	1	1	2	2.5	red (0.27)			2	2.5	61
63																run	1	0.56	3	3.06	62
64											A (0.3)	1	1.4	2	2.9	red (0.27)			2	2.9	63
																run	1	0.4	3	2.85	64
																		(−0.45)			
65											B (0.13)	1	1.1	2	2.6	red (0.27)			2	2.6	65
66																run	1	0.25	3	2.45	66
																		(−0.4)			
67						upg (0.5)	1	0.9	1	1.9	red (0.09)			1	1.9						
68											run	1	0.48	2	2.38	red (0.27)			2	2.38	67
69																run	1	0.64	3	3.02	68
70											A (0.3)	1	1.28	2	3.18	red (0.27)			2	3.18	69
71																run	1	0.4	3	3.13	70
																		(−0.45)			71
72											B (0.13)	1	0.98	2	2.88	red (0.27)			2	2.88	72
73																run	1	0.25	3	2.73	73
																		(−0.4)			
74						A (0.2)	1	1.3	1	2.3	red (0.09)			1	2.3						
75											run	1	0.4	2	2.7	red (0.27)			2	2.7	74
76																run	1	0.48	3	2.88	75
																		(−0.3)			76
77											B (0.13)	1	0.9	2	3.2	red (0.27)			2	3.2	77
78																run	1	0.25	3	3.05	78
																		(−0.4)			
79						B (0.05)	1	1	1	2	red (0.09)			1	2						
80											run	1	0.25	2	2.25	red (0.27)			2	2.25	79
81																run	1	0.3	3	2.25	80
																		(−0.3)			81

82	buy upg	(0.5)	0	1	0	1	red	(0.03)			0	1													82
83							run		1	0.45	1	1.45	red	(0.09)			1	1.45							83
84													run		1	0.54	2	1.99	red	(0.27)			2	1.99	84
85																			run		1	0.72	3	2.71	85
86													A	(0.3)	1	1.34	2	2.79	red	(0.27)			2	2.79	86
87																			run		1	0.4 (-0.45)	3	2.74	87
88													B	(0.13)	1	1.04	2	2.49	red	(0.27)			2	2.49	88
89																			run		1	0.25 (-0.4)	3	2.34	89
90							A	(0.2)	1	1.25	1	2.25	red	(0.09)			1	2.25							90
91													run		1	0.4	2	2.65	red	(0.27)			2	2.65	91
92																			run		1	0.48 (-0.3)	3	2.83	92
93													B	(0.13)	1	0.9	2	3.15	red	(0.27)			2	3.15	93
94																			run		1	0.25 (-0.4)	3	3	94
95							B	(0.05)	1	0.95	1	1.95	red	(0.09)			1	1.95							95
96													run		1	0.25	2	2.20	red	(0.27)			2	2.2	96
97																			run		1	0.3 (-0.3)	3	2.2	97
98	A	(0.1)	0	0.8	0	0.8	red	(0.03)			0	0.8													98
99							run		1	0.4	1	1.2	red	(0.09)			1	1.2							99
100													run		1	0.48	2	1.68	red	(0.27)			2	1.68	100
101																			run		1	0.64 (-0.15)	3	2.17	101
102													E		1	0.98	2	2.18	red	(0.27)			2	2.18	102
103																			run		1	0.25 (-0.4)	3	2.03	103
104							B	(0.05)	1	0.9	1	1.7	red	(0.09)			1	1.7							104
105													run		1	0.25	2	1.95	red	(0.27)			2	1.95	105
106																			run		1	0.3 (-0.3)	3	1.95	106

Tab. 4.4 (Fortsetzung)

Option no.	Jahr 1 alt	Δ_B	Δ_C	Σ_B	Σ_C	Jahr 2 alt	Δ_B	Δ_C	Σ_B	Σ_C	Jahr 3 alt	Δ_B	Δ_C	Σ_B	Σ_C	Jahr 4 alt	Δ_B	Δ_C	Σ_B	Σ_C	Option no.
107	B (0.02)	0	0.5	0	0.5	red (0.03)			0	0.5											107
108						run	1	0.25	1	0.75	red (0.09)			1	0.75						108
109											run	1	0.3	2	1.05	red (0.27)			2	1.05	109
110																run	1	0.4 (−0.2)	3	1.25	110
111	wait	0	0	0	0	red (0.03)			0	0											111
112						buy orig	0	1	0	1	red (0.09)			0	1						112
113											run	1	0.5	1	1.5	red (0.27)			1	1.5	113
114																run	1	0.6	2	2.1	114
115											upg (0.5)	1	0.9	1	1.9	red (0.27)			1	1.9	115
116																run	1	0.42	2	2.32	116
117											A (0.3)	1	1.3	1	2.3	red (0.27)			1	2.3	117
118																run	1	0.4 (−0.45)	2	2.25	118
119											B (0.13)	1	1	1	2	red (0.27)			1	2	119
120																run	1	0.25 (−0.4)	2	1.85	120
121						buy upg (0.5)	0	1	0	1	red (0.09)			0	1						121
122											run	1	0.4	1	1.4	red (0.27)			1	1.4	122
123																run	1	0.48	2	1.88	123
124											A (0.3)	1	1.2	1	2.2	red (0.27)			1	2.2	124
125																run	1	0.4 (−0.45)	2	2.15	125
126											B (0.13)	1	0.9	1	1.9	red (0.27)			1	1.9	126
127																run	1	0.25 (−0.4)	2	1.75	127

128	A	(0.2)	0	0.8	0	0.8	red	(0.09)			0	0.8							128
129							run		1	0.4	1	1.2	red	(0.27)			1	1.2	129
130													run		1	0.48 (−0.3)	2	1.38	130
131							B	(0.13)	1	0.9	1	1.7	red	(0.27)			1	1.7	131
132													run		1	0.25 (−0.4)	1	1.55	132
133	B	(0.05)	0	0.5	0	0.5	red	(0.09)			0	0.5							133
134							run		1	0.25	1	0.75	red	(0.27)			1	0.75	134
135													run		1	0.3 (−0.3)	2	0.75	135
136	wait		0	0	0	0	red	(0.09)			0	0							136
137							buy	orig	0	1	0	1	red	(0.27)			0	1	137
138													run		1	0.5	1	1.5	138
139							buy upg	(0.5)	0	1	0	1	red	(0.27)			0	1	139
140													run		1	0.35	1	1.35	140
141							A	(0.3)	0	0.8	0	0.8	red	(0.27)			0	0.8	141
142													run		1	0.4 (−0.45)	1	0.75	142
143							B	(0.13)	0	0.5	0	0.5	red	(0.27)			0	0.5	143
144													run		1	0.25 (−0.4)	1	0.35	144
145							wait		0	0	0	0			0	0	0	0	145

Tabelle 4.5. Berechnung der Erwartungswerte für die Option „Jetzt kaufen"

Option no.	Jahr 4	Jahr 3
1		
2		
3		(2–2.1) 0.09 = (0.18–0.189)
4	(3–2.9) 0.27 = (0.81–0.783)	(3.73–3.63) 1.0 [0.87] = (3.245–3.158)
5	(4–3.9) 0.73 = (2.92–2.847)	(2nd preference)
6	(3–3.6) 0.27 = (0.81–0.972)	(3.73–3.892) 0.5
7	(4–4) 0.73 = (2.92–2.92)	(3.73–3.586) 0.91 = (3.394–3.26)
8	(3–3.7) 0.27 = (0.81–0.999)	(3.73–3.664) 0.3
9	(4–3.65) 0.73 = (2.92–2.665)	
10	(3–3.4) 0.27 = (0.81–0.918)	(3.73–3.291) 0.13 = (0.485–0.428)
11	(4–3.25) 0.73 = (2.92–2.373)	(1st preference)
12		(2–2.5) 0.09 = (0.18–0.225)
13	(3–3.14) 0.27 = (0.81–0.848)	(3.73–3.724) 1.0 [0.87] = (3.245–3.24)
14	(4–3.94) 0.73 = (2.92–2.876)	(2nd preference)
15	(3–3.94) 0.27 = (0.81–1.064)	(3.73–3.904) 0.3
16	(4–3.89) 0.73 = (2.92–2.840)	(3.73–3.699) 0.91 = (3.394–3.366)
17	(3–3.64) 0.27 = (0.81–0.983)	(3.73–3.531) 0.13 = (0.485–0.459)
18	(4–3.49) 0.73 = (2.92–2.548)	(1st preference)
19		(2–2.9) 0.09 = (0.18–0.261)
20	(3–3.3) 0.27 = (0.81–0.891)	(3.73–3.431) 1.0
21	(4–3.48) 0.73 = (2.92–2.54)	(1st preference)
22	(3–3.8) 0.27 = (0.81–1.026)	(3.73–3.431) 0.91 = (3.394–3.122)
23	(4–3.65) 0.73 = (2.92–2.665)	(3.73–3.691) 0.13
24		(2–2.6) 0.09 = (0.18–0.234)
25	(3–2.85) 0.27 = (0.81–0.77)	(3.73–2.85) 1.0
26	(4–2.85) 0.73 = (2.92–2.08)	(3.73–2.85) 0.91 = (3.394–2.594)
27		
28		(2–2.44) 0.09 = (0.18–0.220)
29	(3–3.16) 0.27 = (0.81–0.853)	(3.73–3.817) 1.0 [0.87] = (3.245–3.321)
30	(4–4.06) 0.73 = (2.92–2.964)	(2nd preference)
31	(3–3.96) 0.27 = (0.81–1.069)	(3.73–3.923) 0.3
32	(4–3.91) 0.73 = (2.92–2.854)	(3.73–3.783) 0.91 = (3.394–3.443)
33	(3.–3.66) 0.27 = (0.81–0.988)	(3.73–3.55) 0.13 = (0.485–0.462)
34	(4–3.51) 0.73 = (2.92–2.562)	(1st preference)
35		(2–3.24) 0.09 = (0.18–0.282)
36	(3–3.64) 0.27 = (0.81–0.983)	(3.73–3.772) 1.0 = (3.73–3.772)
37	(4–3.82) 0.73 = (2.92–2.789)	(1st preference)
38	(3–4.14) 0.27 = (0.81–1.118)	(3.73–4.031) 0.13
39	(4–3.99) 0.73 = (2.92–2.913)	(3.73–3.772) 0.91 = (3.394–3.433)
40		(2–2.94) 0.09 = (0.18–2.65)
41	(3–3.19) 0.27 = (0.81–0.861)	(3.73–3.19) 1.0
42	(4–3.19) 0.73 = (2.92–2.329)	(3.73–3.19) 0.91 = (3.394–2.903)
43		
44		(2–2.07) 0.09 = (0.18–0.243)
45	(3–3.18) 0.27 = (0.81–0.859)	(3.73–3.538) 1.0 = (3.73–3.538)
46	(4–3.67) 0.73 = (2.92–2.679)	
47	(3–3.68) 0.27 = (0.81–0.994)	(3.73–3.538) 0.91 = (3.394–3.220)
48	(4–3.53) 0.73 = (2.92–2.577)	(3.73–3.571) 0.13
49		(2–3.2) 0.09 = (0.18–0.288)
50	(3–3.45) 0.27 = (0.81–0.932)	(3.73–3.278) 1.0
51	(3–3.45) 0.73 = (2.92–2.346)	(3.73–3.538) 0.91 = (3.394–2.983)
52		
53		(2–2.25) 0.09 = (0.18–0.203)
54	(3–2.55) 0.27 = (0.81–0.689)	(3.73–2.697) 1.0
55	(4–2.75) 0.73 = (2.92–2.008)	(3.73–2.697) 0.91 = (3.394–2.454)

Jahr 2	Jahr 1

(0–1) 0.01 = (0–0.01)

(1–1.5) 0.03 (0.03–0.045)

(3.574–3.452) 1.0 [X0.95X0.8] = (2.716–2.624)
(3rd preference)

(3.574–3.591) 0.5

(3.574
–3.409)
X0.97
= (3.467
–3.307)

(3.497–3.352) 1.0 [X0.98]
= (3.427–3.285)
(2nd preference)

(3.574–3.383) 0.2 [X0.95] = (0.679–0.643)
(2nd preference)

(3.574–2.828) 0.05 = (0.179–0.142)
(1st preference)

(1–2.9) 0.03 = (0.03–0.057)

(3.574–3.663) 1.0 [X0.95] = (3.395–3.480)
(2nd preference)

(3.574–
3.638) 0.97
= (3.467
–3.529)

(3.497–3.586) 0.5

(3.574–3.725) 0.2

(3.574–3.168) 0.05 = (0.179–0.158)
(1st preference)

(1–2.3) 0.03 = (0.03–0.069)

(3.574–3.463) 1.0 [X0.95] = (3.395–3.290)
(2nd preference)

(3.574–
3.454) 0.97
= (3.467
–3.350

(3.497–3.419) 0.1

(3.574–3.271) 0.05 = (0.179–0.164)
(1st preference)

(1–2) 0.03 = (0.03–0.06)

(3.574–2.657   0.97 = (3.467–2.577)

(3.497–2.637) 0.02
= (0.07–0.053)

(3.497–
3.338)

(3.497
–3.348)

Tabelle 4.6 Berechnung der Erwartungswerte für die Option „Warten"

Option no.	Jahr 4	Jahr 3
56		
57		
58		$(1–1.5)\ 0.09 = (0.09–0.135)$
59	$(2–2.1)\ 0.27 = (0.54–0.567)$	
60	$(3–2.9)\ 0.73 = (2.19–2.117)$ $\Big\}$ $(2.73–2.684)\ 1.0 \times 0.87 = (2.375–2.335)$ (2nd preference)	
61	$(2–2.5)\ 0.27 = (0.54–0.675)$	
62	$(3–3.06)\ 0.73 = (2.19–2.234)$ $\Big\}$ $(2.73–2.909)\ 0.5$ $\|$	
63	$(2–2.9)\ 0.27 = (0.54–783)$	$(2.73–2.658)\ 0.91 = (2.484–2.419)$
64	$(3–2.85)\ 0.73 = (2.19–2.081)$ $\Big\}$ $(2.73–2.864)\ 0.3$ $\|$	
65	$(2–2.6)\ 0.27 = (0.54–0.702)$	
66	$(3–2.45)\ 0.73 = (2.19–1.789)$ $\Big\}$ $(2.73–2.491)\ 0.13 = (0.355–0.323)$ (1st preference)	
67		$(1–1.9)\ 0.09 = (0.09–0.171)$
68	$(2–2.38)\ 0.27 = (0.54–0.43)$	
69	$(3–3.02)\ 0.73 = (2.19–2.205)$ $\Big\}$ $(2.73–2.848)\ 1.0\ 0.87 = (2.375–2.478)$ (2nd preference)	
70	$(2–3.18)\ 0.27 = (0.54–0.859)$	$(2.73–2.838)\ 0.91 = (2.484–2.583)$
71	$(3–3.13)\ 0.73 = (2.19–2.285)$ $\Big\}$ $(2.73–3.144)\ 0.3$ $\|$	
72	$(2–2.88)\ 0.27 = (0.54–0.778)$	
73	$(3–2.73)\ 0.73 = (2.19–1.993)$ $\Big\}$ $(2.73–2.771)\ 0.13 = (0.355–0.360)$ (1st preference)	
74		$(1–2.3)\ 0.09 = (0.09–0.207)$
75	$(2–2.7)\ 0.27 = (0.54–0.729)$	
76	$(3–2.88)\ 0.73 = (2.19–2.102)$ $\Big\}$ $(2.73–2.831)\ 1.0 = (2.73–2.831)$ (1st preference)	$(2.73–2.831)\ 0.91 = (2.484–2.576)$
77	$(2–3.2)\ 0.27 = (0.54–0.864)$	
78	$(3–3.05)\ 0.73 = (2.19–2.227)$ $\Big\}$ $(2.73–3.091)\ 0.13$ $\|$	
79		$(1–2.0)\ 0.09 = (0.09–0.18)$
80	$(2–2.25)\ 0.27 = (0.54–0.608)$	
81	$(3–2.25)\ 0.73 = (2.19–1.643)$ $\Big\}$ $(2.73–2.251)\ 1.0 = (2.73–2.251)$	$= (2.73–2.251)\ 0.91 = (2.484–2.048)$
82		
83		$(1–1.45)\ 0.09 = (0.09–0.131)$
84	$(2–1.99)\ 0.27 = (0.54–0.537)$	
85	$(3–2.71)\ 0.73 = (2.19–1.978)$ $\Big\}$ $(2.73–2.515)\ 1.0\ 0.87 = (2.375–2.188)$ (2nd preference)	
86	$(2–2.79)\ 0.27\ (0.54–0.753)$	$(2.73–2.497)\ 0.91 = (2.484–2.772)$
87	$(3–2.74)\ 0.73 = (2.19–2.000)$ $\Big\}$ $(2.73–2.753)\ 0.3$ $\|$	
88	$(2–2.49)\ 0.27 = (0.54–0.672)$	
89	$(3–2.34)\ 0.73 = (2.19–1.708)$ $\Big\}$ $(2.73–2.300)\ 0.13 = (0.355–0.309)$ (1st preference)	
90		$(1–2.25)\ 0.09 = (0.09–0.203)$
91	$(2–2.65)\ 0.27 = (0.54–0.716)$	
92	$(3–2.83)\ 0.73 = (2.19–2.066)$ $\Big\}$ $(2.73–2.782)\ 1.0 = (2.73–2.782)$ (1st preference)	$(2.73–2.782)\ 0.91 = (2.484–2.532)$
93	$(2–3.15)\ 0.27\ (0.54–0.851)$	
94	$(3–3)\ 0.73 = (2.19–2.19)$ $\Big\}$ $(2.73–3.041)\ 0.13$ $\|$	
95		$(1–1.95)\ 0.09 = (0.09–0.176)$
96	$(2–2.2)\ 0.27 = (0.54–0.594)$	
97	$(3–2.2)\ 0.73 = (2.19–1.606)$ $\Big\}$ $(2.73–2.2)\ 1.0 = (2.73–2.2)$	$= (2.73–2.2)\ 0.91 = (2.484–2.002)$
98		
99		$(1–1.2)\ 0.09 = (0.09–0.108)$
100	$(2–1.68)\ 0.27 = (0.54–0.454)$	
101	$(3–2.17)\ 0.73 = (2.19–1.584)$ $\Big\}$ $(2.73–2.038)\ 1.0 = (2.73–2.038)$ (1st preference)	$(2.73–2.038)\ 0.91 = (2.484–1.855)$
102	$(2–2.18)\ 0.27 = (0.54–0.589)$	
103	$(3–2.02)\ 0.73 = (2.19–1.475)$ $\Big\}$ $(2.73–2.064)\ 0.13$ $\|$	
104		$(1–1.7)\ 0.09 = (0.09–0.153)$
105	$(2–1.95)\ 0.27 = (0.54–0.527)$	
106	$(3–1.95)\ 0.73 = (2.19–1.424)$ $\Big\}$ $(2.73–1.95)\ 1.0 = (2.73–2.038)$	$= (2.73–2.038)\ 0.91 = (2.484–1.089)$

Jahr 2   Jahr 1

(0–0) 0.01
= (0–0)

(0–1) 0.03 = (0–0.03)

(2.574–2.554) 1.0 [0.95] = (2.445–2.426)
(2nd preference)

(2.574–2.537) 0.97
= (2.497–2.461)

(2.497–2.491) 1.0

(2.574–2.754) 0.5

(2.574–2.783) 0.2

(2.574–2.228) 0.05 = (0.128–0.111)
(1st preference)

(0–1) 0.03 = (0–0.03)

(2.574–2.403) 1.0 [0.95] = (2.445–2.283)
(2nd preference)

(2.497–2.350) 0.5

(2.574–2.392) 0.97
= (2.497–2.320)

(2.574–2.735) 0.2

(2.574–2.178) 0.05 = (0.128–0.109)
(1st preference)

(0–0.8) 0.03 (0–0.024)

(0.20)
0.102

(2.574–1.963) 1.0 [0.95] = (2.445–1.865)
(2nd preference)

(2.574–1.961) 0.97
= (2.457–1.902)

(2.497–1.926) 0.1

(0.206–0.103)
x0.99 =
(0.204–0.102)

(2.574–1.247) 0.05 = (0.128–0.096)
(1st preference)

(extends to
option no.
149 on p.65)   (extends to
option no.
149 on p.65)

Tab. 4.6 (Fortsetzung)

Option no.	Jahr 4		Jahr 3		
107					
108					(1–1.75) 0.09 = (0.09–0.158)
109	(2–1.05) 0.27 = (0.54–0.284)	} (2.73–1.197) 1.0	= (2.73–1.197)		= (2.73–1.197) 0.91 = (2.484–1.089
110	(3–1.25) 0.73 = (2.19–0.913)				
111					
112					(0–1) 0.09 = (0–0.09)
113	(1–1.5) 0.27 = (0.27–0.405)	} (1.73–1.938) 1.0 0.87 (2nd preference)	= (1.505–1.686)		
114	(2–2.1) 0.73 = (1.46–1.533)				
115	(1–1.9) 0.27 = (0.27–0.513)	} (1.73–2.207) 0.5	‖		
116	(2–2.32) 0.73 = (1.46–1.694)				(1.73–1.932) 0.91 = (1.574–1.758)
117	(1–2.3) 0.27 = (0.27–0.621)	} (1.73–2.264) 0.3	‖		
118	(2–2.25) 0.73 = (1.46–1.643)				
119	(1–2) 0.27 = (0.27–0.54)	} (1.73–1.891) 0.13 (1st preference)	= (0.225–0.246)		
120	(2–1.85) 0.73 = (1.46–1.351)				
121					(0–1) 0.09 = (0–0.09)
122	(1–1.4) 0.27 = (0.27–0.378)	} (1.73–1.75) 1.0 (1st preference)	= (1.73–1.75)		
123	(2–1.88) 0.73 = (1.46–1.372)				
124	(1–2,2) 0.27 = (0.27–0.594)	} (1.73–2.164) 0.3	‖		(1.73–1.75) 0.91 = (1.574–1.593)
125	(2–2.15) 0.73 = (1.46–1.570)				
126	(1–1.9) 0.27 = (0.27–0.513)	} (1.73–1.791) 0.13	‖		
127	(2–1.75) 0.73 = (1.46–1.278)				
128					(0–0.8) 0.09 = (0–0.072)
129	(1–1.2) 0.27 = (0.27–0.324)	} (1.73–1.331) 1.0 (1st preference)	= (1.73–1.331)		
130	(2–1.38) 0.73 = (1.46–1.007)				(1.73–1.331) 0.91 = (1.574–1.211)
131	(1–1.7) 0.27 = (0.27–0.459)	} (1.73–1.591) 0.13	‖		
132	(2–1.55) 0.73 (1.46–1.132)				
133					(0–0.5) 0.09 = (0–0.045)
134	(1–0.75) 0.27 = (0.27–0.203)	} (1.73–0.75) 1.0	= (1.73–0.75)		= (1.73–0.75) 0.91 = (1.574–0.683)
135	(2–0.75) 0.73 = (1.46–0.548)				
136					(0–0) 0.09 = (0–0)
137	(0–1) 0.27 = (0–0.27)	} (0.73–1.365) 1.0	‖		
138	(1–1.5) 0.73 (0.73–1.095)				
139	(0–1) 0.27 = (0–0.27)	} (0.73–1.256) 0.5	‖		
140	(1–1.35) 0.73 = (0.73–0.986)				
141	(0–0.8) 0.27 = (0–0.216)	} (0.73–0.764) 0.3	‖		(0.095–0.051) 0.91 = (0.086–0.046)
142	(1–0.75) 0.73 = (0.73–0.548)				
143	(0–0.5) 0.27 = (0–0.135)	} (0.73–0.391) 0.13 (1st preference)	= (0.095–0.051)		
144	(1–0.35) 0.73 = (0.73–0.256)				
145	(0–0)	= (0–0) 1.0 (2nd preference)	= (0–0)		

der Optionen 4 bis einschließlich 11 dar. Ähnliche Berechnungen werden für die Optionen 13–18, 21–23 und 25–26 angestellt, welche die anderen grundlegenden Alternativen zu Beginn des Jahres 4 im Rahmen der früheren (hypothetischen, alle Optionen von 2 bis einschließlich 26 umfassenden) Entscheidungen für den Ankauf der Maschine im Jahr 0 und ihren Betrieb im Jahr 1 darstellen.

Die nächste Phase der Rechnung umfaßt, unabhängig davon, was wir bis dahin getan haben, die Möglichkeit einer Wahrscheinlichkeit von 0,09, daß die Maschine

Jahr 2   Jahr 1

$(0-0.5)\,0.03 = (0.-0.015)$

$(2.574-1.247)\,1.0 = (2.574-1.247)\,0.97$ $= (2.497-1.210)$

$= (2.497-1.225)\,0.02$
$= (0.050-0.025)$
(1st preference)

$(0-0)\,0.03 = (0-0)$

$(1.574-1.848)\,1.0$

$(1.574\ \ 1.688)\,0.5$

$(0.161-0.08)\,0.97$
$= (0.156-0.078)$

$(0.156-0.078)\,1.0\,[0.98]$
(2nd preference)
$= (0.153-0.076)$

$(1.574-1.283)\,0.2$

$(1.574-0.728)\,0.05 = (0.079-0.036)$
(1st preference)

$(0.086-0.046)\,1.0\,[0.95] = (0.082-0.044)$
(2nd preference)

zu Beginn des Jahres 3 als überflüssig erachtet wird. Die Optionen 3, 12, 19 und 24 stellen dies dar; jede dieser Optionen ist gegen ihre entsprechende komplementäre Wahrscheinlichkeit von 0,91, daß wir entsprechend den oben analysierten Optionen weitermachen können, abzuwägen. Daher muß jeder der früheren Erwartungswerte der kombinierten Optionen (4–11), (13–18), (21–23) und (25–26) mit 0,91 multipliziert werden. Wenn wir ihren Wert zu dem Wert des Risikos, daß die Maschine überflüssig wird, addieren, erhalten wird (3,574 – 3,452), (3,574 – 3,591), (3,574 – 3,383) und

(3,574 – 2,828). Wir können jetzt wie zuvor auf der Basis der kostengünstigsten Alternative zwischen ihnen wählen, so daß selbstverständlich der letzten Option unsere erste Präferenz gilt. Es besteht jedoch nur eine Chance von 0,05, daß es dazu kommt – (Erwartungswert 0,179 – 0,142); daher wenden wir uns nun unserer zweiten Präferenz, der vorletzten Option, zu. Diese tritt jedoch nur mit einer Wahrscheinlichkeit von 0,2 auf; bei einer Chance von 0,95, daß unsere Wahl auf sie fällt, beträgt ihr Erwartungswert (0,679 – 0,643). Wenn keine dieser Optionen verfügbar ist, wird auf die nächstfolgende Position zurückgegriffen: 0,8 von 0,95 von (3,574 – 3,452), die erste kombinierte Option, die einen Erwartungswert von (2,716 – 2,624) generiert. Die Addition dieser neuen Erwartungswerte ergibt (3,574 – 3,409) als den Erwartungswert aller Optionen von 3 bis einschließlich 26 (obgleich die Optionen 12–18 jetzt weggefallen sind).

In diesem Stadium ist auf die Möglichkeit, daß die Maschine zu Beginn des Jahres 2 überflüssig wird, einzugehen; in diesem Teil des Entscheidungsbaums wird dies durch die Option 2 dargestellt, die eine Wahrscheinlichkeit von 0,03 besitzt. Wenn dieser Erwartungswert mit 0,97 unseres zuvor kalkulierten Erwartungswerts von (3,574 – 3,409) multipliziert wird, erhalten wir einen Erwartungswert von (3,497 – 3,352) für die Optionen 2 bis einschließlich 26. Ähnliche Berechnungen ergeben entsprechende Erwartungswerte von (3,497 – 3,616) für die Optionen 27–42 (3,497 – 3,409), für die Optionen 43–51, und (3,497 – 2,637) für die Optionen 52–55. Hierbei stellt jede Kombination eine Gruppe von Wahlmöglichkeiten dar, unter denen im Jahr 1 zu wählen ist. Wiederum gilt unsere erste Präferenz der kostengünstigsten kombinierten Option, d. h. 52–55; jedoch besteht hier nur eine Wahrscheinlichkeit von 0,02, daß sie verfügbar ist, was einen Erwartungswert von (0,07 – 0,053) generiert. Unsere zweite Präferenz bezieht sich auf die Optionen 2–26; hier erhält man bei einer residualen Wahrscheinlichkeit von 0,98 einen Erwartungswert von (3,427 – 3,285). Die Addition dieser beiden Werte ergibt (3,497 – 3,338); dieser Wert hat dann ein Gewicht von 0,99 gegenüber Option 1, die Situation ergibt (mit einer Wahrscheinlichkeit von 0,01), daß die Maschine zu Beginn des Jahres 1 überflüssig wird. Somit beläuft sich der Erwartungswert der Optionen 1–55 auf (3,497 – 3,348). Dies stellt die summarische Schlüsselstatistik für die Entscheidung „Jetzt kaufen" dar, wenn wir sie annehmen.

Tabelle 4.6 zeigt die analogen Werte für alle Optionen der Alternative „Warten". Die Verfahrensweise ist ähnlich; die einzige Komplikation besteht darin, daß die Option 111 und folgende geringeren Nutzen als die vorhergehenden generieren, besonders gilt dies für Option 136 und folgende. Dies bedeutet, daß wir gezwungen sind, aus anderen Gründen als einer günstigen Kostenlage zwischen Gruppen von Optionen zu wählen. Hier lautet die Regel: Wahl der geringsten Kosten pro Nutzeneinheit, d. h. Wahl jener Aktionspläne mit dem höchsten Wert von $\frac{\Sigma B}{\Sigma C}$. Auf dieser Basis ziehen wir die Optionen 133–135 $\left(\frac{1,574}{0,728} = 2,162\right)$ den Optionen 136–145

$\left(\frac{0,086}{0,046} = 1,870\right)$ vor, was besser ist als die Optionen 128–132, 121–127 bzw. 112–120. Ähnlich wird im Jahr 1 den Optionen 107–110 (Nutzen-Kosten-Verhältnis 2,497 : 1,225 = 2,038) gegenüber den Optionen 111–145 (Verhältnis 0,161 : 0,08 =

2,013) der Vorzug gegeben; beide sind jedoch deutlich besser als die Verhältnisse aller anderen Optionen. Im Endeffekt ergibt die „Wartestrategie" einen Erwartungswert von (0,204 – 0,102). Wenn man dies mit dem „Jetzt-kaufen-Wert" von (3,497 – 3,348) vergleicht, wird deutlich, daß man ein sehr viel besseres Nutzen-Kosten-Verhältnis erzielt, die beste Strategie besteht also darin zu „warten".

Kommentar

Dieses Beispiel ist zu einem gewissen Grad kompliziert; in der rauhen Wirklichkeit ist jedoch alles noch weit komplizierter. Wenn diese größere Komplexität jedoch nur aus zusätzlichen, in Betracht zu ziehenden Eventualitäten besteht, so kommen keine grundlegend neuen Faktoren hinzu. Ich werde mich daher mit einigen kritischen Punkten beschäftigen, die im Beispiel als selbstverständlich vorausgesetzt sind.

Die Zeitspanne ist willkürlich festgelegt, da Probleme selten einen natürlichen und einzigen Abschlußpunkt haben; es ist daher eine Ermessensfrage, an welchem Punkt man den Planungszeitraum aus analytischen Gründen beendet. Bei der Festlegung dieses Horizonts sind zu berücksichtigen: der Zeitpunkt aller *verbundenen* Entscheidungen (z. B. die Bereitstellung neuer Gebäude), Finanzplanungs- oder Prognosezeithorizonte (vgl. z. B. die hier geltende Annahme, daß nach dem Jahr 3 keine weiteren Ankäufe möglich sind) sowie die Art der Entscheidungsfindung oder des Überprüfungsprozesses usw.

Im Beispiel wird angenommen, daß der Grad der Risiken auf die mit dem „Zustand der Welt" zusammenhängenden Wahrscheinlichkeiten reduzierbar ist; von letzteren wird angenommen, daß sie von den Entscheidungen, die „wir" treffen, unabhängig sind. Es wird nicht angenommen, daß diese Wahrscheinlichkeiten etwas anderes als subjektive Schätzungen sind, obgleich sie auf kollektivem Wissen von „Experten" beruhen können. Es wird aber vorausgesetzt, daß diejenigen, welche die Entscheidungen treffen, über „faire Spekulationen" in aktuarischer Art denken und ein Risiko nicht ablehnen (d. h. eine Chance von 0,5 aus 1000 *plus* eine Chance von 0,5 aus 0 gleichgut bewerten wie eine Gewißheit von 500). Dies trifft wahrscheinlich nur auf Organisationen zu, die eine große Anzahl von Entscheidungen treffen, von denen keine – in bezug auf die gesamten Tätigkeiten gesehen – größeres Gewicht hat. Dies könnte z. B. in bezug auf einen bestimmten Scanner für den britischen National Health Service zutreffen, jedoch vielleicht nicht auf ein kleines Krankenhaus, das vor derselben Entscheidung steht. Im letzteren Fall müßten wir diese „Erwartungswerte" in „gewißheitsäquivalente Werte" umwandeln; hierbei handelt es sich allerdings um eine sehr viel kompliziertere Evaluationsform.

Wir haben angenommen, daß Nutzen auf eine einzelne Werteinheit (ein QALY) reduzierbar und diese für jede Alternative bekannt ist (oder explizit geschätzt wird). Dieser Umstand stellt häufig eine Unsicherheitsquelle dar; die hier verwendete Zahl 1000 kann wohl ein „Erwartungswert" sein, der aus einer Wahrscheinlichkeitsverteilung über viele mögliche Stufen von Nutzen abgeleitet ist, die wiederum von den Reaktionen der Kliniker, der lokalen Inzidenz der relevanten medizinischen Bedingungen oder Probleme oder von den Reaktionen der Patienten abhängen. Darüber hinaus wird die Veranschlagung von multidimensionalen Nutzen schwieriger, es sei denn, es herrschen Dominanzen unter den Optionen.

Bei dem Problembeispiel sind wir davon ausgegangen, daß der Nutzen nicht in Geldwerten gemessen wurde, obwohl die Anwendung dieser Methode die Sache sehr vereinfacht hätte. Sie hätte jedoch auch das Entscheidungskriterium verändern können, da wir dann nicht mehr mit Nutzen-Kosten-*Verhältnissen* arbeiten müßten, sondern uns auf das theoretisch vernünftigere Kriterium des *Unterschieds* zwischen Nutzen und Kosten stützen könnten. Wenn wir beispielsweise annehmen, daß ein QALY 1000 £ wert ist, können die Nutzenzahlen, im Beispiel als Werte in Mio. £, auf die gleiche Weise wie die Kostenzahlen interpretiert werden. Man wird sofort feststellen, daß die Alternative „Warten" jetzt mit 0,204 Mio. £ minus 0,102 Mio. £ (d. h. mit 0,102 Mio. £) bewertet wird, während die Alternative „Jetzt kaufen" 0,149 Mio. £ (3,497 Mio. £ minus 3,348 Mio. £) wert ist. Das heißt, die letztere Alternative ist vorzuziehen. Dies ist jedoch eine zu rasche Schlußfolgerung, da jede Wahl, die *im Rahmen* einer jeden Strategie getroffen wurde, entsprechend diesen neuen Kriterien neu zu bewerten ist und die Konsequenzen zu überarbeiten sind. So kommt es, daß in diesem Beispiel die Alternative „Jetzt kaufen" unbeeinflußt bleibt, während im Fall der Alternative „Warten" für die Optionen 112–145 im Jahr 2 sowie für alle Optionen im Jahr 1 eine andere Wahl getroffen werden würde. Die Nettoauswirkung dieser veränderten Präferenzen besteht in einer Veränderung des Erwartungswerts der Strategie „Warten" von (0,204 – 0,102) auf (2,472 – 1,893), d. h. der neue Nutzenüberschuß im Vergleich zu den Kosten beträgt 0,579 Mio. £. Dies ist noch immer größer als der Nettonutzen der Strategie „Jetzt kaufen" (noch immer 0,149 Mio. £). Der Grund für die dramatische Veränderung der Strategie „Warten" besteht darin, daß die Optionen 98–106 die Optionen 111–145 als zweite Präferenz im Jahr 1 ersetzen, denn obgleich letztere ein höheres Nutzen-Kosten-*Verhältnis* aufweisen, zeigen sie doch eine viel kleinere *Differenz.*

Das Ergebnis kann also recht empfindlich auf die angewandte Entscheidungsregel reagieren, obgleich im vorliegenden Fall „Warten" die optimale Strategie bleibt.

5. Diskussion des Beitrags von Williams

J. F. Lacronique

Gesundheits- und Sozialministerium, Paris

Lassen Sie mich die Diskussion über Williams Beitrag mit einem Zitat aus Bantas Vortrag über die Fetalüberwachung beginnen. In seinen Anmerkungen sagt Banta: „Fragen, die vor 10 Jahren zu stellen gewesen wären, wurden zum ersten Mal aufgeworfen." Ich glaube, daß dies überhaupt der Dreh- und Angelpunkt des Evaluationsproblems ist: die Wahl des richtigen Zeitpunkts. Im Zusammenhang mit dem Bericht über die Entwicklung der Fetalüberwachung überlege ich, ob die Frage nicht lauten müßte: „Wäre es möglich gewesen, die relevanten Fragen über die neue Technologie zu einem früheren Zeitpunkt zu stellen?" In der Tat ist dies genau der Grund, weshalb wir hier sind: zur Beantwortung dieser Frage. Wir wären nicht hier, wenn diese Frage leicht zu beantworten wäre.

Viele Ärzte würden diese Frage mit Sicherheit negativ beantworten, da es in ihren Augen nutzlos oder einfach unmöglich ist, im Frühstadium der Entwicklung einer Technologie eine gute Evaluation durchzuführen. In diesem Fall haben wir uns nur mit dem „natürlichen Lebenszyklus" der Technologie zu befassen und auf die Phase allgemeiner Akzeptanz zu warten, bevor wir entdecken, ob die Anwendung der Technologie zweckdienlich („appropriate") ist bzw. war. Aber das Problem bezieht sich dann eher auf die Überprüfung der Anwendung als auf die Bewertung einer Technologie.

Wenn wir andererseits den entgegengesetzten Standpunkt einnehmen – d.h. daß die Evaluation im frühestmöglichen Stadium durchzuführen ist –, müssen wir uns mit der Erforschung und der Philosophie des technischen Fortschritts befassen. Praktisch kann ich kein echtes Beispiel solcher Analysen sehen, bis auf das vorläufige Moratorium für die Erprobung der rekombinanten DNS und die Forschungsarbeiten für die Entwicklung eines implantierbaren künstlichen Herzens. Im Fall beider Beispiele war das Ergebnis lediglich eine Verzögerung der Finanzierung durch Regierungszuschüsse und nichts weiter.

Ich möchte mich jetzt dem Problem der Nutzung der aus den Evaluationsstudien gewonnenen Informationen zuwenden. Die wichtigste Zielgruppe für die Information sind die Mediziner, da die Ärzte darüber entscheiden, ob eine neue Technologie angewandt oder eine veraltete oder unsichere fallen gelassen wird. Besondere Aufmerksamkeit sollte jenen Technologien gewidmet werden, die v.a. deshalb angewandt werden, weil sie gewinnbringend sind. Ein besonderes Beispiel stellt hier die Thermographie dar. Es scheint unter Medizinern Übereinstimmung über ihren mangelnden therapeutischen Wert zu herrschen, obgleich hierüber zeitweise heftige Debatten geführt wurden. Ich selbst habe versucht, die Verwaltung der Sozialversicherung dazu zu bewegen, dieses Verfahren aus der Liste der zu vergütenden Verfahren zu streichen. Ich hatte jedoch keinen Erfolg, da die Behörden keine weiteren Kontroversen zu diesem Thema zu entfachen wünschen.

Somit muß ein kritischer Problemkreis in jeder Diskussion über Evaluationen eine Untersuchung der verschiedenen möglichen Pfade sein, auf denen relevante und verläßliche Informationen den ersten Entscheidungsträgern, d. h. den Anwendern, nahe gebracht werden können. Es ist klar, daß wir noch einen weiten Weg vor uns haben, bis wir die Ärzteschaft für ökonomische Informationen empfänglich gemacht haben. Daher messe ich dem Ansatz der klinischen Entscheidungsfindung, wie sie durch die Arbeiten von McNeil und Fineberg veranschaulicht wird, einen hohen Wert bei, da er eine Sprache spricht, welche die Mediziner verstehen. Dies soll nicht heißen, daß die Ärzte bei der Evaluation ausschließlich unter sich bleiben sollen. Ich glaube an Teamwork, aber ich möchte mir wünschen, daß die Ökonomen der Sprache, die sie verwenden, mehr Aufmerksamkeit widmen. Es scheint mir sehr notwendig, daß sie die Relevanz ihrer Arbeit erhöhen und die übliche medizinische Praxis unterstützen. Insbesondere trifft dies zu bei Studien, die der Einführung einer neuen Methode in das routinemäßige Arsenal der Gesundheitsversorgung vorangehen. Dazu gehören selbstverständlich randomisierte klinische Untersuchungen. Meiner Ansicht nach besteht ein Bedarf an einer Zwischenform zwischen der ersten, auf einzelnen Fallstudien beruhenden Untersuchung und den randomisierten oder auf andere Weise kontrollierten Studien. Dieser intermediäre Studientyp würde der ersten Studienart den anwendungsorientierten Ansatz und der zweiten die wissenschaftliche Methodik entleihen. Ein grundlegender Unterschied zwischen diesem Verfahren und dem „anekdotischen" *Ad-hoc-Ansatz* liegt darin, daß bei diesem Mittelweg alle relevanten Faktoren und nicht nur spezielle Vorfälle routinemäßig kritisch untersucht werden würden.

Dieser neue Ansatz sollte sich zudem auf die Qualität der akzeptierten Technologien, so wie sie allgemein angewandt werden, konzentrieren. Auf dieser Ebene geht es nicht so sehr um die Effektivität, sondern um die Erfüllung vorgegebener Normen. Beispielsweise frägt man im Fall der Hämodialyse nicht so sehr nach der Wirksamkeit der Maschinen oder nach Kosten-Nutzen-Aspekten, sondern einfach nach der Art und Weise, wie die Maschinen genutzt werden: Welche Art von Patienten wird behandelt? Welche weiteren Verfahren kommen zusätzlich zur Anwendung? Welche Art von Diät sollte verordnet werden, um die Kosten zu begrenzen? Meine Erfahrung hat mich davon überzeugt, daß die Fragen, die tatsächlich in bezug auf die Technologie der Nierenersatztherapie gestellt werden, wie folgt lauten: „Können wir Maschinen in der Nähe von Ferienorten installieren, damit die Patienten sich eines normalen Urlaubs erfreuen können?" oder: „Wie können wir die Nierentransplantation für Chirurgen oder Nephrologen attraktiver machen?" und daß Fragen wie: „Ist eine künstliche Niere den Aufwand wert?" kaum gestellt werden.

Ich unterschätze keineswegs den Wert einer Kosten-Effektivitäts-Analyse, glaube aber, daß in der Praxis die Auswahlkriterien für ein neues medizinisches Gerät sich sehr stark von jenen bei Kapitalanlagen im allgemeinen unterscheiden. Daher stimme ich nicht mit Williams überein, wenn er Auswirkungen auf die lokale oder nationale Beschäftigungslage, die Zahlungsbilanz usw. als zweitrangig einordnet. Meiner Erfahrung nach sind dies die wichtigsten Variablen, die tatsächlich die Entscheidungsfindung beeinflussen, da wir es nicht mit rein technischen, sondern mit hoch politischen Angelegenheiten zu tun haben.

Der zweite Punkt ist folgender: Evaluationen sollten niemals als abgeschlossen betrachtet werden. Da jedoch unser Ziel nicht bloß die Sammlung von Erkenntnissen ist, sondern die Unterstützung der Entscheidungsträger, besteht die Möglichkeit, daß die Schlußfolgerungen einer Evaluation das Schicksal einer bestimmten Technologie dramatisch verändern, besonders wenn es darum geht, ein Projekt zu finanzieren oder es sterben zu lassen.

Williams widmet den größten Teil seines Beitrags einem Plädoyer für die Kosten-Effektivitäts-Analyse (KEA). Ich habe bestimmt nichts gegen die KEA, frage mich jedoch, ob sie wirklich der entscheidende Punkt ist. Warum benötigen wir Technologieevaluationen heute mehr als vor 10 oder 20 Jahren? Es gibt seit langem mindestens zwei klassische Ansätze zur Evaluation, und heutzutage benötigen wir eher einen neuen Geist als eine neue Methodik. Eine klassische Form ist die kritische Untersuchung von Fehlleistungen in der Krankenversorgung, die von Ärzten erkannt wurden. Solche *Ad-hoc-Evaluationen* können auf verläßlichen wissenschaftlichen Methoden basieren, ihre Ziele sind jedoch stets von begrenzter pragmatischer Natur. Es geht um die Ergründung, warum etwas Nachteiliges eingetreten ist, und um den Versuch, Wiederholungen zu verhindern. Dies ist der allereinfachste Ansatz einer Evaluation, da er besagt, daß der Schaden angerichtet ist und daß der einzige Nutzen in der Verhütung ähnlicher Zwischenfälle in der Zukunft besteht. Diese Aktions- oder eher Reaktionsweise ist jedoch noch immer zu weit verbreitet, und aus diesem Grund benötigen wir ein prospektives Verfahren.

Die zweite klassische Methode ist die der Epidemiologen, die schon vor ungefähr 20 Jahren begannen, unterschiedliche Wirkungen von Medikamenten zu bewerten. Lassen Sie mich diesen Punkt betonen, denn ich war 2 Jahre lang den Schwierigkeiten ausgesetzt, welche die Beurteilung von Anträgen auf die Einführung diverser medizinischer Technologien mit sich bringt (z. B. Positron-Emission-Imaging, Neutronentherapie, endokochleare Multielektrodenprothese, computerisierte Krankengeschichten verschiedenster Art, Nuklearmagnetische Resonanz). Wie ich mich erinnere, hatte ich ständig ein Gefühl des Unbehagens und der Frustration einfach deswegen, weil ich die Rolle des Bösewichts spielte. Ich wurde beschuldigt, gegen den Fortschritt der Wissenschaft und das Wohlbefinden der Menschheit zu sein, die Entwicklung der französischen Industrie zu schwächen und anderer Dinge, die ich nicht zu wiederholen wage. Wenige Menschen sind gewillt, eine Rolle zu akzeptieren, die einen so brutal exponiert, insbesondere wenn man genau wie jeder andere von der modernen, hochentwickelten Technologie fasziniert ist. Dies ist ein sehr wichtiger Punkt: Gibt es jemanden, der stark genug ist, die Resultate der Evaluationen auf solche Weise zu verwerten, daß sie einen wirklichen Einfluß auf die Anwendung einer Technologie ausüben?

Ich werde nicht näher auf die Abschnitte eingehen, die Williams den Definitionen von Schlüsselbegriffen widmet. Lassen Sie mich lediglich folgendes feststellen: Die bloße Tatsache, daß wir diese Definitionen benötigen, beweist, daß wir es mit einem heiklen, möglicherweise irreführenden und manchmal nicht weit vom Rhetorischen entfernten Thema zu tun haben. Ich möchte nichts desto weniger einen Punkt in Williams Definition sehr kostspieliger Technologien hervorheben. In Frankreich wurde 1970 ein Gesetz erlassen, nach dem eine bestimmte Technologie als kostspielig zu betrachten ist, wenn sie die Möglichkeit einer übermäßigen Anwendung beinhaltet und hohe Anschaffungskosten verursacht. Dies trifft beispielsweise für die Hämodialyse oder die Echotomographie zu, und es gilt ebenfalls für

Laborgeräte. Auch möchte ich meine volle Übereinstimmung mit den beiden aus Suchmans Buch entnommenen Definitionen zum Ausdruck bringen und zwei Bemerkungen hinzufügen: Evaluationen sollten wiederholbar sein. Im Sinne einer internationalen Zusammenarbeit bedeutet dies, daß eine in einem Land durchgeführte Evaluation nicht auf ein anderes zuzutreffen braucht.

6. Nierenersatztherapie, computerisierte axiale Tomographie und Verwendung von Cimetidin beim peptischen Ulkus

D. Taylor

Office of Health Economics, London

Einleitung

In den 30 Jahren von 1950 bis 1980 befanden sich die Gesundheitsversorgungssysteme in Westeuropa und Nordamerika in einem außerordentlichen Prozeß der Expansion. 1950 betrugen die durchschnittlichen Ausgaben für die Gesundheitsversorgung ungefähr 3% des Bruttosozialprodukts. Heute liegt dieser Wert in der Größenordnung von 8%. Real entspricht dies einer mehr als 6fachen Zunahme der Gesundheitsausgaben. Jene Länder, die sich in den letzten 3 Jahrzehnten des größten Wirtschaftswachstums erfreuten, ließen auch die höchsten Beträge „neuen Geldes" – sowohl in absoluten als auch in relativen Werten – in den Gesundheitssektor fließen.

Bis Anfang der 70er Jahre begrüßten die Öffentlichkeit und die meisten führenden Persönlichkeiten der Industrienationen diesen Trend. Für viele Kommentatoren waren höhere Ausgaben für die Gesundheitsversorgung automatisch gleichbedeutend mit besserer Gesundheit. Dies, so hofften sie, würde zu einer höheren wirtschaftlichen Produktivität der Bevölkerung führen. Selbst jene, die sich über die direkte Auswirkung zusätzlicher Gesundheitsausgaben eher zynisch äußerten, glaubten oft, durch die Investition hoher Beträge in Anlagen wie neue Krankenhäuser lasse sich zumindest politische Gunst erkaufen und zugleich auch die soziale Stabilität steigern. Die eingefleischten Optimisten meinten, daß die Gesundheitsausgaben sich schließlich ganz von selbst auf einem „vernünftigen" Niveau stabilisieren würden.

Diese letztgenannte Ansicht würde nur zutreffen, wenn sich die Gesundheitsversorgungsbedürfnisse auf einen begrenzten, klar definierbaren Bedarf beziehen würden, dessen Befriedigung den Anstieg der Krankheitskosten zum Stillstand bringen oder unter gewissen Umständen sogar eine allmähliche Senkung derselben einleiten könnte. Die praktische Erfahrung in den Industrieländern widerspricht jedoch dieser Annahme. Die Überalterung der Bevölkerung, die gesteigerten Erwartungen der Konsumenten, die Kostenverschiebungen, die sich aus Veränderungen der Größe, Struktur und Entlohnung der im medizinischen Bereich tätigen Gruppen ergeben, die Einführung neuer diagnostischer und therapeutischer Technologien bilden zusammen Faktoren, die zu einer ständigen Erhöhung der Ausgaben für die Gesundheitsdienste beigetragen haben.

Angesichts des Rückgangs des Wirtschaftswachstums seit der Ölkrise Mitte der 70er Jahre sowie aufgrund der Überlegung, daß der Grenznutzen weiterer Investitionen im Gesundheitssektor sich eher rückläufig entwickelt, richten Regierungen und Konsumenten seit kurzem ihr Augenmerk auf die Eindämmung der eskalierenden Gesundheitskosten. Zu den Strategien, mit denen versucht wird, den Gegenwert für die Gesundheitsausgaben sicherzustellen, gehören: die Festlegung eines Gesamtbudgets für die Gesundheitsausgaben (Großbritannien); die Einflußnahme auf Kapitalinvestitionen z. B. durch Bestimmungen für den Bedarfsnachweis (USA) oder andere Ausgabenkontrollen (Westdeutschland); die Einführung von Sicherheits- und Wirksamkeitsvorschriften als Mittel zur Kontrolle der Zulassung von neuen Medikamenten und medizinischen Geräten; die Verbesserung der Evaluation und die Verbreitung von Informationen über technolgische Neuerungen. In diesem letztgenannten Zusammenhang gibt es eine Reihe neuerer Beispiele für zunehmende nationale und internationale Aktivitäten. Zu nennen sind beispielsweise in den Vereinigten Staaten die Arbeiten des – inzwischen wieder aufgelösten – National Center for Health Care Technology (1978–1981) und des Office of Technologie Assessment, das 1972 vom Kongreß gegründet wurde (s. OTA 1978a, b, 1980a, b). In Europa untersuchte 1980 eine gemeinsame Arbeitsgruppe der nordischen Länder und der WHO britische, schwedische und amerikanische Technologiebewertungsprogramme (World Health Organization 1980). Das Direktorium V der Europäischen Wirtschaftsgemeinschaft (EG) finanziert derzeit eine größere Studie über Technologieevaluationen und -management auf dem medizinischen Sektor.

Das Ziel des vorliegenden Bandes ist es, eine umfassende Analyse der methodologischen Fragen und Probleme vorzulegen, die mit der Untersuchung von Technologien, die der Gesundheitsversorgung dienen, zusammenhängen; zur Illustration sollen 3 bestimmte Bereiche eingehend untersucht und erörtert werden, nämlich 1) die Nierendialyse und -transplantation, die in den 60er Jahren allgemein eingeführt wurde; 2) die computerisierte (axiale) Tomographie (CAT oder CT), eine in den frühen 70er Jahren eingeführte diagnostische Technologie (dieses Gebiet wird unter besonderer Berücksichtigung der Hirnszintigraphie untersucht); und 3) die Anwendung des pharmazeutischen Präparats Cimetidin zur Behandlung der peptischen Ulkuskrankheit, einer Neuerung, die in großen Teilen der westlichen Welt seit Ende der 70er Jahre zur Verfügung steht. Der Zweck dieses Kapitels ist es zunächst, Hintergrundinformationen über die historische Entwicklung und die Grundlagen der auf diesen 3 Gebieten angewandten Technologien zu vermitteln. Ferner soll ein Überblick über ihre Verbreitung und derzeitige Verfügbarkeit in den westlichen Industrienationen gegeben werden. Schließlich sollen einige allgemeine wirtschaftliche Punkte, die sich aus den ersten beiden Abschnitten ergeben, aufgezeigt und zu den Problemen in Beziehung gesetzt werden, die den Prozessen der Technologie- und Gesundheitsplanung, insbesondere in ökonomischer Hinsicht, zugrundeliegen.

Entwicklungsgeschichte und technische Aspekte

Nierenersatztherapie

Das chronische oder terminale Nierenversagen ist in den Industrienationen verhältnismäßig selten, denn die Beherrschung der Infektionskrankheiten verringerte seine Inzidenz im Laufe des vergangenen Jahrhunderts beträchtlich (McKeown 1976).

Die jährliche Inzidenz bei Personen unter 60 Jahren liegt in der Größenordnung von 40 Fällen pro Million Einwohnern im Jahr. Werden die über 60jährigen miteinbezogen, steigt die Inzidenz voraussichtlich je nach den ausgegangenen Voraussetzungen auf 60–150 pro Million und Jahr (Office of Health Economics 1978, Fineberg u. Pearlman 1980a). Der obere Wert erfaßt auch Personen, die aus anderen Gründen sterben, und bei denen sich ein irreversibles Nierenversagen einstellt.

In großen Teilen der dritten Welt, wo die altersspezifischen Erkrankungsraten wahrscheinlich um eine Größenordnung höher liegen, schließt die Beschränkung der Mittel die Möglichkeit irgendwelcher Arten von Nierenersatztherapien aus. Die Opfer eines Nierenversagens sterben nach einem langwierigen und auszehrenden Leiden. In Europa und Nordamerika hingegen wurden im Verlauf der letzten 50 Jahre eine Anzahl von Technologien entwickelt, die den Patienten zu langdauerndem Überleben verhelfen können. Die verfügbaren Therapiemöglichkeiten sind aus Abb. 6.1 ersichtlich.

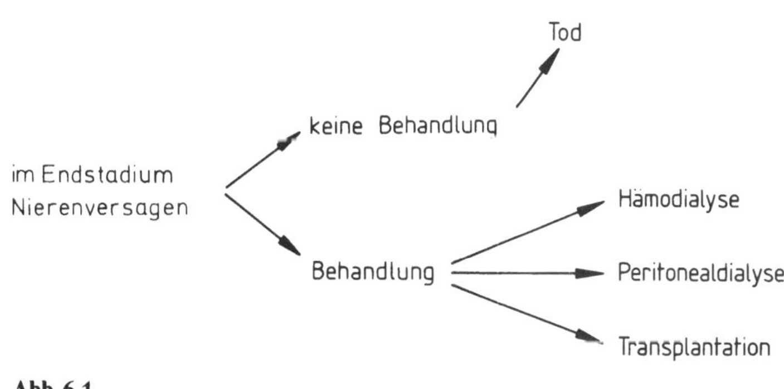

Abb. 6.1

Experimentell wurden Tiere schon vor dem 1. Weltkrieg dialysiert. Zum Beispiel konnten Hunde, deren Nieren entnommen worden waren, mit Hilfe einer Maschine am Leben erhalten werden, welche die normalerweise durch die Nieren eliminierten Stoffwechselprodukte entfernte. Das Blut wurde über eine Membran geleitet, welche für Moleküle von toxischen Substanzen (wie z. B. Harnstoff) durchlässig war, für größere Moleküle (wie z. B. Eiweiße) und auch Blutzellen jedoch undurchlässig. Gewisse Experimente am Anfang des 20. Jahrhunderts befaßten sich auch mit der Peritonealdialyse bei Tieren; diese Methode wird später besprochen. Die Eigenschaften der damals verfügbaren semipermeablen Membranen waren unbefriedigend und für die Anwendung beim Menschen nicht geeignet. Dieses Problem blieb ungelöst bis zur Entwicklung des synthetischen Zelluloseazetats als potentiellem Membranmaterial in den 30er Jahren. Auch wurden bessere Antikoagulanzien benötigt, um die Blutgerinnung außerhalb des Körpers zu verhindern. Gereinigtes Heparin, das erste geeignete Mittel, kam ebenfalls erst in den 30er Jahren in den Handel.

Nachdem diese zwei zentralen Fortschritte erzielt worden waren, stand Versuchen mit der Hämodialyse beim Menschen nichts mehr im Wege. Kolff konstruierte 1943 in Holland eine künstliche Niere in Form einer rotierenden Trommel. Die Therapie, die auf seiner Methode basierte, hat in der Folge vielen Menschen, deren normale Nierenfunktion vorübergehend ausgefallen war, das Leben gerettet. Aber noch in den 50er Jahren war es nicht möglich, Patienten mit terminalem Nierenversagen, z.B. als Folge verschiedener Arten von Nierenentzündung wie etwa einer Glomerulonephritis, bei Zystennieren, nach Phenacetinmißbrauch oder bei einer Nierenschädigung infolge Hochdruckkrankheit, die benötigte Langzeitbehandlung zu bieten. Weil die damals verwendeten Zugangsmethoden die Blutgefäße der Patienten schädigten, wurden alle Gefäßabschnitte, die sich für die Entnahme und die Rückleitung des Bluts eigneten, durch wiederholte Dialysen mit der Zeit zerstört. 1960 wurde schließlich in Amerika ein neuartiger Gefäßverbindungstyp entwickelt, der unter der Bezeichnung „Quinton-Scribner-Shunt" bekannt geworden ist. Die Verwendung der damals neuen Materialien Teflon und Silastic erlaubte die Herstellung einer dauerhaften künstlichen Gefäßbrücke, über die der Patient mit seiner Nierenmaschine verbunden werden konnte. Allerdings mußte der Zugang von Zeit zu Zeit erneuert werden, außerdem bestand das Risiko einer Verlegung durch Blutgerinnsel, das Herausziehen aus dem angeschlossenen Gefäß führte zu massiven Blutverlusten und die Lage außerhalb des Körpers war gelegentlich eine Quelle psychischer Belastung für den Patienten.

1967 wurde eine neue amerikanische Methode eingeführt, die allgemein als innere Fistel nach Cimino-Brescia bekannt geworden ist. Dabei wird eine periphere Arterie mit einer benachbarten Vene verbunden, wodurch die Vene sich im Laufe der Zeit ausweitet. Dadurch wird ein guter Zugang zum Kreislauf möglich, weil die Vene mit einer großvolumigen Nadel punktiert werden kann. Obwohl die Punktion schmerzhaft sein kann, bietet sie eine ganze Reihe von Vorteilen; unter anderem wird das Risiko der Entstehung von Blutgerinnseln vermindert. Heute wird bei über 80% der Patienten unter Hämodialyse eine Cimino-Brescia-Fistel angelegt, um sie an eine Dialysemaschine mit semipermeablen Membranen anzuschließen.

In typischen Fällen erfolgt die Dialysebehandlung jeden zweiten Tag und dauert je nach Bedarf zwischen 3 und 8 h. Die daraus resultierende Lebensqualität ist unterschiedlich. Manche Patienten können ein recht befriedigendes Leben führen, besonders wenn sie nachts eine Heimdialyse benutzen. Für andere ergeben sich jedoch körperliche und seelische Probleme und Nebenwirkungen. Die Überlebensdauer wird besonders durch psychosoziale Faktoren stark beeinflußt (Wai et al. 1981).

Die Nierentransplantation ist in vielen Fällen eine befriedigendere Therapieform. Auch sie wurde erstmals zu Anfang unseres Jahrhunderts an Tieren ausgeführt. Aber wegen des Problems der Gewebsunverträglichkeit des Transplantats (Spenderniere) wurde das Verfahren beim Menschen bis in die 50er Jahre nicht angewandt. Die erste Transplantation mit Langzeiterfolg erfolgte 1956 mit einem eineiigen Zwilling als Organspender, was ein Idealfall ist, da sich Gewebe von eineiigen Zwillingen wechselseitig nicht abstößt. 1960 wurde das erste immunsuppressive Medikament eingeführt, und damit eröffnete sich die Möglichkeit großangelegter Transplantationsprogramme. Seither haben weitere Untersuchungen die Kenntnis des menschlichen Immunsystems erweitert und zusammen mit der Anwendung von Immunsuppressiva die Lebensfähigkeit dieser Form der Nierenersatztherapie erhöht. Aber auch so funktionieren nach 5 Jahren durchschnittlich nur 35% der Kada..vernierentransplantate. Viele Patienten mit Nierenversagen sind darüber hinaus entweder nicht geeignet für eine Transplantation, oder aber es findet sich kein passendes Organ. Die Forschung wird in Zukunft neue Formen der Immunsuppression entwickeln, welche gewisse, heute für Transplantationen geltende Einschränkungen aufheben können. Aber z. Z. gibt es immer noch eine Anzahl von Patienten, für die weder die Transplantation noch die konventionelle Hämodialyse in Frage kommen. Für sie bleibt als einzige Möglichkeit die Hämofiltration oder irgendeine Form der Peritonealdialyse.

Bei der Hämofiltration werden toxische Substanzen, wie z. B. Harnstoff, mittels Filtrierung unter Druck durch einen Zellulosefilm aus dem Blut des Patienten gepreßt. Das Plasma und die toxischen Abfallprodukte treten durch und werden entfernt, während die restlichen Blutbestandteile mit einer geeigneten Ersatzflüssigkeit gemischt in den Patienten zurückgeleitet werden. Für Patienten mit gewissen Formen der Hochdruckkrankheit und für solche mit Dialysedemenz (Nebenwirkung der Dialyse, von der angenommen wird, daß sie mit der Anhäufung von Aluminiumverbindungen bis zu toxischen Spiegeln zusammenhängt) kann dies eine wertvolle Therapie sein. Sie ist aber teuer.

In den letzten Jahren wurde den verschiedenen Arten der Peritonealdialyse mehr Aufmerksamkeit geschenkt. Dabei wird die Bauchhöhle mit der Dialyseflüssigkeit gefüllt, und toxische Substanzen treten von den Blutgefäßen durch das Bauchfell in das Dialysat über. Die Technik ist einfach und eignet sich sogar zur Entfernung relativ großer Moleküle. Patienten mit akutem Nierenversagen wurden erstmals in den 20er Jahren von Ganter in Deutschland sowie Heusser und Werder in der Schweiz mit der intermittierenden (d. h. zeitweilig intensiven) Peritonealdialyse behandelt. Der Zugang zum Peritoneum war jedoch schwierig, und auftretende Komplikationen (Infektionen) wirkten sich oft tödlich aus. Um 1960 verringerte Tenckhoff in den USA diese Schwierigkeiten, indem er einen speziellen Katheter für die Peritonealdialyse entwickelte, der einen permanenten Zugang zur Bauchhöhle ermöglicht. 1976 stellte Popovich die Grundlage einer Technik vor, die heute als kontinuierliche ambulante Peritonealdialyse oder CAPD („continuous ambulatory peritoneal dialysis") bekannt ist (Popovich et al. 1978). Dabei handelt es sich um einen konstanten allmählichen Austauschprozeß, bei dem sich ständig Dialyseflüssigkeit in der Abdominalhöhle befindet. Die bahnbrechende Arbeit für die praktische Anwendung leistete Oreopolous 1977 in Kanada (Oreopolous et al. 1980).

Weil die CAPD weniger kompliziert ist als die konventionellen Techniken mit einer künstlichen Niere, hoffen manche Nierenspezialisten, daß eine größere Anzahl von Patienten, allen voran ältere, fähig sein dürfte, diese Technik bei sich zu Hause anzuwenden. Damit könnten beträchtliche Kosteneinsparungen erzielt werden. Zur Zeit jedoch ist diese Behandlungsart noch nicht frei von Problemen. Eine Peritonitis ist noch immer eine ziemlich häufig auftretende Komplikation, obwohl versucht wird, sie mit prophylaktischer Antibiotikatherapie in Schach zu halten.

Aus den genannten Gründen geht die Forschung nach verbesserten Behandlungsmöglichkeiten des terminalen Nierenversagens weiter. Es ist zu hoffen, daß sich Wege finden lassen, um die Dialyseflüssigkeit in situ im Peritoneum zu regenerieren. Eine andere Möglichkeit sind oral verabreichte Substanzen, welche die gastrointestinale Exkretion von im Blut transportierten Abfallsubstanzen fördern könnten, was eine wertvolle Ergänzung von Techniken wie der CAPD darstellen würde. Damit könnte die großenteils ungeplante Entwicklung von Therapien für

Patienten mit terminalem Nierenleiden allmählich so weit verbessert werden, daß diese unglücklichen Menschen nicht nur länger überleben, sondern auch in die Lage versetzt werden, die verbleibenden Jahre auf annehmbare Weise zu gestalten.

Computerisierte axiale Tomographie

Im November 1885 entdeckte Wilhelm Röntgen bei seiner Arbeit an der Universität Würzburg in Bayern die X-Strahlen (das X bezeichnete eine unbekannte Größe), die Röntgenstrahlen. Im Verlauf dieses Jahrhunderts erfuhr die Entdeckung Röntgens viele Anwendungen in der Medizin, v. a. auf dem Gebiet der bildgebenden Systeme. Die Computertomographie gehört zu den wichtigsten Neuentwicklungen auf diesem Gebiet. Ihre Bedeutung liegt darin, daß bei einem CAT- (oder CT-) Scan im Gegensatz zu einem konventionellen Röntgenbild die übereinanderliegenden Strukturen des Körpers sich nicht überlagern, indem ein Schnittbild des betreffenden Organteils dargestellt wird. Dieser Vorteil ist bei der Untersuchung von Strukturen, die vollständig von Knochen umschlossen sind, wie Gehirn und Rückenmark, besonders augenfällig. Die störenden Überlagerungseffekte fallen weg. Auch Weichteilstrukturen, die auf konventionellen Röntgenbildern schwierig zu erkennen sind (z. B. Bandscheiben zwischen den Wirbelkörpern) lassen sich auf dem CT-Scan besser abgrenzen.

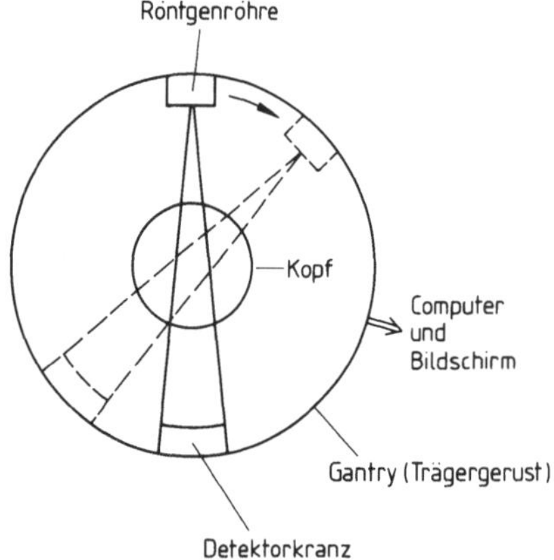

Abb. 6.2. Schematische Darstellung eines Computertomographen für den Schädel

Die wichtigen Teile eines CT-Scanners sind die Röntgenröhre, die auf einem kreisförmigen Trägergerüst („gantry") montiert ist, und ein gegenüberliegender Detektorkranz (s. Abb. 6.2). Der Patient wird in den Strahlengang gebracht, indem er in der Gantryöffnung zentral plaziert wird. Während der Rotation der Röntgenröhre wird in rascher Folge die Intensitäten der durch den Körper durchtretenden Röntgenstrahlen erfaßt und registriert. Ein Computer verarbeitet die große Menge der Meßdaten zu einem Querschnittsbild des Körpers, das bei den modernsten Maschinen eine Schichtdicke von ungefähr 1 mm aufweist.

Das Konzept der Tomographie ist mehrere Jahrzehnte alt. Mit der konventionellen Tomographie (dabei wird die Röntgenröhre bogenförmig über dem Patienten in der einen Richtung bewegt, während gleichzeitig ein Röntgenfilm unter dem Patienten in der entgegengesetzten Richtung verschoben wird) konnte man bis zu einem gewissen Grad unerwünschte Strukturen „verwischen". Kurz nach 1960 hatten Forscher wie Oldendorf, Cormack und Kuhl in den USA erste Scanner entwickkelt, die verhältnismäßig einfache Methoden zur Bildrekonstruktion verwendeten. 1967 gelang es Hounsfield, eine mathematisch genaue Methode der Bildrekonstruktion anzuwenden, um Querschnittsbilder lebloser Objekte anzufertigen. Die britische Firma, für die er arbeitete (EMI), ersuchte das Department of Health and Social Security um Unterstützung für die Entwicklung des Prototyps eines Gehirnscanners. Dieser wurde 1971 im Atkinson-Morley-Krankenhaus installiert; später folgten 4 weitere Versuchsgeräte, deren Entwicklung teilweise staatlich finanziert war (Stocking u. Morrison 1978). Hounsfields Überzeugung vom Wert der neuen Technologie für die Radiologie wurde schnell bestätigt. Die bis dahin gebräuchlichen Methoden zur Untersuchung des Gehirns umfaßten die Angiographie der Hirngefäße (wobei ein röntgendichtes Kontrastmittel in die Karotisarterie injiziert wird), die Pneumenzephalographie (dabei wird die Flüssigkeit in den Hirnkammern – Ventrikel – durch Luft oder Gas ersetzt) und das Isotopenszintigramm (Injektion von radioaktiven Substanzen in das Blut und Photographie mit einer Gammakamera). Bei diesen Methoden sind Nebenwirkungen häufiger, und sie sind weniger ergiebig.

Der erste serienmäßige Hirntomograph wurde 1973 an die Mayo-Klinik verkauft. Der erste von Ledley entwickelte Ganzkörpertomograph wurde 1974 im Georgetown University Center installiert. Bei den ersten Geräten handelte es sich um Kopf und nicht um Ganzkörpertomographen (d.h. daß ihre Arbeitsöffnung einen Durchmesser aufwies, der nur den Kopf des Patienten erfassen konnte), was hauptsächlich 2 Gründe hatte. Erstens waren Tomographen mit kleinerem Abstand zwischen der Strahlenquelle und den gegenüberliegenden Detektoren leichter zu konstruieren. Zweitens erforderten die ersten Apparate eine totale Abtastzeit von 300 s; Körperbewegungen hätten deutliche Bildrekonstruktionen verunmöglicht.

Der erste kommerzielle Ganzkörpertomograph, der von der Firma Pfizer vertrieben wurde, reduzierte die Abtastzeit auf 150 s. Bald darauf folgte eine britische (EMI) Maschine mit einer Abtastzeit von 18–20 s; die meisten Leute können ihren Atem für eine solche Zeitspanne leicht anhalten. Heutzutage weisen die besten Tomographen eine Scanzeit von weniger als 2 s auf. Die kommerzielle Konkurrenzsituation auf dem Gebiet der Computertomographie führte in rascher Folge zu zahlreichen Produktverbesserungen. Für Käufer ist es deshalb ratsam, darauf zu achten, daß die Konstruktion ihrer Maschinen eine Modernisierung durch später entwickelte Hard- und Softwarekomponenten zuläßt.

Derartige Entwicklungen führten zusammen mit dem verbesserten Auflösungsvermögen moderner Installationen dazu, daß die Unterscheidung zwischen Ganzkörper und Kopfscannern weitgehend wegfällt. Die meisten der heute angeschafften Maschinen sind für Ganzkörperscanning geeignet, obwohl damit nicht gesagt ist, daß sie routinemäßig für andere Körperteile als das Gehirn und die Wirbelkanalstrukturen eingesetzt werden müssen. Eine derartige Entscheidung muß den zu erwartenden Nutzen in Betracht ziehen, der sich aus den verschiedenen Anwendungsmöglichkeiten der CT-Scanner ergibt.

Eine detaillierte Erörterung dieser Fragen würde den Rahmen dieser Abhandlung sprengen. Ich möchte jedoch darauf hinweisen, daß Fineberg et al. (1977) betonten, daß sich die Scannertechnik mit 5 Fragen befassen muß: 1) Technische Leistungsfähigkeit: Funktioniert das Gerät zuverlässig und liefert es genaue Informationen? 2) Diagnostische Zuverlässigkeit: Erlaubt die Verwendung des Geräts das Stellen genauer Diagnosen? 3) Diagnostische Auswirkungen: Ersetzt die Verwendung des Geräts andere diagnostische Verfahren, einschließlich chirurgischer Exploration und Biopsie? 4) Therapeutische Auswirkungen: Wirken sich die mit Hilfe des Geräts gewonnenen Ergebnisse auf die Planung und Durchführung der Therapie aus? 5) Ergebnis für den Patienten: Trägt die Anwendung des Geräts zu einer besseren Gesundheit des Patienten bei? Die zur Zeit erhältlichen Maschinen sind so weit entwickelt, daß für viele Leiden, v. a. bei Krebserkrankungen, die Antworten auf die ersten 3 Fragen normalerweise positiv ausfallen, obwohl die Tomographie in zahlreichen Fällen andere Techniken nur ergänzt und keineswegs ersetzt. Hinsichtlich der beiden letzten Fragen ist die Antwort ungewiß oder negativ, was nichts anderes bedeutet, als daß in Bereichen außerhalb der Schädeltomographie die Zukunft dieser Diagnosetechnik von der Entwicklung der therapeutischen Möglichkeiten abhängt.

Wenn beispielsweise wirksame systemische Krebsmittel entwickelt werden, könnte die Ganzkörpertomographie ganz allgemein nützlicher, jedoch nicht unentbehrlich oder besonders kosteneffektiv werden. Wenn hingegen eine wirksame Krebsbehandlung auf der Basis, sagen wir, hochpräziser Bestrahlungsmethoden entwickelt würde, könnte die Ganzkörpertomographie ein integrierender Bestandteil der Therapieplanung und -durchführung werden. In diesem Zusammenhang könnte sich die Beziehung zwischen Kosten und Effektivität sowie allgemein zwischen Kosten und Nutzen als sehr interessant erweisen.

An dieser Stelle muß jedoch noch auf einen letzten Punkt hingewiesen werden. Zwar stellt die CT den bedeutsamsten Fortschritt der 70er Jahre auf dem Gebiet der medizinischen bildgebenden Verfahren dar, doch bestehen bereits heute rivalisierende Verfahren. Die Bilderzeugung mittels Ultraschall war ein weiterer wichtiger Fortschritt, der in den 60er und 70er Jahren in England erarbeitet wurde. Heute werden Geräte für die CT mittels Ultraschall verfügbar. Obwohl sie für die Gehirnuntersuchung wertlos sind, könnten sie sich auf anderen Gebieten als sehr nützlich erweisen. Noch bedeutender ist vielleicht die Tatsache, daß die praktische Möglichkeit der Bilderzeugung mit Hilfe der sog. Kernspinresonanz (NMR) rasche Fortschritte macht. In England laufen dazu bereits mehrere derartige Projekte, und auch amerikanische, europäische und japanische Industrieunternehmen investieren auf diesem Gebiet.

Für gewisse Anwendungsbereiche könnten die CT-Röntgenstrahlenscanner schon bald überholt sein. Einer der Vorteile der neuen Alternativen ist das Fehlen jeder Strahlenbelastung, wenn auch dieses Risiko bei den niedrigen Bestrahlungsdosen gering zu veranschlagen ist. In vielen Fällen dürften die neuen Bildtechniken eine ergänzende Rolle spielen, wodurch die vielfältigen Probleme der Zuteilung der vorhandenen Mittel in diesem Bereich weiter verschärft würden (Wagner 1981, Stocking 1982).

Die Behandlung der peptischen Ulkuskrankheit

Peptische Ulzera sind Läsionen der Schleimhaut von Magen oder Zwölffingerdarm. Sie verursachen gewöhnlich Schmerzen im Epigastrium und können zu plötzlichen, schweren Blutungen und zu Perforation führen. Letztere führt zum Austritt von Magensaft in die Bauchhöhle und damit zu einer Bauchfellentzündung. Peptische Ulzera haben auch ohne diese Komplikationen häufig Arbeitsunfähigkeit zur Folge. Unbehandelte peptische Ulzera nehmen einen chronischen Verlauf in Schüben, wobei es nach 7–15 Jahren zu einer zumindest teilweisen Erholung und Abheilung kommen kann. Eine Vielzahl von Faktoren, deren Mechanismen nicht völlig bekannt sind, können die Bildung von Magen- oder Zwölffingerdarmgeschwüren auslösen. Erwiesen ist, daß verhältnismäßig hohe Magensäurekonzentrationen zu diesen Krankheitsprozessen beitragen. Wir sprechen von Krankheiten in der Mehrzahl, da das „peptische Ulkus" eine allgemeine Bezeichnung ist, obwohl die epidemiologischen Beobachtungen vermuten lassen, daß Magen- und Zwölffingerdarmgeschwüre bis zu einem gewissen Grad verschiedene Krankheitsbilder darstellen.

Die meisten epidemiologischen Untersuchungen lassen erkennen, daß die Inzidenz der Duodenalulzera etwa 4mal so hoch ist wie jene der Magengeschwüre – d.h. etwa 1–1,5 Fälle pro 1 000 Erwachsene und Jahr gegenüber 0,3 pro 1 000. Magengeschwüre treten bei beiden Geschlechtern gleich häufig auf, während Duodenalulzera bei Männern etwa doppelt so häufig sind wie bei Frauen. Von den mittleren Lebensjahren an bleibt die Neuerkrankungsrate ziemlich konstant. Es wird allgemein geschätzt, daß etwa jeder 10. Mann vor der Pensionierung an einem Zwölffingerdarmgeschwür erkranken wird. In den letzten Jahren zeigte die Inzidenzrate für diese Krankheit im Westen allerdings eine fallende Tendenz, weshalb die genannte Zahl etwas zu hoch sein könnte. Dennoch ist die Ulkuskrankheit eine häufige Ursache für langdauernde Gesundheitsstörungen in der aktiven Bevölkerung (Fineberg u. Pearlman 1981 b).

Die Behandlung entwickelte sich zweigleisig: Medikamentöse Behandlung einerseits – Chirurgie andererseits. In beiden Fällen bildet die Verminderung der Magensäure die Voraussetzung für die Abheilung und die Verhinderung von Rückfällen. Die chirurgische Behandlung kann auch eine wiederherstellende Funktion haben. Abbildung 6.3 veranschaulicht die verschiedenen Therapiemöglichkeiten.

Die zeitlichen Hintergründe der Cimetidinentwicklung durch die amerikanische Firma Smith, Kline and French wurden von Dollery beschrieben (1978). Die Erkenntnis, daß Säure beim Verdauungsvorgang eine Rolle spielt, begann sich im 18. Jahrhundert in Frankreich und Italien durchzusetzen, als Wissenschaftler perforierte Kapseln in die Mägen von Versuchstieren einführten und Magensaftproben entnahmen. Aber erst in der ersten Hälfte des 19. Jahrhunderts wurde nachgewiesen, daß der Magensaft Salzsäure enthält. Dem Russen Pavlov gelang Anfang unseres Jahrhunderts der Nachweis, daß die Säuresekretion des Magengewebes durch den Vagusnerv reguliert wird. Diese Entdeckung war der Wegbereiter für die wichtige chirurgische Neuerung der Vagotomie, die später noch kurz beschrieben wird.

Was die Chemotherapie betrifft, so gründete die Verwendung von Atropin und anderen anticholinergisch wirkenden Medikamenten, mit denen man versuchte, die Säureproduktion zu hemmen, auf ihre dämpfende Wirkung auf den Vagusnerv.

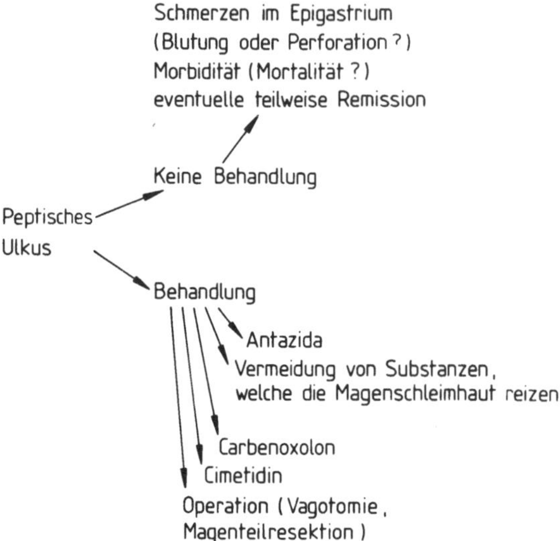

Abb. 6.3. Therapiemöglichkeiten beim peptischen Ulkus

Aber diese Maßnahme war ebenso wie die besonderen Diäten, die von vielen Ärzten des 19. (und 20.) Jahrhunderts empfohlen wurden, nur von geringem tatsächlichen Wert.

Die Vermeidung von schleimhautreizenden Substanzen ist offensichtlich wünschenswert, was auch für den Gebrauch von Antazida, alkalischen Substanzen, die die Wirkungen der übermäßig vorhandenen Magensäure neutralisieren, zutreffen kann. Eine der ältesten (und einfachsten) dieser im medizinischen Alltag verwendeten Substanzen war das Natriumbikarbonat. Es ist wirksam, kann aber eine systemische Alkalose hervorrufen.

Carbenoxolon, ein Medikament, das von der Lakritze abgeleitet ist, stand in manchen Ländern ungefähr seit Mitte der 60er Jahre zur Verfügung. Es verbessert die Widerstandskraft der Magen- und Duodenalschleimhaut gegen säurebedingte Schädigungen. Bestimmte Bismutpräparate üben eine direkte Schutzwirkung aus. Aber der große therapeutische Durchbruch geht auf wissenschaftliche Theorien über die Rolle des Histamins bei der Regulierung der Magensäuresekretion zurück. Vom Histamin, das 1907 von deutschen Chemikern erstmals synthetisiert worden war, wurde seit vielen Jahren vermutet, daß es in diesem Zusammenhang eine Rolle spielt. Dennoch sind die üblichen Antihistaminika bei der Ulkuskrankheit wirkungslos.

1966 vermuteten Ash u. Schild die Existenz zweier verschiedener Histaminrezeptorarten, wobei die mit H_2 bezeichneten bei der Regulierung der Magensäurespiegel eine Rolle spielen. Black, der bei den SKF-Laboratorien in England tätig war, entschloß sich, nach einem Medikament zu suchen, das die (damals nur theoretisch postulierten) H_2-Rezeptoren im Magen blockieren würde. Mit seinen Kollegen synthetisierte er über 700 Varianten des Histaminmoleküls, bis er 1972 die ersten Erfolge ankündigen konnte. Das Burinamid zeigte, daß die H_2-Theorie realistisch war, aber die Substanz war klinisch ohne Nutzen. Das nächste getestete

Medikament, Metiamid, war wirksam, aber die Versuche beim Menschen im Jahre 1974 zeigten, daß es auf die weißen Blutzellen unerwünschte Nebenwirkungen ausübte. Cimetidin wurde schließlich 1976 in Großbritannien zum Verkauf zugelassen.

Die Bedeutung des Medikaments liegt darin, daß es die initiale Freisetzung der Magensäure blockiert, d.h. eine Wirkung hat, die bisher nur mit chirurgischen Maßnahmen zu erreichen gewesen war. Die Nebenwirkungen des chirurgischen Eingriffs sind aber verhältnismäßig schwerwiegend. Kurzfristig sind die unmittelbaren operativen und postoperativen Risiken zu erwähnen. Längerfristig kann die Magenverkleinerung zu Beschwerden in Form eines sog. Dumpingsyndroms führen: Die Nahrung wird rasch vom Magen in den Darm entleert, was zu Symptomen wie Blutwallungen und Durchfall führen kann. Dazu kommt ein gewisses, wenn auch kleines Krebsrisiko im Restmagen nach Magenteilresektion wegen peptischer Ulzera.

Was die Geschichte weiterer medizinischer Therapieformen für dieses Leiden betrifft, so liegt es außerhalb des Rahmens dieser Einführung, Einzelheiten von Verfahren wie etwa der Röntgenbehandlung oder die Hintergründe der Magenvereisungstherapie zu erörtern. Erstere war von beschränktem Wert und verhältnismäßig gefährlich; letztere hat sich in den USA anfänglich schnell verbreitet, aber britische Versuche zeigten, daß sie wirkungslos war und in gewissen Fällen Schaden stiftete.

Unter den chirurgischen Verfahren sind die beiden zentralen Techniken die partielle Gastrektomie und die Vagotomie (Ellis 1979). Die Gastrektomie wurde eingeführt, nachdem die Möglichkeit der Narkose zu Beginn des 20. Jahrhunderts zu einer Welle von chirurgischen Neuerungen geführt hatte. Den Gipfel ihrer Beliebtheit erreichte sie in den 20er und 30er Jahren. Einfach ausgedrückt, werden bei der Gastrektromie jene Teile der Magenwand entfernt, welche die säurebildenden Zellen enthalten (die parietale Zellmasse), der Magenrest bleibt als verkleinertes Organ erhalten und wird mit einer abführenden Darmschlinge vereinigt. Zwölffingerdarmabschnitte mit Geschwüren, die unmittelbar unterhalb des Magenausgangs liegen, können umgangen oder mit entfernt werden.

Die Vagotomie wurde von Dragstedt eingeführt. Ursprünglich durchschnitt er den Vagusnerv verhältnismäßig hoch (totale Vagotomie), was zu einer Verminderung der Magensäuresekretion, aber auch zu unerwünschten Nebenwirkungen führte. Obwohl diese z.T. durch Eingriffe kompensiert werden können, welche eine erleichterte Magenentleerung zum Ziel haben, ziehen die Chirurgen heutzutage irgendeine Form der partiellen Vagotomie vor. In der hochselektiven Ausführung dieser Operation wird nur die nervöse Stimulierung der Parietalzellen unterbrochen. Dank der Verbesserung der medikamentösen Therapie hat sich jedoch die Notwendigkeit chirurgischer Eingriffe verringert. Ihre Indikationen werden zusehends auf wiederherstellende Verfahren (wenn die Nahrungspassage blockiert oder behindert ist) oder auf Notfälle beschränkt, wie Fälle mit Ulkusperforation oder unkontrollierbarer Blutung. Aber sogar im letztgenannten Falle könnte die konventionelle Chirurgie in Zukunft obsolet werden.

Gegen Ende der 50er Jahre wurde die glasfaseroptische Endoskopie eingeführt, die es dem Arzt erlaubt, den Verdauungstrakt visuell zu inspizieren. Die Spitze des Endoskops trägt eine Lichtquelle sowie ein optisches System und wird durch den Mund des Patienten eingeführt. Das Licht wird über die lichtleitenden Fasern zum

Tabelle 6.1. In Behandlung stehende Patienten mit terminalem Nierenversagen 1970, 1975 und 1980. Erfaßt sind ausschließlich Länder, die über dem EDTA-Durchschnitt liegen. (*PME* Patienten pro Million Einwohner)

1970			1975			1980		
Länder	PME		Länder	PME		Länder	PME	
	Total	Transplantiert		Total	Transplantiert		Total	Transplantiert
Dänemark	58,5	34,1	Dänemark	129,6	74,4	Schweiz	259,7	88,6
Schweiz	45,7	13,4	Schweiz	119,8	41,9	Israel	238,1	35,9
Schweden	36,5	14,9	Israel	119,7	14,8	Belgien	233,1	64,9
Niederlande	31,3	5,0	Belgien	102,4	31,2	Frankreich	228,6	29,8
Belgien	28,8	9,8	Frankreich	94,7	11,1	Bundesrepublik Deutschland	208,0	17,6
Großbritannien	24,7	5,6	Luxemburg	90,0	0	Dänemark	202,0	94,1
Frankreich	23,6	2,8	Niederlande	84,8	21,3	Italien	197,0	14,1
Finnland	20,6	7,6	Schweden	83,9	39,1	Niederlande	185,5	55,9
Irland	19,0	3,1	Italien	74,0	4,7	Schweden	178,1	83,9
			Bundesrepublik Deutschland	71,9	3,6	Luxemburg	177,5	5,0
			Norwegen	70,5	51,8	Spanien	144,5	11,8
			Finnland	67,4	40,8	Zypern	143,3	26,7
			Großbritannien	65,4	24,3	Finnland	134,6	87,7
			Österreich	54,5	18,2	Österreich	133,9	25,9
						Norwegen	133,7	88,8
						Großbritannien	127,6	56,3
						Griechenland	118,6	14,8
Registriert im Durch-schnitt aller Länder	15,2	2,1	Registriert im Durch-schnitt aller Länder	47,8	9,2	Registriert im Durch-schnitt aller Länder	117,6	21,6

Tabelle 6.2. Neuzugänge an Patienten mit terminalem Nierenversagen 1970, 1975 und 1980. Erfaßt sind ausschließlich Länder, die über dem EDTA-Durchschnitt liegen. (*PME* Patienten pro Million Einwohner)

1970			1975			1980		
Länder	PME		Länder	PME		Länder	PME	
	Total	Transplant iert			Transplan:iert		Tot al	Transplantiert
Total								
Dänemart	35,5	11,4	Luxemburg	50,0	1,1	Israel	61,6	27,6
Schweiz	22,5	4,3	Israel	36,2	10,3	Zypern	56,7	11,7
Schweden	15,8	9,0	Schweiz	31,7	12,7	Schweden	48,4	20,1
Belgien	14,1	5,2	Frankreich	28,6	8,3	Schweiz	48,3	24,1
Niederlande	21,1	3,1	Schweden	27,8	17,4	Luxemburg	47,5	35,0
Frankreich	11,9	2,4	Belgien	27,5	11,6	Bundesrepublik Deutschland	44,5	18,9
Israel	10,8	1,2	Norwegen	27,4	14,3	Frankreich	42,6	16,7
Luxemburg	10,0	0	Österreich	26,3	13,7	Belgien	41,5	23,1
Norwegen	9,2	2,1	Finnland	26,3	13,6	Norwegen	38,3	20,7
Großbritannien	9,2	3,8	Dänemark	26,1	17,6	Finnland	38,1	18,5
Österreich	8,7	5,8	Bundesrepublik Deutschland	25,4	10,6	Spanien	37,0	9,5
Bundesrepublik Deutschland	8,3	3,6	Italien	23,2	8,0	Italien	34,2	14,1
Finnland	7,7	3,2	Niederlande	19,4	6,7	Österreich	33,7	19,3
			Großbritannien	16,1	7,1	Niederlande	32,4	12,9
						Dänemark	28,8	22,4
						Großbritannien	24,6	9,1
Registriert im Durchschnitt aller Länder	7,6	2,6	Registriert im Durchschnitt aller Länder	15,3	6,2	Registriert im Durchschnitt aller Länder	24,6	7,7

Tabelle 6.3. Anzahl der Transplantate 1970, 1975 und 1980. Erfaßt sind ausschließlich Länder, die über dem EDTA-Durchschnitt liegen. (*PME* Patienten pro Million Einwohner)

1970			1975			1980		
Länder	PME		Länder	PME		Länder	PME	
	Total	Transplantiert		Total	Transplantiert		Total	Transplantiert
Dänemark	27,4	24,3	Norwegen	24,7	16,7	Finnland	29,0	20,4
Schweden	12,4	11,9	Dänemark	22,3	21,5	Schweiz	23,0	21,3
Schweiz	8,7	8,4	Schweden	19,3	16,5	Schweden	22,7	14,0
Belgien	6,7	5,7	Finnland	15,7	14,2	Dänemark	20,4	14,7
Norwegen	5,5	3,4	Schweiz	13,9	13,9	Israel	20,0	17,0
Island	5,0	0	Großbritannien	11,9	10,4	Norwegen	19,5	11,2
Großbritannien	4,5	3,9	Österreich	11,3	10,9	Großbritannien	16,9	14,4
Niederlande	2,9	2,8	Belgien	8,6	8,0	Belgien	14,7	11,2
Österreich	2,7	2,7	Niederlande	8,1	8,0	Island	12,2	9,4
Israel	2,3	1,2	Israel	6,5	5,6	Niederlande	10,4	8,7
Finnland	2,1	0,6	Island	5,4	4,8	Frankreich	9,4	7,8
Irland	2,1	2,1	Frankreich	4,8	4,4	Österreich	7,5	6,9
						Deutsche Demo-kratische Republik	6,9	6,8
						Bundesrepublik Deutschland	6,7	5,2
Registriert im Durch-schnitt aller Länder	2,1	1,8	Registriert im Durch-schnitt aller Länder	4,1	3,6	Registriert im Durch-schnitt aller Länder	6,6	5,3

Beobachter zurückgeleitet. Die Zuverlässigkeit der Diagnose von peptischen Ulzera wurde durch diese Neuerung stark verbessert. Heutzutage kann die Technik durch die Verwendung eines Lasers für chirurgische Zwecke vervollständigt werden. Die Anwendung derartiger Geräte zur Stillung der Ulkusblutung in Kombination mit verfeinerten pharmakologischen Mitteln zur Förderung der Heilung könnte in Bälde dazu führen, daß Operationen wie die Gastrektomie überflüssig werden.

Verbreitung von Technologien und Angebot der Gesundheitsversorgung

Nierendialyse und Nierentransplantation

Was die drei in dieser Arbeit besprochenen Bereiche betrifft, so existieren in Europa über die Nierenersatztherapie genaue Daten. Dies ist das Verdienst der European Dialysis and Transplant Association (EDTA), einer unabhängigen Organisation, die 1964 von Nierenspezialisten ins Leben gerufen wurde. Die Tabellen 6.1–6.3 zeigen Daten der EDTA über die Ausdehnung der Behandlungen in Europa im Verlauf des letzten Jahrzehnts.

Die gezeigten Zahlen werfen drei Fragenkomplexe auf, die im Rahmen dieses Beitrags besondere Erwähnung verdienen. Erstens ist die Versorgung mit Nierenersatztherapien, wie jene mit anderen Technologien, eine Funktion zweier breitgefächerter Faktoren, nämlich der Struktur der Gesundheitsdienste in einem gegebenen Land und des allgemeinen Wohlstandes des entsprechenden Landes. Anfang der 70er Jahre waren Nationen wie Großbritannien und Dänemark mit starker zentraler Planung im Gesundheitssektor die ersten, die umfassende Versorgungsprogramme einführten. Als aber Dialyse und Transplantation vermehrt zur Anwendung kamen, erhöhten die reicheren Nationen schnell die Zahl der Patienten, die für diese Art der Gesundheitsversorgung in Frage kamen. Es sei daran erinnert, daß Amerika 1980 ca. 60 neue Patienten pro Million Einwohner aufwies, was mehr als dem Doppelten des EDTA-Durchschnitt entspricht.

Daraus folgt zweitens, daß insbesondere Großbritannien ein von den übrigen Ländern Europas stark abweichendes Konzept verfolgt. Zum Beispiel benutzen ⅔ der Dialysepatienten im Vereinigten Königreich die Heimdialyse, was eine Ausnahme darstellt. In den meisten übrigen Ländern benutzen weit weniger als ⅕ aller Dialysepatienten die Heimdialyse. Im Gegensatz dazu besitzt Großbritannien nur 1 Dialysezentrum und 10 Dialysestationen in Krankenhäusern pro Million Einwohner, während für Frankreich, Deutschland, Spanien und Italien die entsprechenden Zahlen zwischen 4 und 40 liegen. 1980 benutzten fast 6% aller britischen Dialysepatienten die CAPD („continous ambulatory peritoneal dialysis") im Vergleich zum EDTA-Durchschnitt von wenig mehr als 2% (UK Transplant 1981).

Fast die Hälfte aller britischen Nierenpatienten leben mit einem Transplantat, und 1980 entsprach die Zahl der ausgeführten Nierentransplantationen ⅔ der Gesamtzahl neuer Patienten, die im Vereinigten Königreich in die Programme für terminales Nierenversagen aufgenommen wurden. In den EDTA-Ländern insgesamt betragen die entsprechenden Relationen ungefähr ⅓ bzw. ¼. Die grundlegende Erklärung derartiger Abweichungen findet sich in Tabelle 6.4. Die britischen Programme entwickelten sich zu einer Zeit, als die Meinung vorherrschte, daß nur junge Patienten, die körperlich relativ gesund sind, für eine Behandlung in Frage kommen, und daß ihre Lebensqualität sich am besten durch eine Transplantation oder durch die Heimdialyse aufrechterhalten lasse. Weder die eine noch die andere dieser Behandlungsarten eignet sich für einen großen Prozentsatz der älteren Patienten. Aber es ist nicht erstaunlich, daß gerade viele ältere Personen (und ihre Familien) eine Nierenersatztherapie wünschen.

Tabelle 6.4. Neue Patienten mit terminalem Nierenversagen

Altersklassen (Jahre)	Rate pro Million Einwohner			
	Bundesrepublik Deutschland	Frankreich	Italien	Groß-britannien
< 15	2,3	3,9	3,5	4,0
15–24	13,1	13,9	12,5	17,7
25–34	22,8	27,6	22,0	26,9
35–44	41,7	34,2	37,2	33,1
45–54	58,8	59,8	55,7	43,5
55–64	71,3	69,5	69,5	22,7
65–74	49,9	56,6	52,2	3,5
> 75	8,6	17,6	7,3	0
Gesamt	30,9	30,4	29,0	19,2

Andere europäische und nordamerikanische Länder haben Krankenhäuser für die Pflege ihrer älteren und sonst weniger unabhängigen Patienten mit Nierenversagen im Endstadium errichtet. In Großbritannien ist dies nicht der Fall, obwohl die CAPD für manche dieser Personen geeignet sein könnte. (In gewissen britischen Kliniken wird heute die Behandlung der neuen Patienten fast zur Hälfte mit dieser Hämodialyseform begonnen.) Es ist eine Streitfrage, ob dies auf einer begründeten Kosten-Nutzen-Analyse aller sozialen und finanziellen Faktoren beruht, oder ob es sich um geschätzte „ökonomische" Überlegungen handelt (Office of Health Economics 1980). Man kann für oder gegen die britische Strategie Stellung nehmen. Sicher ist aber, daß andere Länder kaum die Planungsmöglichkeiten und die dazugehörigen Mechanismen besitzen, um eine derartig erfolgreiche Kontrolle über die Expansion von hochtechnologischen medizinischen Versorgungsformen ausüben zu können.

Die dritte Bemerkung betrifft die Tatsache, daß die gegenwärtigen Überlebenszeiten von Nierenpatienten zeigen, daß bei 40–60 neuen Patienten pro Million Einwohner und Jahr bei einem Stand von ungefähr 500 Patienten pro Million Einwohner ein Gleichgewichtszustand von Patienten, die entweder mit Dialyse oder einem Transplantat leben, erreicht wird. Dies ist fast das Doppelte der gegenwärtigen Zahl, sogar in der Schweiz. Die Gesamtkosten der Nierenersatztherapie werden sich in den meisten Gesundheitsversorgungssystemen erst im 21.Jahrhundert niederschlagen. Derartige Kalkulationen der Inzidenz und Prävalenz wirken sich auf viele Bereiche der Gesundheitsversorgung aus.

Computer-Tomographie

Wie bereits beschrieben, wurden Kopfscanner 1973 und Ganzkörperscanner 1974 erstmals kommerziell vertrieben. In den darauffolgenden Jahren nahmen die USA und Japan diese Technologie mit größtem Enthusiasmus auf. Wie Tabelle 6.5 zeigt, waren in den USA 1979 mehr als 1 200 Maschinen installiert, wobei in 4 von 5 Kliniken mindestens eine verfügbar war. In Japan war die Verbreitung am zweithöchsten, aber dort war das Verhältnis von Kopf- zu Ganzkörpertomographen nach den OTA-Daten merklich anders (OTA 1981).

Tabelle 6.5. Verbreitung von installierten Computertomographen nach Ländern (1978 und 1979). *U* unbekannt. (Nach OTA 1980)

| Land[a] | März 1978 | | | | 1979 | | | |
| | Anzahl Scanner | | | Scanner pro Million Einwohner | Anzahl Scanner | | | Scanner pro Million Einwohner |
	Kopf	Körper	Gesamt		Kopf	Körper	Gesamt	
USA	337	668	1005	4,6	400	854	1254	5,7 (Febr.)
Japan	180	112	292	2,6	304	212	516	4,6 (April)
BRD	51	42	93	1,5	U	U	160	2,6 (Juli)
Australien	U	U	U	U	7	21	28	1,9 (Jan.)
Kanada	U	U	U	U	9	29	38	1,7 (Mai)
Schweden	8	5	13	1,6	8	6	14	1,7 (Febr.)
Niederlande[b]	U	U	U	U	U	U	20	1,4 (Jan.)
Großbritannien	36	16	52	0,9	39	18	57	1,0 (Jan.)
Frankreich[c]	10	2	12	0,2	20	10	30	0,6 (Jan.)
Island	0	0	0	0,0	0	0	0	0,0 (Jan.)

[a] Nach Scanner pro Million Einwohner geordnet.
[b] Die Niederlande planen die Installation von 30 Kopf- und Ganzkörpertomographen.
[c] In Frankreich wurde im Monat Juli 1979 die Aufstellung von 21 zusätzlichen Tomographen bewilligt.

Obwohl die Angaben der Tabelle 6.5 heute etwas veraltet sind (in Großbritannien sind derzeit etwa 80 Geräte installiert, von denen die Hälfte sich für die Ganzkörpertomographie eignet, während die Anzahl der Tomographen in Japan dramatisch gestiegen ist), ist es ganz klar, daß in Europa die Verbreitung unter viel strengerer Kontrolle erfolgt.

Die Grundfrage ist: „Warum besaßen die USA und Japan zusammen in den Jahren 1979/80 etwa 7 Scanner pro Million Einwohner, während diese Zahl in Schweden bei 2 und in Frankreich und Großbritannien bei 1 lag?"

Im Falle Frankreichs mag die Frage z.T. mit der nationalen Wirtschaftspolitik und dem Wunsch nach der Entwicklung der einheimischen Industrie zusammenhängen. Aber im Falle Großbritanniens konnten solche Restriktionen kaum relevant sein.

In Wirklichkeit liegt die Erklärung mehr in den Marktstrukturen der Gesundheitsversorgung und dem Ausmaß des Regierungseinflusses bei der Bewertung und Beschaffung von Investitionsgütern wie Tomographen (sie kosten pro Stück im

Schnitt 400000 £). Trotz der Versuche in den USA, z. B. mit der Gesetzgebung für „Bedarfsnachweiszertifikate" („certificate of need"), beruht das dortige Gesundheitssystem im Grunde genommen auf dem Prinzip, daß jede Leistung honoriert wird. Die Ärzte handeln als Unternehmer. Wenn eine Nachfrage nach Leistungen wie CT besteht oder bei den Konsumenten erzeugt werden kann, so erbringen die amerikanischen Ärzte diese Leistungen, wenn dies ökonomisch möglich ist, d. h. Profit bringt. Im Gegensatz dazu überwachen die britischen Gesundheitsbehörden die Kapitalausgaben streng. Der hervorstechendste Faktor ist, daß der National Health Service (NHS) im Rahmen eines streng begrenzten Gesamtbudgets arbeitet. Der Ausbau irgendwelcher teurer Technologien, seien sie diagnostischer oder kurativer Art, benötigt überzeugende Argumente.

Ob diese Strenge der britischen Behörden im Interesse der Öffentlichkeit lag, ist umstritten. Auf dem Gebiet der CT scheinen die Gesundheitssysteme in Europa, die auf Sozialversicherung und/oder Krankenversicherungen beruhen, eher nach dem britischen als dem amerikanischen Modell zu handeln.

Ein letzter Punkt, der in diesem Zusammenhang Erwähnung verdient, ist die Tatsache, daß in Großbritannien eine bedeutende Zahl (mehr als die Hälfte) der in letzter Zeit in NHS-Institutionen installierten Computer-Tomographen mit Mitteln angeschafft wurde, die aus Spenden der Bevölkerung stammen und den Gesundheitsbehörden zur Verfügung gestellt werden. Damit wird die Kontrollfunktion der Regierung umgangen, obwohl der NHS heute gelegentlich solche Geschenke ablehnt, wenn nicht gleichzeitig dafür gesorgt wird, daß die Betriebskosten ebenfalls übernommen werden.

Cimetidin

Anfang der 70er Jahre wurden chirurgische Eingriffe zur Behandlung der Ulkuskrankheit in Ländern wie dem Vereinigten Königreich, den USA und Holland etwa doppelt so häufig ausgeführt wie 1980. Zum Teil war dieser Rückgang offenbar Folge einer Abnahme der Prävalenz dieser Erkrankung. In der zweiten Hälfte der 70er Jahre sank die Rate der chirurgischen Behandlungen merklich stärker, was mit der Einführung von Cimetidin zusammenfiel. Das neue Medikament und die Maßnahmen des Herstellers zu seiner raschen Verbreitung hatten eine nachhaltige und signifikante Wirkung auf die Ulkusbehandlung und, nach neuen britischen Unterlagen, auch auf die Arbeitsfähigkeit im Zusammenhang mit dieser Krankheit.

Fineberg u. Pearlman (1981 b) haben die ursprüngliche Verbreitung von Cimetidin beschrieben. Sie stellten fest, daß nach seiner Einführung im November 1976 in Großbritannien die Food and Drug Administration (FDA) der USA die vielversprechende klinische Bedeutung des Mittels erkannte und das Zulassungsverfahren beschleunigte. In Amerika wurde es schließlich im August 1977 im Markt eingeführt. Die anerkannten Indikationen waren das Zwölffingerdarmgeschwür – zuerst nur für eine 8wöchige Behandlung – und hypersekretorische Zustände, wie das Zollinger-Ellison-Syndrom und multiple endokrine Adenome. Die Autoren unterstrichen besonders die schnelle Verbreitung dieses Medikaments in der klinischen Praxis der USA. Sie betonten auch, daß ein beträchtlicher Teil, vielleicht die Hälfte, des in Amerika verwendeten Cimetidins bei Patienten mit Refluxkrankheiten und

Gastritis verwendet wird. Auch in Großbritannien stieß die Applikation des H_2-Antagonisten bei Nichtulkuserkrankungen, z. B. bei der Pankreatitis, auf Interesse.

Als Ergebnis der raschen Verbreitung wurde Cimetidin 1979 von etwa 10 Mio. Personen auf der ganzen Welt eingenommen. Seither hat der Verbrauch des Mittels weiter zugenommen (s. Tabelle 6.6). Ein wichtiger Grund für dieses Wachstum ist die verbreitete Anwendung zu prophylaktischen Zwecken.

Tabelle 6.6. Quantitativer Verbrauch von Cimetidin (kg pro Kopf) in den USA und Großbritannien (GB) im Verlauf der ersten 4 Jahre seiner Anwendung (USA 2. Quartal im 1. Jahr = 100, GB 100). Nicht nach Geschlecht und Alter korrigiert. (Nach Angaben von Smith, Kline & French)

	Jahre				Quartal[a]
	1	2	3	4	
USA	46	200	347	461	1
	100	240	384	506	*2*
	145	292	414	526	3
	198	318	438	559	4
Durchschnitt Mittel des 1. Jahres/4. Jahr = 4,2					
GB	77	141	218	259	1
	92	157	222	255	2
	108	178	214	276	3
	124	207	243	310	4
Durchschnitt Mittel des 1. Jahres/4. Jahr = 2,75					

[a] Das erste Quartal des ersten Jahres in GB begann mit Januar 1977, dasjenige in den USA im August 1977.

Bemerkenswert ist vielleicht der Hinweis, daß die Anwendung von Cimetidin geringere nationale Unterschiede, z. B. zwischen Ländern wie Großbritannien und Amerika, aufweist, als dies für die anderen Technologien wie die Computertomographie oder die Nierenersatztherapie der Fall ist. Das Pro-Kopf-Verhältnis zwischen den USA und Großbritannien liegt bei ca. 1,8 zu 1. Bei der Anzahl der für eine Dialyse- oder Transplantationsbehandlung neu akzeptierten Patienten lag der entsprechende Wert bei etwa 2,4 zu 1; in bezug auf die Aufstellung von Computertomographen pro Bevölkerungseinheit belief er sich auf über 5 zu 1. Die Faktoren, die dieser Beobachtung zugrundeliegen, schließen die Möglichkeit ein, daß sich die Ärzte bezüglich Rolle und Wert des pharmazeutischen Produkts verhältnismäßig sicherer fühlen und mehr Vertrauen haben, als dies in den beiden anderen Fällen zutrifft; daß ferner verschiedene finanzielle Kräfte und Einflüsse wirken und unterschiedliche Marketing- und Verteilungsfunktionen eine wichtige Rolle spielten.

Schlußfolgerungen

Die in diesem Bericht enthaltenen Daten lenken die Aufmerksamkeit auf verschiedene Punkte, die die Evaluation von medizinischen Technologien betreffen und ihre Verbreitung beeinflussen. In bezug auf die Verbreitung spielt die finanzielle Überwachung der Gesamtausgaben oder der Investitionen eine Schlüsselrolle und scheint in Verbindung mit der medizinischen Honorar- und Gebührenstruktur der entscheidende Faktor zu sein. Der Evaluationsprozeß scheint sich häufig unabhängig zu vollziehen, und zwar nachdem eine bestimmte Technologie bereits in großem Umfang zur Anwendung gelangte. Der Ablauf des Verbreitungsprozesses einer Technologie unterliegt daher relativ willkürlich oder zufällig wirksamen Kräften.

Diese Schlußfolgerung ist unbefriedigend. Aus verschiedenen Gründen wäre es wünschbar, die Prozesse von Evaluation und Verbreitung der Technologie besser zu koordinieren. Dies würde eine rationelle Planung und Entscheidung über die Zuteilung der verfügbaren finanziellen Mittel ermöglichen, die Motivation zur Zusammenarbeit wäre besser, und die Kontrollsysteme im Gesundheitswesen könnten entsprechend angepaßt werden.

Zu einem Zeitpunkt, da sich, wie bereits bemerkt, der Druck zur Kürzung der Mittel für die Gesundheitsversorgung in Europa verstärkt, muß nachdrücklich festgestellt werden, daß Ausgabenbeschränkungen *per se* keine vernünftige Zuteilung der ausgegebenen Mittel gewährleisten. Wenn das Wohlbefinden einer Bevölkerung auf den höchstmöglichen Stand angehoben werden soll, sind gezielte Anstrengungen zu unternehmen, um für die Ausgaben den größtmöglichen Gegenwert je zusätzlicher Kosteneinheit zu gewährleisten (Grenznutzenproblem).

Leider stehen der Verfolgung eines solchen Ziels gewichtige Hindernisse entgegen. Wie die Entwicklungsgeschichte der 3 Technologien zeigt, sind „revolutionäre" technische Fortschritte auch in der Medizin normalerweise das Endergebnis langwieriger, allmählicher und großteils nicht voraussehbarer Entwicklungsprozesse. Die technische Entwicklung verläuft über längere Zeit ungewiß, doch kann die praktische Anwendung später verhältnismäßig rasch vor sich gehen und (nicht zuletzt aus politischen Gründen) schwer zu steuern sein. Daher scheint es, daß die Gesundheitsbehörden Möglichkeiten zur Evaluation von Technologien entwickeln müssen, deren Zweck in der frühzeitigen Analyse während der praktischen Anwendung besteht, sofern die für den Einsatz der Technologien notwendigen Mittel auf rationelle Weise bereitgestellt werden sollen.

Eine derartige Aufgabe erfordert die koordinierte Zusammenarbeit von Medizinern, Wirtschaftswissenschaftlern und anderen sozialwissenschaftlich ausgerichteten Fachleuten. Es bedarf auch beträchtlicher Führungsfähigkeiten, um die von interdisziplinären Planungsteams erarbeiteten Zielsetzungen später tatsächlich in die Praxis umzusetzen. Angesichts der sich eröffnenden Aussichten auf wirksame, aber kostspielige Krebsbehandlungen, auf Transplantationsprogramme mit langzeitigen Überlebenschancen für Leberkranke, auf die Entwicklung von implantierbaren oder tragbaren künstlichen Herzen in nicht zu ferner Zukunft ist es für die verantwortlichen Gesundheitsbehörden von relativ hoher Dringlichkeit, sich verbesserte Fachkenntnisse zur Evaluation und zur Lenkung der Verbreitung von Technologien anzueignen.

Man kann behaupten, daß es heute v.a. die Gesundheitsversorgungssysteme nach dem Muster des englischen National Health Service sind, die in der Erarbeitung des Versorgungsmusters ein optimales Kosten-Nutzen-Gleichgewicht erzielt haben (OTA 1980). Nicht alle Beobachter würden jedoch ein derartiges Modell als derart vorbildlich bezeichnen, daß daraus Forderungen nach verbesserter Evaluation medizinischer Technologien abgeleitet werden könnten. Angesichts des britischen Beispiels auf dem Gebiet der Nierenersatztherapie kommt selbst denjenigen, die die staatliche Gesundheitsversorgung aus ideologischen Gründen keineswegs ablehnen, der Gedanke, daß die Interessen der Bevölkerung in der Praxis unter Systemen wie dem NHS vernachlässigt werden könnten. Verschiedene Beobachter, darunter einige Mediziner, behaupten auch, daß sich Wirtschaft und Gesundheitsversorgung nicht vermischen lassen. Sie empfinden die Wirtschaftswissenschaft nicht nur als „trostlos", sondern auch als unmenschlich und lehnen ihre Anwendung im Gesundheitsbereich ab. „Was tut man", so fragen sie, „mit Größen, die normalerweise nicht mit finanziellen Maßstäben gemessen werden, wie Leiden und Verlust des Lebens?"

Wir beenden diese Abhandlung mit einigen generellen Bemerkungen über den potentiellen Beitrag der Wirtschaftswissenschaften zur Evaluation von medizinischen Technologien. Die Antwort auf die oben gestellte Frage lautet natürlich, daß umfassende wirtschaftliche Analysen solche Aspekte in Betracht ziehen. Moderne Kosten-Nutzen-Studien versuchen, *sämtliche* Präferenzen und Werthaltungen einer Bevölkerung abzuschätzen, einschließlich jener, die sich nicht ohne weiteres in Geldwert ausdrücken lassen. Geld wird nur als relativer Ausdruck verwendet, um alternative Programme vergleichen zu können.

Falls die von den Menschen akzeptierten Werte in einem bestimmten Zusammenhang genau identifiziert werden können und die Beziehungen innerhalb einer bestimmten Form menschlicher Tätigkeit sowie ihre Folgen richtig verstanden werden, so können die Fähigkeiten der Wirtschaftsexperten dazu verwendet werden, um die rationellsten Zuteilungsmethoden für vorhandene Mittel festzulegen. Und im Falle von Kosten-Effektivitäts-Analysen, deren Zweck eher darin besteht, die wirtschaftlichsten Methoden für die Erreichung eines bestimmten, akzeptierten Ziels zu identifizieren, als bei der Wahl zwischen verschiedenen Zielsetzungen zu helfen, sind die methodologischen und verwandten Probleme auf jeden Fall weniger kompliziert.

Will man die Rolle der Wirtschaftswissenschaften in der Realität beurteilen, sind gewisse Vorbehalte angebracht. In manchen Fällen sind beispielsweise die Werte nicht homogen genug, um eine sinnvolle Aggregation zu ermöglichen. In anderen Fällen kann sogar die Berechnung der monetären Kosten Schwierigkeiten bereiten. Häufig ist gerade das Fehlen wichtiger Informationen und die Schwierigkeit der rationellen Entscheidung ein Grund, weshalb „Experten" wie Wirtschaftsfachleute zur Festlegung von Richtlinien beigezogen werden müssen.

Indem die Wirtschaftler die der Politik zugrundeliegenden Bewertungen offen zum Ausdruck bringen, tragen sie dazu bei, bestehende Annahmen zu hinterfragen und dadurch möglicherweise einen funktionsfähigen Konsens herbeizuführen. Doch können auch sie letztlich den politischen Prozeß nicht ersetzen oder als oberste Instanz Kompromisse schließen, wenn es um die Frage geht: „Wem soll lebensrettende, aber kostspielige Pflege zuteil werden?" Wie der schottische Philosoph David Hume im 18.Jahrhundert bemerkte, liegt ein Sinn darin, daß das, was getan werden sollte, schließlich mit dem Herzen und nicht mit dem Verstand entschieden werden muß.

Teil II

Dialyse

7. Klinische Evaluation der Dialyse

A. Colombi

Kantonsspital Luzern

Nierenfunktion, Nierenversagen

Wenn man über die Wirksamkeit und Kosten von Nierenersatztherapien spricht, sollte man sich zunächst die Komplexität der Nierenfunktion beim Menschen vor Augen halten. Sie besteht nicht nur darin, Wasser Elektrolyte, Säuren und Stoffwechselendprodukte auszuscheiden, sondern auch in der Produktion von Hormonen und im Metabolismus verschiedenster Substanzen, Hormone und Vitamine. Jede Form der Dialysebehandlung kann nur die Ausscheidungsfunktion ersetzen, und auch diese nur in sehr beschränktem Maße. Die hauptsächlichen Nierenfunktionen sind folgende:

- Regulation des Wasserhaushalts,
- Regulation des Elektrolythaushalts,
- Regulation des Säure-Basen-Haushalts,
- Elimination von Stoffwechselendprodukten,
- Produktion von Hormonen,
- Aktivierung von Vitamin D_3,
- Abbau von Hormonen und anderen Substanzen.

Das Eliminationsvermögen der menschlichen Niere ist selbst im Zustand des terminalen Nierenversagens ganz erheblich und wurde während der ersten 15 Jahre chronischer Dialysetherapie unterschätzt. Bei der Dialyseverordnung sollte die Nierenrestfunktion eingerechnet werden; denn sie kann u. U. die Leistung der Dialysebehandlung übertreffen. Die Unterschätzung der Nierenrestfunktion hat in den 60er Jahren bei manchen Patienten zu voreiligen Nephrektomien geführt.

Mit der Elimination der Stoffwechselabbauprodukte verhindert die Dialyse die Entstehung der Urämie, einer endogenen Intoxikation, welche alle Organsysteme mehr oder weniger beeinträchtigt. Die Manifestationen der Urämie sind:

- Enzephalopathie,
- Neuropathie,
- Perikarditis,
- Kardiomyopathie,
- Gastrointestinale Störungen,
- Flüssigkeitslunge,
- Hypertonie,
- Osteodystrophie,
- Mikroangiopathie,
- Hyperparathyreoidismus,
- Anämie,
- Amenorrhö, Impotenz,
- Hypophysogonadale Dysfunktion.

Die medizinische Literatur über die Urämietoxine ist äußerst umfangreich. Wir wollen jedoch hier von einer eingehenden Diskussion absehen und lediglich auf einige Schwierigkeiten hinweisen, denen der Nephrologe bei der Verwendung von Laborwerten als meßbaren Parametern der Urämie immer wieder gegenübersteht.

Die Laborwerte sind nämlich nur die sichtbare Spitze eines Eisbergs, während die Hauptmasse der wirklich toxischen Substanzen, wie Guanidin, Succinylsäure, Methylguanidin, Phenole usw. und nicht zuletzt die sog. Mittelmoleküle (MM), Polypeptide mit einem Molekulargewichtsbereich von 350–2000, unsichtbar bleibt. Die Bestimmung dieser Toxine läßt sich nur in hochspezialisierten Forschungslabors durchführen, die dem behandelnden Arzt von Dialysepatienten nicht zur Verfügung stehen. Bei ausreichender Dialysebehandlung dürften langfristige klinische Manifestationen einer Urämie (Perikarditis, Hypertonie, Neuropathie, Osteodystrophie, schwere Anämie) überhaupt nicht in Erscheinung treten bzw. müßten sogar verschwinden, falls sie bei Dialysebeginn vorhanden waren.

Nierenersatzsysteme

Die zentrale Struktur eines Nierenersatzsystems ist die semipermeable Membran. Sie filtriert das Blut und reinigt dieses aufgrund eines oder mehrerer der folgenden Transportmechanismen:

- Diffusion aufgrund eines Konzentrationsgradienten,
- konvektiver Transport als Begleiterscheinung der Ultrafiltration,
- osmotischer Flüssigkeitstransport aufgrund eines osmotischen Gefälles,
- Ultrafiltration infolge hydrostatischen Druckgefälles.

Bei den verschiedenen Dialyseverfahren kommen diese Transportmechanismen in unterschiedlicher Weise zur Anwendung. Hämofiltration beispielsweise besteht ausschließlich aus Ultrafiltration und konvektivem Stofftransport. Die Hämodialyse mit der Trommelniere basierte auf osmotischem Wassertransport und diffusivem Stofftransport, während heute der Flüssigkeitsentzug während der Hämodialyse vorwiegend aufgrund eines mechanischen Druckgradienten erfolgt. Dagegen gelangt bei der Peritonealdialyse noch immer der osmotische Wassertransport zur Anwendung.

Die Absorption stellt eine weitere Möglichkeit der Elimination von gelösten Substanzen dar. Ein Anwendungsbeispiel ist die aktivierte Kohle im Redy-System. Bei dieser Form der Hämodialyse wird das Dialysat laufend über die Absorberpatrone regeneriert. Das Verfahren ist aber nicht ganz einfach und auch teurer als die konventionelle Hämodialyse und hat sich daher nur bei speziellen Indikationen durchgesetzt, z. B. als Feriendialyse, weil das Gerät transportabel ist und nur geringe Mengen Wasser benötigt. Seit wenigen Jahren stehen nun mehrere Nierenersatztherapien zur Behandlung von Patienten mit terminalem Nierenversagen zur Verfügung. Zur Hämodialyse hat sich die Hämofiltration gesellt und in jüngster Zeit ist auch die kontinuierliche ambulante Peritonealdialyse (CAPD) eine echte Alternativbehandlung zur intermittierenden Peritonealdialyse (IPD) und zur Hämodialyse geworden. Obwohl noch nicht einmal 4 Jahre alt, erhält sie bereits Konkurrenz von der kontinuierlichen maschinellen Peritonealdialyse (CCPD).

Schon zu Beginn der Dauerdialysebehandlung wurde eine glomeruläre Filtrationsrate (GFR) von 5 ml/min als Grenzwert für den Einsatz der Dialyse empfoh-

len. In jüngster Zeit konnten Funk-Brentano u. Man (1981) nachweisen, daß bei
GFR-Werten unter 3 ml/min das Risiko einer urämischen Neuropathie besteht (Tabelle 7.1).

Tabelle 7.1. Wöchentliche Clearanceraten (in Liter)

	Molekulargewicht (Dalton)	Nieren (168h)	Hämodialyse (15h)	Hämofiltration (9h)	CAPD (168h)
Harnstoff	60	1008	125	54	56
Kreatinin	113	1200	99	58	50
Vitamin B_{12}	1355		15	30	45
Inulin	5200	1200	4	63	28

Tabelle 7.1 faßt die wöchentlichen Clearanceraten von 2 kleinen und 2 mittel-
großen Molekülen zusammen und vergleicht die Leistungsfähigkeit verschiedener
Reinigungsverfahren mit jener der gesunden menschlichen Niere. Keines der Verfahren liefert eine Kreatininclearance, welche das absolute Minimum von 5 ml/min
wesentlich übersteigt.

Wegen seines Molekulargewichtes von 1355 und der Möglichkeit seiner Messung im klinischen Labor hat sich Vitamin B_{12} als Mittelmolekülmodell durchgesetzt. Inulin liegt mit seinem Molekulargewicht geringfügig über dem der sog. Mittelmoleküle. Tabelle 7.1 zeigt uns sehr eindrücklich, daß hinsichtlich Elimination
für die menschliche Niere die Molekülgröße bis zu dieser Höhe keine Bedeutung
hat. Dies unterscheidet die Nieren von allen Dialysesystemen mit vorwiegend diffusivem Stofftransport.

Die Ultrafiltration ist ein weiterer wesentlicher Bestandteil der Hämodialysebehandlung. Die Ultrafiltrationsrate liegt vorzugsweise um 3 ml/mmHg/h, was einen
Volumenentzug von 2,3 l während einer 5stündigen Dialysebehandlung ermöglicht,
vorausgesetzt, daß der transmembranöse Druckgradient 150 mmHg beträgt. Diese
Ultrafiltrationsrate sollte ferner möglichst konstant sein. Für die Hämofiltration
sollte demgegenüber das Filtrat 100 ml/min betragen, eben im Bereich der menschlichen Niere.

Wegen der langen Kontaktzeit mit dem Blut des Patienten sollte das verwendete
Dialysematerial biologisch kompatibel sein. PVC-Systeme können bei einzelnen
Patienten zu nekrotisierender Dermatitis führen. Aus Cuprophan, einem häufig
verwendeten Membranmaterial, kann Kupfer herausgelöst und in den Kreislauf
des Patienten eingeschwemmt werden. Andere Materialien fördern die Gerinnung
im extrakorporalen Kreislauf.

Jegliche Form des Nierenersatzes besteht in einer Serie hintereinandergeschal-
teter Reinigungsvorgänge (Abb. 7.1).

Das gereinigte Patientenblut kehrt aus dem Filter ins Gefäßbett zurück und reinigt hier den Extrazellulärraum. Dieser wiederum baut einen Konzentrationsgradienten zum intrazellulären Raum auf und entzieht diesem Stoffwechselabbauprodukte mittels Diffusion. Diese Vorgänge erfordern Zeit und erklären, weshalb die
Dialysebehandlung eine zeitraubende Therapie darstellt.

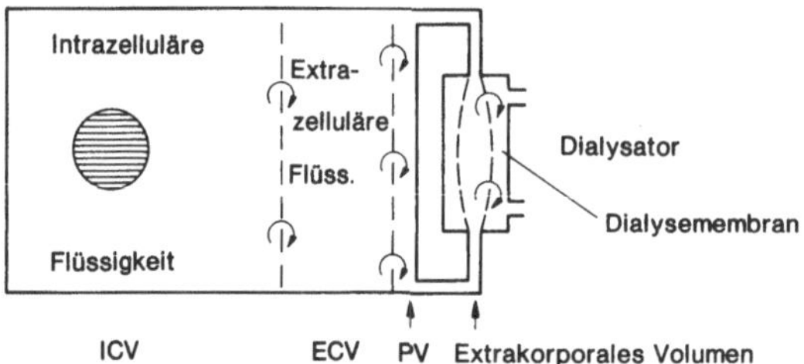

Abb. 7.1. „Reinigung" der Körperflüssigkeit durch extrakorporale Dialyse. *ICV* Intrazelluläres Flüssigkeitsvolumen, *ECV* Extrazelluläres Flüssigkeitsvolumen, *PV* Plasmavolumen (ist Teil des Extrazellulärvolumens)

Vorbereitung des Patienten

Die Dialyse gehört zweifellos zu den teuersten Therapieverfahren. Es muß daher mit der Behandlung ein ganz bestimmtes Ziel erreicht werden, und dies ist nur mit der vollen Kooperation des Patienten möglich. Motivation und Durchhaltewillen des Patienten sind die Voraussetzungen. So leicht es fällt, die Einstellung des Patienten zu ergründen, wenn er rechtzeitig zum Nephrologen kommt, so schwierig ist seine Beurteilung in der Phase des terminalen Nierenversagens. Und da das Leiden symptomarm verläuft, kommt der Patient häufig erst spät in Behandlung.

Die Vorbereitung des Patienten besteht auch im rechtzeitigen Anlegen der arteriovenösen Fistel, für welche die Vorderarmgefäße geschont worden waren. Im Idealfall wird dieser Gefäßzugang einige Monate vor Dialysebeginn angelegt (Cimino-Fistel). Erweisen sich die Venen des Patienten als ungenügend, so kann die V. saphena durch ein Implantat (Kalbsarterie, Nabelvene, Dacronprothese) ersetzt werden. Während „bovine grafts" zur Bildung von Aneurysmen neigen, ist die Infektion die Hauptkomplikation bei Kunststoffgefäßen.

Den richtigen Zeitpunkt für den Beginn der Dialysebehandlung zu finden, ist nicht einfach. Das Ziel des rechtzeitigen Beginns ist die Vermeidung urämischer Komplikationen und die Bewahrung des Patienten vor erhöhten Behandlungsrisiken. In der Regel ist die Dialyse bei einer glomerulären Filtrationsrate (GFR) von 5 ml/min – ungefähr 5% des Normalwerts – indiziert; lediglich bei Diabetikern ist die Dialyse zur Vermeidung schwerer Augenkomplikationen früher einzuleiten.

Die GFR kann unter Verwendung eines Nomogramms mühelos aus dem Serumkreatinin abgeleitet werden, sofern Geschlecht und Alter des Patienten berücksichtigt werden. Darüber hinaus sind aber klinische Befunde, wie steigender Blutdruck, Abnahme des Trockengewichts, Pruritus, Epistaxis, Nausea und Erbrechen, wichtige Indikatoren für die Notwendigkeit einer Nierenersatztherapie.

Hämodialyse

Heute werden für die Hämodialyse fast ausschließlich Mischgeneratoren verwendet. Diese Geräte mischen enthärtetes Wasser mit Konzentrat zur fertigen Dialyselösung und erwärmen das Dialysat auf Körpertemperatur. Ein Unterdruckventil in Verbindung mit einem Dialysatdruckmonitor ermöglicht den Aufbau eines genügenden transmembranösen Drucks. Ein etwaiges Leck wird am Dialysatauslauf von einer Photozelle erfaßt. Die neuste Generation von Dialysegeräten verfügt über ein Regulationssystem, welches die kontrollierte Ultrafiltration garantiert, was die Behandlung wesentlich verbessert.

Das blutführende System umfaßt Blutschläuche, Blutpumpe, Luftdetektor und v. a. den Filter (Dialysator). In ihm findet sich die semipermeable Membran, an welcher sich die Austauschvorgänge abspielen. Qualität und Wandstärke sowie die Anordnung der Membran sind für die Wirksamkeit des Dialysators verantwortlich. Die in Dialysatoren verwendeten Membranen haben eine Wandstärke von 8–30 µm.

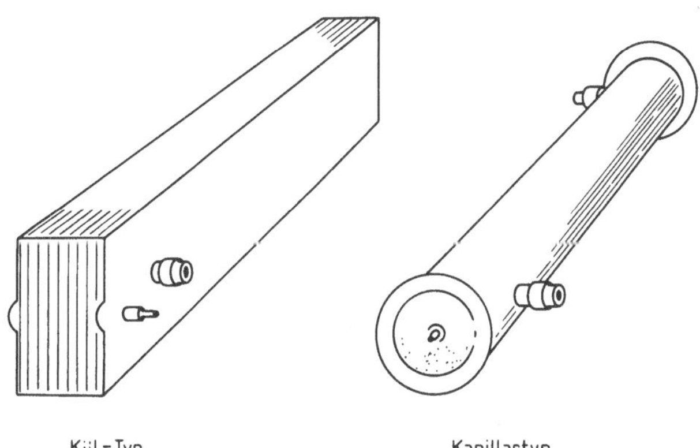

Abb. 7.2. Zwei verschiedene Dialysatortypen

Bildet die Membran parallele Taschen, so spricht man von KIIL- oder Plattendialysatoren, wenn sie in Form von Kapillaren vorliegt, von Kapillarnieren (Abb. 7.2). Haben Kapillarnieren beide Vorteile: maximale Oberfläche und turbulente Dialysatströmung, so müssen diese Bedingungen bei Plattendialysatoren mit Hilfe ausgeklügelter Oberflächenreliefs der Platten erreicht werden. Der Gegenstrom von Blut und Dialysat im Filter sorgt für konstante Konzentrationsgradienten über den ganzen Filter.

Während der Hämodialyse erfordert besonders die Ultrafiltration Beachtung. Die Gewichtszunahme zwischen 2 Behandlungen und die Abweichung vom Idealgewicht bestimmen den Volumenentzug, der während der Dialyse angestrebt werden soll. Die entsprechenden Werte für den transmembranösen Druck können einem Nomogramm entnommen werden; der Patient kann aber auch auf einer Bettenwaage dialysiert werden, oder die Werte für den TMP werden empirisch aus früheren Behandlungen beim selben Patienten eruiert. Am sichersten sind aber in dieser Beziehung die neuen Dialysegeräte mit kontrollierter Ultrafiltration.

Die Zusammensetzung der Dialyselösung (Dialysat) trägt den Abweichungen in der Zusammensetzung der chemischen Bestandteile im Blut des urämischen Patienten Rechnung. Eine niedrige K^+-Konzentration sorgt für eine genügende Elimination dieses Ions, während das vorwiegend konvektiv transportierte Natrium mittels Ultrafiltration ausgeschieden wird; daher liegt seine Konzentration im Dialysat nur wenig unter jener im Serum.

Die Konzentration von Ca^{++} im Dialysat wird so gewählt, daß ein konstanter Einstrom dieses Ions ins Blut des Patienten gewährleistet ist. Dieser Ca^{++}-Influx ergänzt die orale Ca^{++}-Aufnahme und bremst die Parathormonsekretion der Nebenschilddrüsen durch Erhöhung des Serumkalziums im Verlauf der Behandlung. Diese Wirkung ist jedoch zu kurzfristig, um die Entstehung eines sekundären Hyperparathyreoidismus wirksam zu bekämpfen. Entsprechend den erhöhten Magnesiumserumwerten ist die Mg^{++}-Konzentration im Dialysat eher niedrig. Wenn dem Dialysat Glukose beigefügt ist, beträgt die Konzentration etwa 200 mg%, womit dann die Dialysatosmolarität um 300 mosm/l liegt.

Während die Clearancewerte kleinmolekularer Substanzen der heute gebräuchlichen Dialysatoren nur geringe Unterschiede erkennen lassen, sind die mittelmolekularen (MM) Clearances stark abhängig von Art und Wandstärke des Membranmaterials. Folgende Maßnahmen können die MM-Clearance steigern:
- Vergrößerung der Membranoberfläche,
- Verlängerung der Dialysezeit,
- Verwendung hochdurchlässigen Materials,
- vermehrte Verwendung konvektiven Stofftransports.

Die Vergrößerung der Membranoberfläche ist üblicherweise mit einem höheren Beschickungsvolumen des Dialysators und daher mit einer Erhöhung des extrakorporalen Volumens verbunden. Eine Verlängerung der Dialysebehandlung wird andererseits nur dann vom Patienten leicht akzeptiert, wenn sie nicht mit einer Verlängerung der Bettruhe verbunden ist. Dies ist jedoch nur bei der CAPD möglich.

Membranen mit deutlich höherer MM-Clearance haben gewöhnlich eine höhere Ultrafiltrationskapazität und erfordern dann die Kombination eines Mischgeräts mit kontrollierter Ultrafiltration. Dies gilt insbesondere für die RP-Dialysatoren der Firma Rhône-Poulenc. Solche Filter sind in der Regel teurer als konventionelle Dialysatoren. Der konvektive Stofftransport schließlich ist das Geheimnis der Erfolge der Hämofiltration.

Mit 1-m^2-Filteroberfläche wird normalerweise während 3mal 5 h/Woche dialysiert. Da eine Verkürzung der Dialysedauer erst nach Monaten und Jahren eine Verschlechterung des Allgemeinzustandes und entsprechende Organmanifestationen erkennen läßt, muß man sich eine solche Reduktion reiflich überlegen. In der Regel drängt der Patient dann auf eine Verkürzung der Dialysedauer, wenn die Ultrafiltration nicht unter Kontrolle ist. Wir haben schon eingangs darauf hingewiesen, daß der Stofftransport zwischen verschiedenen Körperräumen Zeit erfordert.

Während der Dialysebehandlung können patienten- oder maschinenseitig Komplikationen auftreten. Patientenseitig ist die Hypotension das häufigste Problem; sie ist Folge überschießenden Volumenentzugs und nur in Ausnahmefällen Folge einer Antikoagulanzienblutung. Herzrhythmusstörungen und septischer oder anaphylaktischer Schock sind ebenfalls seltene Ursachen eines Blutdruckabfalls unter Hämodialyse.

Der von Kopfschmerzen begleitete Blutdruckanstieg während der Dialyse ist üblicherweise Symptom des Disäquilibriumsyndroms. Wenn nämlich der Entzug osmotisch wirksamer Substanzen aus dem extrazellulären Gebiet wesentlich rascher erfolgt als aus dem intrazellulären, kommt es zum Wassereinstrom und damit zum Hirnödem mit den Zeichen des Disäquilibriumsyndroms. Mit dieser Komplikation ist demnach immer dann zu rechnen, wenn die Prädialysewerte hoch und gleichzeitig die Dialysatosmolarität tief ist. Das Disäquilibrium ist überdies für das sog. Postdialysesyndrom verantwortlich, das durch Müdigkeit, Abgeschlagenheit, Konzentrationsschwäche, Muskelschwäche und Kopfschmerzen charakterisiert ist. Im Gefolge dieser Komplikation sind manche Patienten in den Stunden nach der Behandlung arbeitsunfähig. Die Hauptvorteile abendlicher Dialysebehandlungen liegen darin, daß der Patient seine Reäquilibration während des Schlafs findet. Kontinuierliche Entschlackungsmethoden wie etwa die CAPD und CCPD kennen kein Disäquilibriumsyndrom.

Weitere Komplikationen entstehen von seiten des Gefäßzugangs. Beim Einlegen der Kanülen können Infekte gesetzt oder Thrombosen und Blutungen ausgelöst werden. Aneurysmatische Veränderungen der Cimino-Fistel können zu Herzinsuffizienz, Thromboembolien oder einfach zu lokalen Schmerzen führen.

Im Zusammenhang mit dem Anschluß des Dialysegeräts können eine Reihe von Komplikationen auftreten: eine ungenügende Wasseraufbereitung kann ein sog. Hartwassersyndrom verursachen, eine fehlerhafte Zusammensetzung der Dialyselösung zu einer Hämolyse führen, defekte Blutleitungen können zusätzliche Blutverluste des ohnehin schon blutarmen Patienten verursachen, durch das angeschlossene Gerät kann Luft in den Kreislauf eingeschwemmt werden und eine Luftembolie verursachen, Blut kann in der extrakorporellen Leitung koagulieren.

Hämofiltration

In den letzten Jahren hat die Hämofiltration stark an Interesse gewonnen. Nicht nur die Verkürzung der Dialysezeit, sondern auch die höhere MM-Clearance und die geringere Zahl von Nebenwirkungen mögen dafür verantwortlich sein. Als Membranmaterialien für Blutfilter werden in der Regel Polysulfon, Polyamid oder Polyacrylonitril verwendet. Während jeder Behandlung werden 20–30 l Ultrafiltrat gewonnen und eine entsprechende Menge Hämofiltrationslösung entweder vor (Prädilution) oder nach dem Filter (Postdilution) substituiert. Diese sterile Substitutionslösung erhöht die Behandlungskosten jedoch erheblich. Zuverlässige Wägesysteme des Hämofiltrationsgeräts garantieren die ausreichende Substitution vorgewärmter Elektrolytlösung. Zur Zeit scheinen besonders jene Patienten von der Hämofiltration zu profitieren, welche unter Hämodialyse weiterhin hypertensiv bleiben. Da sich die Serumosmolarität während der Hämofiltration nicht verändert, wird der Volumenentzug besser toleriert als unter Hämodialyse.

Neben den wesentlich höheren Kosten und den niedrigeren Clearanceraten kleinmolekularer Substanzen muß unter Hämofiltration ein vermehrter Verlust an Hormonen in Kauf genommen werden. Was den Verlust an Parathormon betrifft, ist dies freilich eher ein Vorteil (Verhütung eines Hyperparathyreoidismus). Die Einbuße an kleinmolekularer Clearance kann durch die Kombination mit Hämodialyse kompensiert werden (Hämodiafiltration).

Kontinuierliche ambulante Peritonealdialyse (CAPD)

Das Jahr 1978 wird zweifellos als Meilenstein in die Geschichte der Dialyse eingehen; damals veröffentlichten Popovich et al. die klinischen Resultate mit der kontinuierlichen ambulanten Peritonealdialyse (CAPD). Obwohl seit Mitte der 60er Jahre bekannt war, daß Patienten sehr gut mit Langzeitperitonealdialyse behandelt werden konnten, gelang dieser Methode erst der Durchbruch in Form der CAPD. Mit einem Dialysatdurchfluß von 2–4 l/h waren die Clearancewerte für kleine Moleküle viel niedriger als jene der Hämodialyse. Da nun am System Kreislauf-Dialysatflow-peritoneale Oberfläche nur der Spüllösungsdurchfluß wirklich verändert werden konnte, war man während 2 Jahrzehnten mit der Entwicklung von Methoden beschäftigt, welche diese Steigerung ermöglichten. Diese Bestrebungen endeten 1978 mit der „semikontinuierlichen Peritonealdialyse" nach Di Paolo, welche einen Durchfluß von 10 l/h erzielte.

Popovich et al. brachen diesen Wettlauf unvermittelt ab, indem sie niedrige Clearancewerte in Kauf nahmen und dafür die Behandlungsdauer maximal ausdehnten. Dieses Behandlungssystem brachte in der Folge eine ganze Reihe angenehmer Nebeneffekte mit sich. Dadurch, daß die CAPD sehr einfach aussieht und deshalb manche Ärzte zu einer sorglosen Haltung verführte, kam es jedoch auch zu negativen Resultaten, zumal mancherorts noch eine negative Patientenselektion vorgenommen wurde.

Bei CAPD werden täglich 3- bis 5mal 2 l Dialysat in die Peritonealhöhle eingefüllt und dort während 4–8 h belassen. Während dieser Zeit wird der leere Beutel am Peritonealkatheter belassen, um die Infektionsgefahr durch Diskonnektionen zu vermeiden. Die nächtliche 8stündige Verweilzeit gewährt dem Patienten eine entsprechende Nachtruhe. Die vier Wechsel erfolgen demnach um 7.00, 12.00, 17.00 und 22.00 Uhr und erfordern jeweils 30 min; sie liegen somit sehr günstig im Tagesablauf.

Bezüglich Stoffwechsel ist die CAPD eine sehr wirkungsvolle Methode. Dank der kontinuierlichen Elimination werden die harnpflichtigen Substanzen im Serum auf einem Niveau stabilisiert, welches nur von deren Generationsrate und der täglichen Dialysatmenge abhängig ist. Dabei verbindet sich eine genügende Clearance kleiner Moleküle mit einer hohen MM-Clearance. Die Phosphatclearance ist höher als bei Hämodialyse, so daß die Mehrzahl der Patienten keine Phosphatbinder (Aluminiumhydroxid) benötigen. Zudem findet eine kontinuierliche Ca^{++}-Substitution statt, vorausgesetzt, daß die Ca^{++}-Konzentration im Dialysat hoch genug ist und die ultrafiltrierte Kalziummenge nicht größer ist als die Ca^{++}-Rückresorption aus dem Peritonealraum. Unter diesen idealen Bedingungen ist der von allen Autoren beobachtete deutliche Hämatokritanstieg nicht erstaunlich. 5 unserer Patienten, die nach 3–8 Jahren Hämodialysebehandlung ins CAPD-Programm übernommen wurden, hatten einen Hämatokrit-Anstieg von 23% auf 39%.

Mit Hilfe hyperosmolarer Dialyselösungen gelingt der Volumenentzug unter CAPD sehr leicht. Die Erfahrung hat uns aber gelehrt, mit hochosmolarer Lösung vorsichtig umzugehen, denn die großen Mengen resorbierter Glukose verursachen eine Hypertriglyceridämie und Adipositas. Ausreichender Volumenentzug und Elimination pressorischer Substanzen führen unter CAPD häufiger zu normalen Blutdruckwerten als unter Hämodialyse. Häufige Komplikationen der CAPD sind Hernien, Hyper- und Hypovolämie, Hypokaliämie und Adipositas; aber die schwerwiegendste Komplikation ist die Peritonitis. Sie wird erkennbar als trüber Dialysatauslauf mit > 50 Leukozyten/mm³. Abdominelle Symptome, wie Bauchschmerzen, Nausea, Vomitus, Durchfälle und Fieber, sind zwar häufig, aber nicht obligat. In 67% dieser Fälle bilden Staphylococcus epidermidis und Staphylococcus aureus die Erreger und weisen auf Infektionsquelle und -weg hin. Bei einem erheblichen Prozentsatz aber gelingt der Erregernachweis nicht. Die Behandlung besteht in Spülungen sowie in der Gabe von Antibiotika im Dialysat.

Eine Reihe prophylaktischer Maßnahmen kann das Auftreten der Peritonitis nachweislich verhindern:

- korrekte Implantation und richtige Position des Katheters,
- steriles Dialysat und sichere Konnektoren,
- bakteriologisch einwandfreie Technik des Dialysatwechsels,
- Verwendung steriler Handschuhe und Gesichtsmasken,
- spezialisiertes Personal und Spezialstationen,
- bakteriologisch sicheres Dialysataufwärmsystem,
- sofortige Antibiotikaprophylaxe bei Zwischenfall,
- gewissenhafte Schulung des Patienten,
- keine Dialysatzusätze außer Antibiotika, Heparin und Insulin,
- genaue Abklärung der Ursache nach jeder Infektion.

Ein „gepflegtes CAPD-Programm" weist weniger als eine Peritonitisepisode pro Behandlungsjahr auf. Ein solches Programm darf dem Patienten als echte Alternative zu Hämodialyse und Hämofiltration angeboten werden. Wir bieten es überdies all jenen Patienten gern an, welche rasch und möglichst vollständig rehabilitiert werden möchten; denn die kurze Schulung (1–2 Wochen), der rasch ansteigende Hämatokrit, das gute Befinden und der geringe Zeitverlust fördern die soziale Rehabilitation.

Rehabilitation

Eine gute medizinische Rehabilitation ist die Conditio sine qua non für die soziale Rehabilitation; wer jedoch Dialysepatienten behandelt, weiß wohl, daß nur die Aussicht auf eine soziale Wiedereingliederung die medizinische Rehabilitation ermöglicht. Diese Wiedereingliederung gelingt um so eher, je weniger Komplikationen und Beschwerden ein Dialysierter hat, und zwar unabhängig von der Genese dieser Störfaktoren. So wird denn eine sorgfältige Behandlung die Rehabilitation erleichtern.

Der behandlungsbedingte Verlust an Arbeitsstunden konnte mit Self-care-Dialyse, Limited-care-Dialyse und ganz besonders mit der Heimdialyse reduziert werden. Trotzdem ist dieser Zeitfaktor nicht der wesentlichste Vorteil aktiver Selbstbehandlung, dieser liegt vielmehr im psychologischen Bereich. Die Abhängigkeit vom Dialysepersonal, vom Gerät, von fixen Dialysezeiten, Diäten, von der Hilfe durch Familienmitglieder und andere Personen führt oft zu Depressionen. Weitere Gründe für depressives Verhalten sind der oft notwendige Rollentausch in der Familie, sexuelle Probleme und soziale Mißerfolge. Die Selbstdialyse dagegen gibt dem Patienten mehr Unabhängigkeit, Selbstvertrauen und Selbstachtung. Nimmt andererseits die Abhängigkeit zu, so kann die Depression den Patienten zu regressivem oder aber zu aggressivem Verhalten drängen. Diese Aggression wendet sich oft gerade gegen jene Personen, die dem Patienten helfen möchten.

Die Arbeitsfähigkeit des Dialysierten zu beurteilen, ist schwierig. Sie hängt von Alter, Beruf, Dialyseverfahren, medizinischer und psychosozialer Verfassung des Patienten ab und nicht zuletzt auch von der Einstellung seiner Familie. Dialysepatienten, die unmittelbar vor der Pensionierung stehen, werden diese willig vorverschieben mit dem Hinweis, daß sie ihren Teil geleistet hätten und die paar Jährchen noch genießen wollen. Schwerarbeiter wiederum sind in ihrer Arbeit durch die urämische Myopathie, Polyneuropathie, Myatrophie infolge der negativen N-Bilanz und mangelnden Muskeltrainings behindert. Die Anämie vermindert zusätzlich die physische Leistungsfähigkeit, und bei älteren Patienten wirkt sich auch ein kardiovaskuläres oder zerebrovaskuläres Leiden in diesem Sinne aus. Schließlich kommen neuropsychische Störungen, etwa in der Form verminderter Konzentrationsfähigkeit, rascher Ermüdbarkeit, Gedächtnisschwäche und Schlafstörung hinzu und behindern den Patienten in seiner Aktivität zusätzlich.

Obschon statistische Angaben über die Rehabilitation mit Vorsicht zu interpretieren sind, sollen doch einige Ergebnisse, welche die Europäische Gesellschaft für Dialyse und Transplantation (EDTA) veröffentlicht hat, diskutiert werden. In dieser internationalen Statistik aus 30 Ländern Europas und des Mittleren Ostens werden 54550 Patienten mit Dialyse oder Nierentransplantat erfaßt.

Tabelle 7.2. Rehabilitationsgrad in 21 europäischen Ländern. *1* Vollzeitig arbeitsfähig; *2* teilzeitig arbeitsfähig; *3* arbeitsfähig, jedoch arbeitslos; *4* arbeitsfähig, jedoch Lohn geringer als Rente; *5* arbeitsunfähig; *6* auf fremde Hilfe angewiesen

Land	Patientenanteil pro Rehabilitationskategorie im Jahr 1979					
	1	2	3	4	5	6
Österreich	37,9	11,0	13,8	14,8	18,6	3,8
Belgien	22,1	30,4	10,9	18,4	16,8	1,3
Bulgarien	13,0	17,0	19,0	36,0	15,0	0
Tschechoslowakei	20,6	36,0	5,1	28,5	9,8	0
Dänemark	34,9	18,1	7,2	7,2	28,9	3,6
Bundesrepublik Deutschland (BRD)	27,7	18,7	15,7	13,6	20,7	3,6
Finnland	10,2	37,3	1,7	15,3	30,5	5,1
Frankreich	38,6	22,4	12,4	14,1	10,7	1,8
Deutsche Demokratische Republik (DDR)	15,2	51,6	8,2	3,2	19,1	2,6
Griechenland	28,1	25,0	20,3	11,7	13,3	1,6
Ungarn	17,8	26,0	15,1	30,1	11,0	0
Israel	44,6	24,3	12,6	9,9	8,1	0,5
Italien	62,9	17,5	7,1	6,7	5,1	0,6
Niederlande	18,2	28,3	17,0	9,1	25,9	1,4
Polen	19,3	35,1	7,9	24,6	12,3	0,9
Portugal	47,4	34,2	5,3	0	10,5	2,6
Spanien	40,7	25,4	12,4	10,6	9,9	1,0
Schweden	12,1	27,1	7,1	16,4	30,0	7,1
Schweiz	19,9	47,4	8,7	7,7	14,8	1,5
Großbritannien	33,2	16,3	19,1	14,1	14,9	2,5
Jugoslawien	13,6	19,1	7,4	37,0	22,5	0,3
Insgesamt	36,6	22,8	11,9	12,9	13,9	1,9

Tabelle 7.2 kann entnommen werden, daß 59,4% aller Patienten ganz- oder teilzeitig arbeitsfähig sind und weitere 24,8% zwar arbeiten könnten, infolge Mangels an Arbeitsplätzen oder im Verhältnis zur Rente zu geringem Lohn jedoch nicht arbeiten. Während von den in Kliniken Dialysierten nur 56% der Männer und 69% der Frauen arbeiten, lauten die entsprechenden Zahlen für die Heimdialysierten 75% bzw. 89%. Es ist offenkundig, daß Länder mit einem sog. hohen sozialen Standard, wie Schweden, die Bundesrepublik Deutschland und Finnland, niedrige Arbeitsraten aufweisen (39%, 46,4%, 47,5%) verglichen etwa mit Frankreich (61%) oder der Schweiz (67,3%). Nach erfolgreicher Nierentransplantation sind 67% der Patienten voll arbeitsfähig und weniger als 7% sind arbeitsunfähig.

Resultate der Dialysebehandlung

Am 31. Dezember 1980 lebten in Europa 48408 Hämodialysierte, 2749 Peritonealdialysierte und 12394 Patienten mit funktionierendem Nierentransplantat. Im Laufe des Jahres wurden 14084 Patienten neu ins Dialyseprogramm aufgenommen. Bei einer Bevölkerungszahl von 573 Mio. ergeben sich 117,6 behandelte Kranke mit terminalem Nierenversagen pro Million Einwohner. Dabei bestehen freilich gewaltige nationale Unterschiede mit allen Abstufungen zwischen der Türkei (3,9 Patienten/ Million Einwohner) und der Schweiz (259,7 Patienten/Million Einwohner).

Der Anteil heimdialysierter Patienten zeigt von Land zu Land ebenfalls sehr große Unterschiede (Tabelle 7.3).

Tabelle 7.3. Anteil der Heimdialysepatienten im Verhältnis zur Gesamtzahl der Dialysierten in 6 europäischen Ländern

	Patienten insgesamt	Heimdialysepatienten	
		(n)	[%]
DDR	622	0	0
Österreich	725	69	9,5
BRD	10837	2058	19,0
Frankreich	9926	2162	21,8
Schweiz	1031	286	28,0
Großbritannien	3839	2458	64,0
Europa	59347	9677	16,9

Während ein Heimdialyseprogramm in der DDR gar nicht existiert, werden in Österreich 9,5% der Patienten mit dieser Dialyseform behandelt. Die Zahlen für Frankreich und die Bundesrepublik liegen leicht über dem europäischen Mittel von 16%. Der Anteil von Patienten, welche in der Schweiz Heimdialyse durchführen, stieg während der letzten 10 Jahre langsam, aber kontinuierlich an, wogegen in Großbritannien schon immer der größte Prozentsatz an Heimbehandlungen zu verzeichnen war. Die Gründe für diese Unterschiede sind wohlbekannt: In den USA und der Bundesrepublik Deutschland, wo Sozialversicherungen die Behandlung voll übernehmen und private Dialysezentren zunehmend größere Bedeutung gewinnen, kam es in den letzten Jahren zu einem sekundären Rückgang der Heimdialyse.

Die kumulative Überlebensrate mit Dialyse oder Nierentransplantation kann der Abb. 7.3 entnommen werden.

Die mittlere 5-Jahres-Überlebensrate beträgt für Klinikdialysierte 54%, die 10-Jahres-Überlebensrate 36%. Die entsprechenden Zahlen für Kadavernierentransplantierte lauten 54% und 48%. Heimdialysierte haben eine wesentlich bessere Prognose mit Überlebensraten von 75% bzw. 56%. Beide Überlebensraten sinken mit zunehmendem Alter erheblich ab.

Die 3 Haupttodesursachen bei Klinikdialysierten sind kardiovaskuläre Erkrankungen (5,17%), Infektionen (1,46%) und zerebrovaskuläre Komplikationen (11,59%). Suizide sind für 0,09% der Todesfälle verantwortlich.

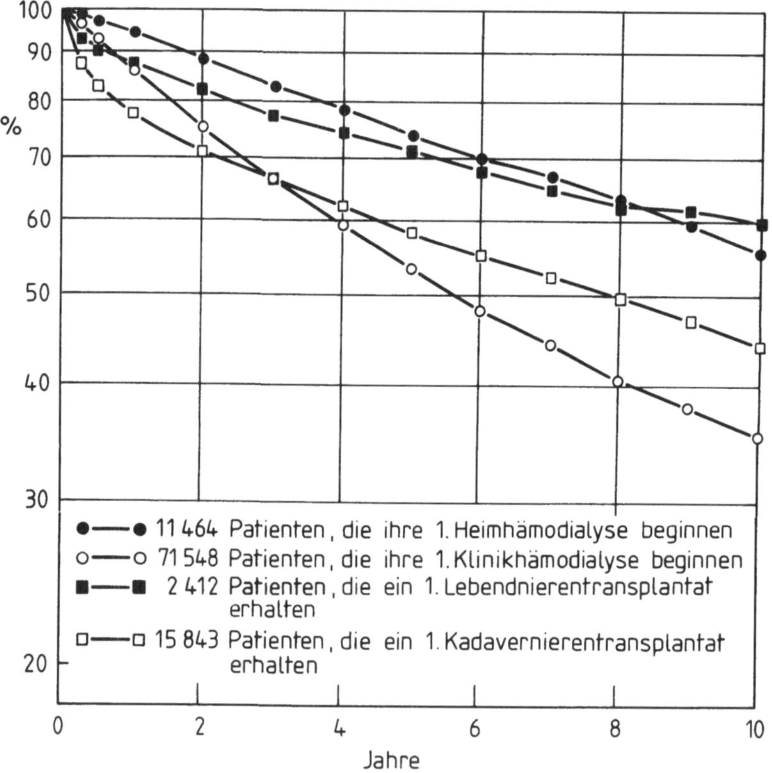

Abb. 7.3. Die kumulierten Überlebensraten von dialysierten und transplantierten Patienten

Ökonomische Aspekte

Jeder, der mit Nierenersatztherapie beschäftigt ist, sollte aus den wirtschaftlichen Aspekten dieser Behandlung kein Tabu machen. Dies bedeutet nicht per se, den Patienten schlechter zu behandeln. In der Schweiz haben die Ausgaben für die Therapie von 1200 Dialysepatienten die Grenze von 40 Mio. sfr im Jahre 1981 überschritten. 1970 waren es noch 2 Mio. sfr, 14 Mio. im Jahre 1975 und 28 Mio. im Jahre 1978. Bei einem vorausberechneten Anstieg auf 2000 Patienten werden die Ausgaben wahrscheinlich noch in diesem Jahrzehnt 100 Mio. sfr überschreiten.

Kostensenkende Maßnahmen sind:

- klarer Behandlungsplan und Vermeidung von Komplikationen,
- rationale medikamentöse Therapie,
- kostenbewußter Einkauf von Dialysematerial,
- Einkauf von Dialysematerial im Poolsystem,
- Wiederverwendung von Wegwerfmaterial,
- Förderung der Heimhämodialyse,
- Förderung der Nierentransplantation,
- Vermeidung gewinnbringender privater Dialysezentren.

Alle diese kostensenkenden Maßnahmen wurden in der Schweiz seit Beginn der chronischen Dialysebehandlung weitgehend beachtet. Unglücklicherweise aber behindert das dichte Netz relativ kleiner Dialysestationen (5,1 Zentren pro Million Einwohner) eine weitere Steigerung der Selbstdialyse, fehlt es den kleinen Zentren am erforderlichen Schulungspersonal und den nötigen Einrichtungen. Möglicherweise wird uns hier die CAPD zu Hilfe kommen. Es ist kein Zufall, daß die CAPD gerade in der Schweiz und Großbritannien so beliebt wurde. In der europäischen Statistik weisen diese beiden Länder prozentual die größte Zahl von Patienten mit CAPD auf.

8. Diskussion des Beitrags von Colombi

J. D. Pole

Department of Health and Social Security, London

Der Beitrag von Colombi informierte über die klinischen Aspekte, ohne die Nichtmediziner unter uns allzusehr zu überfordern. Ich versuche zunächst, das Gesagte zusammenzufassen.

Die Nieren sind komplizierte Organe, und Colombi lenkt zunächst die Aufmerksamkeit auf die wichtige Tatsache, daß die Dialyse nicht alle komplexen Nierenfunktionen kompensieren kann, sondern nur jene, welche für die Ausscheidung toxischer Abbauprodukte aus dem Stoffwechsel sorgen. Selbst in dieser Hinsicht ist die Dialyse nur teilweise erfolgreich; um eine leidlich befriedigende Eliminierung der Toxine zu erzielen, ist entweder eine große Membranfläche – und dies bedeutet eine verhältnismäßig große Apparatur – oder eine lange Dialysezeit erforderlich. Und als Ökonom erkenne ich hierin einen interessanten „trade-off", dessen Lösung für Menschen verschiedener Altersgruppen usw. wohl unterschiedlich ausfällt.

Ein anderer Aspekt in diesem Zusammenhang ist die Lebensqualität. Colombi macht sehr deutlich auf die beträchtlichen sozialen und psychologischen Probleme aufmerksam und auf die Nachteile, die dem Patienten daraus erwachsen, daß er dialysiert wird. Bei der Festlegung des Dialysebeginns sind diese Kontraindikationen daher gegenüber einer fortschreitenden Verschlechterung des medizinischen Zustandes des Patienten in Rechnung zu stellen. Vielleicht hat jemand unter den Anwesenden diese Entscheidungssituation bereits auf irgendeine Weise formuliert, dann wäre es interessant, davon etwas zu hören.

Nach Colombis Ausführungen ist keine Dialysemethode einer anderen a priori überlegen, aber gerade deswegen ist es für den Ökonomen interessant zu erfahren, aufgrund welcher Überlegungen ein bestimmtes Verfahren jeweils bei einem bestimmten Patienten zur Anwendung gelangt.

Ziemlich kurz ist Colombi auch auf die Frage der Ergebnisse eingegangen. Leider habe ich weder in seinem Beitrag noch anderswo einen Versuch zur Standardisierung der Ergebnisse in bezug auf die Merkmale der Patienten (Status) gesehen, so daß kaum wissenschaftliche Schlußfolgerungen über die entsprechenden Verdienste der verschiedenen Behandlungsmethoden gezogen werden können. Nichtsdestoweniger ist der Wert der Dialyse für den Patienten ganz allgemein klar erwiesen, und auch die Vorteile der Heimdialyse scheinen ziemlich deutlich auf der Hand zu liegen.

Zum Schluß stimmt Colombi der Relevanz ökonomischer Überlegungen taktvoll zu und gibt eine Reihe von Empfehlungen für die kosteneffektive Entwicklung der Versorgung. Hierzu gehören eine Reihe spezifischer Maßnahmen zur Förderung der Effizienz der technischen Einrichtungen und der Patientenüberwachung. Die Entwicklung der Selbstdialyse (Heimdialyse) ist vom Standpunkt der Kosteneffektivität aus und nach den in der Schweiz gemachten Erfahrungen zu bevorzugen, wogegen die Einrichtung kleiner, privater Behandlungszentren zu vermeiden ist.

Die Diskussion der klinischen Aspekte der Dialyse ist eingeschränkt durch ihre unbestrittene und offensichtliche Wirksamkeit im allgemeinen Sinn. Dialysiert ist man wahrscheinlich am Leben und fühlt sich mäßig wohl oder vielleicht mäßig unwohl. Undialysiert ist man mit ziemlicher Sicherheit tot. Deshalb fehlt der medizinischen Evolution der Dialyse das Aufregende „Kopf-an-Kopf-Rennen", die Alternative, wie dies in bezug auf andere medizinische Technologien der Fall ist.

Sollte man dann das entgegengesetzte Extrem vertreten und behaupten, daß für die Evaluation der Dialyse ausschließlich ökonomische Kriterien wichtig sind? Sollte das der Fall sein – Regressionsanalytiker weisen einen solchen Zusammenhang bis zu einem gewissen Grad nach –, dann hängt die Dialyserate von der nationalen Einkommenshöhe ab. (Um jeglichem Kommentar zu diesem Thema zuvorzukommen, möchte ich darauf hinweisen, daß Großbritannien in der Tat auf der Regressionsgeraden liegt.) Tatsächlich ist aber die klinische Effektivität der Behandlung sehr unterschiedlich. Sie variiert in Abhängigkeit von einer Reihe von Faktoren, zu denen u. a. die Persönlichkeit des Patienten und mit fast gleicher Bedeutung die des Ehepartners, das Alter, der Intelligenzgrad und die Erziehung des Patienten, Rauchgewohnheiten, Konstitution sowie vielfältige psychologische Aspekte zählen.

Sehr wichtig sind auch die Ätiologie des Nierenversagens und zusätzliche Erschwernisse oder Risiken, wie Diabetes oder Hypertonie, die früher kritische Kontraindikationen darstellten, was jedoch heute wohl weniger der Fall ist. Was das Vorgehen betrifft, spielt die Behandlungsart im Einzelfall eine wichtige Rolle, obgleich ihre Bedeutung in bezug auf die Ergebnisse angesichts der Verfälschung durch die Patientenauswahl offensichtlich eher überbewertet wird.

Es ist jedoch nicht nur die Art der Behandlung von Bedeutung, sondern auch, wer sie durchführt. Im Fall der Transplantation scheint es für das Ergebnis v. a. darauf anzukommen, wo man sie vornehmen läßt. Dies ist jedoch bei chirurgischen Eingriffen keineswegs ungewöhnlich. Was in Großbritannien vielleicht ungewöhnlich ist, ist die Tatsache, daß nach den veröffentlichten Statistiken London nicht der beste Ort für eine Transplantation ist. Die Schwankungsbreite des Transplantationsergebnisses scheint in bezug auf die Kosteneffektivität eine kritische Größe zu sein. In den Zentren mit der höchsten Transplantatüberlebensrate ist die Transplantation den alternativen Behandlungsmöglichkeiten deutlich überlegen, während es in Zentren mit der schlechtesten Überlebensrate sehr fraglich ist, ob sich die Transplantation nach der Gegenüberstellung von Kosten und Effekt lohnt.

Örtlich bedingte Unterschiede spielen bei den Ergebnissen der Dialyse möglicherweise eine geringere Rolle, aber größere Zentren sind mit ziemlicher Sicherheit in vieler Hinsicht besser, u. a. für die Schulung der Patienten zur Selbstdialyse.

Vor diesem Hintergrund möchte ich unsere medizinischen Kollegen bitten, sich der Frage zuzuwenden, wie die klinischen, ökonomischen oder sogar soziologischen Determinanten für eine Behandlung definiert sind. Es ist nicht ungewöhnlich, speziell in der Schweiz, daß Ökonomen sich für Soziologie interessieren, und es scheint, daß aus der Sicht der Soziologie der Berufsgruppen und der Organisationen interessante Einsichten in die Behandlung des chronischen Nierenversagens und in den Entscheidungsprozeß in den Krankenhäusern, einschließlich die Rolle der Kliniker bei der Ressourcenverteilung, gewonnen werden könnten.

Ich erwähnte bereits die international nachweisbare deutliche Beziehung zwischen dem nationalen Pro-Kopf-Einkommen und der Anzahl der Erhaltungsdialysen. Es ist an verschiedenen Orten beobachtet worden, daß nicht nur der verfügbare finanzielle Gesamtbetrag, sondern auch die Art und Weise, wie er bereitgestellt wird, wichtige Auswirkungen auf das Ausmaß und die Art der Behandlung des chronischen Nierenversagens haben können. Aber auch die Einstellung der überweisenden Ärzte und der Unfallchirurgen, welche die Transplantate liefern, kann für die Wahl der Behandlungsart sehr wichtig sein. Andere wichtige Faktoren sind die Verfügbarkeit materieller Ressourcen, wie zugeteilte Betten, Anzahl der Transplantationschirurgen, ausgebildetes Pflegepersonal (hier scheint eine besondere Einschränkung zu bestehen) und weiteres geschultes Hilfspersonal. Somit ist es nicht ausschließlich eine finanzielle Angelegenheit, und ich würde mich gern auf die Frage konzentrieren, inwieweit die Behandlung des chronischen Nierenversagens von finanziellen Faktoren bestimmt wird und inwieweit andere Faktoren, mehr klinischer Natur, nicht nur für die Wahl des Therapiemodus, sondern für das Gesamtausmaß der Erhaltungsbehandlung relevant sind.

In bezug auf die Anwendung der verschiedenen Behandlungsarten bestehen große Unterschiede zwischen den einzelnen Ländern. Bis zu einem gewissen Grad spiegelt dies die bereits erwähnten ökonomischen und organisatorischen Faktoren wider, aber in welchem Grad spiegelt diese Situation wiederum das Fehlen einer übereinstimmenden Ansicht über die relative klinische Effektivität der verschiedenen Behandlungsarten? Sollte man nicht versuchen, die Ergebnisse systematisch zu messen, unter Anwendung von Methoden, die sowohl das Ergebnis als auch die Kosten berücksichtigen? Welche Wertmaßstäbe wären angebracht? Überlebensraten ohne Zweifel, aber auch der physische und psychische Morbiditäts- und Rehabilitationsstatus im Sinne der Fähigkeit, normale Aufgaben wie eine dem Alter des Patienten angemessene Arbeit zu bewältigen. Wären kontrollierte Studien über verschiedene Behandlungsarten durchführbar?

Nun habe ich nichts über die Prävention gesagt, und wenn ein Patient erst einmal mit chronischem Nierenversagen kommt, gibt es natürlich keine Alternative, es sei denn, man verzichtet auf eine Behandlung. Aber auf längere Sicht könnte die Prävention eine Rolle spielen. Die Inzidenz des chronischen Nierenversagens ist in den entwickelten Ländern seit dem 19. Jahrhundert immerhin beträchtlich bis auf den derzeitigen niedrigen Stand zurückgegangen.

Ich möchte mit 5 Fragen abschließen:

1. Inwieweit werden die Grenzen der Dialyse durch klinische Überlegungen gesetzt und inwieweit hängen sie von ökonomischen oder soziologischen Faktoren ab? Oder in anderen Worten: Wie relevant ist die Frage der klinischen Evaluation in bezug auf die Dialyse?

2. Inwieweit spiegeln die zwischen den einzelnen Ländern erkennbaren Unterschiede in bezug auf die Wahl der Behandlungsart klinische Erwägungen wider und inwieweit sind die darüber hinaus Ausdruck ökonomischer, soziologischer, organisatorischer oder historischer Faktoren? Das heißt, inwieweit ist die Frage der klinischen Evaluation für die Wahl der Behandlungsart relevant?

3. Wenn die klinische Evaluation in der Tat relevant ist, inwieweit wird sie dann systematisch durchgeführt und welches sind die Aussichten für die zukünftige Arbeit?

4. Welche potentielle Rolle spielt in diesem Zusammenhang die Prävention?

5. Und schließlich – und nur für den Fall, daß alles andere fehlschlagen sollte –, was birgt die Zukunft in bezug auf die Entwicklung anderer lebensrettender, aber kostspieliger medizinischer Technologien?

Zusammenfassung der Workshopdiskussion

Entsprechend Poles Diskussionsbeitrag stellen sich die Vor- und Nachteile der verschiedenen Techniken, die zur Unterstützung der geschädigten Nierenfunktion angewandt werden, wie folgt dar:

Die Grenzen der Dialyse werden durch technische, soziologische und ökonomische Faktoren bestimmt.

Die *Hämodialyse* erfordert eine Maschine und Filter, die teuer sind. Der Patient muß durch einen Gefäßshunt an die Maschine angeschlossen werden; dieser stellt das hauptsächliche technische Problem bei der Durchführung der Hämodialyse dar. Mögliche Komplikationen entstehen durch technische Störungen der Maschine. Die Dialysezeit (3mal 5 h pro Woche) verursacht Opportunitätskosten. Auch die Betriebskosten sind hoch und belaufen sich beispielsweise in der Schweiz auf 63 000 sfr pro Patient und Jahr.

Die *Hämofiltration* bringt die gleichen Probleme mit sich wie die Hämodialyse. Die Behandlungszeit pro Patient ist vielleicht etwas kürzer als bei der Hämodialyse (12 anstelle von 15 h pro Woche), dagegen sind die Betriebskosten der Maschine höher. Heutzutage wird die Hämofiltration in 5–8% aller Fälle angewandt, der Rest unterzieht sich einer gewöhnlichen Hämodialyse.

Die *kontinuierliche ambulante Peritonealdialyse* (CAPD) bietet den Vorteil, daß die meisten Patienten zu Hause behandelt werden können. Das Hauptproblem ist auch hier ein technisches: eine in das Abdomen des Patienten eingeführte Kanüle muß den freien Austausch der Dialysatlösung in den und aus dem Peritonealraum erlauben. Es besteht Infektionsgefahr (Peritonitis); die Infektionsrate beläuft sich auf ungefähr eine Infektionsepisode pro Patient alle 2 Jahre. In einem derartigen Fall muß der Patient ungefähr 2 Wochen lang stationär behandelt werden. Die Kosten der CAPD liegen in der Schweiz in der Größenordnung von 16 000 sfr, dies entspricht ungefähr 25% der Hämodialysekosten.

Für eine *Nierentransplantation* wird entweder eine Niere eines lebenden Spenders oder eine Kadaverniere benötigt. Falls die Intervention erfolgreich verläuft, wird das transplantierte Organ wie eine normale Niere funktionieren; Versagen und Abstoßung des transplantierten Organs sind jedoch ein Risiko. Die jährlichen Kosten für die Nachuntersuchung und Kontrolle des Patienten belaufen sich auf 1500–3000 US$.

Wenn genügend Spender zur Verfügung ständen, wäre die Transplantation eine gute Lösung des Problems des terminalen Nierenversagens. Aber auch dann ist die Möglichkeit zur Transplantation durch das Alter begrenzt (Patienten von über 55–60 Jahren sind nicht geeignet) sowie durch das Bestehen anderer Krankheiten (Patienten mit kardiovaskulären Erkrankungen oder schwerem Diabetes sind nicht geeignet). Die Wahl der alternativen konservativen Methoden (Dialyse, Hämofiltration und CAPD) spiegelt das Problem der klinischen Evaluation wider: Es gibt Patienten, bei denen das Anlegen eines Shunts unmöglich ist – diese Patienten werden nicht dialysiert; Diabetikern bekommt die CAPD besser als die Dialyse; beide Methoden eignen sich für Patienten, die auf eine Transplantation vorbereitet werden, sowie für Kranke, bei denen es zur Abstoßung des transplantierten Organs kommt.

Die Hauptfrage ist nicht, *was* zu tun ist, sondern *wann* mit einer Spezialdiät zu beginnen ist, *wann* mit der Dialyse und *wann* eine Transplantation in Erwägung zu ziehen ist. In dem Grad, in dem klinische Evalutionen hier relevant sind, sind weitere systematische Untersuchungen erforderlich.

In bezug auf die Prävention der terminalen Niereninsuffizienz sollte der hohe Blutdruck (Hypertonie) behandelt werden; die hauptsächliche Ursache des terminalen Nierenversagens ist jedoch die Glomerulonephritis, eine Krankheit, die bei unserem derzeitigen Wissensstand nur in einer begrenzten Anzahl von Fällen zu heilen ist.

9. Ökonomische Evaluation der Dialyse

K.-M. Pedersen

Universität Odense

Einleitung

Auf der ganzen Welt werden laufend mehr als 100 000 Patienten hämodialysiert. Allein in Europa erhielten 1979 weit über 40 000 Menschen entweder zu Hause oder im Krankenhaus Hämodialysen. Die Zahl der Patienten, die wegen eines chronischen Nierenversagens mit verschiedenen Methoden behandelt werden, hat seit den späten 70er Jahren jährlich um ungefähr 15% zugenommen, wie in Tabelle 9.1 gezeigt wird.

Tabelle 9.1. Registrierte Patienten und variable Daten 1979 aus 31 Mitgliedstaaten der European Dialysis and Transplantation Association (EDTA), einschließlich mehrerer Mittelmeerländer. (Nach EDTA Proceedings 1980)

	1976	1977	1978	1979
Registrierte Patienten	51 154	60 371	70 892	91 866
Lebende Patienten	34 215	39 735	44 914	52 515
Behandlungsart der lebenden Patienten:				
– Hämodialyse	27 343	31 297	35 001	40 645
– Peritonealdialyse[a]	436	545	839	1 583
– Funktionstüchtiges Transplantat	6 307	7 402	9 074	10 287
Neue Patienten	9 440	10 116	10 523	12 258
Durchgeführte Transplantationen	2 654	3 086	3 538	3 295
Gesamtzahl der Todesfälle	3 269	3 480	3 705	5 123

[a] Die eindrucksvolle Zunahme zwischen 1978 und 1979 war hauptsächlich auf die CAPD (kontinuierliche ambulante Peritonealdialyse) zurückzuführen. Der Anhang enthält eine Kurzbeschreibung der Behandlungsarten.

Die Kosten für die Behandlung des chronischen Nierenversagens sind natürlich zumindest proportional mit der Zahl der registrierten Patienten gestiegen. Tabelle 9.2 vermittelt eine Vorstellung vom Umfang der Kosten.

Bei den US-Kosten handelt es sich ausschließlich um die finanziellen, für medizinische Versorgung (Medicare) entstehenden Kosten; nicht berücksichtigt sind die Zusatzzahlungen für Heimdialysepatienten, die sich auf etwa 20% der gesamten Kosten belaufen. Ergänzend seien einige europäische Zahlen genannt. Man schätzt, daß sich die Kosten in Westdeutschland für ein Patientenkollektiv von ungefähr 16 000 im Jahre 1982 auf ungefähr 1,2 Mrd. DM belaufen werden (Clade 1980). In

Tabelle 9.2. Derzeitige und extrapolierte Medicarekosten für die Behandlung des Nierenleidens im Endstadium, USA 1974–1976 (aktuelle Zahlen) und 1981–1983 (extrapolierte Zahlen). (Nach Rettig 1977)

Steuerjahr	Medicarekosten (Mio. US $)	Nationale Gesamtkosten (Mio. US $)	Patientenkollektiv (n)
1974	242,5	286,2	18848
1975	404,6	479,5	25654
1976	573,3	684,2	31631
–	–	–	–
1981	1667,7	1992,7	53077
1982	1941,7	2321,6	55911
1983	2235,1	2674,3	58391

Tabelle 9.3. Behandlungsraten pro Million Einwohner. Stamm- und veränderliche Zahlen, zusammengestellt nach EDTA-Proceedings verschiedener Jahre

	Stamm			Neu/Veränderlich		
	1972	1975	1979	1972	1975	1979
Australien	24,1	55,1	119,6	12,4	25,3	37,5
Belgien	58,2	102,7	205,9	22,1	25,9	48,2
Dänemark	88,4	132,4	181,2	32,0	28,7	25,7
DDR	17,4	28,4	55,6	9,4	10,5	19,0
Israel	26,6	117,0	200,8	23,0	38,6	51,9
Schweden	65,5	85,4	149,5	20,1	28,7	37,4
Schweiz	78,1	136,1	220,8	25,4	34,2	39,7
Großbritannien	38,2	62,0	111,2	12,8	14,5	21,7
BRD	37,8	87,7	160,9	17,3	29,6	37,0

England betrugen die ungefähren laufenden Kosten für Dialyse und Transplantation im Jahre 1976 £ 22,1 Mio. £ (OHE 1979). Wenn man die Kapitalkosten hinzurechnet, erhöht sich der entsprechende Betrag auf 25 Mio. £. Behandelt wurden ungefähr 4500 Patienten. Die japanischen Zahlen (OTA 1980) weisen für 1976/77 20000 behandelte Patienten aus, 160/Million Einwohner bei einem Kostenaufwand von 624 Mio. US $.

Bei der Beurteilung dieser Zahlen ist zu beachten, daß die Kosten – unvollständige Mindeszahlen – sich nicht auf die endgültigen Behandlungskosten beziehen, mit denen zu rechnen ist, wenn der Patientenpool ein Gleichgewicht erreicht haben wird, (d. h. die Neuzugänge den Abgängen entsprechen). Wie in Tabelle 9.3 ersichtlich, steigen die Behandlungsraten noch an.

Es ist klar, daß die Anzahl der zu einem gegebenen Zeitpunkt behandelten Personen den hauptsächlichen Kostenfaktor darstellt. Aus Tabelle 9.3 ist ersichtlich, daß diese Zahl innerhalb eines Zeitraums von 5 Jahren um 80–100% angestiegen ist. In den meisten Ländern ist das Gleichgewichtsniveau noch nicht erreicht worden. Eine Schätzung für Großbritannien besagt, daß die Behandlungsrate in diesem Land letztlich auf ca. 340/Million Einwohner steigen wird; dies basiert auf der Annahme, daß die Zahl der Fälle jährlich 40 Kranke/Million Einwohner erreichen wird (vgl. Tabelle 9.3). Bei unveränderten Anteilen der verschiedenen Behandlungsarten würden die Kosten für die Behandlung dieser Patienten auf ungefähr 120 Mio. £ – in Preisen der Jahre 1976/77 berechnet – ansteigen (OHE 1978).

Ökonomisch betrachtet erreichen die Dialyse- und Transplantationsprogramme in vielen Ländern einen erheblichen Umfang; oft machen sie 1–2% des Gesundheitsbudgets aus. Die Dialyse ist als Beispiel für eine medizinische Technologie[1] in zweifacher Hinsicht interessant, teils aufgrund des Umfangs der Programme, teils weil sie verhältnismäßig frühzeitig, nämlich zu Beginn der 60er Jahre, eingeführt wurde.[2] Eine Fallstudie über die Dialyse könnte daher Anhaltspunkte sowie Beweise liefern, ob sich frühere Versprechungen und Berechnungen bewahrheitet haben.

Einige ökonomische Fragen zur Evaluation einer Technologie

Unter Berücksichtigung der Rangordnung der Entscheidungen, die in bezug auf eine gegebene Technologie – in unserem Fall die Dialyse – zu treffen sind, ist die Beantwortung der folgenden Fragen interessant:

1. Soll die Technologie überhaupt als Therapie eingeführt werden, insbesondere wenn andere Technologien bereits um die Ressourcen konkurrieren? Hierbei handelt es sich um die Frage nach dem „wünschbaren Niveau der Ressourcen".
2. Wenn ja, sollen Dialysen und/oder Transplantationen ungeachtet der Kosten allen Patienten, die davon mutmaßlich profitieren können, zur Verfügung stehen?
3. Wenn ja, welches sind die zu erwartenden endgültigen Kosten einer derartigen Strategie?
4. Welche Patienten wären auszuwählen, wenn die Frage 2 mit Nein beantwortet würde?
5. In bezug auf Frage 2–4: Welches sind die optimalen Behandlungskombinationen? Hierbei handelt es sich um die Frage nach der „Zuteilung der Ressourcen auf die verschiedenen Behandlungsverfahren".
6. Sollte es sich bei der ökonomischen Evaluation um ein einmaliges Unternehmen oder um einen kontinuierlichen Vorgang handeln?

Der zur Beantwortung dieser Fragen benötigte analytische Ansatz variiert, umfaßt jedoch im großen und ganzen eine Kosten-Nutzen-Analyse (Frage 1), eine Kosten-Effektivitäts-Analyse (Frage 5), eine Kosten-Analyse (Frage 3 und 6) sowie statistische Modelle für die Extrapolation der Patientenkollektive.

Beispielsweise könnte das folgende Zitat eine Argumentationsrichtung in bezug auf Frage 1 darstellen:

Die Schwierigkeiten, das menschliche Leben, abgesehen vom Lebensunterhalt, zu bewerten, ist wohlbekannt. Gleichermaßen schwierig wäre die Messung des Nutzens, der durch die Verringerung der Anzahl der Waisen entsteht ... Schließlich, und dies ist vielleicht am wichtigsten ... sollte, solange die Kosten nicht überwältigend sind (d.h. einen abschätzbaren Teil des Bruttosozialproduktes darstellen), die Behandlung eines Nierenleidens im Endstadium allen Menschen zur Verfügung stehen, bei denen sie aus medizinischer Sicht gerechtfertigt ist. Begründet ist diese Entschei-

---

[1] Als medizinische Technologie wird die große Anzahl an Geräten, Medikamenten und Verfahren bezeichnet, die zur Behandlung des Patienten angewandt werden.
[2] Eine Kurzbeschreibung der Technologie findet sich im Glossar.

dung durch die Unwiderruflichkeit der Entscheidung, dies nicht zu tun, soweit sie den Einzelnen betrifft. Die erstmalige Verfügbarkeit einer Technologie, die in der Lage ist, das Leben von andernfalls zu einem frühen Tod verurteilten Menschen zu verlängern, ... und die Tatsache, daß diese Patienten bekannt und identifizierbar und nicht Teil einer statistischen Verteilung sind, steigern das Interesse der Gemeinschaft, etwas für sie zu tun (Gottschalk 1967).

Das oben angeführte Zitat ist von besonderem Interesse, da es einige der im Zusammenhang mit der Anwendung der Kosten-Nutzen-Analyse und insbesondere der Bewertung des Lebens häufig diskutierten Punkte sehr gut zusammenfaßt.

Darüber hinaus führten die oben zitierten Argumente in Verbindung mit andern Gründen, wie die Tatsache, daß Armeeangehörige in Veterans' Administration Hospitals bereits kostenlos behandelt wurden und daß in einigen Ländern, die alle ärmer sind als die Vereinigten Staaten, diese Behandlung der ganzen Bevölkerung frei zur Verfügung steht, im Jahre 1968 zu der Schlußfolgerung, daß das finanzielle Engagement der US-Bundesregierung erheblich auszudehnen sei.[3] Danach war das Problem zu lösen, wie diese verantwortungsvolle Aufgabe am besten zu bewältigen ist. Im Grunde erfordert dies eine Analyse, die versucht, die komplexe Frage zu beantworten: Welches ist angesichts des existierenden Wissensstands in bezug auf die Kosten und die Endresultate der Behandlung von Patienten mit chronischen Nierenleiden die beste Kombination aus Dialyse in einem Dialysezentrum oder Krankenhaus, Heimdialyse und Nierentransplantation? Eine derartige Frage läßt sich mit Hilfe der oben angeführten Kosten-Effektivitäts-Analyse (Frage 5) beantworten. Die Kosten-Effektivitäts-Analyse ergibt sich logisch aus der zitierten Argumentationsrichtung (falls überhaupt eine ökonomische Evaluation gewünscht wird). Im Hinblick auf die amerikanischen Erfahrungen weist Rettig (1976) darauf hin, daß man das Gottschalk-Komitee nicht beauftragt hatte, eine Kosten-Nutzen-Analyse der Behandlung vorzunehmen; es sollte eine Kosten-Effektivitäts-Studie darüber durchführen, wie für eine derartige Behandlung Vorsorge zu treffen sei. Die beauftragende, für Budgetfragen zuständige Behörde erachtete die Fachleute für kompetent, diese Frage zu beantworten, während die erste Frage in den Bereich der Gesundheitspolitik gehört und daher von den Politikern entschieden werden muß. Auf der Basis des obigen Denkansatzes wurde mit Hilfe von Daten, die dem Komitee zur Verfügung standen, eine der bekanntesten Kosten-Effektivitäts-Analysen durchgeführt, nämlich die von Klarman et al. (1968). Allerdings ist in den oben verwendeten Argumenten zumindest eine Annahme implizit versteckt: Bei der Kosten-Effektivitäts-Analyse handle es sich um ein relativ einfaches Vorgehen, das weniger umstritten sei als die Kosten-Nutzen-Analyse. Im allgemeinen ist dies jedoch nicht der Fall, insbesondere dann nicht, wenn zwei oder mehrere Arten von Ergebnissen oder Wirkungen, z. B. Lebenserwartung und Lebensqualität, ermittelt werden sollen. Wenn nur ein Ergebnis, wie verminderte Mortalität, veränderte Morbidität, geringere Arbeitsunfähigkeit usw., mit in Betracht gezogen wird, muß man auch hier – wie bei der Kosten-Nutzen-Analyse – die Ergebnisse messen und für alternative Programme entsprechend gewichten. Mit diesen Fragen werden wir uns später befassen. Zunächst wollen wir uns der Kosten-Nutzen-Analyse zuwenden.

---

[3] Hier wird auf den Gottschalk-Bericht (1967) bezug genommen. 1968 wurden in den USA die ersten Schritte gemacht, die zu einer generellen Deckung der Behandlungskosten des chronischen Nierenversagen führten, 1973 wurden die Medicarevergütungen auf praktisch alle Patienten mit chronischem Nierenversagen ausgedehnt.

Zwei Kosten-Nutzen-Analysen

In den späten 60er Jahren wurden in den USA mehrere Studien veröffentlicht, welche die Bedeutung und die Kosten der Nierenkrankheit darlegten (Burton 1969, Gottschalk 1967, Hallan u. Harris 1968, LeSourd et al. 1968). Nur bei einer dieser Studien handelte es sich um eine Kosten-Nutzen-Analyse. Die Studie von LeSourd et al. wurde für das National Center for Chronic Disease Control (Programm zur Überwachung der Nierenkrankheiten) durchgeführt. Eines der Ziele dieser Studie war die Durchführung einer Nutzen-Kosten-Analyse einer begrenzten Anzahl ausgewählter Programme für Nierenkranke. Diese Analyse sollte die im gleichen Jahr, 1967/68, ausgeführte Analyse des Gottschalk-Komitees ergänzen. In der Studie ist man von der Annahme ausgegangen, daß bei den Programmen sowohl ein ökonomischer als auch ein gesundheitlicher Nutzen anfällt. Es scheint, daß diese Studie die erste strenge Kosten-Nutzen-Analyse eines Programms zur Behandlung von Nierenleiden darstellt. Die untersuchten Verfahren waren die Hämodialyse zu Hause, die Hämodialyse im Krankenhaus sowie die Transplantation.

Der gewählte Kosten-Nutzen-Ansatz wurde später als die auf dem Begriff des „menschlichen Kapitals" („human capital", HC) basierende Kosten-Nutzen-Analyse bekannt, im Gegensatz zu dem auf der „Bereitschaft zu zahlen" basierenden Ansatz. Das *Protokoll* der auf dem Begriff des menschlichen Kapitals basierenden Kosten-Nutzen-Analyse ist einfach. Laut Weisbrod (1961) stellen sich die aus Morbidität und Mortalität resultierenden monetären Verluste wie folgt dar:

1. Indirekte Kosten
   a) Die ökonomischen Produktionsverluste infolge frühzeitiger Todesfälle (Tod eines Mitglieds der arbeitenden Bevölkerung)
   b) Zeitweilige und/oder intermittierende ökonomische Produktionsverluste infolge von Krankheit
   c) Verminderte Produktionsleistung infolge eines durch Krankheit geschwächten Gesundheitszustands

2. Direkte Kosten
   Die ökonomischen Kosten der Krankheitserkennung, Behandlung und Rehabilitation sowie der Kapitalinvestitionen für medizinische Einrichtungen

Im Gegensatz zum oben erwähnten Protokoll, das die Kosten der Krankheit erfaßt, werden im Fall einer Kosten-Nutzen-Analyse die indirekten Kosten zu Nutzen, d. h. zu „eingesparten Kosten". Genauer gesagt, ein Teil der Kosten verwandelt sich in Nutzen. Die Größe dieses Teils hängt unter anderem von der Wirksamkeit der Behandlung ab. Je nach der betrachteten Krankheit kann auch bei den direkten Kosten Nutzen entstehen, z. B. im Zusammenhang mit einem Programm zur Ausrottung einer Krankheit. Die Kosten in der Kosten-Nutzen-Analyse sind die Kosten des neuen Programms, z. B. eines „Ausrottungsprogramms". In bezug auf den zu verwendenden monetären Maßstab wird angenommen, daß der Lohn eines Menschen ein vernünftiges Maß seiner Produktivität darstellt. Zur Durchführung einer Kosten-Nutzen-Analyse sind gewisse *epidemiologische* Informationen erforderlich: 1) Inzidenz und/oder Prävalenz der Krankheit; 2) Anzahl der diagnostizierten und/oder behandelten Fälle; 3) derzeitige bzw. potentiell verfügbare Behandlungs-

oder Diagnosetechniken; 4) Heilungsrate und Überlebenszeit, welche durch die verschiedenen Behandlungsmodalitäten/-Techniken erreicht werden, und idealerweise 5) einige Angaben über die Lebensqualität (Rehabilitation, gesellschaftliche Funktion) nach der Behandlung.

Bei der Studie von LeSourd wurden alle Nutzen und Kosten durch die *Analyse einer Kohorte* ermittelt, d. h. man setzte Kosten und Nutzen beim aktuellen und zukünftigen Krankheitsverlauf eines ganzen Kollektivs zueinander in Beziehung. Für gewöhnlich wird eine Kohorte von 1000 Personen über einen Zeitraum von ca. 20–30 Jahren untersucht. Um die Analyse in äquivalente ökonomische Werte umsetzen zu können, muß die Kohorte bezüglich ihrer Merkmale, wie Geschlecht, Alter, potentielle Einkünfte sowie Morbiditäts- und Mortalitätsmuster, definiert sein. LeSourd et al. setzten folgendes voraus: 1) Das Kollektiv setzt sich aus 50% Männern und 50% Frauen zusammen, 2) Das Durchschnittsalter beider Gruppen beträgt 45 Jahre im ersten Jahr des Programms. 3) Die Verteilung des Kollektivs auf Krankenhaus- und Heimdialysen basiert auf 2 Annahmen: a) 15% des ursprünglichen Kollektivs sterben während des ersten Behandlungsjahres, und b) in jedem folgenden Jahr sterben 10% der verbleibenden Patienten.[4] Die Rehabilitation – ausgedrückt als Arbeitsfähigkeit – wurde mit 70% angenommen, d. h. es wurde angenommen, daß 70% der überlebenden Mitglieder des Dialysekollektivs arbeitsfähig waren und das gleiche Einkommen erzielen konnten wie ein Gesunder gleichen Alters und Geschlechts. Für die übrigen 30% wurde ein Erwerbseinkommen von 50% angenommen.[5] Die Ergebnisse in bezug auf Hämodialyse und Transplantation sind in Tabelle 9.4 zusammengefaßt.

---

[4] Es ist offensichtlich, daß bei jeder Analyse Annahmen wie diese von entscheidender Bedeutung sind und die besten verfügbaren medizinischen Befunde widerspiegeln müssen. Sie beziehen sich auf die Mitte der 60er Jahre in den USA gemachten Erfahrungen. Als Referenz und zum Vergleich seien die europäischen Zahlen für 1979 genannt (Angaben in Prozent):

	Überlebende Patienten nach	
	5 Jahren	*10 Jahren*
Krankenhaushämodialyse	53,2	35,6
Heimhämodialyse	74,0	55,6
Transplantat von einem lebenden Spender	71,2	60,0
Kadavernierentransplantat	58,1	44,2

(Quelle: Proc. EDTA 1980, Tabelle 17)

[5] Zum Vergleich betrachte man die folgenden amerikanischen Zahlen für 1978 (Angaben in Prozent):

	Arbeitsunfähig		*Arbeiten nicht*	
	vorher	nachher	vorher	nachher
Zentrumshämodialyse	3,1	49,5	10,9	20,9
Heimhämodialyse	2,7	37,4	8,2	14,3

(Quelle: Auszug aus Tabelle 6 in Bryan (1969) u. Evans (1979).
Für europäische Zahlen vgl.: Proc. EDTA (1980), Tabelle 19–21)

Die Nutzen-Kosten-Verhältnisse werden durch Bildung eines Quotienten aus diskontierten Nutzen und Kosten berechnet. Wenn das Verhältnis größer ist als 1, übersteigt der Nutzen die Kosten und die Investition ist „rentabel", vorausgesetzt, es gibt keine anderen relevanten Möglichkeiten mit einem noch besseren Kosten-Nutzen-Verhältnis. Anders ausgedrückt, bei begrenzten Ressourcen ist es möglich, Projekte aufgrund ihrer Nutzen-Kosten-Verhältnisse in eine Reihenfolge einzuordnen. Buxton u. West (1975) haben eine ähnliche, auf dem Kriterium des „menschlichen Kapitals" basierende Kosten-Nutzen-Analyse der Langzeitdialyse für England und Wales durchgeführt. Ihre Ergebnisse sind in Form von *Kosten-Nutzen-Verhältnissen* unter verschiedenen Annahmen in Tabelle 9.5 wiedergegeben.

Tabelle 9.4. Nutzen-Kosten-Verhältnisse für ein 30 Jahre lang beobachtetes Kollektiv von 1000 Patienten. USA 1968; Diskontsatz 6%. (Nach LeSourd et al. 1968, Tabelle 5.18, 5.21–5.25)

		Hoch[e]	Niedrig[e]	„Beste Schätzung"[e]
Nutzen-Kosten-Verhältnis für Zentrumsdialyse		0,29	0,21	0,25
Nutzen-Kosten-Verhältnis für Heimdialyse		0,86	0,34	0,65
Transplantation[a]	0,85	–	–	–
Transplantation[b]	1,05	–	–	–
Transplantation[c]	0,97	–	–	–
Transplantation[d]	1,23			

[a] 75% Zweijahresüberlebensrate, Zentren mit 60 Transplantaten, einschließlich Forschungskosten,
[b] Wie [a], jedoch ohne Forschungskosten,
[c] wie [a], jedoch Peritonealdialyse vor Transplantation.
[d] Wie [c], jedoch ohne Forschungskosten.
[e] Daten aus verschiedenen Quellen.

Tabelle 9.5. Kosten-Nutzen-Verhältnisse für ein 20 Jahre lang beobachtetes Kollektiv von 1000 Patienten. England und Wales 1972; Diskontsatz 10%

	A	B	C	D
Krankenhausdialyse	6,4	7,0	3,2	12,7
Heimdialyse	3,2	3,5	1,6	6,3

A Annahmen: Überlebensrate nach 6 Jahren: Krankenhaus 50%, Heimdialyse 63,4%; Die Extrapolation basiert auf einer negativen Exponentialfunktion für die folgenden Jahre. Rehabilitation: Krankenhausdialysen: Jahre 1–3: 30, 52 und 60%, in den folgenden Jahren 60%; Heimdialysen: Jahre 1–3: 45, 65 und 75% sowie in den folgenden Jahren 75%. Bei den verwendeten Lohnraten handelte es sich um die durchschnittlichen Einkommensraten für Männer und Frauen. Diskontsatz 10%. Verteilung der Kapitalkosten über 20 Jahre.
B Wie A, jedoch unter Berücksichtigung eines Diskontfaktors von 14%.
C Niedrige Kosten – die Hälfte von A.
D Niedrige Durchschnittsverdienste, die Hälfte von A.

Trotz der Unterschiede in bezug auf Annahmen, Ort und Zeit lassen die amerikanischen und die englischen Daten das gleiche erkennen: In Form von Nutzen und Kosten ausgedrückt, übertreffen die Kosten der Hämodialyse deutlich ihren Nutzen. Um mit der Unsicherheit einer Reihe von Parametern fertig zu werden, wurden in beiden Studien Empfindlichkeitsanalysen durchgeführt. In keinem Fall veränderten sie das allgemeine Bild merklich höherer Kosten im Verhältnis zum Nutzen. Der Fall C in Tabelle 9.5 läßt klar erkennen, daß die Behandlungskosten offenbar der entscheidende Faktor sind.

Die amerikanischen Zahlen scheinen anzudeuten, daß sich eine Transplantation aus sozialer Sicht lohnt, wenn man die Forschungskosten vernachlässigt. Es ist jedoch klar erkennbar, daß der Nutzen aufgrund unrealistischer Annahmen in bezug auf die Rehabilitation zu hoch veranschlagt ist. Wenn man entsprechende Korrekturen vornimmt, sinkt das Verhältnis in allen Fällen unter 1.

Eine kritischere Diskussion der Ergebnisse dieser Methodologie folgt im Anschluß an den Teil über die Kosten-Effektivitäts-Analyse.

Kosten-Effektivitäts-Analyse

Wenn aus irgendeinem Grund keine Veranlassung zur Durchführung einer Kosten-Nutzen-Analyse besteht, weil z. B. die Entscheidungsträger an einer Antwort auf die allgemeine Frage, ob für ein bestimmtes Projekt Ressourcen gewährt werden sollen oder nicht, kein Interesse haben, kann trotzdem eine ökonomische Evaluation vorgenommen werden, dann allerdings mit Hilfe einer Kosten-Effektivitäts-Analyse, welche Antworten auf eine begrenztere Anzahl von Fragen gibt.

Bei der Kosten-Effektivitäts- und der Kosten-Nutzen-Analyse handelt es sich um zwei verwandte, jedoch deutlich voneinander zu unterscheidende Ansätze zur Evaluation von Gesundheitsversorgungsmaßnahmen. In einem gewissen Sinne liegt der entscheidende Unterschied in der Bewertung des Nutzens bzw. der Ergebnisse des medizinischen Verfahrens. Idealerweise werden bei der Kosten-Nutzen-Analyse alle Ergebnisse bzw. Nutzen in monetärer Form bewertet, einschließlich des Verlustes von Leben bzw. Gliedmaßen, der Lebensqualität und anderer sog. intangibler Parameter. Demgegenüber dient die Kosten-Effektivitäts-Analyse dazu, Prioritäten in bezug auf alternative Behandlungen zu setzen (Ausgabenkategorien), ohne die Notwendigkeit einer monetären Bewertung von Leben und Gesundheit.[6]

Für die Kosten-Effektivitäts-Analyse lassen sich zwei typische Situationen in Betracht ziehen, die beide zwei oder mehrere Behandlungen miteinander vergleichen: 1) Vorausgesetzt oder angenommen, die zu beurteilenden Alternativen haben die gleiche klinische Wirksamkeit (in Form der als angemessen erachteten Ergebnisse), so kann man danach fragen, welches Verfahren kostengünstiger ist, d. h. in dieser Situation sind die Kostenunterschiede zwischen beiden Alternativen wichtig. 2) Die Ergebnisse sind nicht die gleichen, weder nach der Art, noch in bezug auf die Qualität. Angenommen die Ergebnisse variieren in bezug auf das Niveau (z. B. Lebenserwartung oder Lebensqualität), dann könnte man versuchen, die Kosten pro Ergebniseinheit zu ermitteln, z. B. Kosten pro gewonnenes Lebensjahr, um die Alternativen auf diese Weise zu vergleichen. Diese Version der Kosten-Effektivitäts-Analyse ist in den Dialyse- und Transplantationsstudien angewandt worden (s. Tabelle 9.6).

---

[6] Zwei kurze, einfach zu lesende Einführungen in die Kosten-Effektivitäts-Analyse finden sich bei Weinstein und Stason (1977) und Shepard und Thompson (1979), ein Beispiel einer vernünftigen methodologischen Diskussion bei Culyer und Maynard (1981).

Tabelle 9.6. Resultate und Annahmen in 5 Kosten-Effektivitäts-Analysen

Autoren	Jahr	Land (Währung)	Kosten pro gewonnenes Lebensjahr[a]						Modell	Diskontsatz [%]	Zeitraum (Jahre)
			1	2	3	4	5	6			
Klarman et al. (1968)	1968	USA ($)	4200	11600	2600				Kohorte	6	40
Stange u. Summer (1978)	1978	USA ($)	16986	26547		15007	12982		Kohorte	7 Kosten Lebensjahre	10
Roberts et al. (1980)[b]	1980	USA ($)	14000	26000			16000	8000	Simulation von 10000 Patienten	5 Kosten 7 Lebensjahre	Beginn der Urämie bis Tod
Ludbrook (1981)	1981	UK (£)	5150– 5800	7100 11200	3250 4650				Markow-Kette	7 Kosten	
Barnes (1977 a)[c]	1977	USA ($)	31000	170000	27000		22000		Kohorte	5	5

[a] *1* Heimdialyse, *2* Krankenhaus bzw. Zentrumsdialyse, *3* Transplantation und Dialyse, *4* Krankenhausdialyse, Mehrkosten gegenüber Kadavernierentransplantat, *5* Heimdialyse, Mehrkosten gegenüber Kadavernierentransplantat, *6* Transplantat von lebendem Spender und Dialyse.
[b] Von einem Säulendiagramm abgelesene Kostenzahlen.
[c] Pro Überlebenden in einer einzelnen Kohorte 5 Jahre insgesamt.

Das charakteristische Merkmal der Kosten-Effektivitäts-Analyse[7] ist die gleichzeitige Berücksichtigung von *Kosten und Endresultaten* der Behandlung. Letzteres unterscheidet die Kosten-Effektivitäts-Analyse von der Kostenanalyse. Die Kosten-Effektivitäts-Analyse kann aus verschiedenen Perspektiven durchgeführt werden: z. B. a) aus der Sicht eines Bereichs, z. B. des Gesundheitsversorgungssektors oder aus der noch begrenzteren Sicht eines einzelnen Krankenhauses sowie b) von einem umfassenden gesellschaftlichen Standpunkt aus. Die Perspektive beeinflußt v. a. die Kostenseite. Die Evaluation einer medizinischen Technologie sollte aus gesellschaftlicher Sicht erfolgen. Idealerweise sollte man daher die sozialen Kosten zu ermitteln suchen. Eine Möglichkeit, dies zu veranschaulichen, stellt das „Behandlungs-Ressourcen-Profil" in Abb. 9.1 dar.

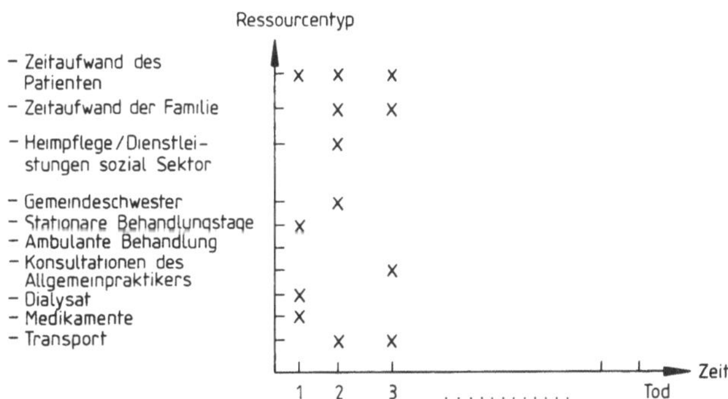

Abb. 9.1. Behandlungs-Ressourcen-Profil

Eine derartige Betrachtung der „Kosten" kann zur Beseitigung einer Reihe verbreiteter Fehler und häufig mißverstandener Begriffe beitragen. 1) lassen wir außer acht, aus welchem Sektor die Ressourcen kommen, oder anders ausgedrückt, aus verschiedenen Sektoren stammende Ressourcen werden gleichrangig berücksichtig. In bezug auf die Heimhämodialyse sind die Ressourcen aus dem sozialen Sektor (z. B. Heimpflege usw.) zweifellos beträchtlich; sie werden in vielen bzw. allen vom Autor überprüften Studien vernachlässigt. Gleichermaßen besteht kein Zweifel darüber, daß der Zeitaufwand des Patienten bei allen Dialyseformen groß ist, wie auch der Zeitaufwand von Familienmitgliedern, speziell im Fall der Heimdialyse. 2) können wir Mengen, z. B. Stundenzahl, die Dialysatmenge usw. von der Preis-Wert-Frage trennen, und die Frage umgehen, ob ein vernünftiger Preis für eine Stunde eingesetzt werden kann. 3) und dies ist eine mehr oder weniger logische Folgerung aus dem vorhergehenden Punkt – betrachten wir keine Ausgabenströme. Im vorliegenden Zusammenhang vernachlässigen wir nicht nur, wer die Kosten finanziert (Patienten, andere Kostenträger oder die Regierung), sondern auch Umverteilungen (z. B. Arbeitsunfähigkeitsrenten bzw. Krankengeld für Patienten, die infolge der Dialyse oder der Transplantation arbeitsunfähig sind). Aus Abb. 9.1 geht deutlich hervor, daß sie vernachlässigt werden, während man sie in eine typische, einen Sek-

---

[7] Wie im Abschnitt „Einige ökonomische Fragen zur Evaluation einer Technologie" aufgezeigt wurde, trifft dies auch auf die Kosten-Nutzen-Analyse zu.

tor betreffendende Ausgabenanalyse einbeziehen würde. Der Grund für die Nicht-berücksichtigung liegt in der Betrachtung der Kostenfrage auf gesellschaftlicher Ebene. Aus der Sicht der Gesellschaft bedeuten Umverteilungen lediglich, daß jemand etwas erhält, was ein anderer in Form von Steuern bezahlt hat. Es findet keine Nettoveränderung in bezug auf die Verwendung der Ressourcen statt, lediglich eine Umschichtung der Kaufkraft.

Nach diesem kurzen Überblick wenden wir uns jetzt 5 Kosten-Effektivitäts-Analysen über die Dialyse und die Transplantation zu (Tabelle 9.6). Die allgemeine Folgerung aus dieser Tabelle in bezug auf die Dialyse ergibt, daß die Heimdialyse billiger ist als die Krankenhausdialyse. Der Vergleich von *Dialyse* und *Transplantation* zeigt, daß die Transplantation die billigere Alternative darstellt. Zu beachten ist jedoch, daß bei der Transplantation von Kadavernieren der Unterschied zwischen Heimdialyse und Transplantation vernachlässigt werden kann. Die neuesten amerikanischen Analysen lassen erkennen, daß nur die Transplantation von lebenden Spendern kostengünstiger ist als die Heimdialyse.[8]

Die planerische Implikation dieser – über einen Zeitraum von 13 Jahren gleichmäßigen – Ergebnisse scheint zu sein, daß der Mitteleinsatz für die Behandlung des chronischen Nierenversagens vermehrt zugunsten einer Erhöhung der Transplantationsrate verschoben werden sollte; besondere Anstrengungen sollten zur Förderung der Transplantation von Organen von Lebendspendern unternommen werden. Ein Engpaß in dieser Beziehung ist allerdings die Verfügbarkeit geeigneter Nieren. Solange es an einem gut organisierten Organaustauschsystem fehlt oder rechtliche Probleme bestehen, kann dieser Engpaß eine Erweiterung der Transplantationsprogramme verhindern.

Was die Verteilung der Ressourcen auf die verschiedenen Behandlungsarten betrifft, bestehen wenig Zweifel an den günstigen Kosten-Nutzen-Verhältnissen bei der Transplantation. Im wesentlichen ist dieser Umstand auf sehr niedrige Kosten zurückzuführen, da die Überlebensrate, insbesondere im ersten Jahr, geringer ist als für die alternativen Methoden. Sowohl aus medizinischer als auch aus ökonomischer Sicht müßte man an der *Auswahl der Patienten* oder anders ausgedrückt, an der Allokation der Ressourcen für die verschiedenen Patienten interessiert sein. Nur zwei der oben angeführten Studien befaßten sich mit dieser Frage (Roberts et al. 1980, Ludbrook 1981).

---

[8] Dies ist offensichtlich auf die ziemlich niedrige Überlebenswahrscheinlichkeit bei Kadavernierentransplantaten zurückzuführen (s. Fußnote 4). Die von Roberts et al. (1980) angewandten *Überlebenswahrscheinlichkeiten* sind:

	Transplantation		Heim- und Krankenhausdialyse
	Vom lebenden Spender	Kadaverniere	
Jahr 1	0,83–0,85	0,60–0,63	–
Jahr 2 +	0,89–0,98	0,96–0,87	–
Jahr 1–3			0,80–0,90
Jahr 16 +			0,51–0,88

Die Annahmen von Stange und Summers (1978) sind ähnlich. Ludbrook (1981) hat seine Annahmen nicht ausdrücklich genannt, jedoch auf die EDTA-Zahlen verwiesen (s. Fußnote 4).

Annahmen, auf denen die Kosten-Effektivitäts-Analyse basiert

Jede Kosten-Effektivitäts-Analyse umfaßt 3 Elemente, epidemiologische Parameter (z.B. Überlebensraten), ein Modell (z.B. ein Kohortenmodell) und die Kostendaten. Eine Kosten-Effektivitäts-Analyse ist niemals besser als ihr schwächstes Glied. Daher wollen wir diese 3 Elemente nacheinander untersuchen.

Epidemiologische Parameter

Es ist fast eine Binsenwahrheit, die jedoch häufig übersehen wird: Unzulängliche epidemiologische Informationen ergeben unzulängliche Kosten-Effektivitäts- und Kosten-Nutzen-Analysen. Bei einer Beurteilung der oben genannten Resultate wird deutlich, daß die Ergebnisse nur so gut sind, wie es die zugrundeliegenden epidemiologischen Parameter erlauben. Die entscheidenden Annahmen wurden bereits erwähnt und sollen nicht weiter erörtert werden, da sie zweifellos den derzeit besten Wissensstand widerspiegeln. Es gibt zwei Probleme, auf die hingewiesen werden muß. Beim Vergleich von Krankenhaus- und Heimdialysen wird angenommen, daß zwei mehr oder weniger gegenseitig austauschbare Behandlungen vorliegen, d.h. man impliziert, daß Patienten, die in einem Zentrum dialysiert werden, ebensogut mittels Heimdialyse behandelt werden können und umgekehrt. Wenn dies auch in einem gewissen Maß zutrifft, so gilt es andererseits zu beachten, daß eine gewisse gezielte Selektion der Patienten stattfindet, indem man die schweren und/oder mühsamen Fälle i.allg. zur Dialyse dem Zentrum überläßt. Dieser Umstand kann zu einer Verzerrung der Vergleiche führen, genauso wie die Tatsache, daß es sich bei einem Teil der im Dialysezentrum registrierten Mortalität eigentlich um „Heimdialysemortalität" handelt, entweder weil ein Todesfall während des Trainings für die Heimdialyse auftritt oder im Verlauf einer wegen Komplikationen notwendigen Dialyse im Zentrum. Das Ausmaß von Verzerrungen dieser Art ist schwer einzuschätzen. Das zweite Problem hängt mit der Tatsache zusammen, daß es an zuverlässigen Informationen zur Überlebensrate über lange Zeiträume fehlt. Einige Modelle arbeiten mit Zeithorizonten von 20–30 Jahren. Im allgemeinen stehen Informationen über die Überlebensrate in angemessener Qualität nur für Zeiträume von 10–15 Jahren zur Verfügung. Darüber hinausgehende Überlebensraten sind bloße Schätzungen. Einige der wahrscheinlich fehlerhaften mittel- und langfristigen Annahmen lassen sich durch das angewandte spezielle „Modell" vergleichen. Der Ausdruck bezieht sich hier auf die Methode, die angewandt wird, um aus der Kombination von epidemiologischen Annahmen (Dateneingabe) und Datenoutput (Datenlieferung des Modells) Kosten-Effektivitäts- und Kosten-Nutzen-Analysen durchzurechnen.

Modelltypen

Im Rahmen der hier besprochenen Kosten-Effektivitäts-Analysen wurden 3 Modelle behandelt: das Kohortenmodell, das Markovketten-Modell und das Simulationsmodell.

Beim *Kohortenmodell* bestehen die epidemiologischen Eingaben entweder aus aggregierten oder geschlechts- und altersspezifischen Überlebensdaten, und das Ergebnis ist ein Zeitprofil, aus dem hervorgeht, wieviele Patienten der Kohorte zu bestimmten Zeitpunkten behandelt werden. Es erlaubt die verhältnismäßig einfache

Berechnung der durchschnittlichen oder mittleren Lebenserwartung einer Einzelperson in einem Kollektiv. Dieses Ergebnis vermittelt nicht nur das Zeitprofil der Behandlungsresultate, sondern auch das Zeitprofil der durch die Behandlung des Kollektivs entstandenen Kosten. Dies ist für die Berechnung aktueller Werte unerläßlich. Das Kohortenmodell geht jedoch von der Annahme aus, die beurteilten Behandlungen seien voneinander unabhängig. Dabei wird leicht übersehen, daß bei einem Patienten eine Folge verschiedener Behandlungen zur Anwendung gelangen können. Die Berücksichtigung dieses Umstandes ist im Kohortenmodell ziemlich schwierig; in manchen Fällen ist es jedoch entscheidend, dies zu tun. So setzt beispielsweise die Heimdialyse aus praktischen Gründen voraus, daß Zentrumseinrichtungen für die kurz- oder längerfristige Unterstützung sowie für das anfängliche Training der Patienten verfügbar sind. Das Kohortenmodell vereinfacht also den wirklichen Behandlungsablauf erheblich. Der Grad der Vereinfachung hängt davon ab, ob nur eines oder mehrere Kollektive untersucht werden. Die Einbeziehung mehrerer Kohorten impliziert, daß jedes Jahr ein neues Kollektiv hinzukommt.[9] Auf diese Weise wird es möglich, Endergebnisse und Kosten in einem wirklichkeitsnahen Programmansatz zu betrachten. Auch die Möglichkeit, daß sich die Programme ausweiten, indem die Selektionskriterien mit der Zeit gelockert werden, ist zu berücksichtigen.[10]

Die Verwendung eines einfachen *Markov-Modells* ermöglicht die detailliertere Betrachtung der Übergänge zwischen den Behandlungsmodalitäten sowie die einfache Berechnung der durchschnittlichen Verweildauer in jedem Zustand. Markov-Modelle wurden schon ziemlich früh für Planungszwecke entwickelt (s. Farrow et al. 1971, West et al. 1974, Pliskin et al. 1976 und Rimm et al. 1978). Die Modelle unterscheiden sich hauptsächlich in bezug auf die Anzahl der einbezogenen „Zustände" und somit durch die Anzahl der möglichen Behandlungskombinationen. Ludbrook (1981) scheint erstmals ein solches Modell im Zusammenhang mit einer Kosten-Effektivitäts-Analyse angewandt zu haben. Die Autorin vermerkt, daß es sich um eine sehr kompakte Analysenmethode handelt, die im Vergleich zur Analyse von Kohorten eine detailliertere Betrachtung der einzelnen Behandlungsarten erlaubt; darüber hinaus können die Wahrscheinlichkeiten neu berechnet werden, sobald neue Daten zur Verfügung stehen. Einige den Markov-Modellen zugrundeliegende Annahmen wurden jedoch nicht überprüft, insbesondere die Annahme, daß sich Übergangswahrscheinlichkeiten innerhalb des betrachteten Zeitraums nicht verändern. Bei den beiden anderen nicht geprüften Annahmen handelt es sich um die Markov-Eigenschaft der „Gedächtnislosigkeit" der Übergangswahrscheinlichkeiten sowie um die Annahme der Homogenität, die besagt, daß jedes Mitglied einer Gruppe die gleichen Übergangswahrscheinlichkeiten auf-

---

[9] Ein ziemlich allgemeines Kohortenmodell findet sich bei Barnes (1977a), insbesondere im Anhang, in dem die allgemeinen Formeln dargelegt werden. Stange und Summers (1978) verwenden für einige ihrer Berechnungen ein multiples Kohortenmodell; es werden insgesamt 10 Kollektive berücksichtigt; der Zeitraum beträgt 10 Jahre.

[10] Die EDTA-Zahlen zeigen, daß in vielen europäischen Ländern, z. B. in Frankreich, Westdeutschland und Italien, jedoch nicht in Großbritannien, die in Patientenzahlen/Million Einwohner ausgedrückten Akzeptanzraten für die Dialyse in verschiedenen Altersgruppen von 1974 bis 1978 deutlich angestiegen sind, und zwar für die Altersgruppen 55–64, 65–74 und über 74 Jahre (Abb. 1 a, b in: Proc. EDTA 1980).

weist. Gewisse Ergebnisse einer Markov-Kettenanalyse können ziemlich empfindlich auf Abweichungen von diesen Annahmen reagieren. Folglich hat die Anwendung der Markov-Kettenmodelle einen Preis, der jedoch zweifellos von den Gewinnen übertroffen wird. Es wäre nützlich, von den einfachen Markov-Modellen zugunsten von „Semi-Markov-Modellen" abzugehen, die eine variable Verweildauer in jedem Zustand erlauben (diese Verweildauern werden in einem Semi-Markov-Modell als stochastische Variablen behandelt).

Als letztes sei auf das *Computersimulationsmodell* verwiesen, das sich durch eine große Flexibilität auszeichnet; es besteht kein Zweifel, daß dieses Modell sowohl dem Kohorten- als auch dem Markov-Modell vorzuziehen ist, da viele Möglichkeiten ohne große Umstände mit Hilfe von Standardsimulationsprogrammen getestet werden können. Es ist wichtig, darauf hinzuweisen, daß sich auf diese Weise ziemlich detaillierte epidemiologische Informationen relativ leicht einbauen lassen.

Insgesamt ist die Schlußfolgerung zu ziehen, daß nur im Fall eines einzelnen Kohortenmodells Vorsicht bei der Interpretation der Ergebnisse der Kosten-Effektivitäts-Analyse geboten ist, wie im Fall der Resultate von Klarman et al. (1968).

Kostenkomponenten und -annahmen

Im Zusammenhang mit der Besprechung der Modelle wurde darauf hingewiesen, wie wichtig es ist, ein volles Programm – mitsamt den möglichen Erweiterungen – zu simulieren. Auch die Kostenangaben sollten dies widerspiegeln.[11] Im allgemeinen reflektieren die Angaben über die Kosten jedoch höchstens die Durchschnittskosten einer begrenzten Anzahl von Einrichtungen oder sogar nur von Patienten.[12] Wenn jedoch die Analysenergebnisse für eine Empfehlung verwendet werden, daß bestimmte Programmkomponenten erweitert bzw. eingeschränkt werden sollten, dann wären die zu erwartenden (Grenz-) Kosten zweifellos höher als die durchschnittlichen Kostenziffern, auf denen die Programmanalyse basierte (selbst im Fall unveränderter Selektionskriterien). Abbildung 9.2 veranschaulicht dies durch ein Beispiel.

Nach den Quellenangaben handelt es sich um laufende jährliche Preise. Es kann nicht ausgeschlossen werden, daß sich die Inflation unterschiedlich ausge-

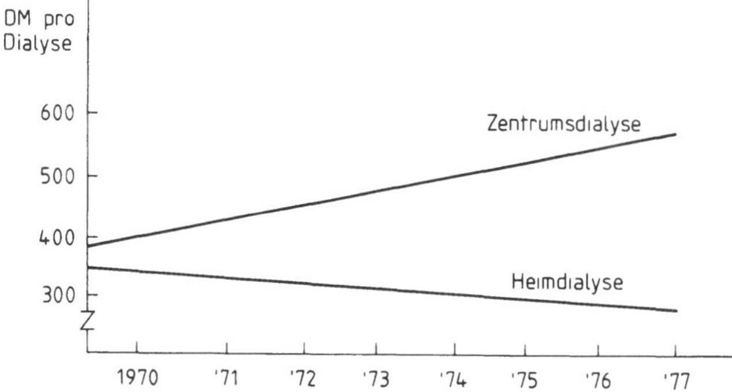

Abb. 9.2. Kostenentwicklung der Heim- und Zentrumsdialyse in Westdeutschland. Bei den Zentrumszahlen handelt es sich um nationale Durchschnittswerte, während die Heimdialysezahlen vom Kuratorium für Heimdialyse Neu-Isenburg stammen. (Modifiziert nach Clade 1980)

wirkt hat, der Trend läßt sich hierdurch jedoch nicht wegdiskutieren. Ohne Zweifel ist die Erhöhung der Kosten für die Zentrumsdialyse zu einem gewissen Grad auf die steigenden Grenzkosten der Behandlung zurückzuführen, die mit der Erweiterung von Einrichtungen sowie mit gelockerten Selektionskriterien, die sich unterschiedlich ausgewirkt haben können, zusammenhängen.[13]

Ein wichtiger Einwand bezieht sich hier auf die möglicherweise falsche gesamtplanerische Anwendung von Kosten-Nutzen- und Kosten-Effektivitäts-Analysen, die keine vernünftigen Schätzungen in bezug auf die Grenzkosten widerspiegeln. Man kann davon ausgehen, daß für praktische Zwecke das in Abb. 9.2 wiedergegebene Muster den allgemeinen Erwartungen entspricht, was die allgemeine Schlußfolgerung aus Tabelle 9.6 bestätigt.

Wir wollen uns jetzt der detaillierteren Untersuchung der verwendeten Kostenzahlen zuwenden. Wenn wir Abb. 9.1 als Ausgangspunkt benutzen, ist festzustellen, daß in keiner der Studien *Zeitkosten* enthalten waren. Dies gilt sowohl für die Heim- als auch für die Zentrumsdialyse. In Form von Arbeitszeit ausgedrückt, ist die Zentrumsdialyse zweifellos die kostspieligere, da die Dialyse im Krankenhaus gewöhnlich während der normalen Arbeitszeit des Krankenhauspersonals stattfindet, also auch während der Arbeitszeit der Patienten. Bei Berücksichtigung dieses Umstands würde die Krankenhausdialyse im Vergleich zur Heimdialyse sogar noch kostspieliger.[14] Andererseits kann die Vernachlässigung der von Familienmitgliedern für die Heimdialyse aufgewandten Zeit zu einer erheblichen Unterbewertung

---

[11] In diesem Zusammenhang ist es interessant, daß in der Studie von LeSourd (1968) verschiedene Operationsraten für die Transplantationsalternative einbezogen wurden, nämlich 60, 76 und 90 Transplantationen/Jahr. Für die niedrigste Rate waren alle Nutzen-Kosten-Verhältnisse kleiner als 1.

[12] Somit sind Ludbrooks Zahlen (unveröffentlicht) Zahlen des Department of Health and Social Security. Es scheint sich jedoch um die gleichen wie die vom OHE (1978) verwendeten Zahlen zu handeln, die dort ausführlich beschrieben werden: a) 36 Patienten, die sich zwischen 1974 und 1975 einer Transplantation unterzogen, wurden bis Ende 1976 verfolgt; die von ihnen verursachten Kosten wurden zu Preisen von 1976/1977 berechnet; b) zum Vergleich wurde eine Gruppe von 20 mit Heimdialyse behandelten Patienten herangezogen.

[13] Die numerische Entwicklung der Patientenzahlen in Westdeutschland sah folgendermaßen aus:

	Anzahl der Krankenhausdialysen	Anzahl der Heimdialysen	Transplantationen
1972	1 596	509	148
1977	4 981	1 747	478

(Quelle: Pro. EDTA 1972 und 1977, Tabellen der in den entsprechenden Jahren behandelten Patientenzahlen)
Das Durchschnittsalter der Patienten, bei denen 1974 und 1979 mit einer Krankenhaushämodialyse begonnen wurde, betrug 44,4 bzw. 50,0 Jahre. Bei den Transplantationspatienten betrug das Durchschnittsalter 33,6 bzw. 35,1 Jahre.

[14] Bei Chricton et al. (1981) findet sich die Beschreibung eines 10 Betten umfassenden Hämodialysezentrums, das rund um die Uhr funktioniert: tagsüber als normales Hämodialysezentrum mit voller Personalbesetzung und nachts als Selbstbehandlungsdialysezentrum. Das letztgenannte Angebot wurde für Patienten eingerichtet, die aus sozialen Gründen keine Heimdialysen durchführen können und während des Tages keine Zeit verlieren wollen. Es wurde nicht nur wertvolle Patientenzeit eingespart, auch die laufenden Kosten des Selbstbehandlungszentrums waren um mehr als 50% geringer als die des Tagesbehandlungszentrums.

der Heimdialysekosten führen.[15] Aus gesellschaftlicher Sicht ist die Vernachlässigung der Zeitkosten bedauerlich, da einerseits die echten Kosten dann nicht berechnet werden können und es andererseits zu einer Verzerrung der Vergleiche kommen könnte. Wahrscheinlich würde sich jedoch bei entsprechender Berücksichtigung dieser Faktoren nichts an der Rangordnung der Behandlungsformen ändern.

Die *Transportkosten* stellen einen weiteren, relativ bedeutenden Kostenfaktor dar, der in allen Studien fehlt. In bezug auf die beurteilten Behandlungen läßt dieser Umstand die Zentrumsdialyse kostengünstiger erscheinen als sie tatsächlich ist. Man darf jedoch auch die Anfahrtskosten von Heimdialysepatienten nicht vergessen, die sich zu Routineuntersuchungen in ein Dialysezentrum begeben.[16] Die *Morbiditätskosten* werden oft vernachlässigt. Die jährlichen Krankenhauskosten[17] können für jede Behandlungsmethode erheblich sein, insbesondere im Falle einer Transplantation.[18] Wenn man sich an den unwesentlichen Unterschied zwischen den Kosten der Kadaviernierentransplantation und denen der Heimdialyse erinnert, kann dieser Faktor entscheidend sein.[19]

Der letzte Kostenfaktor, der hier besprochen werden soll, bezieht sich auf die Heimdialyse. Das Training für Heimdialysepatienten wird in der Regel in einer gewöhnlichen Krankenhausdialyseabteilung oder in einer speziellen Trainingsabteilung stattfinden. Selbstverständlich müssen diese Kosten dem Aufwand für die Heimdialyse zugerechnet werden.[20] Ein weiterer Teil des Aufwandes für die Heimdialyse belastet ebenfalls das Krankenhaus, z. B. Komplikationen oder Kontrollen.[21]

Im allgemeinen hat man den Eindruck, daß auf der Kostenseite der Kosten-Effektivitäts-Analyse ein ziemlich enges Konzept zur Anwendung gelangt. Die Transportkosten werden nie bzw. selten berücksichtigt und die Morbiditätskosten werden nur in wenigen Fällen eingeschlossen. Wie in der Diskussion bereits angedeutet, ändern diese Auslassungen im Endeffekt wahrscheinlich nichts an der

---

[15] Trotz der Tatsache, daß dieses Argument in der amerikanischen Diskussion eine wichtige Rolle spielt, wurde diesem Punkt offensichtlich keine Studie gewidmet.

[16] Sie wurden in Studien ohne Kosten-Effektivitäts- bzw. ohne Kosten-Nutzen-Analysen berechnet, s. z. B. Hoffstein et al. (1976) und Schippers u. Kalff (1976). Hoffstein et al. (1976) ermittelten Fahrtkosten, die zwischen 14% und 21% der gesamten Durchschnittskosten pro Dialyse lagen. Die holländischen Zahlen waren niedriger und betrugen 7% der jährlichen Behandlungskosten.

[17] Außer den Beträgen, die im Zusammenhang mit routinemäßigen Dialyse- und Posttransplantations-Kontrolluntersuchungen notwendig sind.

[18] Einige relevante Hospitalisierungszahlen sind in den Proc. EDTA 1980, Abb. 33 und Tabelle 22, enthalten. Bei einem Vergleich von im Krankenhaus behandelten Hämodialysepatienten und solchen mit einem ersten Kadaviernierentransplantat in der Altergruppe 35–54 Jahre stellte man fest, daß in beiden Gruppen mehr als 9% der Patienten während des ersten Behandlungsjahres länger als 3 Monate hospitalisiert waren und daß diese Zahl in den folgenden Jahren auf 2–5% absank.

[19] Dieser scheint in den von Roberts et al. (1980) sowie den von Stange u. Sommers genannten Zahlen (1978) enthalten zu sein.

[20] Hoffstein et al. (1976) berücksichtigten 4 verschiedene Trainingszentren für die Heimdialyse; diese hatten mit 190,09 US $ die höchsten Kosten pro Dialyse gegenüber 158,58 US $ und 43,13 US $ für die Krankenhaus- bzw. die Heimdialyse. Die Trainingskosten wurden von Roberts et al. (1980) berücksichtigt, sie beliefen sich auf 17% der Heimdialysekosten für das erste Jahr.

[21] Buxton und West (1975b) schätzten, daß ungefähr 5% der Dialysen bei Heimdialysepatienten in Cardiff im Krankenhaus erfolgten. Ein ungefähr gleicher Prozentsatz wurde von Roberts et al. (1980) genannt.

Rangordnung. Sie werden jedoch wichtig, wenn die Kosten-Effektivitäts-Analysen entweder zur Berechnung der Gesamtkosten von Behandlungsprogrammen verwendet werden oder wenn Programme ohne Überlegung auf der Basis einer Kosten-Effektivitäts-Analyse erweitert bzw. verändert werden. Als ein Beispiel für die erste Möglichkeit möchte ich auf das von Stange u. Summers (1978) verwendete mehrfache Kohortenmodell hinweisen. Darin wurden 3 Optionen untersucht: der Wechsel von 1000 Patienten pro Jahr a) von der Zentrums- zur Heimdialyse, b) von der Zentrumsdialyse zur Transplantation und c) von der Heimdialyse zur Transplantation. Die Gesamtergebnisse wurden wie folgt berechnet: für a) Lebenserwartung unverändert und Einsparung von 241 Mio. US $; für b) Lebenserwartung um 7–17% vermindert und Einsparung von 279–330 Mio. US $; für c) Lebenserwartung um 10–20% gesenkt und Einsparung von 103–143 Mio. US $. Die verwendeten Kostenzahlen enthalten jedoch keine Zeitkosten, die im Fall der Option a) bedeutend sind; bei den Optionen b) und c) wurden hingegen die in Form der Krankenhauskosten gemessenen Morbiditätskosten berücksichtigt. Darüber hinaus – und dieser Punkt bezieht sich auf eine Erweiterung bzw. Veränderung im Zusammenhang mit der vorangegangenen Diskussion der Durchschnittskosten gegenüber den Grenzkosten – scheinen die verfügbaren Befunde darauf hinzuweisen, daß die angenommenen (durchschnittlichen) Kostenverhältnisse nichtmarginalen Veränderungen nicht standhalten.[22] Es scheint allgemein anerkannt zu sein (z. B. Diaz-Buxo u. Chandler 1980), daß eine hohe Heimdialyserate kaum aufrechtzuerhalten ist, wenn neue Patienten mit terminalem Nierenleiden nicht von Anfang an dem Training für die Heimdialyse zugeführt werden.

Um ein kompetentes und sofortiges Heimdialysetraining für neue Patienten sicherzustellen, müssen jederzeit angemessene Einrichtungen zur Verfügung stehen. Dies wird (kann) zu einer vorübergehend zu geringen Auslastung der Einrichtungen führen, was sich in höheren Kosten für die Bereitstellung dieses speziellen Service auswirken kann. Diaz-Buxo u. Chandler machen geltend, daß wir dazu neigen, die bekannte Industrieregel anzuwenden, wonach die Produktionskosten sinken, wenn das Volumen steigt. Leider trifft dies beim Training für die Heimdialyse nicht zu (Diaz-Buxo u. Chandler 1980). Wenn sich nur einige wenige einem Training für die Heimdialyse unterziehen, z. B. jeder 10. eines Programms, so müssen wahrscheinlich keine besonderen Vorkehrungen getroffen werden, um diese Patienten in den speziellen Einrichtungen unterzubringen. Wenn jedoch die Heimdialysetrainingsraten auf 20–25% oder sogar 50% ansteigen würden – das gegenwärtige Ziel in den USA – dann müßten besondere Vorkehrungen getroffen werden, und die Kosten pro Fall würden sehr wahrscheinlich zunehmen.

Die Konsequenz ist nicht unbedingt, daß eine sorgfältigere Kostenermittlung die Richtung der Empfehlungen verändern würde. Eher könnte das Ausmaß der möglichen Einsparungen übertrieben sein und die Unterschiede im Grenzkostenbereich nicht so groß ausfallen, wie es aufgrund der Durchschnittskosten den Anschein hat.

Eine Empfehlung für zukünftige Kosten-Effektivitäts-Analysen wäre, der Kostenseite größere Aufmerksamkeit zu schenken. Es sollten mindestens die in

---

[22] In diesem Beispiel entspricht eine Verschiebung um 1000 Patienten pro Jahr 10–15% der in einem gegebenen Jahr neu hinzukommenden Patienten.

Abb. 9.1 genannten Kostenkategorien diskutiert werden; weiterhin wäre zu erläutern, ob die Kostenberechnungen auf den einzelnen Patienten und/oder auf einem Dialysezentrum basieren, *und* dies sollte aus der Publikation hervorgehen. Ansonsten ist es schwierig, vergleichbare Befunde zu sammeln.[23] *Idealerweise* sollten die für die Behandlung aufgewandten Ressourcen als integrierender Bestandteil in den klinischen Studien aufgeführt werden, d. h. es sollte sich um Ex-ante- und nicht, wie es jetzt der Fall ist, um Ex-post-Studien handeln. Häufig entscheiden eher die Verfügbarkeit von Konten und Gepflogenheiten der Buchhaltung darüber, wie die „Kosten" berechnet werden, und nicht ökonomische Überlegungen. Wenn Kostendaten prospektiv und mit dem gleichen Einsatz wie klinische Daten gesammelt würden, könnte die Kostenseite der Kosten-Effektivitäts-Analysen beträchtlich verbessert werden.

Die umfassendere Perspektive

In diesem Teil soll die umfassendere Behandlungsperspektive betrachtet werden; den umfassenderen analytischen Fragen, d. h. der Vernachlässigung der „Lebensqualität" in den bislang erörterten Kosten-Nutzen- und Kosten-Effektivitäts-Analysen, werden wir uns weiter unten zuwenden.

Bei allen medizinischen Technologien besteht die Tendenz, sich zu sehr auf die Aspekte der Behandlung bzw. der Heilung zu konzentrieren – einfach deswegen,

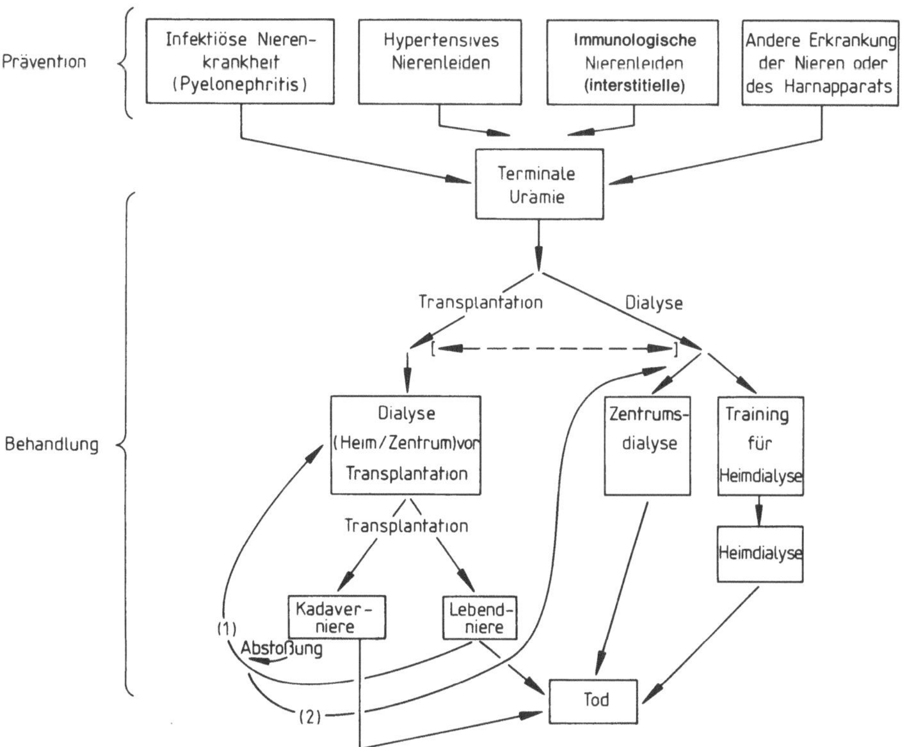

Abb. 9.3. Präventions- und Behandlungsstrategie

weil es sich bei den meisten Technologien um behandlungsorientierte Technologien handelt (im Fall des chronischen Nierenversagens aber mit Sicherheit nicht um eine kurative Technologie). Dies bedeutet im allgemeinen, daß die Gesamtstrategie (Behandlungs-, Präventions- und Forschungsprioritäten) im Zusammenhang mit der ökonomischen Evaluation und folglich auch bei der anschließenden Debatte über die einzuschlagende Politik vernachlässigt wird. Es gibt verschiedene Gründe für diese Verzerrung. Einer wurde gerade erwähnt, aber grundlegender ist häufig das Fehlen der notwendigen ätiologischen Information.[24] Dieses ätiologische Wissen scheint jedoch eine Voraussetzung für die Analyse von Präventionsstrategien zu sein. Der Wissensstand über die im Endstadium zur Urämie führenden Nierenkrankheiten ist an sich verhältnismäßig gut. Abbildung 9.3 vermittelt eine grobe Darstellung der Präventions- und Behandlungsstrategien.

Im vorliegenden Zusammenhang ist es interessant, daß einzig die Analyse von LeSourd, Fogel u. Johnston (1968) die Behandlungs- und Präventionsstrategien gleichzeitig berücksichtigt hat. Die Autoren gaben im Jahre 1968 eine sorgfältige Beschreibung der damals typischen medizinischen Grundlage für die Gestaltung von Präventions- und Behandlungsprogrammen. Ein Streptokokken- sowie ein Bakteriurie-Reihenuntersuchungsprogramm wurden einer auf den weiter oben beschriebenen Prinzipien basierenden Kosten-Nutzen-Analyse unterzogen. Im Fall des ersten Programms glaubte man, daß ein Reihenuntersuchungsprogramm zur Identifizierung von Trägern bekannter nephrogener Erreger die Inzidenz akuter Glomerulonephritiden signifikant reduzieren könnte; folglich müßte dann auch die Inzidenz der chronischen Glomerulonephritis, sofern man sie als Restzustand nach der akuten Erkrankung betrachtet, abnehmen. Damit hätte man eine der Ursachen für die terminale Nierenerkrankung mindestens teilweise beseitigt. Für das Streptokokkenprogramm wurden Nutzen-Kosten-Verhältnisse von 46,9 und 130,0 gefunden.[25] Die Nutzen-Kosten-Verhältnisse für das Bakteriurie-Reihenuntersuchungsprogramm lagen zwischen 7,5 für Schulkinder und 12,8 für Industriearbeiter – alle Verhältnisse wurden für 100000 Personen umfassende Programme berechnet.

Ein Kosten-Nutzen-Ansatz wurde ebenfalls in bezug auf die Forschungsstrategie versucht – wenn auch nicht im strengen Sinn (s. Statens Medicinska Forskningsrad 1976). Die betrachteten Forschungsbereiche – Ätiologie und Prävention nahmen eine vorrangige Stellung ein – waren im Hinblick auf die ökonomischen Aspekte ausgewählt worden. Eine strenge Kosten-Nutzen-Analyse wurde jedoch nicht durchgeführt.

---

[23] Zweifellos ist der in der Tabelle 9.6 gemachte Vergleich ziemlich fragwürdig. Die verwendeten Kostenkonzepte differieren beträchtlich.

[24] Wir vernachlässigen hier die Tatsache, daß professionelle Gruppen mit festbegründeten Interessen an bestimmten medizinischen Technologien rasch im Kielwasser einer neuen Technologie entstehen und diese Verzerrung verursachen und verstärken können. Das gleiche gilt für Patientenvereinigungen. Einige dieser Fragen werden in der Literatur über die Verbreitung von Technologien behandelt. Ein formales Modell findet sich bei Monheit (1978), ein allgemeineres bei Russell (1979).

[25] Reihenuntersuchung von 100000 Erwachsenen (s. Tabelle 5.4 bei LeSourd et al. 1968). Für 100000 Kinder beliefen sich die Nutzen-Kosten-Verhältnisse auf 14,6 und 39,2 – bei Programmkosten von 200000 bzw 75000 US $.

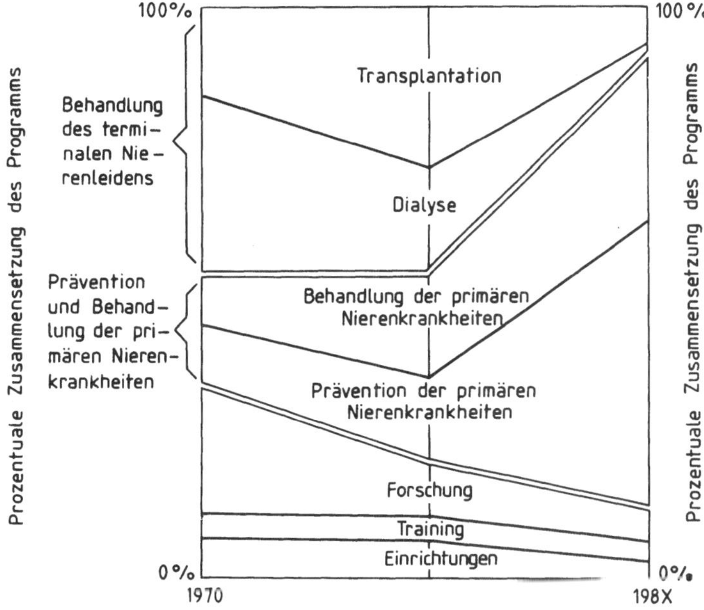

Abb. 9.4. Hypothetische Auswirkungen des medizinischen Fortschritts auf zukünftige Programmzusammensetzungen

Angesichts dieser Überlegungen könnte die Betrachtung in Abb. 9.4 (auf der Basis von Buxton 1969 und Grosse 1970) von – wenn auch historischem – Interesse sein; sie veranschaulicht eine hypothetische, zukünftige Programmkombination aus dem Jahre 1970. Wichtig sind nicht die Prozentsätze, sondern die Trends. Es ist fast überflüssig, darauf hinzuweisen, daß die Trends sich nicht verwirklicht haben. In spekulativem Sinn kann man sich fragen, ob durch behandlungsorientierte medizinische Technologien eine Tendenz zum „Ausexerzieren" („crowding out") bewirkt werden könnte, wobei dieses „Ausexerzieren" vielleicht teilweise durch den Mangel an ätiologischem Wissen unterstützt wird (s. Menz 1971, 1975).

Das derzeitige Behandlungsschema

Aus ökonomischer wie auch aus klinischer Sicht ist die Heimdialyse jahrelang als die „beste" Behandlungsform bzw. sogar als die optimale Form der Dialysetherapie bezeichnet worden. Angesichts dieses Umstands ist eine Betrachtung der gegenwärtigen Behandlungsschemata von Interesse (Tabelle 9.7).

Es fällt auf, daß die Heimdialyserate in vielen Ländern sehr niedrig ist, niedriger als notwendig. Der von den Ärzten genannte Prozentsatz der Patienten, die sich für eine Heimdialyse eignen, reicht von 10 bis 90%; in bestimmten Ländern hängt er von der Alterszusammensetzung der Patienten sowie von hinzukommenden medizinischen Komplikationen, z. B. Diabetes, ab. Solange die Ansichten der Ärzte derart unterschiedlich sind, ist die Feststellung von Interesse, daß die Konsequenzen (kumuliert) derart stark differieren können, wie es aus Tabelle 9.7, letzte Spalte, ersichtlich ist. Die ökonomischen Auswirkungen dieser unterschiedlichen Behand-

Tabelle 9.7. Behandlungsschemate des Jahres 1979 in Europa[a] und den USA. Behandelte Patienten und deren Verteilung auf Heim- und Krankenhaushämodialyse

	Mit funktionierendem Transplantat [%][b]	Hämodialysebehandlung (Patienten pro Million Einwohner)		Hämodialysebehandlung [%]		
				Krankenhaus	Heimdialyse	
		Krankenhaus	Heim		1979	1977
Österreich	20,5	85,3	10,2	93,6	6,7	4,9
Belgien	29,0	123,9	10,0	92,5	7,5	7,3
Dänemark	50,2	57,6	17,5	76,8	23,2	22,4
Niederlande	32,0	86,0	9,1	90,5	9,5	9,4
Norwegen	68,7	27,8	1,2	95,8	4,2	5,8
Schweden	47,7	50,2	14,5	77,0	22,3	22,4
Schweiz	33,1	101,9	30,5	77,0	23,0	24,0
UK	43,4	20,5	36,5	35,9	64,1	66,3
USA[c]				88,0	12,0	

[a] Berechnet auf der Basis der Tabelle II, Proceedings European Dialysis Transplant Association (1980)

[b] Prozentsatz der Gesamtzahl der lebenden Patienten mit chronischem Nierenversagen

[c] Bryan u. Evans (1980) geben diese Zahlen an. N = ca. 26 000 Patienten laut Bryan, 1977; zweifellos handelt es sich jedoch um eine Mindestzahl, vergleiche Tabelle 9.2.

lungsschemata sind beträchtlich. Grob gesagt, zeichnen sich die kostspieligsten Programme durch niedrige Heimdialyseraten und niedrige Prozentsätze von Patienten mit funktionierenden Transplantaten aus. Interessant ist die Feststellung, daß in England (UK), einem Land, in dem seit Jahren echte Budgetbeschränkungen bestehen, die Heimdialyse in 65% aller Fälle angewandt wird. Den entgegengesetzten Extremfall stellen Norwegen und Österreich dar. Es ist erkennbar, daß mit Ausnahme von Norwegen, Länder mit hohen Heimdialyseraten auch relativ hohe Prozentsätze von Patienten mit funktionierenden Transplantaten aufweisen; dies scheint auf die Existenz ökonomisch effizienter Dialyse-Transplantations-Programme hinzuweisen.

Ein Erklärungsversuch, wie und warum es zu derart unterschiedlichen Behandlungsprogrammen kommt, würde eine eigene Studie erfordern. Der Hinweis, daß Finanzierungs- und Rückerstattungssysteme die Wahl der Behandlung drastisch beeinflussen können, muß hier genügen. So ist beispielsweise die in den USA geltende Eigenbeteiligung der Patienten an den Kosten der Heimdialyse entscheidend dafür verantwortlich, daß die Anzahl der Heimdialysen seit 1973 zurückgeht. Dies zeigt, daß die Auswirkungen verschiedener Anreize und Erstattungsregelungen integraler Bestandteil der ökonomischen Evaluation medizinischer Technologien sein sollten.

Es ist überraschend, daß die Heimdialyse keine breitere Anwendung findet, obwohl gute ökonomische und klinische Gründe dafür sprechen. Im allgemeinen scheint in bezug auf Behandlungsmodalitäten und Behandlungsverfahren eine ziemliche Unbeweglichkeit zu herrschen. Ein Beispiel, das veranschaulicht, wie ökonomische Einsparungen ohne Verschlechterung des Ergebnisses erzielt werden könnten, ist die Wiederverwendung von Dialysatoren. Hier läßt sich die Abneigung gegen eine Veränderung bzw. die Erprobung eines neuen Verfahrens untersuchen. Dazu folgendes Zitat:

Finanzielle Zwänge machen für viele Ärzte die Entscheidung zugunsten der Wiederverwendung von „Einmal"-Dialysatoren notwendig. Die ethische Verantwortung für diese Entscheidung muß der Kliniker tragen (Wing et al. 1978).

Interessant ist auch die Feststellung in der Arbeit von Wing et al. (1978), daß 7 Dialyseabteilungen der Ansicht waren, diese Verfahrensweise sei potentiell sehr gefährlich. In bezug auf Mortalität und Morbidität scheint die Wiederverwendung von Dialysatoren jedoch in keiner Weise zu schlechteren Resultaten zu führen als ihr einmaliger Einsatz. Angesichts der Tatsache, daß Dialysatoren (Spulen) teuer sind (7–10% der Dialysekosten) und durch die Wiederverwendung Mittel für andere nützliche Anwendungen im Dialysebereich freiwerden könnten, ist die Abneigung gegenüber der Wiederverwendung überraschend. Wing et al. (1978) schätzen, daß Extraausgaben in Höhe von fast 1 Mio. £ pro Jahr entstehen würden, falls – z. B. aus Furcht vor einem Rechtsstreit – überhaupt keine Dialysatoren wiederverwendet würden. Mit diesem Betrag könnten die Heimdialysen von 150 Patienten ein Jahr lang finanziert werden.[26] Bei einem vorgegebenen Budget werden aber ständig – implizit und explizit – Abstriche („trade-offs") gemacht.

Es wird interessant sein zu beobachten, wie rasch (oder wie langsam) die Heim- und die Zentrumshämodialyse durch die CAPD ersetzt wird. Im Vergleich zur Heimdialyse ist sie ungefähr 20% billiger,[27] und in bezug auf das Ergebnis für den Patienten scheint die CAPD vielen Berichten zufolge der Hämodialyse überlegen zu sein (Weinman et al. 1980, Orepoulos et al. 1980, Robson 1978).

Einschränkungen der Kosten-Effektivitäts- und der Kosten-Nutzen-Analyse

Kosten-Nutzen- und die Kosten-Effektivitäts-Analyse werden oft beschuldigt, „enge, ökonomische" Analysen darzustellen. Die genauen Implikationen werden jedoch nur selten klar dargelegt. Die hier vorgelegten Beispiele sind zugegebenermaßen in einem gewissen Sinne „eng", indem sie als einziges Ergebnis die Überlebenszeit (und die Rehabilitation) berücksichtigen. In vielen Bereichen wäre dies ein geringeres Problem, jedoch nicht bei der Dialyse und der Transplantation. Die Lebensqualität während der Überlebenszeit, also Rehabilitation, gesellschaftliche Funktion usw., ist bei den verschiedenen Behandlungen sehr unterschiedlich und darf nicht leichtfertig vernachlässigt werden. Als Beispiel betrachte man die folgende von Abt (1977) zusammengestellte Liste „psychosozialer Kosten". Die Heimdialyse ist gekennzeichnet durch: Unannehmlichkeiten, Unterbrechung der berufli-

---

[26] Bei Ogden et al. (1981) und Siemsen et al. (1980) findet sich eine weitere Besprechung dieses Problems sowie der ökonomischen Aspekte der Wiederverwendung. Ein Zitat von Ogden et al. veranschaulicht die unterschiedlichen Interessen: „Angesichts der derzeitigen technischen, rechtlichen, medizinischen und ökonomischen Fragen sollte die Wiederverwendung von Einmaldialysatoren eingestellt werden!"

[27] Fuchs (1979) und Robson et al. (1978) vermerken, daß die ausgeprägte Senkung der laufenden Kosten auf ungefähr 30% derjenigen der intermittierenden Peritonealdialyse (IPD), d.h. auf 5000 US $/Jahr, einen „eindrucksvollen Vorteil" der CAPD darstellt – und die IPD ist bereits erheblich billiger als die Hämodialyse.

chen Beziehungen und der Kontakte am Arbeitsplatz, Verlust des Beitrags zum und der Beteiligung am Gemeinschaftsleben, Absonderung, Isolation und Diskriminierung, Immobilität, Abhängigkeit, Begrenzung normaler Aktivitäten wie Arbeit, gesellschaftliches Leben, Sex, Spiel und Sport; Verlust der Selbstachtung, Angst, Sorgen und Depressionen sind zu erwarten. Die Krankenhausdialyse läßt sich in ihren Auswirkungen ähnlich beschreiben und folgendermaßen ergänzen: noch größere Einsamkeit, stärkere Begrenzungen, größere Unannehmlichkeiten, verminderter Genuß der häuslichen Atmosphäre. Bei Krankenhausdialyse und Transplantation treten nach der Entlassung aus dem Krankenhaus Sorgen und Unannehmlichkeiten aufgrund der Kontrolluntersuchungen auf. Weitere Aspekte lassen sich zweifellos hinzufügen, z. B. kann es bei manchen Patienten zu einer Dialysedemenz kommen, d. h. einem klinischen neurologischen Syndrom, das aus Sprachstörungen, Apraxie und einem fortschreitenden Zerfall der Persönlichkeit besteht. 1977 wurden 157 Patienten mit diesen Erscheinungen registriert (Proc. EDTA 1977). Knochenschmerzen sind ein weiteres Problem bei Dialysepatienten; weitere Aspekte nennen Levy u. Wynbrandt (1975) sowie Levy u. Scribner (1974).

Für die Kosten-Effektivitäts- und der Kosten-Nutzen-Analyse stellt sich das Problem der Berücksichtigung dieser wichtigen Aspekte. Im Fall der Kosten-Nutzen-Analyse ist eine Methode erforderlich, die es erlaubt, die Daten über Dauer und Schweregrad von Schmerzen, über Unannehmlichkeiten und Angst in Kosten umzusetzen, die mit anderen Kosten kommensurabel sind. Sonst können Lebensqualitätsfaktoren nicht vernünftig gegen die Lebensjahre, d. h. die Überlebenszeit, gewichtet werden. In diesem Zusammenhang nennt Abt (1977) als wesentlichen Grund für seinen eigenen Versuch in dieser Richtung, daß Schmerzen durch die monetäre Bewertung zu einem „materiellen" Faktor werden. Wenn man unter sonst gleichen Umständen einen materiellen Aspekt wie die Lebensdauer gegen einen zuvor immateriellen Nutzen wie verminderte Schmerzen abwägt, dann „würden Humanmediziner wie die meisten vernünftigen Menschen dazu neigen, der materiellen Seite der Bilanz größeres Gewicht beizumessen". Ohne Zweifel bewirkt die Konzentration auf den Parameter „überleben", daß diesem Aspekt implizit größere Bedeutung beigemessen wird als der Lebensqualität; d. h. in vielen Fällen wird eine längere Überlebensdauer höher bewertet als eine kürzere Überlebensdauer bei besserer Lebensqualität.

Der von Abt gewählte besondere Ansatz bestand in der Verwendung von Scheinpreisen für die diversen Aspekte der Lebensqualität. Die Scheinpreise von Faktoren, welche die Lebensqualität negativ beeinflussen, lassen sich schätzen, indem wir ermitteln, was Menschen zahlen würden, um davon befreit zu werden. In den meisten Fällen wird die Bereitschaft zu zahlen jedoch keinen unmittelbaren Ausdruck finden. Manchmal ist ein erheblicher Aufwand an Phantasie notwendig, um diese Scheinpreise festzulegen. Zum Beispiel läßt sich der Verlust an häuslicher Atmosphäre und Komfort während des Krankenhausaufenthalts dadurch umrechnen, indem man prüft, welcher Betrag im Durchschnitt aufzuwenden ist, um einen ähnlichen Grad an physischer Bequemlichkeit in gemieteten Räumen zu erreichen.

Angenommen, ein Standardzimmer mit gemeinsamer Bad- und Küchenbenutzung wäre für ungefähr 1 000 US $ im Jahr zu haben, die durchschnittliche Jahresmiete für eine Privatwohnung oder ein Haus betrüge jedoch ungefähr 3 000 US $, dann wäre der jährliche Verlust an Privatatmosphäre und ästhetischem Genuß vorsichtig mit 2 000 US $/Jahr zu bewerten (Abt 1977).

Um die Kosten-Effektivitäts-Analysen die verschiedenen Behandlungsmöglichkeiten nach ihrer Wirkung einstufen zu können, benötigt man eine Methode, die es erlaubt, Lebensqualität gegenüber „Lebensquantität" (Lebensjahre) zu gewichten. Eine Möglichkeit liefert die Entscheidungsanalyse; sie bietet einen systematischen Ansatz für derartige Überlegungen. Die Konstruktion von Nutzenfunktionen mit mehreren Attributen zwingt dazu, sich in bezug auf Präferenzen und Abstriche („trade-offs") explizit auszudrücken. Vor kurzem wurden Methoden entwickelt, um die Nutzenfunktionen von Lebensjahren und Gesundheitszustand gegen die Lebensqualität abzuwägen.[28] Eine gründliche Erörterung dieser Möglichkeiten würde zu weit vom Thema wegführen. Man sollte sich nur an die Möglichkeit und die Durchführbarkeit dieser Idee erinnern.

Sackett u. Torrance (1978) haben eine Studie veröffentlicht, in der die Präferenzen der Öffentlichkeit mit Hilfe einer Nutzenfunktion quantifiziert wurden. Eine Reihe von Szenarien, welche die physischen, sozialen und emotionalen Merkmale sowie die Einschränkungen und die Zeitdauer der verschiedenen Zustände innerhalb eines Krankheitsgeschehens beschrieben, wurden einem randomisierten Bevölkerungskollektiv vorgelegt. Das Szenario in bezug auf die Krankenhausdialyse sah folgendermaßen aus:

Sie fühlen sich häufig müde und abgespannt. Ein Stück Schlauch wurde in eine Ihrer Arm- oder Beinvenen eingeführt. Dies kann ihre physische Bewegungsfreiheit bis zu einem gewissen Grad einschränken. Sie haben keine starken Schmerzen, eher ein chronisches Unbehagen. Zwei- bis dreimal pro Woche müssen Sie ins Krankenhaus und werden dort für ungefähr 8 h an eine Dialysemaschine angeschlossen... Sie müssen eine strenge Diät befolgen: salzarm, wenig Fleisch, kleine Flüssigkeitsmengen ...

Dieser spezifische pathologische Zustand war für eine Dauer von 3 Monaten, 8 Jahren bzw. lebenslänglich zu bewerten. Es ist beruhigend, daß die Bewertung durch das Versuchskollektiv bestätigte, was die meisten Menschen intuitiv erwarten würden. Auf einer von 0 bis 1 reichenden Präferenzenskala wurde der mittlere Nutzwert der einzelnen Verfahren wie folgt bewertet: 3monatige Krankenhausdialyse 0,62; 8jährige Heimdialyse 0,65; 8 Jahre mit einem Nierentransplantat 0,58; 8 Jahre Krankenhausdialyse 0,56; die lebenslange Heim- bzw. Krankenhausdialyse standen mit 0,40 bzw. 0,32 am unteren Ende der Liste. Im Vergleich zu der früher diskutierten Rangordnung ist interessant, daß die Heimdialyse auch hier – ohne Berücksichtigung der Kosten – an erster Stelle auf der Liste steht.[29]

Die Besprechung einer umfassenderen Perspektive der Kosten-Nutzen- und der Kosten-Effektivitäts-Analyse konzentrierte sich absichtlich auf die Einbeziehung der Lebensqualität.

Da der Umfang dieses Beitrags begrenzt ist, wird auf eine gründliche Kritik der auf dem Begriff des „menschlichen Kapitals" beruhenden Kosten-Nutzen-Analyse verzichtet. Immerhin sei darauf hingewiesen, daß es nicht darum geht, ob man den Wert „Leben" feststellen kann oder nicht; es ist klar, daß dies nicht möglich ist. Ob

---

[28] Etwas andere Anwendungen der Entscheidungstheorie auf das chronische Nierenversagen werden bei Pliskin et al. (1980) sowie Pliskin und Beck (1976 a u. b) beschrieben.

[29] Eine weitere Beschreibung findet sich bei Sacket und Torrance (1978); s. auch Torrance et al. (1973): Diskussion der Nutzenfunktion im Zusammenhang mit der Anwendung einer erläuternden Kosten-Effektivitäts-Analyse beim chronischen Nierenversagen.

es aber ausreicht, das Einkommen als ein Maß zur Bewertung des Lebens einzusetzen, ist eine vollkommen andere Frage. Nach Ansicht des Autors ist dies keine befriedigende Lösung – für die Bewertung des Lebens sollte eher der Ansatz der „Bereitschaft zu zahlen" weiter verfolgt werden.

Es wäre auch reizvoll gewesen, auf einige Empfehlungen und Schlußfolgerungen, die in der neuesten OTA-Veröffentlichung *The implications of cost-effectiveness
analysis of medical technology* (Implikationen der Kosten-Effektivitäts-Analyse medizinischer Technologien) zur Sprache kommen, einzugehen. Sie enthalten z. T. Bin-
senwahrheiten der folgenden Art:

Diese OTA-Untersuchung kommt zu dem Schluß, daß Kosten-Effektivitäts- und Kosten-Nutzen-
Analysen nicht als einzige oder hauptsächliche Determinanten für Entscheidungen über medizinische Versorgungsmaßnahmen betrachtet werden können (Office of Technology Assessment, 1980).

Es gibt sicherlich nicht viele Ökonomen, die dies je behauptet haben.[30]

Kostenanalysen

Eine Kostenanalyse unterscheidet sich von der Kosten-Effektivitäts-Analyse dadurch, daß die Endresultate nicht berücksichtigt werden, z. B. gibt es keine Analyse
der Kosten für gewonnene Lebensjahre. Meistens versucht der Analytiker, die Kosten pro Dialyse oder pro Jahr zu berechnen.

Typische Kostenstudien haben Steward et al. (1973), Warner u. Kolff (1976),
Schippers u. Kalff (1976), Pearson et al. (1976) und Hoffstein et al. (1976) vorgelegt.

Der Nutzen von Kostenanalysen ist relativ begrenzt. Sie können nützlich sein,
um die Kostenseite einer Kosten-Effektivitäts-Analyse zu berechnen, vorausgesetzt,
sie basieren auf einer klaren Kostenkonzeption. Dies ist selten der Fall. Meistens
wird die Situation aus der Sicht des Krankenhauses betrachtet, und in einigen Fällen wird kein Unterschied zwischen realen Kosten und Ausgaben gemacht. In manchen Fällen wird auch ein Quasi-Kosten-Effektivitäts-Ansatz gewählt. Schippers u.
Kalff (1976) argumentierten zum Beispiel, es sei allgemein anerkannt, daß die Nierentransplantation als Routinetherapie der Nierenkrankheit im Endstadium gegenüber der chronischen Hämodialyse eine Reihe medizinischer Vorteile aufweise.
Auch ein Vergleich der Kosten beider Behandlungsverfahren zeigte einen beträchtlichen Unterschied zugunsten der Transplantation. Diese Art der Analyse diente
dann als Grundlage für die Empfehlung, die Transplantationsaktivitäten seien aus-
zuweiten. Eine saubere Kosten-Effektivitäts-Analyse ist einem solchen Vorgehen
vorzuziehen.

Wenn die Kostenanalysen nützlicher werden sollen, muß ihr Zweck klar herausgestellt werden. In diesem Zusammenhang müßte auch der Kostenbegriff verdeut-
licht werden. Einige Kostenanalysen, auf die wir bei Durchsicht der Literatur gesto-
ßen sind, stellen weiter nichts anderes dar als „Buchhaltungsökonomie", wie viele

---

[30] Eine nützliche Diskussion über Wohlfahrtsökonomie und Kosten-Nutzen-Analysen im Gesund-
heitsversorgungsbereich findet sich bei Drummond (1981 b). Diskutiert werden der Ansatz zur
Entscheidungsfindung sowie die auf dem Begriff des „menschlichen Kapitals" basierende Analyse im Vergleich zu der Methode, die auf der „Bereitschaft zu zahlen" begründet ist.

Ökonomen nicht sehr respektvoll sagen würden. Dies kann sich ändern, wenn die oben gemachten Empfehlungen befolgt werden.

Schlußfolgerung

Es ist aufgezeigt worden, daß auf dem Gebiet der Dialyse verhältnismäßig viele ökonomische Beurteilungen vorgenommen worden sind. Man darf sich fragen, ob sie Einfluß auf den tatsächlichen Verlauf der Entwicklung der Hämodialyse ausgeübt haben. Es ist zu bezweifeln, daß die Kosten-Nutzen-Analysen irgendeine Auswirkung auf die Gesamtentscheidungen, d.h. auf die Allokation von Ressourcen für die Dialyse, gehabt haben. In diesem Zusammenhang ist daran zu erinnern, daß zu diesem Thema nur 2 Studien durchgeführt wurden. In der Frühphase des Entscheidungsprozesses mobilisieren die einzelnen identifizierbaren Patientenschicksale wesentlich größere Investitionen öffentlicher Ressourcen als statistische Zahlen. Rettig (1976) wies darauf hin, daß die Publizität im Zusammenhang mit einer zu treffenden Entscheidung häufig die Dramatisierung eines besonders herausgestellten Lebens umfaßt. So machte beispielsweise 1965 ein Arzt aus Philadelphia, der sich selbst dialysierte, sehr wirkungsvolle Aussagen vor dem parlamentarischen Genehmigungsausschuß, Aussagen, die später in einem NBC-Fernsehdokumentarfilm zu sehen waren. Rettig (1976) erwähnte auch einen vergleichbaren Vorgang im Jahre 1971, der offensichtlich zu der Bereitschaft des Abgeordneten Wilbur Mills beitrug, einen Abänderungsantrag für eine neue Regelung, die Nierenkrankheiten betreffend, in den Medicareverordnungen zu unterstützen.

All dies klingt vielleicht zu pessimistisch, ist es jedoch nicht. Denn Kosten-Nutzen- und Kosten-Effektivitäts-Analysen liefern nur Beiträge zum Entscheidungsprozeß. Niemals können sie allein die für eine Entscheidung – und insbesondere für eine Entscheidung über die Verteilung von Mitteln – notwendige und ausreichende Basis darstellen. Außerdem besteht kein Zweifel daran, daß Kosten-Effektivitäts-Analysen ein Mittel zur Auswahl der „kosteneffizientesten" Behandlungsarten darstellen können. Wenn sie fortlaufend vorgenommen werden, sind sie tatsächlich eine wirkungsvolle Überwachungsmethode, die sowohl die Endergebnisse als auch die Kosten, um sie zu erreichen, erfaßt.

10. Diskussion des Beitrags von Pedersen

W. van Eimeren

(Institut für Medizinische Informatik und Systemforschung, München

Die z.Z. angewandten Behandlungsmethoden können nicht in dem Sinn als Alternativen betrachtet werden, daß eine die andere gänzlich überflüssig macht. Des weiteren scheint klar zu sein, daß die größtmögliche Anzahl Transplantationen anzustreben ist, außerdem so viele Heimdialysen oder CAPD wie möglich. Da auch die Krankenhausdialyse auf jeden Fall angeboten werden muß, ist zu erörtern, welches die ideale Mischung wäre. Leider konzentrierten sich die bisher durchgeführten ökonomischen Analysen fast ausschließlich auf eine vergleichende Bewertung der einzelnen Behandlungsmethoden. Daraus läßt sich ableiten – wie Pedersen sehr deutlich aufzeigte –, daß derzeit jene Analysen wichtig sind, die das Programm von einem umfassenden Gesichtspunkt aus untersuchen; in der gegebenen Situation und angesichts der großen Komplexität scheint dies am ehesten mittels Simulation erreichbar zu sein, worauf Pedersen in seinem Beitrag ebenfalls hingewiesen hat.

Ich möchte mich jetzt mit den Problembereichen auseinandersetzen, die meines Erachtens nicht gründlich genug behandelt wurden.

Der Solidaritätsgedanke und der Versicherungsgedanke scheinen mir im Zusammenhang mit einer seltenen Erkrankung mit noch selteneren sekundären Folgen das Gegenteil des Ansatzes auszudrücken, der für Kosten-Effektivitäts- und Kosten-Nutzen-Analysen ausgewählt wird: Es ist explizit die seltene Krankheit mit hohem Kostenrisiko, gegen die ich mich versichern möchte. Ist eine isolierte Untersuchung, wie sie im Fall einer Kosten-Effektivitäts- und einer Kosten-Nutzen-Analyse durchgeführt wird, überhaupt sinnvoll, oder sollte nicht eher einer Finanzierungsmethode der Vorzug gegeben werden, die auf einer „Mischkalkulation" basiert? Das Gleichheitskonzept ist im Sinne eines postulierten „Gemeinwohls", „öffentlichen Interesses" usw. wertlos, da Krankheit und Tod die größten „Ungleichmacher" sind, die man sich vorstellen kann. Andererseits wiegen wir schon lange Leben gegeneinander auf: Bei Impfprogrammen nehmen wir z.B. teilweise drastische Nebenwirkungen und Todesfälle in Kauf, um eventuellen, noch schlimmeren Konsequenzen zuvorzukommen. Der Ausweg hieraus wäre eine Analysetechnik, die den Versicherungsgesichtspunkt vom Gemeinwohlgesichtspunkt trennt. Die logische Folge wäre ein System von Basisleistungen mit aufgepfropften differenzierten Versicherungsprogrammen. Es wäre dann den verschiedenen Gruppen der Gesellschaft überlassen zu entscheiden, ob und in welchem Ausmaß sie bereit sind, für nicht ökonomisch durch das Gemeinwohl gerechtfertigte Einzelleistungen solidarisch einzustehen. Ich selbst würde jedenfalls ein System vorziehen, welches das Gleichheitsprinzip nicht so weit pervertiert, daß es jemandem verbietet, eine „unökonomische" Methode zur Verlängerung seines Lebens zu wählen, wenn die Personen aus seiner Umgebung (oder er selbst) entscheiden, ein solches Verfahren anzuwenden.

Selbst wenn man das Konzept der „Gesellschaft als ein Ganzes" als praktikables Konzept betrachtet, das nicht notwendigerweise zu falschen Schlüssen führt, stellen Invaliditätsrenten und Krankengelder meiner Meinung nach nicht bloß eine Umverteilung von Kaufkraft dar, sondern beeinträchtigen drastisch die ökonomische Handlungsfähigkeit einer Gesellschaft und sind meines Erachtens im gesellschaftlichen Sinne keineswegs neutral.

Was muß eine Kosten-Nutzen- und eine Kosten-Effektivitäts-Analyse auf einem Gebiet charakterisieren, das noch sehr stark im Wandel begriffen ist – d. h. in welchem Maß verändert eine Kosten-Nutzen Analyse, würde sie ernst genommen, die Perspektiven, indem mögliche ökonomisch interessante Ziele erst gar nicht angestrebt würden, weil vorübergehende „Überzahlungen" nicht als solche erkannt werden und daher nicht als notwendige oder gesunde Investitionen erscheinen?

Die gemeinsame Untersuchung von Prävention und Therapie ist nur dann leicht möglich, wenn man von der Prävention ausgeht: Das heißt, bis zu welchem Grad können wir auf eine Prävention verzichten, wenn die Therapie genauso wirksam wie effizient ist? Geht man von der Therapie aus (wenn das Kind sozusagen bereits in den Brunnen gefallen ist), erhält das Problem im Blick auf die eingangs erwähnte Solidar- oder Versicherungsgesellschaft einen anderen Stellenwert.

Mir erscheint die Diskussion der Abb. 9.4 wichtig, da sie hierauf Bezug nimmt. Meine These in diesem Zusammenhang: Die Prävention ist durch die Therapie substituierbar. Ein Ersatz der Therapie durch die Prävention muß die verschiedenen Interessen der Beteiligten (Individuum und Gesellschaft) berücksichtigen.

Was die Bewertungsdiskussion betrifft scheint es mir nicht sicher, daß der Mensch tatsächlich ein langes, aber unbefriedigendes Leben einem kurzen, aber guten Leben vorzieht. Eine Volksbefragung würde keine ausreichenden, überzeugenden Beweise liefern, denn sie müßte zumindest auch die Möglichkeit berücksichtigen, daß man tatsächlich auch „kurz und schlecht" und „lange und gut" leben kann.

Was ist ein „Entscheidungsträger?" Ein Beispiel: Die Kosten für Krankenhausentbindungen werden von den deutschen Krankenkassen übernommen. Schon vorher fanden 90% aller Entbindungen im Krankenhaus statt, angeblich aus „medizinischen Gründen". Die Krankenkassen übernahmen später ganz einfach die Kosten für den seit langem zwischen Ärzten und Patienten bestehenden Konsens.

Zusammenfassung der Workshopdiskussion

Die Diskussion im Anschluß an van Eimerens Kommentare über die ökonomische Evaluation der verschiedenen Methoden, die zur Behandlung des terminalen Nierenversagens angewandt werden, konzentrierte sich auf einige wichtige Fragen.

1. Die *Frage nach den Alternativen,* ist entscheidend für den Verlauf der Kosten-Effektivitäts-Analyse. Ein Weg, die Alternativen zu definieren, wäre der Vergleich eines Verfahrens (z. B. Heimdialyse oder CAPD) mit einem anderen (z. B. Hämodialyse in einem Krankenhaus). Ein derartiger Ansatz kann als erster Schritt ausreichend sein. Eine andere und wahrscheinlich geeignetere Definition von Alternativen wäre jedoch der Vergleich alternativer oder sukzessiver Behandlungskombinationen, sobald eine unterstützende Therapie klinisch indiziert ist. Als Beispiel für eine derartige Kombination könnte ein Verlauf mit folgenden Phasen untersucht werden: Schulung für die Heimdialyse im Krankenhaus, dann Transplantation und später erneute Dialysebehandlung, falls das Transplantat abgestoßen wird. Ein solches Programm könnte mit einer Folge von definierten Schritten auf seine Kosteneffektivität untersucht und vielleicht für verschiedene Gruppen differenziert werden. Ein derartiges Modell würde der Wirklichkeit näher kommen, die Analyse wäre jedoch auch weit anspruchsvoller. Andererseits liefern Analysen einzelner isolierter Verfahren nicht genügend Informationen, um Entscheidungen über den effizientesten Weg zu treffen.

2. Der *Aspekt der Lebensqualität* ist zu berücksichtigen. Der Patient verwendet offensichtlich andere Kriterien zur Beurteilung der Effektivität (oder des Nutzens) eines gegebenen Verfahrens, und er könnte „nichtökonomische" Argumente hoch bewerten. Die Einstellung des Patienten in bezug auf ein kürzeres Leben von besserer Qualität, jedoch mit höheren Gesundheitsrisiken oder ein längeres Leben von mittlerer Qualität könnte im Widerspruch zu den Präferenzen eines anderen Entscheidungsträgers stehen. Daher sollte eine sorgfältige ökonomische Analyse auf klinischer Ebene die Präferenzen des Patienten mit einschließen und berücksichtigen, inwieweit ihnen sein Arzt Rechnung trägt. In der Diskussionsgruppe war niemand der Ansicht, daß die Kosten-Nutzen- oder die Kosten-Effektivitäts-Analyse die individuellen Präferenzen des Patienten ignorieren sollte, und es herrschte weitgehende Übereinstimmung, daß das Leben selbst auf eine vernünftigere Weise als im Modell „menschliches Kapital" bewertet werden sollte.

3. Die hier erörterten Studien zeichnen sich durch ein wichtiges Merkmal aus: Sie wurden *ex post* durchgeführt; d. h. die Entscheidung, ein Verfahren anzuwenden, war bereits getroffen (wie dies in der Medizin so oft der Fall ist). Somit stellt die Kosten-Effektivitäts-Analyse eigentlich nur einen Rückblick dar und liefert Antworten auf Fragen wie: „Haben wir das Richtige getan?", oder: „Was bezahlen wir für die Entscheidung, die wir getroffen haben?".

Trotzdem enthalten ex-post-Analysen wichtige Informationen für zukünftige Investitionsentscheidungen oder Erweiterungen des Angebots.

Es wäre unvernünftig anzunehmen, daß Ärzte, die ein neues Verfahren einführen, i. allg. kostenbewußt sind. (Der Grad des Kostenbewußtseins, den die Ärzte in bezug auf die Nierendialyse an den Tag legen, ist atypisch, da die ökonomischen Aspekte der Dialysetherapie von Anfang an offensichtlich waren.) In den meisten

Ländern ist man derzeit jedoch bemüht, die Ärzte kostenbewußter zu machen, daran sollten wir denken. Würden Gesundheitsökonomen und Epidemiologen dazu beitragen, ein Gerüst oder einen Rahmen für die Bewertung zu entwickeln, könnte die Verbreitung des diesbezüglichen Wissens und das Verständnis für die komplexen Probleminhalte rascher vorangehen.

11. Zur epidemiologischen Bewertung der aktiven Therapie niereninsuffizienter Patienten

E. Schmitt und H. Klinkmann

Klinik für Neurol Medizin der Universität Rostock

Bei einer epidemiologischen Betrachtung der Dialysetherapie kommt man nicht umhin, den Blickwinkel weiterzufassen. Kein Dialysepatient kommt aus dem Nichts, d. h. er durchläuft vorher eine Krankheitsphase, deren Endresultat erst die terminale Niereninsuffzienz mit Dialysebedürftigkeit ist. Der Patient unterliegt in dieser Phase wünschenswerterweise einer kontinuierlichen Dispensairebetreuung. Aus den Zahlen der Nierendispensairefälle läßt sich der absehbare Zuwachs an Dialysepatienten schließen. Des weiteren ist die chronische Dialysebehandlung untrennbar mit der Nierentransplantation verbunden. Beide Verfahren können als weitgehend gleichwertig angesehen werden, ergänzen sich gegenseitig und stellen unter dem Begriff der „renal replacement therapy" eine Einheit dar.

Die Angaben verschiedener Autoren über den jährlichen Neuzugang niereninsuffizienter Patienten bewegen sich zwischen 30 und 200 pro Million Einwohner. Mit Sicherheit liegt die korrekte Zahl über 50 pro Million Einwohner, jedoch sind endgültige und repräsentative Daten schwer zu erhalten, da so unterschiedliche Studien wie Screeninguntersuchungen oder auch Dialysestatistiken den Auswertungen zugrunde liegen.

Zur Erfassung nephrologisch-urologischer Patienten mit eingeschränkter Nierenfunktion in der Phase vor der Dialysetherapie soll als Beispiel des Nierendispensairesystems der DDR herangezogen werden, wie es in den letzten Jahren mit zunehmender Lückenlosigkeit im ganzen Land entwickelt wurde. Zur Bewertung von Dialyse und Transplantation bei chronisch niereninsuffizienten Patienten dienen die Erhebungen der European Dialysis and Transplant Association (EDTA). Über die sog. Akutdialysen bei akutem Nierenversagen und Intoxikationen kann auf das Register der Gesellschaft für Nephrologie der DDR zurückgegriffen werden.

Unter fachlicher Anleitung der Gesellschaft für Nephrologie der DDR und der Gesellschaft für Pädiatrie der DDR, Arbeitsgruppe Kindernephrologie, wurde ein Netz ambulanter und stationärer Einrichtungen geschaffen, deren Aufgabe in der lückenlosen Erfassung und Betreuung nephrologischer Patienten besteht. In Zusammenarbeit mit anderen Internisten und dem Allgemeinpraktiker ist in jeder Kreisstadt ein Nephrologe für die spezialisierte Betreuung nephrologischer Patienten zuständig. Er betreibt eine nephrologische Spezialsprechstunde und verfügt über spezialisierte Betten im Kreiskrankenhaus. Die hochspezialisierte Betreuung erfolgt in einem Nierenzentrum, das über eine Dispensairesprechstunde, eine nephrologische Bettenstation und eine Dialyseabteilung verfügt. Ein gleichartiges System existiert auch für die Kindernephrologie. Mit dieser Organisation gelang es, zunehmend alle nephrologischen Patienten zu erfassen, insbesondere diejenigen mit fortgeschrittenen Erkrankungen. Demzufolge ist es in den letzten 5 Jahren äußerst selten, daß ein Patient mit der Dialysetherapie beginnt, der vorher nicht in Dispensairebetreuung war. Nephrologe und Nierenzentrum melden jährlich an das Ministerium für Gesundheitswesen (über die Gesellschaft für Nephrologie) Angaben über die Patientenzahl, Altersverteilung, Grundleiden und Retentionswerte.

In Tabelle 11.1 sind die Zahlen des Nierendispensaires unter Berücksichtigung der neu hinzugekommenen Patienten und des Retentionsgrades sowie im Vergleich zu den in die Dialyse übernommenen Patienten aufgelistet, wobei zur besseren Vergleichbarkeit der Bezug pro Million Bevölkerung gewählt wird. Bei einer Verdreifachung der Gesamtzahl erhöhte sich zwischen 1975 und 1978 die Anzahl der Retentionspatienten (Kreatinin $\geq 5{,}1$ mg/dl) auf das Doppelte.

Tabelle 11.2 spiegelt die Diagnoseverteilung unter unseren Dispensairepatienten wider, die sich zwischen 1975 und 1980 nicht wesentlich veränderte.

Die in Tabelle 11.3 enthaltenen Altersverteilungen weisen zwischen 1977 und 1980 konstante Zahlen auf. Sie sind ebenso wie die Angaben in den ersten beiden Tabellen ohne die Zahlen der Kindernephrologie zusammengestellt.

Tabelle 11.1. Nephrologisches Dispensairesystem der DDR (Patienten/Mio. Einwohner)

Jahr	Gesamt	Neue Patienten	Kreatinin		Dialysebeginn
			1,5–5 mg/dl	$\geq 5{,}1$ mg/dl	
1975	965	–	99,7	31,7	9,9
1976	1459	494	125,5	36,3	12,2
1977	1935	480	135,7	41,3	16,7
1978	2205	270	181,1	47,0	14,5
1979	2325	120	199,8	58,0	17,8
1980	2614	289	230,9	62,7	21,0

Tabelle 11.2. Diagnosenverteilung des nephrologischen Dispensairesystems der DDR (*PN* = Pyelonephritis, *GN* = Glomerulonephritis, *Zyst* = Zystennieren)

Jahr	Gesamt n	PN [%]	GN [%]	Zyst [%]	Andere [%]
1975	16214	57	17,8	4,6	20,6
1976	24523	60,5	14,9	3,6	21,0
1977	32515	60,8	13,5	4,0	21,7
1978	37050	63,2	14,4	4,9	17,5
1979	39057	64,2	16,5	4,2	15,1
1980	43918	60,8	17,2	4,9	17,1

Tabelle 11.3. Altersverteilung der Patienten mit einem Kreatininwert von $\geq 5{,}1$ mg/dl im nephrologischen Dispensaire in der DDR

Jahr	Gesamt n	<50 Jahre [%]	>50 Jahre [%]
1977	693	51,7	48,3
1978	789	56,1	43,9
1979	675	54,9	45,1
1980	1054	52,2	47,8

Die in Tabelle 11.4 aufgelisteten Patientenzahlen entstammen gezielten Umfragen an die pädiatrischen Nierendispensaires. Hierbei ist zu berücksichtigen, daß jede Universitätskinderklinik, jedes Bezirkskrankenhaus und zahlreiche Kreiskrankenhäuser mit einem Kindernephrologen besetzt sind. Seit 1976 ist kein Kind mehr ohne vorherige nephrologische Dispensairebetreuung in die Dialyse gelangt. Seit der gleichen Zeit konnten alle dialysepflichtigen Kinder mit einem Dialyseplatz versorgt werden. Die Zahl der Neuzugänge in der Kinderdialyse liegt in den letzten 5 Jahren konstant bei 0,7 pro Million Einwohner (Gesamtbevölkerung).

Tabelle 11.4. Niereninsuffiziente *(NI)* Kinder der DDR

Jahr	Gesamt (einschl. Dialyse)	Neuzugänge			
		NI		Dialyse	
		n	pro Mio. Einwohner	n	pro Mio. Einwohner
1973	52	24	1,4	10	0,6
1974	58	18	1,1	10	0,6
1975	55	21	1,2	15	0,9

Während unsere Informationen über nephrologische Patienten national begrenzten oder Einzelstudien entstammen, können wir bei Dialyse- und Transplantationspatienten auf die ausgezeichneten statistischen Berichte der EDTA zurückgreifen. 1980 basierte dieser Rapport auf den Daten von 107 004 Patienten, von denen am 31. 12. 1980 67 412 am Leben waren. An den Umfragen beteiligten sich neben den europäischen Ländern (ohne Albanien, Rumänien und UdSSR) auch Ägypten, Israel, Libanon, Libyen und Tunesien. Etwa 80% aller Dialyse- und Transplantationszentren beantworten die Fragebögen; das waren 1980 1225 von 1495 Dialysezentren. Seit 1970 läßt die EDTA jährlich einen Fragebogen für jeden Dialyse- und Transplantationspatienten zur Computerauswertung ausfüllen. Die Dokumentation erfaßt den gesamten Behandlungsverlauf eines jeden Patienten, beginnend mit der ersten Dialyse und nur endend mit dem Tod. Neben den Personalien wird gefragt nach: Grundleiden, Beginn bzw. Änderung der Therapie (Hämodialyse, Peritonealdialyse, Hämofiltration, Transplantation mit Datumsangabe), Todesdatum und -ursache, Auftreten von Malignomen, Herkunft des Transplantats (Kaveniere, Lebendspender), Ursache des Transplantatversagens, Körpergröße und Gewicht bei Kindern, Rehabilitationsgrad und Modus der Dialyse/Hämofiltration (wie oft pro Woche, wieviel Stunden pro Woche, welcher Dialysator) sowie nach Peritonitis und Hospitalisation bei CAPD-Patienten. Wechselt ein Patient den Behandlungsort, so wird ein entsprechender Transfervermerk gemacht.

Jährlich gibt die EDTA auf ihrer Tagung sowie in den Proceedings 2 Berichte, den *Combined report on regular dialysis and transplantation in Europe* sowie den *Combined report on regular dialysis and transplantation of children in Europe*. Die Aussagefähigkeit dieser Berichte zeigen im folgenden einige Berichte aus dem nichtpädiatrischen Bereich. Bei allen Zahlenangaben pro Million Einwohner ist zu

Tabelle 11.5. Anzahl der Patienten (pro Million Einwohner), die 1980 mit Dialyse und/oder Transplantation behandelt wurden

Schweiz	259,7	Finnland	134,6	CSSR	40,9
Belgien	233,1	Irland	99,4	Portugal	27,8
BRD	208,0	Jugoslawien	76,3	Ungarn	19,7
Schweden	178,1	Island	75,0	Türkei	3,9
Spanien	144,5	DDR	65,3		

berücksichtigen, daß zwischen 10 und 20% aller Zentren die Fragebögen nicht beantwortet haben und somit die relativen Werte höher liegen können.

Zunächst ist es uns möglich, die *Gesamtzahl* der lebenden mit *Dialyse* und/oder *Transplantation* behandelten Patienten zu erfahren (Tabelle 11.5).

In den letzten Jahren hat die Dialysetherapie eine sprunghafte Entwicklung genommen (Abb. 11.1), wobei man davon ausgehen kann, daß in der Welt heute etwa 150 000 Patienten mit der künstlichen Niere leben.

Grundsätzlich ist die Dialysetherapie bei den Patienten notwendig, deren Nieren ihre Funktion weitgehend aufgegeben haben. Eine Einschränkung der Nierenfunktion unter 5% der Norm ist ansonsten tödlich.

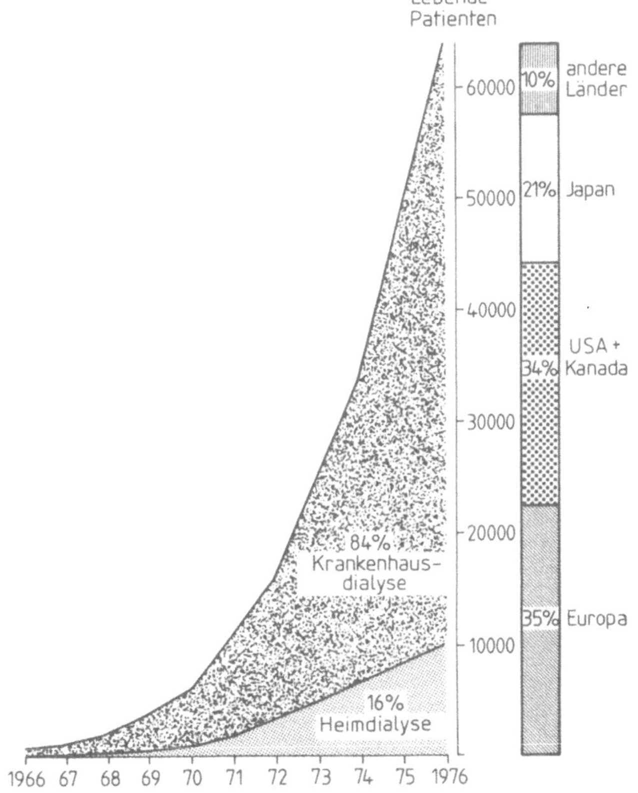

Abb. 11.1. Zunahme der Zahl der Dialysepatienten 1966–1975

Tabelle 11.6. Neuzugänge an Dialysepatienten
(Mittelwerte aus 7 „vollversorgten" EDTA-Ländern)

Jahr	Anzahl Patienten pro Million Einwohner
1972	19,3
1974	26,4
1976	34,0
1978	36,6
1980	45,6

Heute ist man allgemein der Auffassung, daß es keine absolute Kontraindikation für die Dialyse gibt, jedoch ist der Einsatz dieses Therapieverfahrens fragwürdig, wenn der Patient sehr alt ist oder wenn eine andere Erkrankung die Prognose kurzfristig stark belastet.

Die Kontraindikationen reduzieren sich in dem Maße, wie sich die materiell-technischen Grundlagen zur Dialyse entwickelten. Um den Bedarf an Dialysemöglichkeiten zu kalkulieren, kann man von der Zahl der Neuzugänge an Dialysepatienten ausgehen, aber nur in den Ländern, die praktisch über eine Vollversorgung verfügen. Tabelle 11.6 faßt die Mittelwerte für die bestversorgten EDTA-Länder (Belgien, BRD, Frankreich, Israel, Niederlande, Schweden, Schweiz) in der zeitlichen Entwicklung zusammen. Man kann annehmen, daß bei Reduktion der Kontraindikationen unter den Bedingungen der Vollversorgung pro Jahr annähernd 50 Patienten pro Million Einwohner neu in die Dialyse aufgenommen werden.

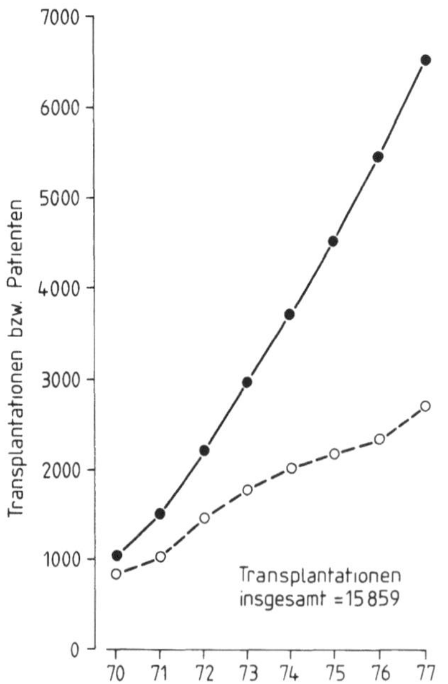

Abb. 11.2. Anzahl lebender Patienten mit einem Transplantat *(schwarze Punkte)* und Anzahl in Europa durchgeführter Transplantationen *(weiße Punkte)* (EDTA Region)

Aus dem EDTA-Register ist auch die Zahl der mit Dialyse behandelten Patienten in der zeitlichen Entwicklung zu entnehmen. Sie hat sich im Gefolge der technischen Reifung der Dialyseverfahren sowie durch gezielte Entwicklungsprogramme zwischen 1972 und 1980 vervierfacht. Ein Betrachten der Dialysepatientenzahlen allein reicht jedoch nicht aus, um den Umfang der erfolgreich behandelten niereninsuffizienten Patienten zu benennen. So lebten in Europa laut EDTA-Bericht im Jahre 1980 12394 Patienten mit einem funktionierenden Transplantat, so daß wir auf eine Gesamtzahl von 111 therapeutisch versorgten Patienten pro Million Einwohner kommen.

Im EDTA Bereich steigen sowohl die Zahlen der mit funktionierendem Transplantat lebenden Patienten als auch die jährlich vorgenommenen Transplantationen (Abb. 11.2). 1972 standen pro Million Einwohner 22,0 Patienten unter Dialysebehandlung, 1975 waren es 46,3 und 1980 bereits 89,0 (EDTA Durchschnittswerte). Jährlich gibt es eine Zunahme von etwa 10% nierentransplantierter Patienten.

Die Dialyseverfahren (einschließlich CAPD, Hämofiltration und Hämodiafiltration) haben sich derart verbessert, daß auch über bessere Rehabilitationsquoten berichtet werden kann als noch vor 14 Jahren, ungeachtet eines stetig steigenden Durchschnittsalters. Waren 1965 nur 76% der Dialysepatienten in arbeitsfähigem Zustand, so werden für 1979 88% angegeben (Tabelle 11.7). Bei Transplantierten wird sogar eine Quote von 93% erreicht. Es ist uns mit der Dialysetherapie also gelungen, dem Patienten nicht nur das Überleben zu gewähren. Vielmehr verfügt er mit der Fähigkeit zur sozialen Integration auch über eine hinreichende Lebensqualität.

Tabelle 11.7. Arbeitsfähigkeit *(Af)* und Arbeitsunfähigkeit *(Au)* (in %) von Dialysepatienten, unterteilt nach Zentrums- und Heimdialyse (EDTA)

		Gesamt	Dialyse	
			Zentrum	Heim
1965	Af	76		
	Au	24		
1979	Af	88	80	92
	Au	12	20	8

Von großem Interesse sind auch die Aussagen über die kumulative Überlebensrate der Patienten unter den verschiedenen Therapiebedingungen oder auch im Vergleich mit anderen Krankheiten, z. B. Herzinfarkt oder Karzinom: 1978 konnte beispielsweise eruiert werden, daß die Dialyse- und Transplantationsbehandlung vergleichbare Überlebenschancen bietet, wie nach Myokardinfarkt oder Mammakarzinom (Abb. 11.3).

Heimdialyse und Transplantation einer Niere vom Lebendspender zeigen die besten Resultate, wobei bedacht werden muß, daß eine positive Patientenauswahl vorliegt: Transplantationspatienten mit Lebendspender haben mit 29 Jahren ein recht niedriges Durchschnittsalter, bei Patienten, die eine Leichenniere erhielten,

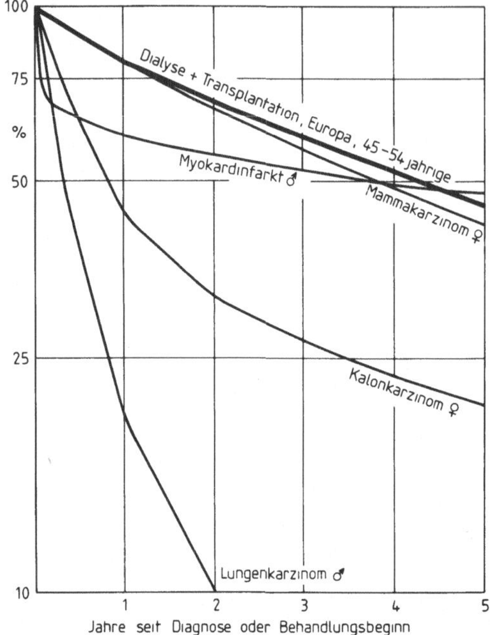

Abb. 11.3. Überlebensraten für terminale Nierenkrankheiten unter Dialyse und nach Transplantation, verglichen mit Karzinom und Myokardinfarkt

beträgt es 36 Jahre. Heimdialysepatienten sind im Mittel 4 Jahre jünger als Zentrumsdialysepatienten und weisen seltener gravierende Begleit- oder Sekundärkrankheiten auf, die die Prognose belasten (s. Abb. 11.4 vgl. auch Abb. 11.6).

Interessant für den Kliniker sind auch die Aussagen des EDTA-Registers über die Unterschiede der Transplantationsergebnisse in ihrer zeitlichen Entwicklung. Verglichen wird der Zeitraum von 1973–1975 und 1976–1978. Die Transplantatüberlebensrate verbesserte sich durchschnittlich um 9% und die Patientenüberlebensrate um 8%.

In den einzelnen Ländern gibt es starke Unterschiede hinsichtlich des Anteils der Nierentransplantation (Tabelle 11.8). Während die Schweiz, Dänemark und Schweden ihre hohen Versorgungsleistungen im ganzen Sinne des „renal replacement" durch einen hohen Anteil von Transplantationen erreichen, dominiert in Frankreich und der BRD die Dialysetherapie. Die Ursachen für die geringen Transplantationszahlen dieser Länder mögen im höheren Anteil älterer Dialysepatienten oder auch in objektiven Schwierigkeiten bei der Spenderbereitstellung (unzureichende gesetzliche Grundlagen?) liegen.

Bei starkem Überwiegen der Dialyse können auch merkantilistische Gesichtspunkte vermutet werden. Aus Tabelle 11.8 ist aber auch zu ersehen, daß es möglich ist, jährlich 20–23 Patienten/Million Einwohner einer Transplantation zuzuführen.

Wie bereits angeführt, hat sich mit zunehmender Dialysekapazität auch die Anzahl der (vormals willkürlich festgelegten) Kontraindikationen reduziert. Das gilt insbesondere für die zunehmend offene obere Altersgrenze. Dies schlägt sich auch

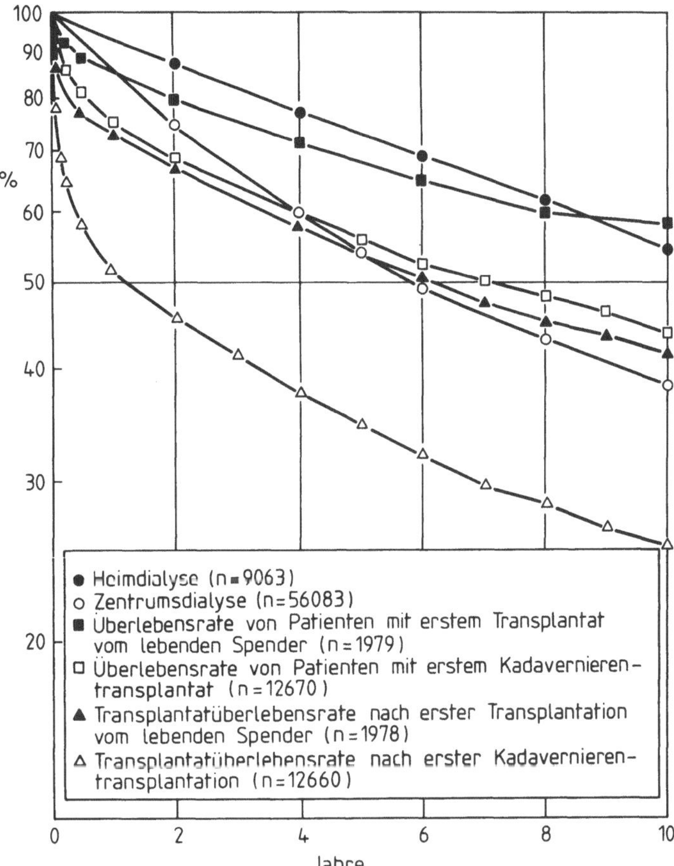

Abb. 11.4. Überlebensraten von Patienten unter verschiedenen Therapiebedingungen

Tabelle 11.8. Versorgung mit Transplantation und Dialyse in ausgewählten Ländern (Patienten pro Million Einwohner). (EDTA 1980)

	Patienten gesamt	Patienten mit Dialyse	Patienten mit funktionierendem Transplantat	Transplantiert (1980)
Schweiz	259	163	88	23
Frankreich	228	186	30	9,4
BRD	208	177	18	6,7
Dänemark	202	102	94	20,4
Schweden	178	83	90	22,7
UK	127	69	56	16,9
EDTA gesamt	117,6	84,0	21,6	6,6

Tabelle 11.9. Prozentuale Altersverteilung der Patienten bei Beginn der Dialysetherapie (EDTA)

Jahr	15–34 Jahre	35–54 Jahre	> 55 Jahre
1974	30	51	19
1979	22	43	35

Tabelle 11.10. Anzahl der neu in die Dialyse aufgenommenen Patienten/Mio. Einwohner in der Altersgruppe 55–64 Jahre und 65–74 Jahre in den Jahren 1975–78 in Gegenüberstellung zur Gesamtzahl der Dialysepatienten/Mio. Einwohner (EDTA)

	Frankreich		BRD		Italien		UK	
Dialysepatienten gesamt	133		117		120		52	
Alter (Jahre)	55–64	65–74	55–64	65–74	55–64	65–74	55–64	65–74
1975	59	32	50	18	49	22	10	1
1978	69	57	71	50	70	52	23	4

in der Altersverteilung aller bei der EDTA registrierten Patienten (Beginn der Dialysetherapie) im Vergleich zwischen 1974 und 1979 (Tabelle 11.9) nieder.

Es ist anzunehmen, daß die Zunahme der Dialysekapazität sich zum Nutzen der älteren Patienten auswirkt. Dies folgt aus der in der Tabelle Tabelle 11.10 gemachten Gegenüberstellung von zeitlicher Entwicklung der Altersverteilung 1975–1978 und der Gesamtzahl der Dialysepatienten im Jahre 1978. Während

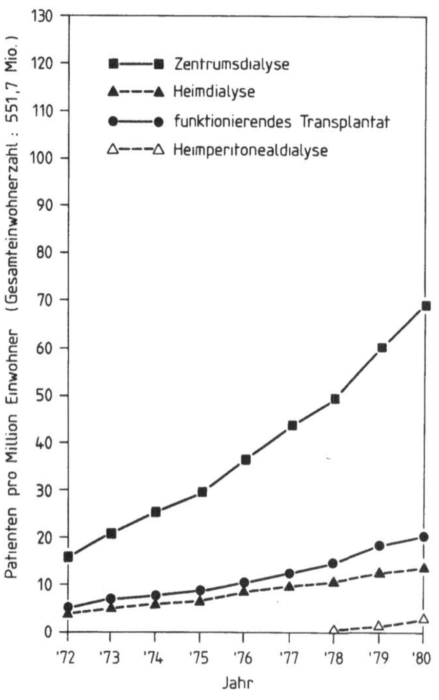

Abb. 11.5. Kumulative Anzahl von Patienten unter Dialyse und mit funktionierendem Transplantat

Frankreich, die BRD und Italien über 50 Patienten pro Million Einwohner aus der Altersgruppe 65–74 mit Dialysetherapie versorgen, sind es in Großbritannien 4/ Million Einwohner.

Abbildung 11.5 zeigt, daß aus dem EDTA-Register eine Spezifizierung der Therapieart von zuletzt 67 412 Patienten im zeitlichen Verlauf gegeben werden kann. In Gesamtzahl und Entwicklungstempo dominiert weiterhin die Zentrumsdialyse vor der Heimhämodialyse und Heimperitonealdialyse.

Interessant ist auch hier wieder die Altersverteilung in den einzelnen Therapieverfahren (Abb. 11.6). Während die Peritonealdialyse bevorzugt bei älteren Patienten Verwendung findet und sehr stark als Heimdialyse (hier zunehmend CAPD, s. unten) in der Altersgruppe über 55 Jahre vertreten ist, dominieren in der Hämodialyse die mittleren Altersgruppen.

Transplantationspatienten sind meist unter 55 Jahre alt. Unterschiede gibt es hier zwischen den durchweg jüngeren Patienten mit Lebendspender und den älteren Patienten, die eine Kadaverniere erhalten.

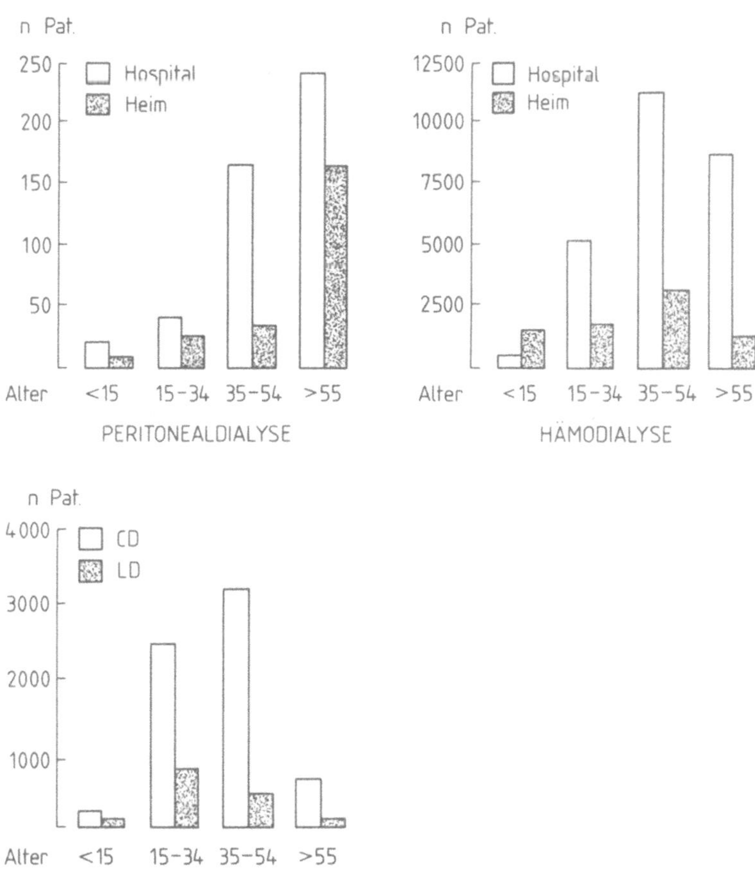

Abb. 11.6. Altersverteilung der Hämo- und Peritonealdialysepatienten sowie der Patienten mit funktionierendem Transplantat (*CD* Kadaverniere, *LD* Lebendspender). (EDTA 1978)

Informationen sind auch über die Hämofiltrationspatienten zu erhalten. 1980 waren es laut EDTA-Statistik insgesamt 893 regelmäßige und 1420 gelegentlich mit der Hämofiltration behandelte Patienten. Die regelmäßig behandelten Patienten machten 0,8% (Italien) bis 4,2% (BRD) der gesamten Hämodialysepatienten aus. Es bestätigt sich damit die frühere Annahme, daß der Anteil der Hämofiltrationspatienten kaum 10% überschreiten würde.

Interessante Unterschiede zwischen verschiedenen Ländern finden sich auch bei Betrachtung der Heimdialyse (Tabelle 11.11). Angegeben wird der prozentuale Anteil der Heimdialysepatienten an der Zahl aller Dialysepatienten. Mit 64% nimmt Großbritannien eine absolut führende Stellung ein. Gut entwickeln sich auch Schweiz, BRD und Frankreich.

Auch bei der Einführung der CAPD nimmt Großbritannien (gemeinsam mit der Schweiz) eine vorrangige Position ein. In beiden Ländern werden 5,5% aller Dialysepatienten mit der CAPD behandelt.

Folgende Auswahl sei aus den über das renale Grundleiden vorliegenden Informationen präsentiert: Entgegen den noch vor 10 Jahren gemachten pessimistischen Aussagen über die Möglichkeit der Dialysebehandlung bei diabetischer Nephropathie hat sich die jährliche Zahl der neu in die Dialyse aufgenommenen Patienten von 124 (1973) bzw. 183 (1974) kontinuierlich auf 847 (1980) gesteigert, so daß am 31. 12. 1980 1920 Diabetiker mit der Dialyse lebten. Hinsichtlich der Phenacetinniere („drug nephropathy", „analgesic nephropathy") – 1980 waren insgesamt 1488 Patienten registriert – gibt es interessante territoriale Unterschiede, die in Tabelle 11.12 aufgelistet sind. Einen traurigen Rekord hält hier die Schweiz vor allen anderen Ländern. Vielleicht kommt hierdruck auch ein höherer Anteil an dialyse-

Tabelle 11.1. Prozentualer Anteil der Heimdialysepatienten an der Gesamtzahl aller Dialysepatienten (EDTA 1980)

Land	[%]	Land	[%]
UK	64	Italien	14
Schweiz	27	Spanien	8
Frankreich	22	Jugoslawien	0,4
BRD	19	DDR	0

Tabelle 11.12. Anteil der Phenacetinniere an den Grundleiden aller Dialyse- und Transplantationspatienten

	Patienten Mio. Einwohner	Anteil an allen Patienten [%]
Schweiz	44,6	18
Belgien	26,0	11
Dänemark	11,5	6
BRD	7,7	4
Niederlande	6,4	4
UK	1,6	1
Europa	2,7	2

bedürftigen Patienten zustande, der wiederum den hohen Entwicklungsstand von Dialyse und Transplantation nach sich zieht.

Neben der terminalen Niereninsuffizienz gibt es weitere Anlässe zur Dialysebehandlung, so das dialysebedürftige akute Nierenversagen und exogene Intoxikationen sowie Psoriasis und Schizophrenie. Für die genannten Diagnosen finden sich bei der EDTA nur Angaben über die Psoriasis: Für 1980 konnte eruiert werden, daß in 99 Zentren insgesamt 150 Patienten mit Psoriasis dialysiert wurden (50 mit normaler Nierenfunktion). Bei etwa 30–50% der Patienten schien die Psoriasis durch die Dialyse gebessert, jedoch wurden die Ergebnisse nicht als beweisend angesehen und weitere Untersuchungen für nötig befunden. Über die Schizophrenie gibt es außer dem Material einzelner Symposien keine spezielle Dokumentation.

Hinsichtlich der Akutdialysen bei akutem Nierenversagen oder bei Intoxikationen sind wir auf nationale Statistiken angewiesen. Die Gesellschaft für Nephrologie der DDR sammelt seit Jahren die Angaben über alle Akutdialysen. Die Resultate finden sich in Tabelle 11.13.

Tabelle 11.13. Hämodialyse bei akuter Niereninsuffizienz und Intoxikationen in der DDR

Jahr	Patienten		Dialysen		Verstorben			
	gesamt	davon Intoxikationen	gesamt	davon bei Intoxikationen	Akute Niereninsuffizienz		Intoxikationen	
		n (%)		n (%)	n (%)		n (%)	
1975	550	285 (46,9)	1532	426 (27,8)	169 30,7		34 (20,1)	
1976	486	201 (41,4)	1622	303 (18,7)	155 (54,4)		31 (16,1)	
1977	507	203 (39,9)	1828	428 (28,4)	145 (47,4)		30 (14,8)	
1978	541	187 (34,6)	1944	322 (16,6)	212 (39,2)		31 (16,6)	
1979	495	164 (33,1)	1645	282 (17,1)	170 (51,4)		26 (15,3)	
1980	617	261 (42,3)	2006	370 (18,4)	171 (48,0)		44 (16,9)	

Trotz einer Zunahme der Gesamtzahl der Dialysebehandlungen von 1975 bis 1980 auf etwa das 2,5fache ist die Zahl der Akutdialysen konstant geblieben. Von diesen Angaben können wir auf einen jährlichen Bedarf von 32 pro Million Einwohner schließen. Im Mittel sind beim akuten Nierenversagen 4,2 Dialysen pro Patient und bei Intoxikationen 1,8 Behandlungen pro Patient nötig gewesen.

Schlußbemerkung

Die statistischen Berichte der EDTA können als positives Beispiel für eine umfassende Dokumentation und nutzbringende Auswertung angesehen werden. Sie geben Aufschluß über die Häufigkeit bestimmter medizinischer Ereignisse, wie beispielsweise Grundleiden und Behandlungsformen, und deren zeitliche Entwicklung im großen Maßstab. Sie ermöglichen es, Trends und gesundheitspolitische Strategien zu analysieren. Auch auf weitaus schwierigere Probleme als in diesem Arbeitspapier – es wurden entsprechend dem Thema bevorzugt epidemiologische

Daten angeführt – werden Antworten gegeben. So ist die Kontrolle der Ergebnisse verschiedener Therapieformen von Dialyse und Transplantation anhand großer Patientenzahlen möglich.

Ein gravierender Mangel besteht jedoch noch bei der epidemiologischen Erfassung niereninsuffizienter Patienten vor der Dialysetherapie. Hier bietet sich die Organsation der nephrologischen Dispensairebetreuung der DDR in Zusammenarbeit mit der Gesellschaft für Nephrologie als Modell für ein funktionierendes Informationssystem an.

Voraussetzung für die Arbeitsfähigkeit sowohl der nationalen als auch internationalen Systeme ist sicherlich einerseits das Vorhandensein einer entsprechenden Organisation, aber auch in ganz entscheidendem Maße die Bereitwilligkeit jedes einzelnen Nephrologen und Urologen, sich dem mühevollen Ausfüllen von Fragebögen zu unterziehen. Diese Bereitschaft dürfte besonders stark bei den Ärzten ausgeprägt sein, die sich als Spezialisten ganz und gar einem Fachgebiet verpflichtet fühlen und die auch bereits von den Resultaten derartiger Dokumentationen profitiert haben.

12. Diskussion des Beitrags von Schmitt und Klinkmann

G. Stoddart

(McMaster University)

Ich möchte die Hauptpunkte des Beitrags von Schmitt und Klinkmann zusammenfassen und als Nichtfachman darauf eingehen. Ich darf sagen, daß ich mich zu letzterem besonders qualifiziert fühle, da ich weder Nephrologe, noch Epidemiologe oder gar Biostatistiker bin. Folglich werde ich Kerr Whites Eröffnungsbemerkung aufgreifen und zumindest versuchen, einige der richtigen Fragen zu stellen.

In dem Beitrag werden ausgewählte EDTA-Statistiken über die Anzahl der unter Behandlung stehenden Patienten mit terminalem Nierenversagen sowie ergänzende Daten über die Inzidenz der Nierenkrankheit aus den Registern des nephrologischen Dispensairesystems der DDR vorgelegt. Daraus ergibt sich folgendes Bild:

1. Auf der Basis der klinischen Daten reichen die Schätzungen der Inzidenz des terminalen Nierenversagens von 30 bis 200 Fälle pro Million Einwohner, wobei es sich in 1,4 Fällen pro Million Einwohner um Kinder handelt.
2. Wiederum auf der Basis der DDR-Daten beläuft sich die Anzahl der neuen Fälle von Kinderdialysen auf 0,7 pro Million Einwohner.
3. Es bestehen beträchtliche internationale Unterschiede (1980) in bezug auf die Anzahl der Dialyse- oder Transplantations-Patienten; sie schwankt zwischen 4 pro Million in der Türkei und 260 pro Million in der Schweiz.
4. In Europa und Nordamerika stieg die Anzahl der Dialysepatienten zwischen 1966 und 1976 um ungefähr 35% an; die EDTA-Durchschnittswerte lassen erkennen, daß die Anzahl der Dialysepatienten pro Million Einwohner sich zwischen 1972 und 1980 vervierfachte; die Anzahl der im Krankenhaus dialysierten Kranken wuchs wesentlich rascher als die Anzahl der Heimdialysen (wenn Nordamerika und Japan den EDTA-Ländern zugerechnet werden).
5. In Ländern mit voll entwickelten Einrichtungen beträgt die ungefähre jährliche Inzidenz neuer Dialysefälle 50 pro Million Einwohner.
6. Die Anzahl der Transplantationen wächst jährlich um etwa 10%.
7. Signifikante internationale Unterschiede bestehen in bezug auf das Verhältnis von Transplantation zur Dialyse (z. B. in Frankreich sehr niedrig, in Dänemark, Schweden und der Schweiz sehr hoch) sowie den Anteil der Heimdialysen (z. B. 64% in Großbritannien im Vergleich zu effektiv 0% in der DDR und in Jugoslawien).
8. Der Anteil aller bei der EDTA registrierten Patienten im Alter von über 55 Jahren hat sich in allen Ländern mit Ausnahme von England in der Zeit von 1974 bis 1979 fast verdoppelt.

Meine erste Reaktion auf diese von den Autoren ausgewählten interessanten Statistiken ist eine Anerkennung an die Adresse der EDTA für ihre Datensammlung und -überwachung. Weitere Aktivitäten dieser Art in anderen klinischen Bereichen wären sehr zu unterstützen.

Ich möchte jedoch behaupten, daß wir sowohl die Nierenkrankheit als auch ihre Behandlung betrachten müssen, um zu epidemiologischen Aussagen zu kommen. Es wäre irreführend, sich ausschließlich auf die Inzidenz von Dialyse und Transplantation zu konzentrieren, nur weil die entsprechenden Statistiken zur Verfügung stehen. In dieser Hinsicht frage ich mich, ob es nicht möglich wäre, eine genauere Schätzung der Inzidenz der Nierenkrankheit (wie auch immer definiert) zu erlangen als die in diesem Beitrag vorgelegte. Könnten wir uns in dieser Beziehung beispielsweise der Mortalitätszahlen bedienen? Und haben wir irgendeine Vorstellung davon, wie groß der „Steady-state-Bestand" der Dialysepatienten sein könnte? Dies scheint doch von entscheidender Bedeutung zu sein, wenn die derzeitigen Strategien den zukünftigen Bedarf berücksichtigen sollen.

Selbst wenn man annimmt, daß die üblichen epidemiologischen Daten über Ätiologie, Inzidenz und Prävalenz verbessert werden, ist man versucht zu fragen, wie solche Daten in die Gesamtsynthese der epidemiologischen, klinischen und ökonomischen Evaluation passen. In diesem Zusammenhang möchte ich einen konzeptuellen Rahmen vorlegen, den ich zumindest bislang beim Nachdenken über dieses Thema für nützlich hielt. Der in Tabelle 12.1 veranschaulichte Rahmen wird durch die Antwort auf 2 Fragen definiert:

Tabelle 12.1. Ein Rahmen zur Einbeziehung klinischer und/oder epidemiologischer Daten in die ökonomische Evaluation

<table>
<tr><td rowspan="2" colspan="2"></td><td colspan="3">Werden sowohl die Kosten (Aufwendungen) als auch die Folgen (Erträge) der Alternativen untersucht?</td></tr>
<tr></tr>
<tr><td colspan="2"></td><td colspan="2">Nein</td><td>Ja</td></tr>
<tr><td colspan="2"></td><td>Nur Untersuchung der Kosten</td><td>Nur Untersuchung der Folgen</td><td></td></tr>
<tr>
<td rowspan="2">Werden zwei oder mehrere Alternativen verglichen?</td>
<td>Nein</td>
<td>2

Kostenbeschreibung</td>
<td>Teilweise Bewertung
fundamentaler epidemiologischer Daten
Ergebnisbeschreibung 3</td>
<td>4
Teilweise Bewertung

Kosten-Ergebnis-Studie</td>
</tr>
<tr>
<td>Ja</td>
<td>Kostenanalyse

5</td>
<td>Teilweise Bewertung

Klinische Studien
Ergebnisanalyse oder
Effektivitäts-Evaluation</td>
<td>1
Volle Bewertung
Ökonomische Evaluation
Kostenminimisierungs-
analyse (CMA)
Kosten-Effektivitäts-
Analyse (CEA)
Kosten-Utilitäts-Analyse
(CUA)
Kosten-Nutzen-Analyse
6 (CBA = KNA)</td>
</tr>
</table>

1. Geht es um den Vergleich von Alternativen? (Da der Vergleich eine notwendige Voraussetzung der Evaluation ist.)
2. Werden sowohl die Kosten als auch die Folgen berücksichtigt? (Da die Untersuchung sowohl der Aufwendungen als auch der Erträge eine notwendige Voraussetzung für die ökonomische Evaluation ist.)

Unter Bezugnahme auf diese Matrix möchte ich darauf hinweisen, daß die Verfügbarkeit grundlegender epidemiologischer Daten wie Inzidenz, Prävalenz und natürlichen Verlauf der Krankheit ein wichtiger erster Schritt zur Entwicklung eines Makroverständnisses der Kosten und Konsequenzen eines Leidens darstellt. Als solche würde ich diese Daten in den oberen linken Quadranten der Tabelle in die Kästchen Nr. 2 und Nr. 3 einsetzen.

Es ist jedoch wichtig und in der Tat unerläßlich, daß man über gut fundierte Ergebnisse der klinischen Untersuchung alternativer Interventionen verfügt. Diese Ergebnisse gehören in ein spezifisches Kästchen der Matrix, in Kästchen Nr. 6. Nur auf der Grundlage derartiger klinischer Evaluationen können wir zu ökonomischen Evaluationen unter Verwendung von Kosten-Effektivitäts- und Kosten-Nutzen-Analysen übergehen, wie im unteren rechten Quadranten aufgezeigt wird.

In diesem Zusammenhang sollte ich erwähnen, daß ich auf die Bevölkerung bezogene (standardisierte, der Hrsg.) klinische Untersuchungsergebnisse für wichtig halte, denn die Arbeit des Ökonomen beginnt oft erst, wenn die Studie zu Ende ist. Häufig lautet die dann zu beantwortende Frage: „Wie würde die Kosten- und Nutzenverteilung aussehen, wenn wir das Gesundheitsversorgungssystem auf der Basis dieser Ergebnisse verändern würden?" In dem Maß, in dem die Untersuchungsergebnisse sich auf ausgewählte Patienten oder sogar auf „durchschnittliche" Patienten beziehen, dürfen sie nicht verallgemeinert werden, und „Grenzfälle", auf die man wahrscheinlich bei einer vermehrten Anwendung der Verfahren treffen wird, können so nicht beurteilt werden.

Nachdem ich diese Tabelle unterbreitet habe, um die Richtung zu weisen, besteht meine Hauptreaktion in der Frage, ob unsere epidemiologischen und klinischen Daten über die Behandlungsergebnisse ausreichend sind, um die ökonomische Evaluation in Angriff zu nehmen. Beispielsweise läßt sich aus diesem Beitrag entnehmen, welcher Prozentsatz der Patienten eine bestimmte Anzahl von Jahren mit der Dialysebehandlung bzw. mit einem Transplantat überlebt. Läßt sich dieser Wert als durchschnittliche Überlebenszeit neu formulieren und liefert er dann eine Schätzung der für den Durchschnittspatienten gewonnenen Lebensjahre? Wissen wir genug über das langfristige Überleben, um in eine derartige Schätzung, wenn sie verfügbar ist, Vertrauen zu haben? Ich stelle diese Fragen in den Raum und behaupte keinesfalls, Antworten darauf zu haben.

Stellt das Überleben an sich überhaupt eine adäquate Ergebnismessung für die Nierenersatztherapie dar? Die Autoren weisen darauf hin, daß die Dialyse aufgrund der wirklich erfolgreichen Rehabilitation (über 90% der mit der Heimdialyse behandelten Patienten sind arbeitsfähig) „eine annehmbare Lebensqualität garantiert". Angesichts der in Pedersens Beitrag aufgeführten ziemlich langen Liste psychologischer Kosten stelle ich dies ernsthaft in Frage. Und ich frage: Können wir die Ergebnismessung entweder in klinischen Studien oder durch Untersuchung eines Bevölkerungskollektivs so systematisieren, daß sie die Lebensqualität widerspiegeln? Ich weiß nicht, ob die ersten Versuche in dieser Richtung sich letztlich als erfolgreich erweisen werden. Aber ich glaube, wir müssen es versuchen.

Weiterhin möchte ich ein oder zwei Reaktionen auf den gegenwärtigen Stand der klinischen Evaluation der Dialysetherapie zum Ausdruck bringen. 1. scheint es mir, daß wir nicht so sehr einen Vergleich alternativer Behandlungsarten benötigen, sondern eher einen Vergleich alternativer Behandlungsreihenfolgen (u. U. mit mehreren Arten) für den Patienten. In diesem Zusammenhang möchte ich die Kliniker in der Gruppe bitten, den optimalen klinischen Pfad (und seine Kontraindikationen) zu erläutern. 2. möchte ich fragen, ob Neuentwicklungen auf dem Gebiet der Nierenersatztherapie (z. B. die CAPD) (vergleichenden) Erprobungen unterzogen werden, und wenn nicht, warum nicht?

Schließlich und obwohl die Autoren auf das Thema der Prävention nicht näher eingehen, glaube ich, daß wir uns damit befassen sollten, da sie offensichtlich die epidemiologische, klinische und ökonomische Evaluation stark beeinflußt. Gibt es irgendwelche Erfolgsaussichten für eine Prävention? Wenn dies nicht der Fall ist, stellt dann der in Bergströms Beitrag angesprochene Begriff der Hinauszögerung einen ernsthaft zu untersuchenden Punkt dar?

Zusammenfassung der Workshopdiskussion

Die Diskussion im Anschluß an Stoddarts Kommentare zu Schmitts und Klinkmanns Beiträge bestätigte folgendes:

1. Wir verfügen nicht über ausreichende *epidemiologische Informationen* über die verschiedenen Erkrankungen, die zum terminalen Nierenversagen führen. Die geschätzte Inzidenz liegt (auf der Basis der Mortalitätsraten) zwischen 100 und 200 Patienten pro Jahr und und Million Einwohner, die an einer terminalen Nierenkrankheit leiden: allerdings bestehen beträchtliche Schwankungen zwischen den einzelnen Ländern. Wie sieht jedoch die zeitliche Entwicklung dieses Patientenkollektivs aus? Nähert es sich einem Gleichgewichtszustand und wie groß wird es letztendlich sein? Auf der Basis dieser Information könnten wir beginnen vorherzusagen, wievielen Patienten die aktive Behandlung zugute kommen könnte. In Schweden wurde eine Zahl von 88 Patienten pro Million Einwohner und Jahr geschätzt, jedoch war dies bereits in den 1960er Jahren. Umfassende neuere Zahlen fehlen.

2. Die ungefähren Daten über die *Inzidenz neuer Dialysefälle,* die sich im Jahr auf 50 pro Million Einwohner belaufen, vermitteln den Eindruck, daß eine ausgezeichnete Technologie viel zu wenig genutzt wird. Obgleich der Anstieg der Anzahl dialysierter Patienten recht groß war, bestehen zwischen den einzelnen Ländern beträchtliche Unterschiede in bezug auf die Anzahl der behandelten Patienten [4/ Million in der Türkei, 260 in der Schweiz (1980)]. In erster Linie scheinen finanzielle Überlegungen für diese Zahlen entscheidend zu sein.

3. Ein weiterer zu berücksichtigender Aspekt ist die *Vorhersage* der Anzahl der in Zukunft für die Behandlung in Frage kommenden Patienten, die beispielsweise für Großbritannien auf 340 pro Million Einwohner im Jahr 2000 geschätzt wird. Der Trend hängt jedoch von der Entwicklung der Nierenkrankheit ab und natürlich auch vom Fortschritt der Technologien.

4. Wichtige Merkmale, auf die in Schmitts und Klinkmanns Beitrag und in der Diskussion hingewiesen wurde, sind die *internationalen Unterschiede* (a) in bezug auf das Ausmaß der Heimdialyse im Vergleich zur Krankenhausdialyse, das von 64% der Patienten in Großbritannien bis zu praktisch 0% in der DDR und in Jugoslawien reicht, (b) in bezug auf den Anteil und die Zuwachsrate der CAPD und (c) im Hinblick auf das Verhältnis zwischen Transplantation und Dialyse, das in Frankreich sehr niedrig und in Dänemark, der Schweiz und Schweden sehr hoch ist.

Vor diesem Hintergrund ging es um die folgende Frage: Verfügen wir über ausreichende Informationen, um vorwärts zu kommen und eine ökonomische Evaluation vorzunehmen? Hier waren die Ökonomen aufgrund des Mangels an *epidemiologischen Daten über die Behandlungsergebnisse* besorgt. Es scheint, daß wir ausführlichere Informationen über die Lebensqualität zu verschiedenen Zeitpunkten im Verlauf der Dialysetherapie bzw. nach der Transplantation benötigen. Auf der Basis von Berichten der European Dialysis and Transplant Association (EDTA) wies Schmitt darauf hin, daß Dialyse und Transplantation eine annehmbare Lebensqualität mit einer wahrscheinlichen Überlebenszeit garantieren, welche mit jener nach einem Myokardinfarkt oder nach Brustkrebs vergleichbar ist. Im Gegensatz hierzu konzentriert sich Pedersens Beitrag auf die Beschwerden, die Schmerzen, die Angst, den Zeit- und Kostenaufwand für den Transport und die sozialen Kosten, die sowohl für die Patienten als auch für deren Familien durch diese Behandlungen entstehen. Im Licht dieser unterschiedlichen Perspektiven stellen die sozialen Ertragsdaten tatsächlich eine vordringliche Kernfrage für die ökonomische Evaluation dar. Gibt es eine Methode, um dieses Problem zu lösen? Wenn ein geeignetes Instrument dafür verfügbar wäre, könnte man Untersuchungen in bezug auf die optimale Kombination von Behandlungsweisen anstellen.

Nach Ansicht eines Teilnehmers wäre es nutzlos, während dieser Konferenz zu versuchen, irgendeine komplizierte Methode zur Evaluation der Lebensqualität zu entwickeln, wenn wir bereits wissen, daß hierin die Transplantation jeglicher Dialyseart weit überlegen ist. In Europa beläuft sich die Durchschnittsrate der Nierentransplantation auf 6,6 pro Million Einwohner; die höchsten Zahlen werden in Skandinavien und der Schweiz erreicht mit jeweils 22 Transplantationen pro Million Einwohner. Der beste Weg, die Lebensqualität zu verbessern, besteht darin, die Länder mit niedrigen Transplantationsraten dazu zu ermutigen, ihre Transplantationsprogramme auszubauen.

Angesichts der Tatsache, daß für die Transplantation geeignete Organe oft nicht innerhalb eines angemessenen Zeitraums verfügbar sind, wies ein Teilnehmer mit Nachdruck darauf hin, daß man nicht vergessen dürfte, daß die meisten Patienten unter einer Dialysebehandlung ihre Lebensqualität unabhängig von der Therapieart erhöhen können.

13. Makroökonomische Evaluation der Nierendialyse

F. F. H. Rutten

Rijksuniversiteit Limburg

Einleitung

Die medizinische Technologie spielt eine entscheidende Rolle bei der Konsumentwicklung im Gesundheitswesen. Man schätzt, daß 50% des Anstiegs der stationären Behandlungskosten direkt oder indirekt auf die medzinische Technologie zurückzuführen sind (Gaus 1976).

Aaron (1971) weist auf die doppelte Rolle der medzinischen Technologie in unserer Zeit hin:

auf der einen Seite machte die bis vor kurzem existierende medizinische Technologie die kollektive Entscheidung, die Gesundheitsversorgung als ein Recht zu behandeln, auf das die üblichen Richtlinien von Marktaufschlüsselung und -verteilung nicht zur Anwendung kommen durften, verhältnismäßig billig. Auf der anderen Seite machen neuere Veränderungen in der medizinischen Technologie die Fortsetzung dieser traditionellen Betrachtungsweise sehr kostspielig. Diese Veränderungen in der Technologie haben zu einem weltweiten Interesse an einer Kostendämpfung im medizinischen Bereich geführt; sie haben in den meisten entwickelten Ländern zu einer öffentlich diskutierten Überprüfung der Haltung im Hinblick auf die medizinische Versorgung geführt (oder werden in Kürze dazu führen) und werden wahrscheinlich zu beträchtlichen Veränderungen der Rolle des Staates bei der Finanzierung und Regulierung der medizinischen Versorgung Anlaß geben.

Diese Feststellung zeigt in nuce die riesigen Probleme, vor denen wir heutzutage stehen. Sie weist auch darauf hin, daß die Entscheidungen letzten Endes von den planenden Gremien auf der politischen Ebene zu treffen sein werden. Im Rahmen dieses Beitrags werden wir am Beispiel der Behandlung des Nierenleidens im Endstadium (= ESRD) mittels Dialyse sehen, wie die makroökonomische Analyse mithelfen kann, bessere Planungsentscheidungen zu treffen.

Bevor wir uns dieser grundlegenden Frage zuwenden, wollen wir die Dialyse einer kurzen Betrachtung unterziehen und die spezifischen, für unsere Diskussion sachdienlichen Punkte dieser Behandlungsart umreißen. In erster Linie ist die Dialyse eine lebensrettende Maßnahme. Es gibt nur eine Alternative, die Transplantation. In manchen Fällen schlägt die Transplantation jedoch fehl, und die Patienten müssen wieder dialysiert werden. Dieses Verfahren kann wiederholt werden; in Europa wurde zwischen 1972 und 1976 über 101 Dritttransplantationen berichtet (EDTA 1976). Die zweite Feststellung ist, daß die Dialyse sehr teuer ist: Die jährlichen Kosten pro Patient schwanken zwischen 10 000 und 17 000 US$ für Heimdialysen, ungefähr 21 000–25 000 US$ für Dialysen an einer spezifischen Einrichtung für ambulante Patienten und bis zu mehr als 25 000 US$ für Dialysen in einem Krankenhaus (Evans et al. 1981). Eine dritte Feststellung ist, daß die Technologie nur allmählich Fortschritte macht.

Der sog. Burton-Bericht (Burton 1967) sagte voraus, daß in den späten 80er Jahren die Dialyse aufgrund großer Erfolge bei der Behandlung und Verhütung primärer Nierenleiden kaum noch zur Anwendung kommen würde. Diese Annahme stellte sich jedoch als viel zu optimistisch heraus. Schließlich könnte man einwenden, daß die Anzahl der ESRD-Fälle verhältnismäßig klein ist. Aus diesen wenigen Feststellungen kann man die Schlußfolgerung ziehen, daß im Fall der Nierendialyse eine lebensrettende medizinische Behandlung einer verhältnismäßig geringen Anzahl von Nutznießern zu sehr hohen Kosten für die Gesellschaft zur Verfügung gestellt wird. Daher betrifft die entscheidende Frage in bezug auf die Behandlung des terminalen Nierenleidens die grundlegende Wahl zwischen Knappheit (der Ressourcen) auf der einen Seite und dem unbezahlbaren Wert des Lebens auf der andern (vgl. Rettig 1981).

In der vorliegenden Arbeit wollen wir uns mit den folgenden 4 Fragen befassen, die mit der makro-ökonomischen Bewertung der Dialyse zusammenhängen:

1. Wie sind Nutzen und Kosten der Dialyse für die Gesellschaft einzuschätzen?
2. Wie lassen sich Art und Anzahl der Variablen, die bei einer makroökonomischen Evaluation der Dialyse zu berücksichtigen sind, bestimmen?
3. Nach welchen objektiven Kriterien ist die Auswahl zwischen alternativen Verfahrensweisen zu treffen?
4. Welche Rolle spielen Evaluationsverfahren beim politischen Entscheidungsprozeß?

Im folgenden Abschnitt über die makroökonomischen Auswirkungen der Dialyse wollen wir Zahlenmaterial über die Kosten pro Fall und über die Anzahl der in verschiedenen Ländern behandelten Fällen vorlegen. Auch werden wir kurz die diversen Methoden zur Berechnung der indirekten Kosten und des indirekten Nutzens der Dialyse erörtern. Im Abschnitt über die makroökonomische Bewertung der Dialyse werden wir die damit verbundenen Probleme im allgemeinen besprechen, während wir im Abschnitt über das Medicare-ESRD-Programm auf Detailfragen im Zusammenhang mit der Evaluation von Behandlungsalternativen bei der terminalen Nierenkrankheit eingehen werden. Der letzte Abschnitt über Verfahrensfragen und Schlußfolgerungen schließt unseren Beitrag ab.

Makroökonomische Auswirkungen der Dialyse

Direkte Kosten

Die direkten Kosten der Dialyse sollten Ausgaben für die Behandlung, für Forschung, Ausbildung des medizinischen Personals und Investitionen in medizinische Einrichtungen einschließen. Die meisten verfügbaren Daten beziehen sich auf die durchschnittlichen Kosten der Dialyse oder auf die für die Dialyse anfallenden laufenden Gesamtkosten. Es wird i. allg. angenommen, daß diese Zahlen mehr oder weniger die oben aufgeführten Punkte beinhalten; in anderen Worten, das Arzthonorar schließt Investitionen in die Ausbildung ein, und die Preise für medizinische Geräte umfassen die in diese Ausrüstung eingegangene Forschungsarbeit. Wir wollen nun einen Überblick über die Entwicklung der direkten Kosten der Dialyse in einer Reihe von Ländern geben (OTA 1980b, Evens 1981).

In den Vereinigten Staaten verabschiedete der Kongreß im September 1972 ein Gesetz (Public Law 92-603), das die Medicare-Unterstützung[1] auf praktisch alle ESRD-Patienten ausdehnte, die nicht bei der Bundesregierung angestellt sind oder durch die Veterans Administration gedeckt sind. Medicare deckte 80% der medizinischen Ausgaben eines Patienten. Im Januar 1974, kurze Zeit nach der Einführung des Medicare-ESRD-Programms, standen 10300 Personen unter Dialyse. Derzeit gibt es mehr als 50000 Dialysepatienten in den Vereinigten Staaten; diese Zahl weist auf ein bemerkenswertes Wachstum hin. Die Kosten dieses Programms überstiegen 1979 1 Mrd. US$, wobei sich die Dialysekosten auf durchschnittlich 30000 US$ pro Jahr und Fall beliefen. In den Vereinigten Staaten leben ungefähr ein Drittel der Patienten, die weltweit dialysiert werden. In Kanada wurden 1978 ungefähr 11200 Dialysepatienten gezählt. In Europa lebt ein weiteres Drittel aller Dialysepatienten. In Großbritannien wurden 1978 2946 Patienten dialysiert. In Frankreich zählte man im Jahre 1977 7096 Dialysepatienten, in Westdeutschland waren es 1978 7000 Patienten (mit ungefähren Kosten von 30000–52000 US$ pro Dialyse pro Jahr), in den Niederlanden belief sich die Zahl 1980 auf 1465 Patienten (zu ungefähr 30000 US$ pro Dialyse pro Jahr) und in Schweden waren es 1978 602 Patienten.

Aus Tabelle 13.1 ist die Behandlung der ESRD Patienten für verschiedene Länder und Jahre ersichtlich. Diese Daten lassen erkennen, daß die meisten Länder Patientenzahlen aufweisen, die nahe bei 100 Personen/Million Einwohner liegen oder diese sogar überschreiten.

Die Vereinigten Staaten und Japan liegen weit über dieser Grenze: in den Vereinigten Staaten sind es beinahe 200 Dialysepatienten/Million Einwohner, und in Japan wird diese Zahl noch überschritten (OTA 1980b).

Tabelle 13.1. Patienten mit terminalem Nierenleiden (Angaben pro Million Einwohner) für verschiedene Länder und Jahre. (Nach OTA 1980)

	Neue Patienten (unter Dialyse oder mit funktionierendem Transplantat)		Patienten insgesamt (unter Dialyse oder mit funktionierendem Transplantat)		
	1975	1976	1975	1976	1978
Japan	–	–	–	140	222
USA	–	–	–	123–129[a]	164–206[a]
Frankreich	30,3	29,1	102,2	125,0	133[a] (1977)
Kanada	30,3	31,4	–	121,1	–
Westdeutschland	29,6	30,8	87,7	105,0[b]	114[b]
Niederlande	18,9	21,4	90,2	108,5	–
Großbritannien	14,5	15,1	62,0	71,2	92
Australien	–	–	–	–	77[a]
Irland	–	–	41,5	50,0	–
Schweden	28,7	28,7	85,4	99,3	73[a]

[a] Nur Dialyse
[b] Schätzung

---

[1] Staatlicher Zuschußplan für ärztliche Dienste und Krankenhauskosten (für US-Bürger über 65 Jahre).

In den meisten Ländern ist eine Zunahme der Dialysebehandlung erkennbar. Ein wichtiger Anreiz hierfür ist der Einsatz von Sozialprogrammen, welche die notwendigen Finanzmittel bereitstellen, z. B. das ESRD-Programm von Medicare. Rettig et al. (1981) schätzen, daß die jährlichen von Medicare ausbezahlten Vergütungen im Jahre 1990 3,4 Mrd. US$ und 1995 4,5 Mrd. US$ (nach heutigem Wert) übersteigen werden. Darüber hinaus schätzten sie, daß 1980 3,7% aller Medicarezahlungen für Behandlungen terminaler Nierenleiden erfolgen würden. In anderen Worten, 3,7% aller Medicarezahlungen gehen an 50000 Patienten mit terminalen Nierenleiden und 96,3% an die übrigen 23 Millionen betagten Mitglieder. Dies veranschaulicht den Beitrag der Dialysebehandlung zur Konzentration der Ausgaben im Gesundheitswesen (verhältnismäßig wenige Menschen konsumieren einen hohen Prozentsatz der Behandlungsaufwendungen, vgl. Lecomte 1977). Für Großbritannien schätzt die EDTA (1976) die Zahl der Dialysepatienten nach dem Jahr 2000 auf 340 pro Million Einwohner; das wäre das 5fache der 1976 ermittelten Anzahl.

Nutzen der Dialyse

In der klassischen Literatur (Rice 1966, Rice et al. 1976, Cooper u. Rice 1976) werden die wirtschaftlichen Kosten der Krankheit als direkte Kosten für die Behandlung und als indirekte Kosten oder Produktionsverlust infolge von Arbeitsunfähigkeit (Morbidität) und vorzeitigem Tod (Mortalität) gemessen. Bei letzteren handelt es sich eher um Kosten für die Gesellschaft als um Kosten für den Kranken oder seine Familie. Die Berechnung dieser indirekten Kosten kann auf verschiedene Weise erfolgen. Die Methode „menschliches Kapital“, bei der ein Mensch als menschliches Kapital für den Produktionsprozeß betrachtet wird, wurde in diesen Studien häufig angewandt. Es gibt jedoch andere Ansätze zur Bewertung eines Lebens, einschließlich ausführlicher Wertfeststellungen durch einzelne oder der „Bereitwilligkeit zu zahlen“. Eine weitere wesentliche Kategorie der indirekten Kosten, deren quantitative Bemessung Schwierigkeiten bereitet, sind die Schmerzen und Leiden des einzelnen sowie die Bürde der Krankheit für die Familie. Auch die aufgrund des Zeitverlusts des Patienten entstandenen Opportunitätskosten können einen relevanten Kostenfaktor darstellen.

Die Dialysebehandlung vermindert die indirekten Kosten der terminalen Nierenkrankheit. Da es sich bei der Dialyse um eine lebensrettende Maßnahme handelt, besteht der wichtigste Nutzen in der Anzahl geretteter Lebensjahre. Ein wichtiger Aspekt bei der Bewertung der geretteten Lebensjahre bezieht sich auf die Lebensqualität während der Dialysebehandlung. Im Vergleich zu Transplantationspatienten haben die Dialysepatienten eine niedrigere Rehabilitationsrate. In der Tat können mehrere Aspekte der Lebensqualität unter der Dialyse leiden. Klarman et al. (1968) schätzten, daß die Lebensqualität bei einem Transplantationspatienten gegenüber einem Dialysepatienten um ein Viertel der gewonnenen Jahre höher zu bemessen sei. Ludbrook (1981) weist darauf hin, daß „für den einzelnen Patienten die mit einer Transplantation verbundenen höheren Risiken bedeuten, daß seine Lebenserwartung vermindert ist. In dem Maße, in dem die Entscheidung, eine Transplantation zu akzeptieren, freiwillig in voller Kenntnis der Sachlage gefällt wird, weist dies auf eine erkennbare Bevorzugung eines Lebens mit einem funktionierenden Transplantat hin.“ Ludbrook bringt jedoch einige Zweifel in bezug auf

die Annahme einer freiwilligen Zustimmung zu einer Transplantation angesichts
der Knappheit der Dialyseanlagen zum Ausdruck. Wenn man alles zusammenfaßt,
wird deutlich, daß aufgrund von Dialysebehandlungen gewonnene Lebensjahre einer Korrektur bezüglich der Qualität zu unterziehen sind. Da die Lebensqualität
zwischen den einzelnen Patienten, die der gleichen Behandlung unterzogen werden, variieren kann, kann eine solche Korrektur ziemlich kompliziert ausfallen. Der
Gesamtnutzen eines bestimmten Dialyseprogramms kann möglicherweise von der
Zielgruppe des Programms abhängig sein.

Das Aggregationsproblem

Der Schwerpunkt dieses Beitrags liegt auf der makroökonomischen Bewertung.
Gehen wir von der Annahme aus, daß Nutzen und Kosten für die individuelle Behandlung angemessen eingeschätzt werden können, so stellt sich das Problem, aus
diesen Einzelnutzen und -kosten ein ganzes Programm zur Behandlung derselben
Krankheit bei einer Mehrzahl von Patienten zu bewerten. Welcher gesellschaftliche
Gesamtwert läßt sich aus der Summe der individuell gewonnenen (und nach Qualität korrigierten) Lebensjahre herleiten? Ein einfaches Verfahren geht von der Annahme aus, daß ein gesundes Lebensjahr – ungeachtet des Alters, Geschlechts usw.
– für jedermann gleichwertig sei (s. Williams 1981). Diese Annahme erlaubt die Bestimmung des aggregierten Werts mittels einer einfachen Addition der individuell
gewonnenen Lebensjahre; sie wurde häufig angewandt (z. B. Torrance 1976). Williams räumt jedoch ein, daß eine Differenzierung notwendig sein könnte, da ein zu-
sätzliches Lebensjahr je nach Alter und/oder Geschlecht des Nutznießers doch von
unterschiedlichem Wert sei. Zugleich weist er darauf hin, daß bisher ein unverhält-
nismäßig großer Aufwand zur Erarbeitung relativer Werte bei Einzelpersonen (in
bezug auf verschiedene Gesundheitszustände) und zum Vergleich dieser Werte zwischen Einzelpersonen gewidmet sei, daß jedoch sehr wenig Anstrengungen unternommen wurden, um die Ansichten der Menschen zu ergründen, wie der Wert einer Person gegen den einer andern zu gewichten sei, um damit eine Reihe von
„sozialen" Werten zu erhalten.
    Wenn man diesem Gedankengang folgt, ist eine Anzahl anderer Probleme zu lö-
sen, bevor relative Werte für eine makroökonomische Evaluation verwendet werden können. Williams erwähnt deren vier: Das wichtigste ist die Auswahl jener Persönlichkeiten der Gemeinschaft, deren Urteil im Hinblick auf die Bewertung der
bei verschiedenen Einzelpersonen gewonnenen Lebensjahre erfragt wird. Die andern Probleme betreffen die Frage der zeitlichen Präferenz und die Abneigung gegen Risiken (ob sie im Rahmen des Evaluationsverfahrens berücksichtigt werden
sollten oder nicht), dann das Problem einer möglichen „Verfälschung" durch die
Befragten, mit der Absicht, das Ergebnis zum eigenen Vorteil zu manipulieren. Angesichts der Tatsache, daß die Patientenauswahl im Fall der Behandlung des terminalen Nierenleidens von großer Bedeutung ist, könnten sich die Vorstellungen von
Williams als sehr sachdienlich für die weitere Entwicklung der Evaluationsstudien
auf diesem Gebiet erweisen. Eine Lockerung des Gleichberechtigungsprinzips
könnte angesichts der Begrenzung der Mittel notwendig werden. Daraus ergeben
sich natürlich komplizierte ethische Fragen.

Makroökonomische Bewertung der Dialyse

Spezifikation alternativer Programme

Bevor wir die Spezifikationen alternativer Programme zur Behandlung der terminalen Nierenkrankheiten diskutieren, ist es wichtig, auf die Unsicherheit im Hinblick auf den Fortschritt der medizinischen Technologie hinzuweisen. Wie wir bereits in der Einleitung erwähnten, hinderte die Vorhersage medizinisch-technologischer Entwicklungen in den späten 60er Jahre den Burton-Ausschuß (Burton 1967), der an der Wiege des Medicare-ESRD-Programms stand, vorauszusehen, welche Bürde dieses Programm auf die Dauer für die Wirtschaft bedeuten würde. Es ist offensichtlich, daß Verbesserungen der Transplantationstechniken oder eine bessere Verhütung von Abstoßungen die Evaluation der Dialyseprogramme beeinflussen wird. Aber auch Verbesserungen bestimmter Dialysetechniken können die Evaluation verschiedener Dialyseverfahren in größerem Ausmaß beeinflussen (vgl. neuere Entwicklungen auf dem Gebiet der Peritonealdialyse). Wenn wir alternative Dialyseprogramme diskutieren, nehmen wir an, daß diese Programme effizient ablaufen; einiges weist jedoch darauf hin, daß eine intensivere Auslastung der vorhandenen Einrichtungen die Kosten auf der Mikroebene senken könnte. Im nachstehenden wollen wir verschiedene Dialysemethoden, Kriterien für die Patientenselektion und die Wahl zwischen Dialyse und Transplantation einer näheren Betrachtung unterziehen.

Die Hämodialyse kann in einem Krankenhaus, an einer unabhängigen Einrichtung für ambulante Patienten oder zu Hause erfolgen. Eine andere Form der Behandlung, die Peritonealdialyse, wird immer gebräuchlicher (in Japan 0,7% im Jahr 1978, OTA 1980). Bei den meisten Patienten wird die Dialysebehandlung im Krankenhaus beginnen; sobald es sich dann zeigt, daß sie in der Lage sind, den Dialysevorgang selbst durchzuführen, können sie auf Heimdialyse umgestellt werden. Die mit diesen verschiedenen Dialyseformen verbundenen Kosten können unterschiedlich sein, wie wir bereits im ersten Abschnitt aufgezeigt haben, wobei die Heimdialyse beträchtlich billiger ist als die Dialyse in einem Krankenhaus oder einer unabhängigen Einrichtung für ambulante Patienten. Wie Tabelle 13.2 zeigt, läßt der Prozentsatz der zu Hause behandelten Dialysepatienten von Land zu Land starke Unterschiede erkennen. Nach Aussage eines OTA-Berichts

unterstützen die Entscheidungsträger in mehreren Ländern eine Politik zugunsten der Heimdialyse. In Großbritannien bezahlt die Regierung neben den rein medizinischen Auslagen für die Behandlung zusätzlich die Kosten für bauliche Anpassungen der Wohnung oder für sanitäre Einrichtungen. In den USA wurde die Rückvergütungspolitik, welche die Behandlung in einem Dialysezentrum gegenüber der Heimdialyse begünstigte, vor kurzem revidiert, um die finanziellen Anreize für die Zentrumdialyse zu beseitigen.

Aus dem gleichen Grund beschlossen die westdeutschen Krankenkassen in den frühen 70er Jahren, die vollen Kosten der Heimdialyse zu erstatten. Frankreich kennt Richtlinien für die maximale Anzahl Dialysen in einer Region; Heimdialyseeinheiten sind von dieser Begrenzung ausgenommen, um ihre Anwendung zu fördern (OTA 1980).

Weiterhin können sich die einzelnen Programme dadurch voneinander unterscheiden, wie die Kriterien zur Auswahl neuer Patienten eingesetzt werden. Eine Untersuchung der Zahlen in Tabelle 13.1 läßt darauf schließen, daß die Auswahl-

Tabelle 13.2. Prozentsatz der 1976 zu Hause behandelten Dialysepatienten. (Nach OTA 1980)

Land	%
Großbritannien	65,5
Kanada	33,4
Westdeutschland	27,5
Schweden	25,6
USA	23,7
Frankreich	13,8
Niederlande	10,2
Japan	0,6
Irland	0,0

kriterien in England strenger sind als in einigen anderen entwickelten Ländern (vgl. Br Med J 1978). Wenn man auch annimmt, daß die Patienten gemeinhin aufgrund ihres Zustandes für die Behandlung ausgewählt werden, muß man doch erwähnen, daß die Ausweitung der Einrichtungen für die Behandlung des terminalen Nierenleidens eine Lockerung der Auswahlkriterien zur Folge hat. Ludbrook (1981) zeigt, daß die Behandlungsgrenzkosten pro gewonnenes Lebensjahr von 3000–5000 £ (1976/1977) auf 5000–6000 £ steigen würden, wenn Patienten, die vom medizinischen Standpunkt aus nicht für eine Transplantation in Frage kommen, vermehrt akzeptiert würden. Wenn darüber hinaus Patienten, die weder für eine Heimdialyse noch für eine Transplantation geeignet sind, akzeptiert würden, beliefen sich die Grenzkosten der Behandlung auf 7000–11000 £ pro gewonnenes Lebensjahr. Dies läßt erkennen, daß ein enger Zusammenhang zwischen den Auswahlkriterien für neue Patienten und den Grenzkosten der Dialysebehandlung besteht. Überdies weisen diese Feststellungen darauf hin, daß eine Lockerung der Auswahlkriterien im Widerspruch zu einer Politik der Förderung der Heimdialyse stehen könnte. In anderen Worten, die Verteilung auf verschiedene Behandlungseinrichtungen sollte mit den Charakteristika der Zielgruppe übereinstimmen.

Die Entscheidung zwischen Transplantation und Dialyse ist ein Thema, das etwas außerhalb des Rahmens unseres Beitrags liegt. Es ist jedoch schwierig, die Dialysebehandlung zu beurteilen, ohne die Transplantation in Betracht zu ziehen. Die Transplantation ist nicht nur die hauptsächliche Alternative zur Dialyse, beide Verfahren werden auch oft in der Behandlung eines Patienten mit terminalem Nierenleiden kombiniert. Ludbrook (1981) nennt als sich überschneidende Behandlungsverfahren: die Krankenhausdialyse allein, die größtenteils zu Hause durchgeführte Dialyse in Verbindung mit periodischen Krankenhausdialysen und schließlich Krankenhausdialyse, Heimdialyse und Transplantation. Anhand von Übergangswahrscheinlichkeiten, die die Möglichkeit des Übergangs von einem Stadium in das andere beschreiben (Markov-Modell), werden die Durchschnittskosten der 3 Behandlungsarten berechnet. Die Resultate weisen darauf hin, daß die erste Behandlungsart wesentlich teurer ist als die zweite oder dritte und daß die letzte die billigste ist.

Kriterien für die makroökonomische Evaluation

Die makroökonomische Evaluation eines größeren Behandlungsprogramms sollte idealerweise die folgenden Punkte beinhalten (vgl. Williams 1981):

a) Veränderungen der für die Versorgung mit dieser Behandlung eingesetzten Ge-
   samtmittel (direkte Kosten),
b) Veränderungen des Bruttosozialprodukts (indirekte Kosten der Krankheit),
c) Veränderungen der von den Patienten und ihren Helfern eingesetzten Gesamt-
   mittel (Opportunitätskosten),
d) Veränderungen des Gesundheitszustands der Zielbevölkerung.

Wie wir im vorhergehenden Kapitel gesehen haben, ist es wahrscheinlich, daß die
Grenzkosten der Dialyse steigen werden, wenn das Programm ausgedehnt wird und
weniger geeignete Patienten für die Behandlung ausgewählt werden. In bezug auf
die auf der Basis der Methode „menschliches Kapital" errechneten Veränderungen
des Bruttosozialprodukts kann man zögern, diesen Punkt bei der Analyse voll zu
gewichten, besonders dann, wenn „eine Gesellschaft es sich leisten kann, einen signifikanten Anteil ‚unproduktiver' Menschen zu tragen" (Williams 1981). Man sollte sich aber bewußt sein, daß die Verlängerung des Lebens von Patienten mit terminalem Nierenleiden zusätzliche Kosten für die Gesellschaft in Form von
Arbeitsunfähigkeitsentschädigungen (oder andern Zahlungen) verursachen kann,
die von der Sozialversicherung an diese Patienten zu leisten sind. Die Einschätzung
der Veränderungen des Gesundheitszustands der Zielgruppe als ein Ergebnis der
Anwendung des Behandlungsprogramms ist offensichtlich der schwierigste Teil der
Evaluationsanalyse. Bei der Berechnung dieser Veränderungen sollte eine gewisse
Korrektur in bezug auf die Qualität der gewonnenen Lebensjahre vorgenommen
werden.
    Schließlich ist eine in bezug auf die Lebensqualität korrigierte soziale Bewer-
tung der gewonnenen Lebensjahre für die Berechnung des Nutzens des Behandlungsprogramms für die Gesellschaft notwendig.
    Wenn alle oben erwähnten Faktoren zur Verfügung stehen, können der soziale
Nutzen und die ökonomischen Nettokosten alternativer Programme verglichen
werden, wobei diejenigen mit dem höchsten Nutzen-Kosten-Verhältnis gewählt
und alle Werte korrekt diskontiert werden. In Wirklichkeit sind die für diesen idealen Ansatz erforderlichen Informationen jedoch selten verfügbar, und man greift
auf einfachere Möglichkeiten zurück. Viele Studien konzentrierten sich darauf, die
Nettokosten eines gewonnenen Lebensjahrs unter Berücksichtigung direkter Kosten und Nutzen zu berechnen (manchmal wurden die gewonnenen Jahre in bezug
auf die Lebensqualität korrigiert oder zukünftige Verdienste überlebender Patienten einbezogen). Ludbrook (1981) gibt einen Überblick über die Ergebnisse von
Kosten-Nutzen-Untersuchungen in Form von Kosten pro gewonnenes Lebensjahr
(Tabelle 13.3).

Tabelle 13.3. Kosten pro gewonnenes Lebensjahr. (Nach Ludbrook 1981)

Studie	Kranken-hausdialyse	Heimdialyse	Transplantation und Dialyse	Transplantation u. Dialyse plus Korrektur in bezug auf Lebensqualität
Klarman et al. (1968)	US$ 11600	US$ 4200	US$ 2600	US$ 2200
Buxton u. West (1975)	£ 4720	£ 2600	–	–
Stange u. Summers (1978)	US$ 27600	US$ 17800	US$ 15000–18000	–

Diese Ergebnisse vermitteln zweifellos ein klares Bild und stimmen mit den im vorangegangenen Teil unseres Beitrags erwähnten Resultaten von Ludbrook überein. Wenn man ein Programm im Hinblick auf die Entwicklung einer öffentlichen Politik einstuft, sollten diese Werte mit jenen anderer Programme verglichen werden, die auf die Verhütung oder Behandlung anderer Krankheiten abzielen oder andere Dienstleistungen außerhalb des Gesundheitswesens bieten, wenn die Analyse auf den ganzen öffentlichen Sektor ausgedehnt werden soll.

Eine detaillierte Betrachtung der Studien mit Kosten-Nutzen-Analysen geht über den Rahmen unseres Beitrags hinaus. Stattdessen wollen wir eine neuere Evaluationsstudie des Medicare-ESRD-Programms in allen Einzelheiten erörtern, in der die Makroaspekte der ökonomischen Evaluation hervorgehoben werden.

Das Medicareprogramm für terminale Nierenerkrankungen

Evaluation des Medicareprogramms

In diesem Kapitel befassen wir uns mit einer Studie, die als Beispiel einer umfassenden Evaluation eines breiten Programms zur Dialysebehandlung gelten kann. Sie wurde von Rettig et al. (1981) für das Office of Demonstrations and Evaluations of the Health Care Financing Administration in Washington erstellt und gibt einen Überblick über die ersten 5 Jahre des ESRD-Programms von Medicare. Darüber hinaus werden in dem Bericht die tatsächlichen Auswirkungen des Programms nach diesen 5 Jahren mit den ursprünglichen Zielen des Programms verglichen, und es wird eine Erklärung für die beobachteten Abweichungen von den ursprünglichen Absichten und Zielen gegeben. Besondere Aufmerksamkeit wird der Rolle der Regierung, ihren Möglichkeiten und Grenzen geschenkt. Wir werden versuchen, die in dieser bewertenden Studie enthaltenen nützlichen Elemente zu identifizieren und sachdienliche Schlußfolgerungen im Hinblick auf die einzuschlagende Politik abzuleiten.

Untersuchungsmethode

Auf den Seiten 8–10 des Studienberichts wird betont, daß großer Wert auf die Zusammenstellung vollständiger Daten auf der Basis von Unterlagen und von Interviews mit Einzelpersonen gelegt wurde. In dem abschließenden Bericht sind zahlreiche Einzelheiten enthalten, die sich auf die Planung und die Durchführung des Programms beziehen, da – nach Ansicht der Autoren – „Einführungsuntersuchungen gründlich beschrieben werden sollten, weil die empirischen Details auf allgemeinere Analysenkategorien hinweisen können und weil Lehren, die uns entgangen sind, von anderen aus den von uns vorgelegten empirischen Daten gezogen werden können." Die zahlreichen Daten und Einzelheiten werden auf dem Boden eines globalen, konzeptuellen Rahmens vorgelegt, indem die Durchführung eines Programms auf Regierungsebene, wie es das ESRD-Programm darstellt, in 5 Stufen beschrieben wird:

Erstellung des Zeitplans, Formulierung des Vorgehens, Durchführung, Abschluß und schließlich Datenübersicht sowie Auswertung. Die einzelnen Schritte des ESRD-Programms werden in verschiedene Stufen unterteilt, die von den Autoren ebenfalls im einzelnen beschrieben werden. Ihr Blick für Details macht den Bericht sehr informativ, stellt jedoch denjenigen, der diese Studie auszuwerten gedenkt, gleichzeitig vor Probleme in bezug auf die Identifizierung der wesentlichen Punkte bei der Durchführung, auf die Verallgemeinerung der Befunde und die Zusammenfassung der daraus für zukünftige Verfahrensweisen zu ziehenden Lehren.

Durchführung des Programms

Die Vorgeschichte des ESRD-Programms und der gesetzgebende Instanzenweg waren sehr kurz, so daß viele vom Beginn des Programms überrascht wurden. Der Text des Abänderungsantrags (Teil 299 I) vermittelte die grundlegende Absicht des Kongresses, große Machtbefugnisse in bezug auf alle anderen Angelegenheiten wurden jedoch dem Sekretär des Department of Health, Education and Welfare (DHEW) übertragen. Beispielsweise „bedeutete das Fehlen von Gesetzesbestimmungen zum Thema Heimdialyse, daß die Rückvergütungsstrategie durch Vorschriften und Anordnungen in bezug auf dauerhafte medizinische Ausrüstungen eingeengt war, so daß keine finanziellen Anreize für diese Behandlungsform bestanden" (Rettig et al. 1981). Rettig et al. weisen weiterhin auf die Unsicherheit hin, die das Gesetz im Hinblick auf die medizinische Überprüfung, die minimalen Auslastungsraten sowie die Planung und Finanzierung von Versorgungsnetzen für Patienten mit terminalem Nierenleiden hinterließ. Dies behinderte den Einführungsprozeß, insbesondere da ein neues Gesetz erst 1978 erlassen wurde. Rettig et al. regen an, daß durch regelmäßige Hearings der Kongreß einen kontinuierlicheren und konstruktiveren Einfluß auf die Durchführung ausüben könnte.

Darüber hinaus nennen Rettig et al. 2 grundlegende Ursachen für Probleme auf der Leistungsebene des Versorgungssystems: „Erstens bestehen Meinungsunterschiede innerhalb der Ärzteschaft in bezug auf die relative Wünschbarkeit einer Transplantation gegenüber der Dialyse, in bezug auf die Behandlung in einem Dialysezentrum gegenüber der Heimdialyse, in bezug auf die Vergütungsraten für die Dialyse, die in den verschiedenen Einrichtungen durchgeführt wird, auf die Funktion der Einrichtungen im einzelnen und die zu sammelnden Daten."

Wenn im Verlauf des Verfahrens diese Konflikte nicht gelöst werden, entstehen womöglich Abweichungen von den ursprünglichen Programmzielen. Das zweite Problem besteht darin, daß die Patienten, die weitreichende Kenntnisse über ihre chronische Krankheit haben nicht als wichtige Informationsquelle für die Leistungsfähigkeit des ESRD-Programms erkannt wurden. Rettig et al. weisen darauf hin, daß im Hinblick auf die Behandlungsqualität „der systematische Zugang der Behörden zur diesbezüglichen Meinung der Patienten von großem Nutzen sein kann. Aber der Abbau entsprechender Zugangsmechanismen zum Patienten erfordert eine klare Stellungnahme zum Programm und eine strenge Regulierung des Verfahrens zu seiner Überwachung.

Kostendämpfung

Tabelle 13.4 enthält für den Zeitraum 1974–1978 einen Vergleich, der im Rahmen des ESRD-Programms pro Patient geleisteten Vergütungen zu laufenden und zu konstanten Preisen.

Tabelle 13.4. Vergleich der Durchschnittszahlungen (in US $), die von 1974 bis 1978 im Rahmen des ESRD-Programms pro Patient geleistet wurden. (Nach Rettig et al. 1981)

Kalenderjahr	Durchschnittl. jährliche Neuzugänge	Durchschnittl. Vergütungszahlen pro Patient		
		Nichtberichtigt	Berichtigung durch CPI-Index[a]	
			Gesamtindex	Medizinische Versorgung[b]
1974	19000	14895	12842	13368
1975	27000	16667	13111	13111
1976	35000	17086	12771	12257
1977	41000	18463	13049	12073
1978	47000	20149	13255	12170

[a] Konsumentenpreisindex
[b] Gesundheitsvorsorgungs-Subindex

„Die zwei Deflatoren setzen der Inflation des ESRD-Programmes nach oben und unten Grenzen; hierbei wird von der Annahme ausgegangen, daß die Inflation das ESRD-Programm mindestens genau so stark wie die gesamte Wirtschaft, jedoch nicht stärker als die medizinische Versorgung im allgemeinen betroffen hat" (Rettig et al. 1981). Aus den Zahlen der Tabelle 13.4 können wir entnehmen, daß die Kosten des Programms verhältnismäßig stabil blieben.

Eine Reihe von Faktoren ist für die mäßige Entwicklung der Kosten pro Person im Rahmen dieses Programms verantwortlich. Erstens bestand eine generelle Grenze für die Rückvergütung für die Erhaltungstherapie ambulanter Patienten in Dialyseeinrichtungen (maximal 150 US$ pro Behandlung), die sich als recht wirkungsvoll erwies. Eine zweite Maßnahme bestand in der Einschränkung von Zahlungen an Ärzte, die den Dialysevorgang überwachten. Es wurde darauf hingewiesen, daß eine Honorarvergütung nur dann angezeigt sei, wenn eine identifizierbare Leistung für den Patienten erbracht wurde, wenn beispielsweise der Patient einen Schockzustand entwickelt, starke Brustschmerzen hat usw. Stattdessen wurde den Ärzten eine monatliche Zahlung gewährt, die abhängig von der Häufigkeit und der Komplexität der ärztlichen Leistungen zwischen 112 und 240 US$ lag. Beide Maßnahmen stießen zunächst bei den Ärzten auf Widerstand, und eine Reihe dieser Fälle wurde vor Gericht gezogen, die Regelung hatte jedoch einen wirkungsvollen Kostendämpfungseffekt.

Wie bereits im vorangegangenen Teil erwähnt, bestand während der ersten Jahre des Programms keinerlei Anreiz zur Heimdialyse, da die Finanzierung der Ausrüstung für die Heimdialyse schwierig war. Darüber hinaus „waren die Arzthonorarabkommen der Heimdialyse besonders abträglich: während die an einem Zentrum tätigen Ärzte einen Teil des vom Zentrum verrechneten Aufwandes für allgemeine Patientenüberwachung zurückerhalten konnten, waren Ärzte mit Heimdialysepatienten selbst dieser Vergütung beraubt" (Rettig et al. 1981).

Diese negativen Auswirkungen der Rückvergütungspolitik auf die Heimdialysen machten eine neue Gesetzgebung erforderlich; dieses Gesetz wurde 1978 nach 5jähriger „scharfer politischer Kontroverse in jedem Stadium des Verfahrens" erlassen. Rettig et al. ziehen den folgenden Schluß:

Rückvergütungsfragen stehen im Zentrum aller Programme zur Finanzierung der medizinischen Versorgung. Die damit zusammenhängenden Fragen sind höchst kompliziert, und da die Vergütungsregelungen im Ergebnis entscheidend sind, sind sie heiß umstritten. Die Regelung, die am Anfang getroffen wird, schafft Verhältnisse, die dann über verhältnismäßig lange Zeit alles beherrschen, weil daraus später Interessenlagen entstehen, die einer Änderung aufgrund von gemachten Erfahrungen enge politische Grenzen setzen. Sowohl für die anfängliche Planung als auch für spätere Änderungen der Vereinbarungen sind hochqualifizierte Experten erforderlich, um Regelungen zu formulieren, die mit den Absichten des Kongresses und den Interessen der Öffentlichkeit übereinstimmen (Rettig et al. 1981).

Schlußfolgerung

Rettig et al. zogen aus ihrer Studie eine Reihe wesentlicher Schlußfolgerungen. Wir wollen einige davon anführen:

Die Behörden können über die Vergütungspolitik für Leistungen wirkungsvoller eingreifen als über Regelungen zur Organisation von Dienstleistungen.

Dort wo die Kostendämpfung die eindeutige Präferenz eines Behandlungsverfahrens erforderlich macht, wie im Falle der Heimdialyse, sind Regelungen schwieriger zu treffen und ihre Auswirkungen bleiben wahrscheinlich marginal.

Die Frage, ob eine formale medizinische Überprüfung die Qualität der Behandlung verbessern kann, ist empirischer Natur und wird wohl auch in den nächsten Jahren noch nicht beantwortet werden.

Das ESRD-Programm profitierte von vernünftigen, frühzeitigen politischen Entscheidungen; die spätere politische Führung war jedoch sowohl im Hinblick auf die Organisation als auch in bezug auf die Datenfragen zum Nachteil des Programms ambivalent.

Die effektive Implementation erfordert eine fortlaufende Kommunikation zwischen der politischen Ebene und den Verwaltungs- und Versorgungssystemen.

Der Kongreß kann durch regelmäßige Hearings, in denen Durchführungsfragen angesprochen werden, die effektive Durchführung eines Programms sicherstellen.

Viele Schlußfolgerungen dieser Studie sind in der Tat von allgemeiner Bedeutung für Verfahrensweisen in bezug auf die Durchführung breit angelegter öffentlicher Programme. Vom ökonomischen Standpunkt aus wurde eine Reihe interessanter Feststellungen in bezug auf die Möglichkeiten der Kostendämpfungskontrolle solcher Programme gemacht.

Vor allem vermittelt diese Studie einen klaren Einblick in die Komplexität der Durchführung breit angelegter öffentlicher Programme und hebt die Notwendigkeit der Zusammenarbeit zwischen verschiedenen Disziplinen bei der Planung und Durchführung eines Programms von der Art des Medicare-ESRD-Programms hervor.

Politische Fragen und Schlußfolgerungen

Die Politik der Behörden im Hinblick auf die medizinische Technologie läßt sich als eine 4-Stufen-Hierarchie beschreiben (Russell 1979). Auf einer ersten Stufe kann eine Regierung die Forschung und die Einführung neuer Technologien aktiv fördern. Dann kann sie eingreifen, um eine größere Effizienz bei der Produktion oder der Anwendung einer Technologie zu fördern. Auf einer dritten Stufe der Hierarchie kann der Nutzen medizinischer Technologien in Frage gestellt und untersucht werden, und schließlich kann eine Regierung einen Punkt erreichen, an dem sie sich das Ziel setzt, die Verbreitung von Technologien auf einem bestimmten Niveau zu begrenzen, das ein Gleichgewicht zwischen dem zu erwartenden Nutzen und den mit dessen Erzielung verbundenen Kosten zu erreichen versucht. In dem vor kurzem erschienenen Bericht des Office of Technology Assessment (OTA 1980) wird darauf hingewisen, daß die meisten entwickelten Länder noch nicht über die 2. Stufe dieser Hierarchie hinausgekommen sind, daß jedoch die Entwicklungen die Länder bald dazu veranlassen werden, sich mit den mit den Stufen 3 und 4 zusammenhängenden Fragen auseinanderzusetzen. In der Tat behandelte unser Beitrag hauptsächlich Probleme der letzten beiden Kategorien sowie Implementationsprobleme auf der Makroebene. Die derzeitige wirtschaftliche Rezession wird die Notwendigkeit solcher auswertenden Studien wahrscheinlich noch steigern.

Aufgrund unseres Gesamtüberblicks über Evaluationsstudien können wir eine Reihe von Bemerkungen machen, die für politische Entscheidungen von Bedeutung sind. Zunächst kommt man zum Schluß, daß die Behandlung der Patienten mit terminalem Nierenleiden durch Dialyse nicht getrennt von der Transplantation betrachtet werden sollte. Mehrere Studien zeigten, daß die Einführung der Transplantation in das „Behandlungspaket" kostenwirksam ist. Dies läßt darauf schließen, daß die Effizienz der Behandlung durch eine größere Anzahl von Transplantationen bzw. durch die Verkürzung der Wartezeiten auf eine Transplantation erhöht werden kann, in anderen Worten durch eine Umverteilung der Mittel von die Dialysebehandlung zur Transplantation. Um diese verbesserte Effizienz zu erzielen, sind eine Reihe von Einschränkungen wie der Mangel an Transplantationsnieren und die zu geringe Verfügbarkeit von Operationseinrichtungen zu beheben. Eine Anstrengung, diese Schranken zu beseitigen, stellt die internationale Zusammenarbeit dar, wie sie beispielsweise bei Euro-Transplant, einer internationalen gemeinnützigen Organisation, in deren Rahmen Dialysezentren, Gewebetypisierungslabors und Transplantationszentren kooperieren, verwirklicht ist. Trotz der guten Ergebnisse dieser Organisation wird die Liste der auf eine Transplantation wartenden Patienten immer länger, sie wuchs von 2581 im Jahre 1979 auf 2865 im Jahre 1980.

Das letztgenannte Phänomen ist auch auf die Tatsache zurückzuführen, daß die Gesamtzahl der gemeldeten Spender keine wesentliche Zunahme erkennen läßt (1979: 856 und 1980: 860, nach Euro-Transplant 1980)[2]. Mehr Mittel sollten auf die Verbesserung der Zusammenarbeit zwischen Ärzten in Unfallabteilungen und Intensivstationen sowie auf die Verbreitung von Spenderausweisen (oder andere Möglichkeiten, Spender zu mobilisieren) verwandt werden. Schließlich könnte die

---

[2] Die Organentnahme bei lebenden Spendern ist ein schwerwiegendes ethisches Problem (die Herausgeber).

internationale Zusammenarbeit die Anzahl der sog. unverträglichen, nicht kompatiblen Transplantationen verringern helfen. Es ist nachgewiesen worden, daß in Transplantationszentren, die in erster Linie ihre eigenen Nieren verwenden, die Anzahl der gewebsunverträglichen Faktoren pro Transplantation viel höher ist (Euro-Transplant 1980).

Unsere zweite Beobachtung war, daß die Heimdialyse weniger kostspielig ist als andere Formen der Dialysebehandlung und daß die Peritonealdialyse vielversprechend zu sein scheint, da sie die Effizienz der Therapie und die Qualität der Behandlung erhöht. Angesichts der großen Unterschiede in bezug auf den Prozentsatz der Patienten, die sich einer Heimdialyse unterziehen, scheint eine Umverteilung der Mittel zugunsten dieser Behandlungsform möglich und könnte beträchtlich zur Effizienz der Dialysebehandlung beitragen. Aus den in diesem Beitrag erwähnten Befunden läßt sich schließen, daß die Schaffung klarer Anreize für Ärzte, Patienten und andere am Gesundheitswesen Beteiligte zugunsten dieser effizienteren Formen der Dialyse für die Verbesserung der Effizienz des ganzen Programms entscheidend ist.

Die Bereitstellung der „richtigen" Anreize kann dadurch gefördert werden, daß man profitorientierte Firmen auf dem Markt der Dialysedienstleistungen zuläßt. Lowrie u. Hampers (1981) – letzterer ist Aufsichtsratsvorsitzender von National Medical Care (NMC), einer profitorientierten Gesellschaft – argumentieren, daß der Erfolg des ESRD-Programms bei der Kostendämpfung weitgehend auf der Schaffung eines Systems von Anreizen beruht, das auch den Arzt in den medizinischen Markt mit einbezieht. Die profitorientierte Firma NMC besitzt inzwischen 120 eigene Dialysezentren, in denen Ärzte am Gewinn beteiligt und für die Geschäftsführung mitverantwortlich sind; in diesen Zentren werden 17% aller Dialysepatienten in den Vereinigten Staaten behandelt. Angesichts ihres großen Marktanteils scheint eine weitergehende Untersuchung zur Bestimmung der Größenordnung ihres Beitrages zur Kostendämpfung angebracht, um zu ermitteln, ob Privatunternehmen (vgl. Egdahl et al. 1979) wirkliche Lösungen für die effiziente Führung von Dialysezentren und die damit verbundenen Probleme anzubieten haben.

Drittens unterstreichen die Ergebnisse dieses Beitrags die ökonomische Bedeutung der Patientenauswahl. Die Ausdehnung eines Behandlungsprogramms auf eine größere Bevölkerungsschicht kann beträchtlich höhere Behandlungsgrenzkosten nach sich ziehen. Darüber hinaus können hierdurch die Gelegenheiten für die Förderung der Heimdialyse oder der Transplantation verändert werden, da neue Patienten für diese wirkungsvolleren Behandlungsformen weniger geeignet sein können. Aber das Verhältnis gilt auch andersherum in dem Sinn, daß die wirtschaftliche Situation in Zukunft die Selektion beeinflussen kann. Es könnte sein, daß klare Prioritäten in bezug auf die für eine Behandlung auszuwählenden Personen gesetzt werden müssen. Die weiter oben beschriebenen Vorstellungen von Williams (1981) könnten bei der Inangriffnahme dieses schwierigen Problems von Nutzen sein.

Das derzeitige System basiert in den meisten Ländern auf Zufällen, da es wenige Fälle gibt, in denen die Gesellschaft wählt, ob eine bestimmte Technologie angewandt werden und in welchem Ausmaß deren Verbreitung stattfinden soll (vgl. Leveson 1978). Die Wahl erfolgt implizit durch Planung und Vergütung medizinischer

Dienstleistungen und Einrichtungen und explizit durch Aktionen einzelner Patienten und Ärzte. Im Fall einer außergewöhnlich kostspieligen Technologie für verhältnismäßig wenige Begünstigte (wie die ESRD-Behandlung) können öffentliche Programme, in deren Rahmen diese Technologie zur Anwendung kommt, auf klaren, im Parlament festgelegten Prinzipien basieren, jedoch fehlen oft klare Aussagen über die bei der Patientenauswahl anzuwendenden Kriterien. Einzelne Kliniker müssen entscheiden, welche Patienten ausgewählt werden sollen, eine Verantwortung, die nicht delegiert werden sollte. Auf hoher Verwaltungsebene sollten Richtlinien zur Überwachung der Patientenselektion entwickelt werden, und diese Richtlinien sollten einer gründlichen öffentlichen Diskussion unterzogen werden.

Unser vierter Punkt betrifft den Grad und die Art der Regierungsbeteiligung an der Durchführung eines öffentlichen Programms zur ESRD-Behandlung. Im vorangegangenen Abschnitt zitierten wir eine von Rettig et al. (1981) gezogene Schlußfolgerung, die besagt, daß die Intervention der Regierung über die Vergütung effektiver zu sein scheint als über die Organisation der Versorgung mit Dienstleistungen. Etwas allgemeiner kann man folgern, daß die Finanzierungsvorkehrungen in bezug auf medizinische Versorgungsprogramme Anreize für eine effiziente Verteilung der Mittel beinhalten sollten. Darüber hinaus können je nach der spezifischen Struktur eines Gesundheitsversorgungssystems staatliche Planung und Regulierung oder sogar die öffentliche Bereitstellung von Einrichtungen zur Erreichung dieses Ziels beitragen.

Die in dieser Arbeit besprochenen Befunde weisen jedoch darauf hin, daß die letztgenannte Form der staatlichen Intervention eine hochgradige Verwaltungskompetenz und ein gutes Informationssystem erfordert, das ein Feedback auf den Verwaltungsebenen erlaubt. Ein Beispiel einer erfolgreichen staatlichen Intervention ist die Einrichtung eines Netzes von Dialysezentren in England um die Mitte der 60er Jahre; dieses Unternehmen stand unter der direkten Überwachung durch die Zentralregierung und verschaffte Großbritannien zu jener Zeit in Europa eine führende Stellung in bezug auf die Bereitstellung von Dialysemöglichkeiten.

Ein letzter und zentraler Punkt unserer Diskussion bleibt jedoch das Problem der Bestimmung jener angemessenen Menge von Mitteln, die für die Behandlung von Patienten mit terminalem Nierenleiden bereitzustellen ist. Angenommen, es gäbe ein festgelegtes Budget für den Bereich der medizinischen Versorgung, dann scheint der ideale Ansatz zur Lösung dieses Problems der Vergleich zwischen anderen Alternativen zur Verteilung der Mittel auf die Gesundheitsversorgungsprogramme zu sein, und zwar auf der Basis von Kriterien, die Kosten und Nutzen eines bestimmten Programms für die Gesellschaft beinhalten. Mangel an Informations- und Forschungskapazitäten werden eine Entwicklung in Richtung dieses idealen Ansatzes auf absehbare Zukunft verhindern. Wir können jedoch versuchen, so nahe wie möglich an dieses Ziel heranzukommen. In der Zwischenzeit können sorgfältige Analysen existierender Programme unser Wissen zweifellos ergänzen, wie unsere Diskussion der Analyse des Medicareprogramms für terminale Nierenerkrankungen zeigt, und dann zur Verbesserung der Effizienz existierender Programme beitragen.

14. Diskussion des Beitrags von Rutten

J. Bergström

Universitätskrankenhaus Huddinge, Schweden

Meine Diskussion beginnt mit einer kurzen Zusammenfassung der Hauptpunkte des Beitrags von Rutten. Anschließend werde ich einige spezifische Fragen kommentieren.

In seiner Einleitung macht Rutten 3 wichtige Feststellungen, die für die weitere Evaluation relevant sind:

1. Die Dialyse ist eine lebensrettende Maßnahme;
2. die Dialyse ist sehr kostspielig; und
3. die Technologie macht nur allmähliche Fortschritte.

Rutten unterzieht die makroökonomische Auswirkung der Dialyse anhand von Zahlen für die direkten Kosten einer gründlichen Überprüfung und macht Angaben über den Zuwachs der Programme in verschiedenen Teilen der Welt. Der offensichtlichste Nutzen der Dialyse ist die Anzahl der geretteten Lebensjahre – hier wäre jedoch eine der schlechteren Lebensqualität entsprechende Korrektur vorzunehmen. Eine Modifikation des egalitären Prinzips, wonach ein gesundes Leben für jedermann denselben inneren Wert darstellt, könnte angesichts der begrenzten Ressourcen notwendig sein, zieht allerdings komplizierte ethische Fragen nach sich.

Die Detailbesprechung der alternativen Programme führt zum Schluß, daß die Kostenfolgen, die mit den verschiedenen Formen der Dialyse verknüpft sind, unterschiedlich sein können; die Krankenhausdialyse erweist sich als die teuerste dieser Behandlungen, während die Heimdialyse beträchtlich billiger zu stehen kommt; diese Tatsache spiegelt sich auch darin wider, daß mehrere Länder Maßnahmen zur Verbreitung der Heimdialyse fördern. Obgleich nicht unbedingt Zweck des Beitrags, wird auch die Wahl zwischen Transplantation und Dialyse erörtert und die Schlußfolgerung gezogen, daß Programme, welche Dialyse und Transplantation kombinieren, weniger kostspielig sind, als reine Dialyseprogramme ohne Transplantation. Das ESRD-Programm von Medicare zur Versorgung von Patienten mit terminalem Nierenleiden in den USA wird analysiert und mehrmals darauf hingewiesen, daß Behörden auf Regierungsebene über die Regelung der Leistungsentschädigung Programme wirkungsvoller beeinflussen können, als durch Anordnungen über deren Organisation und Ausgestaltung.

Im letzten Teil wird die Politik der Behörden als eine 4 Ebenen umfassende Hierarchie beschrieben. Eine Regierung kann

1. die Forschung und die Einführung neuer Technologien aktiv fördern;
2. eine größere Effizienz bei der Herstellung oder der Anwendung einer Technologie unterstützen;

3. nach dem Nutzen einer medizinischen Technologie fragen und ihn untersuchen lassen, und
4. gegebenenfalls versuchen, die Verbreitung einer Technologie auf einem bestimmten Stand zu begrenzen, um auf diese Weise ein Gleichgewicht zwischen dem zu erreichenden Nutzen und den damit verbundenen Kosten zu erhalten.

Es ist zu erwarten, daß die Entwicklungen die einzelnen Länder rasch dazu veranlassen werden, die mit den Ebenen 3 und 4 zusammenhängenden Fragen genauer zu untersuchen, d. h. den Ebenen, auf denen man dem Wachstum existierender Programme und der Ausarbeitung neuer Programme Grenzen setzen könnte.

Der Autor kommt zum Schluß, daß:

1. die Nierendialyse nicht getrennt von der Transplantation betrachtet werden sollte;
2. Anreize für die Heimdialyse und die kostengünstigeren Formen der Peritonealdialyse geschaffen werden müßten; die richtigen Anreize sollten durch die Zulassung privater Initiativen gefördert werden;
3. die Auswahl der Patienten, aufbauend auf klaren, im Parlament festgelegten Prinzipien, begrenzt sein müßte, jedoch die Kliniker darüber entscheiden sollten, welche Patienten für die Behandlung auszuwählen sind;
4. die finanziellen Vorkehrungen in bezug auf die Gesundheitsversorgungsprogramme Anreize für die effiziente Allokation der Ressourcen beinhalten sollten;
5. das zentrale Problem, in welchen Grenzen der Gesamtbetrag für die Behandlung von Patienten mit einem terminalen Nierenleiden festzulegen sei, offen bleibt. Dort, wo ein fixes Budget für den Gesundheitsbereich vorliegt, sieht der Autor den idealen Ansatz zur Lösung dieses Problems im Vergleich alternativer Wege der Allokation von Ressourcen für diverse Gesundheitsprogramme auf der Basis bestimmter Kriterien, wobei Kosten und Nutzen eines jeden Programms für die Gesellschaft zu berücksichtigen wären.

Ich möchte meine Diskussion mit einem kurzen Kommentar zu einigen Punkten beginnen und hierbei besonders auf den medizinischen Gesichtspunkt eingehen, da ich selbst Kliniker bin und zufälligerweise auch das größte Dialyseprogramm in Schweden leite; darüber hinaus bin ich in der Erforschung der Behandlung des terminalen Nierenversagens tätig.

Mein erster Punkt bezieht sich auf eine grundlegende Frage: Ist die Dialyse wirklich so teuer, wie es den Anschein hat? Rutten wies bereits darauf hin, daß bei einer Ausdehnung der Analyse auf den gesamten öffentlichen Sektor die Kostenberechnung für Programme, welche der Behandlung des terminalen Nierenleidens dienen, mit jenen anderer Programme verglichen werden sollten, welche die Prävention anderer Krankheiten oder die Versorgung mit anderen Gesundheitsdiensten zum Zweck haben. Es werden Daten vorgelegt, aus denen ersichtlich ist, daß in Schweden die jährlichen Kosten der Dialyse in derselben Größenordnung liegen wie die jährlichen Kosten für andere chronisch kranke Patienten (z. B. einer Dementia senilis oder anderer zu Debilität führender Krankheiten, die eine ständige stationäre Überwachung durch medizinisches Personal erforderlich machen, wobei die Patienten im Gegensatz zur Mehrzahl der Dialysepatienten, die eine Voll- oder zumindest eine Teilzeittätigkeit ausüben, überhaupt nicht rehabilitierbar sind). Es werden auch die Kosten der Dialyse mit jenen anderer Programme verglichen, die öffentliche Dienste außerhalb des Gesundheitsbereichs sicherstellen (z. B. Verteidigungsausgaben); im Vergleich zu diesen sind die Dialysekosten unbedeutend.

Die zweite Frage, die ich aufwerfen möchte, betrifft die für die Wahl zwischen alternativen Strategien zweckdienlichen Kriterien. Vor kurzem wurde die kontinuierliche ambulante Peritonealdialyse (CAPD) als eine Alternative zur intermittierenden Dialysebehandlung entwickelt. Die CAPD ist eine Form der Selbstdialyse, die keiner teuren Maschinen bedarf; erforderlich sind lediglich Beutel mit steriler Flüssigkeit, die der Patient 4mal pro Tag wechselt, wobei er die Flüssigkeit 4–8 h lang im Abdomen beläßt. Die CAPD zeigte eine rasche Zuwachsrate, insbesondere in Großbritannien, einem Land, in dem finanzielle Begrenzungen die Entwicklung der Krankenhaushämodialyse stark einschränken. Selbst wenn die CAPD nur etwas weniger teuer ist, begünstigt die Rückvergütungspolitik diese Behandlungsform (die CAPD wird wie ein Medikament verschrieben). Auch möchte ich den engen Zusammenhang zwischen Dialyse und Nierentransplantation hervorheben. Sie sollten niemals unabhängig voneinander, sondern stets als ein Behandlungssystem betrachtet werden, bei dem die eine Methode die andere ergänzt. Es handelt sich nicht um miteinander konkurrierende Alternativen. Die Transplantationsergebnisse der letzten Jahre zeigen, daß das langfristige Überleben mit einem Kadaverierentransplantat mit demjenigen unter einer Krankenhausdialysetherapie vergleichbar ist und daß ein Transplantat vom lebenden Spender die beste verfügbare Behandlung darstellt, und zwar im Hinblick sowohl auf die Lebenserwartung als auch auf die Rehabilitation. In Zentren, die eine große Anzahl von Operationen pro Jahr durchführen, sind die Transplantationsergebnisse wesentlich besser als in Zentren mit wenigen Transplantationen. Eine Betrachtung der Weltstatistiken läßt deutlich erkennen, daß die Schweiz und Dänemark, d. h. die Länder mit den höchsten Zahlen von Patienten mit terminalem Nierenleiden unter aktiver Behandlung, einen sehr hohen Anteil an transplantierten Patienten aufweisen; aus diesem Grund verursachen ihre Programme beträchtlich niedrigere Kosten als beispielsweise in den USA, in Frankreich, Italien und Japan, wo die Transplantation seltener ist. Die folgenden Maßnahmen könnten eine Zunahme der Nierentransplantation bewirken:

1. eine integrierte nationale Gesamtplanung zur Förderung der Entwicklung von Transplantationseinheiten ausreichender Größe mit adäquater Unterstützung durch Immunologen, Nephrologen usw.;
2. ständige Information der Gesundheitsbehörden und der Patienten über Nutzen und potentielle Risiken der Nierentransplantation im Vergleich zur Dialysebehandlung unter Berücksichtigung der langfristigen Ergebnisse;
3. ein Vergütungssystem für Ärzte und Patienten, welches die Dialyse gegenüber der Transplantation nicht begünstigt;
4. eine Zusammenarbeit zwischen den Zentren in bezug auf die Sammlung von Spendernieren, die Gewerbetypisierung, den Austausch von Nieren usw., die auf eine höhere Effizienz als die derzeitige abzielt;
5. eine Gesetzgebung, welche die Transplantation vom lebenden Spender und die Sammlung funktionsfähiger Kadavernieren erleichtert.

Als letzten Punkt möchte ich die Zunahme der Technologien und deren ökonomische Auswirkung erörtern. Wenn diese Zunahme auch allmählich vonstatten geht, so üben die wissenschaftliche und die technische Entwicklung doch einen großen Einfluß aus. Die Dialysezeiten haben sich verkürzt, die Patienten leiden seltener unter Nebenwirkungen und die langfristigen medizinischen Probleme lassen sich besser beherrschen als in der Frühzeit der chronischen Dialysebehandlung. Die Einführung der CAPD, die sich sowohl aus medizinischer als auch aus ökonomischer Sicht für die Mehrzahl der Patienten, die eine langfristige Dialyse benötigen, als die Behandlung der Wahl erweisen könnte, ist das Ergebnis dieser wissenschaftlichen und technischen Errungenschaften.

Besorgniserregend ist jedoch, daß existierendes medzinisches Wissen nicht genutzt wird. Gegen einen der hauptsächlichen Risikofaktoren in der Ätiologie der terminalen Nierenkrankheit – den chronischen Mißbrauch von phenacetinhaltigen Analgetika – richten sich überhaupt keine präventiven Maßnahmen. In Ländern, in denen die entsprechenden Medikamente frei verkäuflich sind, ist die analgetikabedingte Nephropathie eine der hauptsächlichen Ursachen des terminalen Nierenversagens; demgegenüber sind neue Fälle von terminalem Nierenversagen infolge einer analgetikabedingten Nephropathie in jenen Ländern selten, in denen diese Medikamente seit ungefähr 20 Jahren verschreibungspflichtig sind. Ein anderes Beispiel ist die konservative Behandlung des terminalen Nierenversagens durch eine eiweißarme Kost sowie Amino- und Ketosäuren. Diese Therapieform macht es möglich, die Zeit bis zum Beginn der Dialysebehandlung zu verlängern. Ich glaube, daß auf diese Weise bei ungefähr einem Drittel aller Patienten mit chronischem Nierenversagen der Dialysebeginn um durchschnittlich 8 Monate hinausgezögert werden könnte. Hierdurch ließen sich die Gesamtkosten beträchtlich senken, insbesondere wenn man ein derartiges Programm mit einem effektiven Nierentransplantationsprogramm kombinieren würde.

Zusammenfassung der Workshopdiskussion

In der abschließenden Diskussion wurden die folgenden wichtigen Punkte herausgestellt:

1. Wenn wir Kosten und Nutzen diskutieren, steht fest, daß ungefähr 50% der erwachsenen chronischen Dialysepatienten arbeiten und daß alle zumindest zu Hause sein und ein in vieler Hinsicht sinnvolles Leben führen können.
2. Wenn wir die langfristige Überlebenszeit betrachten, stellt die Transplantation sicherlich die beste Wahl dar; es ist jedoch die Dialyse, die es dem Patienten ermöglicht, bis zur Transplantation einer gut funktionierenden Niere zu überleben.
3. Länder mit einem niedrigen Anteil funktionierender Transplantate zahlen viel mehr für ihre Programme zur Behandlung des terminalen Nierenversagens als Länder mit einem gut entwickelten Transplantationskonzept. Folglich ist eine integrierte nationale Gesamtplanung zur Förderung der Entwicklung von Transplantationseinheiten ausreichender Größe von großer Wichtigkeit. Eine verbesserte Zusammenarbeit zwischen den einzelnen Zentren in bezug auf die Sammlung von Nieren sollte auf eine höhere Effizienz als derzeit abzielen (in Schweden stammen 30% aller Transplantate von lebenden Spendern!).
4. Im Hinblick auf die Optimierung der Dialyse- bzw. Transplantationsprogramme und eine Verkürzung der Dialysezeit wird das Forschungspotential nicht in vollem Ausmaß genutzt. Ein Behandlungsverfahren besteht in der Hinauszögerung der Dialyse durch eine geeignete Diät in Kombination mit einem effizienten Transplantationsprogramm. Darüber hinaus sollte man sich stärker um mögliche Präventivmaßnahmen zur Verhütung der Entstehung des terminalen Nierenversagens bemühen.

Weiterhin wurde in der Literatur darauf hingewiesen, daß profitorientierte Firmen in den USA äußerst effiziente Dialysezentren einrichten (200000 dialysierte Patienten); dies zeigt, daß das Management für die globale Kosteneffektivität von entscheidender Bedeutung sein kann.

Jede Diskussion optimaler Behandlungsmuster sollte Erörterungen der *Größe* eines spezifischen Programms beinhalten, da sich diese auf das Kosten-Nutzen-Verhältnis auswirkt.

Nach der Festlegung von Form und Größe des „besten Programms" bleibt die folgende Frage: Wie kann es propagiert werden, um die Ziele erfolgreich zu erreichen? Es wurden mögliche Anreize für verschiedene handelnde Personen im Gesundheitsversorgungssystem sowie rückwirkende Informationen von den Patienten und von niedrigeren Organisationsebenen an höhere Organisationsebenen diskutiert.

Ein Diskussionsteilnehmer bemerkte, daß wir zwar in bezug auf die chronischen Nierenkrankheiten wahrscheinlich ein Gleichgewicht in der Bevölkerung erreicht haben, daß die Anzahl der dialysebedürftigen Patienten jedoch noch immer weiter wächst. Daher ist der Versuch, die Kosten durch eine geeignete Behandlungskombination niedrig zu halten, von großer Wichtigkeit.

Von Interesse ist in diesem Zusammenhang die Feststellung, daß anläßlich einer kürzlich abgehaltenen europäischen Dialysekonferenz sich die meisten Kliniker darin einig gewesen seien, daß eine Verteilung von ungefähr einem Drittel der Patienten auf die Krankenhausdialyse, einem Drittel auf die Heimdialyse und einem Drittel auf die Transplantation eine gute Kombination darstelle. Die CAPD könnte schließlich bei 10–30% der Patienten in Erwägung gezogen werden.

In diesem Workshop wurde jedoch übereinstimmend die Meinung vertreten, daß im Rahmen einer wohlerwogenen Strategie versucht werden sollte, den Anteil der Transplantationen, der in den meisten Ländern zu gering sei, zu erhöhen.

Bei Betrachtung der ökonomischen Seite ist klar erkennbar, daß die logische Lösung des Problems in der Suche nach Systemen bestehen muß, welche die Transplantation sowie die wirklich koordinierte, zielstrebige Forschung zur Verbesserung existierender Technologien fördern.

Teil III

Cimetidin

15. Klinische Evaluation von Cimetidin unter besonderer Bezugnahme auf die sozialökonomischen Auswirkungen

A. Walan

(Universität Linköping)

Seit Anfang dieses Jahrhunderts und zumindest bis zum Beginn der 60er Jahre war ein Anstieg der Prävalenz des peptischen Ulkus zu verzeichnen. Die Frage, ob es in den letzten Jahrzehnten und besonders in den letzten paar Jahren zu einer Abnahme gekommen ist, ist umstritten. Es wurde festgestellt, daß die Prävalenz der peptischen Ulkuskrankheit bei 50jährigen Männern und Frauen sich auf 10–15% beläuft. Bei Männern im Altern von 50–60 Jahren ohne peptische Ulzera in der Vorgeschichte wurde eine Inzidenz von ungefähr 3 ‰ ermittelt. Die Inzidenz des Ulcus pepticum bei Patienten mit einer bekannten früheren Ulkuskrankheit ist schwieriger zu errechnen. Zum Teil hängt dies mit der seit dem letzten Ulkusschub vergangenen Zeitspanne und zum Teil mit der Einstellung des Arztes und des Chirurgen der Behandlung gegenüber zusammen, da die medizinische bzw. chirurgische Behandlung die Inzidenz von Rezidiven stark vermindern kann, wie wir noch sehen werden. In Schweden bleiben jedes Jahr ungefähr 3–4% der Männer im Alter von 32–60 Jahren für gewisse Zeit aufgrund dyspeptischer Beschwerden ihrer Arbeit fern. In ungefähr einem Drittel der Fälle wurde festgestellt, daß diese Dyspepsie auf eine peptische Ulkuskrankheit zurückzuführen war oder mit ihr zusammenhing. Bei Patienten, bei denen ein akutes peptisches Ulkus nachgewiesen wurde, belief sich der durchschnittliche Arbeitsausfall – zumindest vor einigen Jahren – ziemlich gleichbleibend auf ungefähr 40 Tage pro Jahr. Diese Zahlen vermitteln eine grobe Schätzung der Prävalenz, der Inzidenz und der sozialökonomischen Auswirkungen der peptischen Ulkuskrankheit in einem skandinavischen Staat vor der Einführung von Cimetidin.

Akutbehandlung

Als der Histamin-H_2-Rezeptorantagonist Cimetidin (Tagamet) 1975 zum ersten Mal beschrieben wurde, war bislang für kein Medikament eine Beschleunigung der Heilung akuter peptischer Ulzera im Bereich des Bulbus nachgewiesen worden. Seitdem haben zahlreiche Studien auf der ganzen Welt (Tabelle 15.1) deutlich aufgezeigt, daß Cimetidin die Heilung akuter Ulcera duodeni wirksam fördert. Die Heilungsrate nach 4- bis 6wöchiger Cimetidinbehandlung (Durchschnitt: 79%, Bereich: 60–92%) ist sehr viel größer als unter Placebo (Durchschnitt: 38%, Bereich: 19–60%).

Cimetidin erweist sich auch zur Linderung der Symptome akuter peptischer Ulzera als sehr wirkungsvoll, wie ein in Abb. 15.1 wiedergegebenes Beispiel aus einer Studie veranschaulicht. Im Vergleich zur Placebogruppe hatten die Patienten dieser

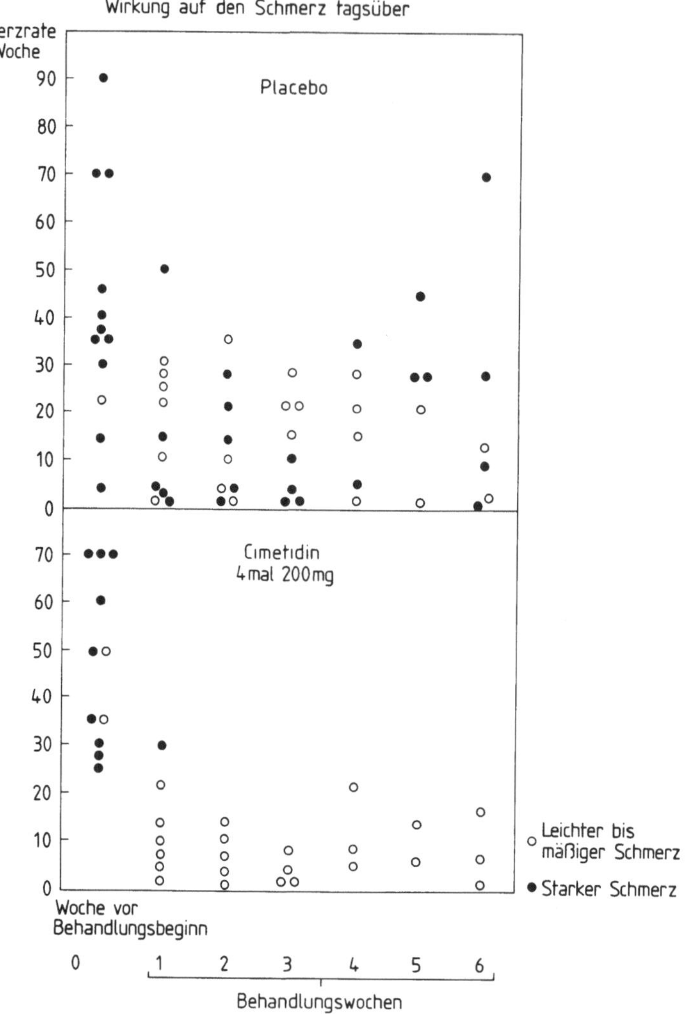

Abb. 15.1. Einzeldaten über Schmerzraten pro Woche unmittelbar vor Behandlungsbeginn und während einer 6wöchigen Behandlung mit Placebo oder Cimetidin bei Patienten mit einem akuten peptischen Ulkus

Studie während der Behandlung sowohl am Tag als auch nachts signifikant weniger Ulkusschmerzanfälle.

Die gleiche rasche Zunahme der Anzahl der schmerzfreien Tage und Nächte bei Patienten mit einem akuten Ulkus, die entweder mit Cimetidin oder mit einem Placebo behandelt wurden, ist aus Tabelle 15.2 ersichtlich (Hetzel et al. 1977). In einer anderen Studie stellten Gudmand-Høyer et al. fest, daß im Vergleich zu einer Placebogruppe nicht nur die Anzahl der Tage mit Ulkusschmerzen während der Cimetidinbehandlung signifikant reduziert war, sondern daß auch die Dauer dieses Ulkusschmerzes in der Cimetidingruppe sehr viel kürzer war (Tabelle 15.3).

Tabelle 15.1. Heilung von Duodenalulzera, endoskopisch nachgewiesen

	Anzahl Patienten		Anzahl Patienten nach 4 Wochen		Heilung [%] nach 6 Wochen	
	Cimetidin	Placebo	Cimetidin	Placebo	Cimetidin	Placebo
1. Albano et al. (1978)	78	79	72	34		
2. Bank et al. (1976)	19	19			86	42
3. Barakat et al. (1979)	16	18	69	44		
4. Blackwood et al. (1976)	21	21			62	19
5. Bodemar u. Walan (1976)	30	14			90	36
6. Dobrilla et al. (1978)	15	15	80	40		
7. Figueroa et al. (1979)	13	16			92	43
8. Gilsanz et al. (1979)	27	31			60[a]	45[a]
9. Gray et al. (1977)	20	20	85	28		
10. Hentschel et al. (1979)	44	47	73	32		
11. Hetzel et al. (1978)	43	42			84	38
12. Mazure et al. (1980)	17	19			82	50
13. Multizenter-Studie[b] (1979)	134	46	66[a]	28[a]		
14. Semb et al. (1977)	20	20	85	60		
15. Ubilluz et al. (1979)	14	14	93	27		

[a] Abgeheilte Ulzera und vollständiges Verschwinden der Erosionen.
[b] Bardhan KD et al (1979) Comparison of two doses of cimetidine and placebo in the treatment of duodenal ulcer: a multicenter trial, Gut 20: 68–70

Tabelle 15.2. Anzahl schmerzfreier Tage und Nächte pro Patient während der Cimetidinbehandlung (n = 39) und unter Placebo (n = 33)

	Vorwoche	Woche 1	Woche 2	Woche 3	Woche 4
Tage:					
Cimetidin	1,6	4,9	6,3	6,6	6,7
Placebo	1,5	2,8	3,1	4,6	5,5
p	n.s.	0,001	0,001	0,01	0,01
Nächte:					
Cimetidin	3,9	6,6	6,9	7,0	6,9
Placebo	3,1	5,6	5,0	6,3	6,5
p	n.s.	n.s.	0,001	0,02	n.s.

Tabelle 15.3. Durchschnittliche Anzahl der Tage und Stunden mit Schmerzen während der Behandlung mit Cimetidin (n = 60) und mit Placebo (n = 28)

	Tage mit Schmerzen		Stunden mit Schmerzen	
	Cimetidin	Placebo	Cimetidin	Placebo
1. Periode (1.–9. Tag)	4,3	7,1	11,9	31,5
2. Periode (10.–19. Tag)	2,3	5,3	5,1	21,5
3. Periode (19.–27. Tag)	1,9	4,9	3,4	21,0
Gesamtperiode	8,5	17,3	20,3	74,0

Wir haben die Erfahrung gemacht, daß die meisten Patienten mit schmerzhaften akuten Ulzera während der ersten Behandlungswoche mit Cimetidin schmerzfrei werden und daß bei nur wenigen Patienten am Ende der 2. Behandlungswoche noch Restsymptome bestehen. Diese durch Cimetidin herbeigeführte starke Besserung der Ulkussymptome wird nicht nur im Rahmen klinischer Studien, sondern auch bei der Anwendung in der normalen klinischen Praxis beobachtet. Wie bereits erwähnt, müssen Patienten mit einem akuten Ulcus pepticum wegen Ulkusschmerzen oft ihrer Arbeit fernbleiben. Da Cimetidin diese Symptome beseitigt, verbessert sich die Arbeitsfähigkeit der Patienten während der Ulkusheilung (Tabelle 15.4). Die Zahlen der Tabelle stammen aus den ersten Cimetidinstudien, die zu einem Zeitpunkt durchgeführt wurden, als wir noch nicht wußten, daß Cimetidin die Symptome so rasch lindert.

Heutzutage braucht nur eine kleine Minderheit der Patienten mit einem nachgewiesenen Ulcus duodeni nach der ersten Woche der Arbeit fernzubleiben, und bei vielen kommt es überhaupt nicht mehr zu Arbeitsausfällen.

Tabelle 15.4. Prozentsatz der Patienten (Anzahl in Klammern), die mehr als eine halbe Woche lang während der Ulkusbehandlung mit Cimetidin oder Placebo krankgeschrieben werden mußten. (Nach Ricardo-Campbell et al. 1980)

	Vorwoche	Woche 1	Woche 2	Woche 7	Woche 8
Placebo	81 (26)	65 (26)	46 (26)	27 (20)	25 (8)
Cimetidin	76 (37)	35 (37)	25 (36)	8 (24)	9 (11)

Somit wurde bereits von den ersten Studien an, in deren Rahmen Cimetidin zur Abheilung eines akuten Ulkus verabreicht wurde, deutlich, daß die Symptome der peptischen Ulkuskrankheit rasch und nachhaltig gelindert werden, daß die Gefahr von Komplikationen der peptischen Ulkuskrankheit während der Cimetidinbehandlung gering ist und daß nur wenige Patienten krankgeschrieben werden müssen.

Langzeitbehandlung

Die nächste Frage lautete: Kann die Langzeitbehandlung mit Cimetidin die Inzidenz von Rezidiven senken, die bekanntlich bald nach einem akuten peptischen Ulkusschub hoch ist?

Inzwischen gibt es eine große Anzahl kontrollierter Studien über die Wirkung der Cimetidinlangzeitbehandlung von Patienten mit chronischen Ulcera duodeni oder ventriculi (Tabellen 15.5 und 15.6).

Die Resultate sind eindeutig; sie zeigen einen ausgeprägten Rückgang der Rezidive mit oder ohne Symptome während der Dauer der Behandlung mit Cimetidin. In unserer eigenen Langzeitstudie über 68 Patienten mit einer chronisch-rezidivierenden peptischen Ulkuskrankheit wurden die Kranken entweder mit Cimetidin (32 Patienten) oder mit Placebo (36 Patienten) behandelt. Auf die klinischen Ergeb-

Tabelle 15.5. Zusammenfassung der Resultate von Langzeitstudien über die Erhaltungstherapie beim Ulcus duodeni mit Cimetidin bzw. Placebo

Autor	Anzahl Patienten		Cimetidin-dosierung	Behandlungs-dauer	Rezidivrate [%]			
					Cimetidin		Placebo	
	Cimetidin	Placebo			mit Symptomen	ohne Symptome	mit Symptomen	ohne Symptome
Bardhan et al. (1979)	29	31	2mal 400 mg	6 Monate	14	7	58	10
Berstad et al. (1979)	23	24	abends 400 mg	12 Monate	9	0	58	8
Blackwood et al. (1978)	21	24	abends 800 mg	6 Monate	14	10	50	38
Bodemar u. Walan (1978)	19	23	2mal 400 mg	12 Monate	16	0	61	17
Dronfield et al. (1979)	20	22	2mal 400 mg	6 Monate	25	[a]	73	[a]
Gray et al. (1978)	26	30	abends 400 mg	6 Monate	27	0	80	0
Gudmand/Høyer et al. (1978)	26[b]	25[b]	2mal 400 mg	12 Monate	12[c]	–	80[c]	–
Hansky et al. (1980)	20	20	2mal 400 mg	12 Monate	5	0	80	20
Mekel (1978)	26	14	2mal 400 mg	12 Monate	8	8	100	0

[a] Endoskopische Untersuchung, wenn Symptome auftraten.
[b] Röntgenologisch nachgewiesene Ulzera.
[c] Symptomatische Ermittlung der Rezidivrate ohne Röntgen- oder endoskopische Kontrolle.

nisse und die sozialökonomischen Konsequenzen soll hier näher eingegangen werden. Die Resultate in bezug auf die Rezidive gleichen den meisten Ergebnissen anderer Langzeitstudien. Wir glauben daher, daß unsere Ergebnisse auch in bezug auf die sozialökonomischen Auswirkungen repräsentativ sind, selbst wenn Informationen über Krankschreibungen und andere sozialökonomische Auswirkungen in anderen Studien entweder nicht vorgelegt werden oder spärlich sind.

Tabelle 15.6. Ergebnisse von Langzeitstudien über die Behandlung von Ulcera ventriculi mit Cimetidin

Autor	Anzahl Patienten	Behandlungs-dauer (Monate)	Tagesdosis	Geheilte [%]		
				Cimetidin	Placebo	Signifikanz
Jensen et al. (1979)[a]	19	12	800 mg	100	44	$p < 0,025$
Machell et al. (1979)	25	11	1000 mg	82	14	$p < 0,002$
Kang et al. (1979)[b]	31	12	800 mg	100	56	$p < 0,02$

[a] Rezidive aufgrund des Auftretens von Symptomen definiert, ohne endoskopische Kontrolle in allen Fällen.

[b] Symptomfreie Patienten wurden keiner radiologischen bzw. endoskopischen Nachuntersuchung unterzogen.

Rezidive

Während der einjährigen Erhaltungstherapie wurden folgende Rezidive beobachtet.

Fünf Patienten in der Cimetidingruppe entwickelten je ein Rezidiv und einer zwei; in der Placebogruppe wurden 18 Patienten mit je einem Rezidiv und 12 mit zwei Rezidiven beobachtet. Alle Rezidive wurden endoskopisch nachgewiesen.

Kam es zu einem Rezidiv, so wurde während 6 Wochen in allen Fällen eine offene Cimetidinbehandlung mit je 1 g/Tag durchgeführt; am Ende dieser 6 Wochen wurden die Patienten entweder wieder in die Doppelblindstudie aufgenommen oder einer chirurgischen Behandlung unterzogen.

Komplikationen

Bei keinem Patienten der Cimetidingruppen traten irgendwelche Komplikationen auf; hingegen kam es bei 4 Patienten der Placebogruppe zu Komplikationen in Form von Blutungen. 3 dieser Patienten waren die einzigen, die während der Studie in ein Krankenhaus eingewiesen werden mußten, mit Ausnahme derjenigen, die chirurgisch behandelt wurden.

Chirurgische Behandlung

Während des Beobachtungsjahres wurden ein Patient der Cimetidingruppe und 15 Patienten der Placebogruppe operiert; der Grund hierfür waren entweder 2 Rezidive oder ein erstes Rezidiv mit sehr schweren Symptomen.

Krankschreibungen vor und während der Erhaltungstherapie

Die meisten Patienten in dieser Studie litten an einer schweren Ulkuskrankheit, so daß sie möglicherweise keine zufällige Auswahl der Ulkuspatienten darstellen und für die Gesamtbevölkerung nicht repräsentativ sind.

Viele dieser Patienten waren in jedem der 3 Jahre vor Beginn unserer Studie zeitweise arbeitsunfähig gewesen (Tabelle 15.8, S. 208). Sowohl die Anzahl der krankgeschriebenen Patienten als auch die Anzahl der Tage pro Arbeitsausfall nahm von Jahr zu Jahr zu; dies spiegelt wahrscheinlich den zunehmenden Schweregrad der Krankheit wider. Die Krankschreibungen während der 6 Monate unmittelbar vor Studienbeginn sind jedoch in den Zahlen der Tabelle 15.7 nicht enthalten (fast alle Patienten beider Gruppen waren während dieses halben Jahres aufgrund dyspeptischer Symptome infolge eines aktiven Ulkus einige Zeit krankgeschrieben). Zur Abheilung der Ulzera erhielten die meisten Patienten eine kurzfristige Behandlung mit Cimetidin, 1 g täglich. Nur wenige von ihnen zeigten nach der 2wöchigen Behandlung noch irgendwelche Symptome.

Tabelle 15.7. Krankschreibungen während der einjährigen Langzeitstudie

	Anzahl krankgeschriebener Patienten	Arbeitsausfälle ohne Rezidive während der Doppelblindbehandlung (Tage)	Arbeitsausfälle in Erwartung einer chirurgischen Behandlung (Tage)	Arbeitsausfälle aufgrund von Rezidiven während der offenen Cimetidinbehandlung (Tage)	Gesamtzahl der verlorenen Arbeitstage
Placebo (n = 36)	23	428	208	769	1405
Cimetidin (n = 32)	1	59	0	20	79

Tabelle 15.7 veranschaulicht die Gründe für die Arbeitsausfälle während der einjährigen Erhaltungstherapie. Bei allen 23 Patienten der Placebogruppe, die während dieses Jahres krankgeschrieben werden mußten, bestanden endoskopisch nachgewiesene Ulkusrezidive. Diese Patienten erhielten während je 6 Wochen eine Behandlung mit Cimetidin, dabei entstand ein Verlust von insgesamt 769 Arbeitstagen, entsprechend einem Mittelwert von 24 Tagen pro Ulkusrezidiv und einem Median von 20,5 Tagen. Der Zentralwert (Median) ist wahrscheinlich aussagekräftiger, da einige Patienten der Arbeit fernblieben, obwohl sie symptomfrei wurden. Bei einigen Patienten in der Placebogruppe waren ebenfalls Arbeitsausfälle von insgesamt 428 Tagen aufgrund peptischer Ulkussymptome zu verzeichnen gewesen, ohne daß endoskopisch ein Rezidiv nachweisbar war. Bei 15 an den Chirurgen überwiesenen Kranken kam es in Erwartung der chirurgischen Behandlung zu Arbeitsausfällen von 208 Tagen. Alles in allem ergibt dies einen Arbeitsausfall von insgesamt 1405 Tagen infolge von Ulkusrezidiven mit Symptomen, von Symptomen ohne Ulkusrezidive oder in Erwartung einer chirurgischen Behandlung.

Tabelle 15.8. Verlorene Arbeitstage und Anzahl der Krankschreibungen (Fälle) im Verlauf der 3 Jahre vor Beginn der einjährigen Langzeitstudie (1973–1975) und während des Studienjahrs selbst (1976/77)

	1973		1974		1975		1976–77	
	Anzahl Krankschrei-bungen (Fälle)	Verlorene Tage pro krankgeschrieb. Patient	Anzahl Krankschrei-bungen (Fälle)	Verlorene Tage pro krankgeschrieb. Patient	Anzahl Krankschrei-bungen (Fälle)	Verlorene Tage pro krankgeschrieb. Patient	Anzahl Krankschrei-bungen (Fälle)	Verlorene Tage pro krankge-schrieb. Patient
Placebo (n = 36)	14	Mittelw.: 24,1 Median: 11	19	Mittelw.: 43,7 Median: 24	24	Mittelw.: 48,1 Median: 41	23	Mittelw.: 52,0[a] Median: 44[a]
Cimetidin (n = 32)	10	Mittelw.: 24,4 Median: 15,5	14	Mittelw.: 36,2 Median: 27	15	Mittelw.: 39,9 Median: 42	1	79

[a] Verlorene Arbeitstage unter Placebo während der Doppelblindstudie sowie während der Rezidivbehandlung mit Cimetidin. Bei den operierten Fällen ist der Verlust an Arbeitstagen während der Operationsvorbereitung in diesen Zahlen nicht berücksichtigt.

Hingegen wurde in der Cimetidingruppe nur ein Patient krankgeschrieben, einmal aufgrund eines Rezidivs, ein zweites Mal ohne endoskopischen Ulkusnachweis. Die Anzahl der krankgeschriebenen Patienten fiel in der Versuchsgruppe im Vergleich zum Erfahrungswert vor Studienbeginn auf eine Person während der Erhaltungsbehandlung; in der Placebogruppe hingegen war die Zahl der krankgeschriebenen Patienten (23 Patienten) im Vergleich zum Vorjahr (24 Patienten) unverändert.

Was geschieht nach dem Absetzen einer Cimetidin Langzeitbehandlung?

Die Patienten unserer einjährigen Langzeitstudie wurden während der zwei darauffolgenden Jahre regelmäßig nachuntersucht. In Tabelle 15.9 ist der klinische Verlauf während dieser Zeit zusammengefaßt. Traten nach Beendigung der Studie mäßige bis starke Beschwerden auf, konnten diese durch eine kurzfristige Cimetidinbehandlung oder – bei 3 Patienten – durch eine Dauermedikation gut unter Kontrolle gebracht werden.

Tabelle 15.9. Klinische Ergebnisse einer einjährigen Behandlung mit anschließender Nachkontrolle über 2 Jahre

	Placebo (n = 35)[a]	Cimetidin (n = 31)[a]
Symptomfrei oder höchstens leichte Beschwerden während der 3 Jahre	6 (17%)	16 (52%)
Blutende Ulzera		
Vor Studienbeginn	11	17
Während der 1jährigen Studie	4	0
Während der 2jährigen Nachkontrollperiode nach Beendigung der Studie	1[b]	1[b]
Kandidaten für eine chirurgische Behandlung bei Studienbeginn	13	11
Zur Operation überwiesen		
Während der Studie	15	1
Nach der Studie	7	6[c]
Gesamtzahl der während der einjährigen Studie und der zweijährigen Nachkontrollperiode operierten Patienten	22 (63%)	3 (10%)

[a] Bei Studienbeginn waren es 36 bzw. 32 Patienten. Ein Patient jeder Behandlungsgruppe brach die Behandlung während der Studie ab.
[b] Beide Patienten entwickelten ein blutendes Ulkus, nachdem sie im ersten Jahr nach Studienende symptomfrei gewesen waren.
[c] 2 Patienten wurden nach Beendigung der Studie operiert; 4 gaben einer fortdauernden Langzeitbehandlung mit Cimetidin den Vorzug.

Während des einjährigen Untersuchungszeitraums führten wir bei allen Patienten regelmäßige Kontrollendoskopien durch, nach Studienende jedoch nur noch bei Patienten mit Symptomen; daher haben wir keine verläßlichen Informationen über die Rezidivrate nach Absetzen der Behandlung. Die in Tabelle 15.9 vorgelegten Resultate berechtigen jedoch zur Annahme, daß der Schweregrad der chronischen peptischen Ulkuskrankheit durch die einjährige Behandlung mit Cimetidin günstig beeinflußt wird und daß dieser Einfluß auch nach Absetzen der Behandlung anhält. Manche Patienten hatten vor Behandlungsbeginn mehr als 2 blutende Ulkusepisoden. Während der Behandlung mit Cimetidin trat jedoch bei keinem Patienten eine Ulkusblutung auf, im Gegensatz zu 4 Fällen in der Placebogruppe. 15 Kontrollpatienten wurden zur Operation überwiesen, weil sie entweder während der Studie 2 Rezidive entwickelten oder aufgrund des Schweregrades der Symptome beim ersten Rezidiv. In der Cimetidingruppe wurde dagegen nur ein Patient operiert.

In den 2 Jahren nach Studienende trat bei einem Patienten aus jeder Gruppe ein blutendes Ulkus auf, in beiden Fällen ein Jahr nach dem Absetzen der Behandlung. Beide hatten bereits vor Studienbeginn blutende Ulzera, und bei dem Patienten der Placebogruppe war auch während der Studie ein blutendes Ulkus aufgetreten. Da es während der 2jährigen Nachuntersuchungsperiode erneut zu einem Ulkusrezidiv kam, wurden beide Patienten zur chirurgischen Behandlung überwiesen; der Patient aus der Cimetidingruppe lehnte jedoch eine Operation ab und wurde einer verhältnismäßig kurzdauernden Cimetidinbehandlung unterzogen. 7 Patienten der Placebogruppe wurden im Verlauf der 2 Jahre nach der Studie operiert, im Vergleich zu 2 Patienten aus der Cimetidingruppe. 3 weitere Patienten der Cimetidingruppe erfüllten die Kriterien für eine chirurgische Behandlung, lehnten diese jedoch ab.

Wenn wir die gesamten 3 Jahre vom Beginn der Langzeitstudie an bis zum Ende der 2jährigen Nachuntersuchungsperiode betrachten, wurden also 3 der 32 Patienten der Cimetidingruppe operiert (4 weiteren wurde eine Operation empfohlen, sie gaben jedoch der Cimetidinbehandlung den Vorzug); im Vergleich hierzu unterzogen sich 22 der insgesamt 36 Patienten der Placebogruppe einer chirurgischen Behandlung.

Cimetidin als Alternative zur chirurgischen Behandlung

Mehrere Patienten wurden in der oben beschriebenen Studie als Kandidaten für eine chirurgische Behandlung betrachtet, bevor sie in die Untersuchung einbezogen wurden, und trotzdem erwies sich die Langzeitbehandlung mit Cimetidin bei ihnen als erfolgreich.

Daher haben wir eine Studie begonnen, mit dem Ziel, bei Patienten, die von sich aus oder nach Ansicht des behandelnden Arztes und des Chirurgen als Kandidaten für eine Operation betrachtet werden, eine Cimetidindauerbehandlung mit der selektiven proximalen Vagotomie (der Standardoperation bei Duodenalulzera) zu vergleichen.

In einer randomisierten Studie werden 83 Patienten mit einer schweren chronischen Ulkuskrankheit entweder proximal selektiv vagotomiert (40 Patienten) oder erhalten eine Dauerbehandlung mit 400 mg Cimetidin abends (400 mg 2mal täglich kontinuierlich nach dem ersten Rezidiv). Die Studie ist noch nicht abgeschlossen; daher stellen die folgenden Zahlen nur vorläufige Zwischenergebnisse dar. Die Patienten kommen alle 3 Monate zur Konsultation, endoskopische Kontrollen werden regelmäßig alle 6 Monate und bei Auftreten von peptischen Ulkussymptomen sofort durchgeführt. Die Vollständigkeit der Vagotomie wird durch Probemahlzeit und Insulintests überprüft.

Von den 40 operierten Patienten starb eine 64 Jahre alte Frau einige Tage nach der Operation an den Folgen einer Lungenembolie. Die übrigen 39 Patienten wurden postoperativ im Mittel während 21 Monaten (Zentralwert) nachbeobachtet. Bis jetzt haben 11 dieser Patienten erneut ein Ulkus entwickelt, jedoch meistens nur mit leichten Symptomen. Weitere 3 Patienten klagten über andere postoperative Beschwerden, z. B. Erbrechen, die manchmal die Arbeitsfähigkeit – u. U. für mehrere Monate – beeinträchtigten. Alle Patienten waren selbstverständlich aufgrund der Operation krankgeschrieben, meistens für mindestens einen Monat.

Die 43 Patienten unter Cimetidindauerbehandlung (400 mg abends) konnten bis jetzt während einer medianen Zeitspanne von 23 Monaten beobachtet werden. Inzwischen wurden bei 20 Patienten Rezidive festgestellt. Beim Auftreten eines Rezidivs hatten die Patienten die Wahl zwischen einer Operation und einer Fortsetzung der Cimetidinbehandlung mit 400 mg 2mal täglich. 6 Patienten zogen einer Operation vor. Die Mehrzahl (80%) der Patienten, die ursprünglich als Kandidaten für eine Operation betrachtet worden waren, erlitten kein Rezidiv. Ein Rückfall war so leicht, daß die Arbeitsfähigkeit nicht beeinträchtigt wurde. Die Studie läuft weiter mit der Absicht, die Cimetidinbehandlung nach 3 Jahren abzusetzen; darauf soll dann die Nachkontrolle möglichst lange fortgesetzt werden, in der Hoffnung, daß die Intensität der Krankheit mit der Zeit abnehmen wird. Es entspricht ja der allgemeinen Erfahrung, daß die peptische Ulkuskrankheit zu einem gewissen Zeitpunkt einen Höhepunkt erreicht, um nach 10–15 Jahren von selbst zu verlöschen (zumindest bei jenen Patienten, die nicht operiert wurden). Ob dieser Verlauf für unsere derzeitige Patientengruppe auch zutrifft, wird sich innerhalb der nächsten 10–15 Jahre zeigen.

16. Diskussion des Beitrags von Walan

M. F. Drummond

University of Birmingham

Bei der Analyse der Evaluation von Cimetidin interessiert mich v.a. die Frage, ob wir aus der Art und Weise, wie die Evaluation durchgeführt wurde, lernen können, wie wir bei der Beurteilung des nächsten derartigen Medikaments vorgehen müßten. Obwohl ich einige Ergebnisse aus der Sicht des Ökonomen konkret besprechen werde, steht das grundlegende methodologische Problem bei der Evaluation neuer Technologien für mich im Vordergrund.

Nach einer kurzen Diskussion der Prävalenz der peptischen Ulkuskrankheit und ihrer ökonomischen Auswirkung in Form verlorener Arbeitstage vermittelt Walan eine sehr klare und knappe Zusammenfassung der Ergebnisse der klinischen Studien, in denen Cimetidin mit einem Placebo verglichen wurde. Er stellt fest, daß die Ergebnisse solcher Studien folgendes aufzeigen:

1. Cimetidin, über einen verhältnismäßig kurzen Zeitraum verabreicht (4 bis 6 Wochen), fördert die Heilung aktiver Duodenalulzera (die Heilungsrate wird endoskopisch kontrolliert).
2. Über einen ähnlich langen Zeitraum verabreichtes Cimetidin vermindert die Ulkusschmerzen dieser Patienten.
3. Cimetidin als Langzeiterhaltungstherapie (bis zu einem Jahr), vermindert das Auftreten von Ulkusrezidiven. Dadurch reduziert sich die Häufigkeit chirurgischer Eingriffe im Verlauf der Behandlung sowie die Anzahl der verlorenen Arbeitstage.
4. Obgleich die Angaben über die Rückfallrate nach dem Absetzen der Langzeitbehandlung weniger verläßlich sind, scheint es nach einer 2jährigen Nachbeobachtungszeit, daß der weitere Verlauf bei der Behandlungsgruppe mindestens nicht schlechter ist als bei der Placebogruppe. Dies bedeutet, daß der während der Behandlung beobachtete Unterschied anhält und somit kein Reboundeffekt entsteht.
5. Im Rahmen einer noch nicht abgeschlossenen Studie wird Cimetidin mit der chirurgischen Behandlung verglichen (proximal-selektive Vagotomie). Alle in die Studie einbezogenen Patienten wurden ursprünglich als Kandidaten für eine chirurgische Behandlung betrachtet. Die Zwischenergebnisse (nach 23 Monaten) zeigen, daß 80% der mit Cimetidin behandelten Patienten kein Rezidiv hatten; unter den Rezidiven war eines so leicht, daß die Arbeitsfähigkeit nicht beeinträchtigt wurde. Die Studie wird fortgesetzt, wobei unter anderem untersucht werden soll, was geschieht, wenn die Cimetidinbehandlung nach 3 Jahren abgesetzt wird. Der Autor ist der Ansicht, daß eine verhältnismäßig lange Nachbeobachtungszeit von 10–15 Jahren notwendig ist, um diese Frage beantworten zu können.

Bei der Untersuchung dieses Beitrags aus der Sicht eines Ökonomen erscheinen mir die folgenden 3 Fragen, die miteinander verknüpft sind, von Bedeutung.

Kann eine ökonomische Evaluation auf den Ergebnissen der entsprechenden klinischen Studien aufbauen?

Verläßliche Angaben über die medizinische Effektivität der Therapie sind für den Ökonomen entscheidend. Daher müßte man sicher sein, daß die klinischen Studien auf eine Weise durchgeführt wurden, die den klinischen Epidemiologen und den Biostatistiker zufriedenstellen. Einige der beschriebenen Versuchsreihen sind mit Sicherheit als korrekt randomisierte, kontrollierte Studien zu bezeichnen; es wäre jedoch von Nutzen, ganz allgemein mehr über die Kriterien zur Selektion der Patienten, über die Kontrollmethoden, über die für statistische Zwecke erforderlichen Fallzahlen und die gemessenen Variablen zu erfahren. Welche Nebenwirkungen wurden beispielsweise registriert? Es ist möglich, daß Walan sein Interesse in diesem Fall auf kontrollierte Studien konzentrierte. Dagegen weiß ich, daß im Frühstadium der Entwicklung neuer Technologien viele Untersuchungen in Form von unkontrollierten Studien durchgeführt werden, und ich würde eine Diskussion über die Rolle solcher Studien und den Einfluß, den sie auf die zukünftige Forschung und die Verbreitung der neuen Technologien ausüben, begrüßen.

Ganz abgesehen von der Verläßlichkeit der aus den klinischen Studien resultierenden medizinischen Information ist es nützlich zu ergründen, ob andere, für die nachfolgende ökonomische Analyse wichtige Daten routinemäßig gesammelt werden. Zum Glück wurden im Fall der besprochenen Studien sozioökonomische Informationen wie die Anzahl der verlorenen Arbeitstage registriert. Auch die Dosierungen können uns einen Hinweis auf die Behandlungskosten geben, obgleich hier auch andere Faktoren wie die vom Arzt bzw. vom Patienten aufgewandte Zeit eine Rolle spielen. Weitere Angaben, die für den Ökonomen wichtig sind, betreffen den zusätzlichen Aufwand an Ressourcen für die Gesundheitsversorgung, wie Anzahl der Besuche beim Hausarzt, Aufwand für die Heimpflege oder die Krankenhausbehandlung. Auf einer komplexeren Ebene würde der Ökonom gern auch über Informationen verfügen, die sich außer auf die Arbeitsfähigkeit auch auf weitere Funktionen und Betätigungen des Patienten beziehen. Diese Informationen könnten dann zur Konstruktion von Gesundheitszustandindikatoren verwendet werden.

Schließlich bleibt noch das Problem, wieweit es zulässig ist, die Ergebnisse aus klinischen Studien mit kleinen Patientenzahlen zu verallgemeinern. Welche Faktoren sollte der Ökonom berücksichtigen, wenn er den Versuch unternimmt, auf der Basis der Resultate solcher klinischer Studien allgemein gültige Schlüsse zu ziehen? Ein Einwand, der immer wieder geäußert wird, weist auf den Umstand hin, daß die in der Untersuchungssituation ermittelten Ergebnisse oft die bestmögliche Variante der Auswirkung auf die Gesundheit darstellen, weil die verantwortlichen Personen in einer experimentellen Situation engagierter und sorgfältiger arbeiten, als das bei einer breiteren Anwendung der Therapie der Fall sein wird.

Inwieweit unterscheidet sich die Formulierung des Problems durch den Kliniker von der eines Ökonomen?

Der in Walan's Beitrag dargelegte Untersuchungsablauf scheint mir vom klinischen Standpunkt aus absolut korrekt zu sein. Zunächst bestimmt er die *Wirksamkeit* von Cimetidin in der Kurzzeittherapie unter besonderer Berücksichtigung von Nebenwirkungen und Dosierungen. Dann untersucht er Langzeittherapieeffekte und vergleicht diese – in bezug auf die *Effektivität* – mit alternativen Behandlungsstrategien.

Ein Ökonom würde einen anderen, vielleicht ergänzenden Untersuchungsansatz wählen. Im Bestreben, den Nutzen knapp bemessener Ressourcen für die Gesundheitsversorgung zu maximieren, wäre er an den wahrscheinlichen Veränderungen der klinischen Praxis und deren Auswirkungen auf die Ressourcen interessiert. Dies würde ihn veranlassen, etwa folgende Fragestellungen zu untersuchen:

- Welches sind die klinischen Indikationen für die Anwendung von Cimetidin? (Ein bestätigtes Ulkus oder auch nur der ulkusartige Schmerz?)
- Welches sind die alternativen, akzeptablen Behandlungsstrategien? Placebos brauchen *nicht* hierzu zu gehören, jedoch Antazida, andere H_2-Rezeptor-Antagonisten oder chirurgische Maßnahmen. (Innerhalb der chirurgischen Alternative gibt es vermutlich verschiedene Optionen.)
- Wie wird sich die neue Technologie voraussichtlich im Gesundheitsversorgungssystem verbreiten und welche Veränderungen der Ressourcekosten sind daraus zu erwarten (nach oben oder nach unten)?
- Da für die Durchführung sorgfältiger klinischer Studien genügend Zeit eingeräumt werden muß, stellt sich die Frage, was in der Zwischenzeit mit der medizinischen Praxis geschieht. Wie groß ist das wahrscheinliche Ausmaß der ärztlichen Verordnung von Cimetidin in *ungeeigneten* Fällen?

Ökonomen brauchen die Diskussion über die klinischen Indikationen zur Anwendung dieser Technologie. Am meisten vermisse ich in dem Beitrag von Walan eine gründliche Erörterung der grundlegenden Frage, was wir wirklich unter klinischer Evaluation verstehen. Erfolgt wenigstens ein Meinungsaustausch über diesen Punkt im Frühstadium der Einführung einer neuen Therapie? Welche präzisen Angaben können wir aus den klinischen Vorstudien ableiten, bevor ein neues Medikament breit eingeführt wird, und wie werden solche Informationen verwertet? Anhand der in Großbritannien gemachten Erfahrungen glaube ich, daß man sich das Verhalten der Allgemeinpraktiker gut vorstellen kann. Sie werden das neue Medikament als eine weitere Möglichkeit zur Zufriedenstellung der Leute in ihren Sprechzimmern betrachten und werden es für eine viel breitere Palette von Erkrankungen einsetzen als für jene, die in der von Walan beschriebenen klinischen Prüfsituation ermittelt wurde.

Wie und wann sollten Ökonomen am Evaluationsprozeß beteiligt werden?

Gegenwärtig bin ich nicht sicher, ob ich diese von mir gestellte Frage beantworten kann. Jedoch scheint mir, daß

- die Beteiligung der Ökonomen in gewisser Weiße synchronisiert sein sollte, d. h.
  in dem Maße, in dem die klinischen Ergebnisse anwachsen, sollten ökonomische
  Fragen Zug um Zug in die Evaluation einbezogen werden;
- das Ausmaß der Beteiligung der Ökonomen zum voraussichtlichen Ausmaß der
  Verbreitung der Technologie irgendwie in Beziehung stehen sollte;
- die Ökonomen ein Interesse daran hätten, zu erfahren, wie die neue Technologie
  das Gesundheitsversorgungssystem durchdringen wird und ob daraus eine Veränderung der Ressourcenkosten nach oben oder nach unten erfolgt. Zum Beispiel könnte man sich ein sehr kosteneffektives Verfahren vorstellen, d. h. ein
  neues Verfahren, das im Vergleich zu bestehenden die Fallkosten effektiv senkt,
  und dennoch könnten die Gesamtkosten anwachsen, weil durch das neue Verfahren die Gesamtzahl der behandelten Patienten ansteigt. Auch könnten natürlich jegliche Ressourcengewinne, welche durch die korrekte Anwendung eines
  neuen, kosteneffektiven Verfahrens möglich wären, durch die unzweckmäßige
  Anwendung desselben Verfahrens zunichte gemacht werden. Im Zusammenhang
  mit diesem Punkt und unter Berücksichtigung der Zeitspannen für die Durchführung langfristiger klinischer Evaluationen – Walan sprach von ungefähr
  10–15 Jahren, die erforderlich sind, um gesicherte Ergebnisse in bezug auf eine
  seiner laufenden Studien zu erlangen – muß man sich ernsthaft fragen, was inzwischen mit der medizinischen Praxis geschieht.

Es fällt mir auf, daß nicht nur die ökonomische Evaluation nicht zur Kenntnis genommen wird. Es gibt viele Beispiele dafür, daß die medizinische Evaluation von
manchen ebenfalls ignoriert wird. Mir gefiel Frederic Mostellers Geschichte, derzufolge die britische Marine ungefähr 260 Jahre brauchte, um den Einfluß des Vitamin C auf den Skorbut anzuerkennen. Und so könnte es geschehen, daß sich Verfahren halten, obwohl Untersuchungen längst gezeigt haben, daß sie wertlos sind.

Ein Bereich, den ich gerne untersuchen würde, ist folgender: Was können wir
tun, um stärker forschungsorientiertes Denken in die tägliche klinische Praxis einzuführen? Wie können Forscher, die kontrollierte klinische Studien durchführen,
die klinischen Praktiker beeinflussen, welche die neuen Therapien z. T. bereits anwenden, während die klinischen Evaluationen noch in Gang sind. Ich denke da an
Dinge wie Konsensusentwicklung, Programme usw. oder auch an das, was man in
Skandinavien „modellhafte Gesundheitsversorgungsprogramme" nennt. Es handelt sich um ein Gebiet, das besonders im Zusammenhang mit Cimetidin untersucht werden sollte, da die Verbreitung von Medikamenten schwerer zu kontrollieren ist, als die Verbreitung von Geräten. Während z. B. im Fall von Computertomographen die Regierungen (besonders in Ländern mit einem nationalen Gesundheitsdienst), festlegen können, an welchen Orten Tomographen aufgestellt werden
sollen, können Medikamente landesweit durch jeden Arzt verordnet werden.

Zusammenfassung der Workshopdiskussion

Es herrschte allgemeine Übereinstimmung, daß Cimetidin eine radikale Veränderung der Behandlung des Duodenalulkus herbeigeführt hat: 1. Es beseitigt die Schmerzen innerhalb weniger Tage; 2. die Verabreichung über verhältnismäßig kurze Zeiträume von ungefähr 4–6 Wochen fördert die Heilung akuter Duodenalulzera und scheint innerhalb der gleichen Zeit zur Abheilung von 80% der Ulzera zu führen; 3. es vermindert die Notwendigkeit einer Hospitalisierung und chirurgischer Eingriffe im Behandlungsverlauf; 4. senkt es die Anzahl der verlorenen Arbeitstage. Cimetidin ist eingehender untersucht worden als die meisten neuen Medikamente.

Einige Diskussionsteilnehmer beunruhigte die Tatsache, daß bei einigen dieser Studien Cimetidin mit Placebo verglichen wurde, was von einem Experten sogar als beinahe unethisch bezeichnet wurde. Das Hauptargument für den Vergleich von Cimetidin mit Placebo bestand zum Zeitpunkt, als diese Untersuchungen begannen (Sommer 1977), darin, daß bis dahin von keiner anderen Therapie nachgewiesen worden war, daß sie imstande ist, ein *Ulkus effektiv zu heilen*. Es stimmt zwar, wie in mehreren Studien berichtet wurde, daß 7 Antazidadosen à 30 ml täglich (ungefähr 210 ml/Tag, die Menge varriiert in den diversen Studien) praktisch die gleichen Heilungsraten ergaben. Jedoch traten dabei in ungefähr 30% der Fälle *Nebenwirkungen der Antazida* auf (vorwiegend Diarrhöen), so daß die Versuche unterbrochen werden mußten. In Vergleichsstudien zu anderen Therapieformen (Anticholinergika) erwies sich Cimetidin als wirksamer.

Natürlich könnte man Cimetidin auch im Vergleich zu einem gewöhnlichen Schmerzmittel untersuchen. Auch Antazida können in dieser Hinsicht rein symptomatisch kurzfristig Linderung bringen, vielleicht sogar für längere Zeit, vorausgesetzt der Patient trägt ständig einen Sack von Antazida mit sich herum, um ungefähr jede Stunde eine Dosis einnehmen zu können. Es ist jedoch ganz klar, daß eine vergleichbare Wirksamkeit bei dieser Art der Behandlung nur bei einem Grad von Kooperation seitens des Patienten erreicht wird, der kaum als Regel gelten kann. Aus diesem Grunde ist Cimetidin ein besseres Medikament, nicht nur aufgrund seiner neuartigen Wirkungsweise, sondern auch weil es leichter zu handhaben ist: im allgemeinen erfolgt die Einnahme durch den Patienten nach Vorschrift.

Als sehr umstrittene Diskussionspunkte erwiesen sich die Rezidivrate nach der Kurzzeitbehandlung sowie die Wirkung von Cimetidin als Langzeittherapeutikum. Während alle Untersuchungen zeigen, daß die kurzfristige Behandlung die Rezidivraten in keiner Weise beeinflußt, vermittelten einige Angaben über die Rezidivrate nach dem Absetzen der Langzeitbehandlung den Eindruck, daß die mit Cimetidin behandelten Patienten eher einen Rückfall erlitten als jene Patienten unter einer Erhaltungstherapie mit Antazida in Kombination mit verhältnismäßig geringen Dosen von Anticholinergika. Diese Beobachtungen sind jedoch nicht beweiskräftig und müssen mit Vorsicht interpretiert werden; wenn sich nämlich verschiedene Behandlungsarten in bezug auf die Heilungsrate unterscheiden und ein Medikament – sagen wir Cimetidin – im Hinblick auf die Heilung der schwierigen Fälle wirksamer ist, dann umfaßt die Gruppe der durch Cimetidin geheilten Patienten auch jene, die rezidivanfälliger sind. Natürlich handelt es sich hierbei um ein theoretisches Argument, an das man jedoch denken sollte.

Ein wichtiges Ergebnis, das eingehend diskutiert wurde, war die Auswirkung von Cimetidin auf die chirurgische Praxis. Auf der Basis einer gut dokumentierten, landesweiten Studie aus den Niederlanden wurden Angaben über die unmittelbare Auswirkung auf die Operationsrate vorgelegt; die Daten zeigten eine starke Veränderung der Anzahl chirurgischer Eingriffe sowohl bei den Magen- wie bei den Duodenalulzera mit einem ausgesprochen schnellen Rückgang der zur Behandlung von Duodenalulzera durchgeführten Vagotomien und Magenteilresektionen (Abb. 16.1 bis 16.4).

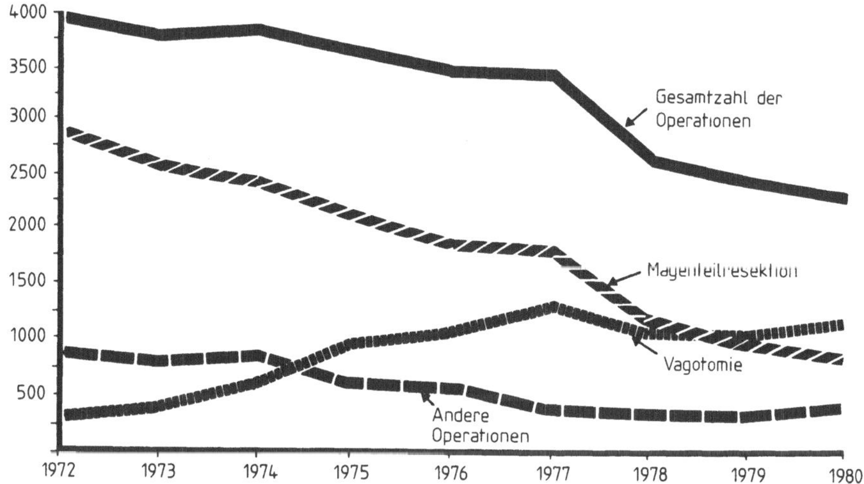

Abb. 16.1. Die Entwicklung der Anzahl der wegen Ulcus duodeni operierten Patienten in den Niederlanden läßt nach 1977 im Vergleich zur Entwicklung in den vorangegangenen Jahren (1972 bis 1977) ein Absinken der Gesamtzahl der Operationen erkennen. Die Graphik veranschaulicht auch die Verdrängung der Magenteilresektion durch die Vagotomie im Verlauf der 70er Jahre

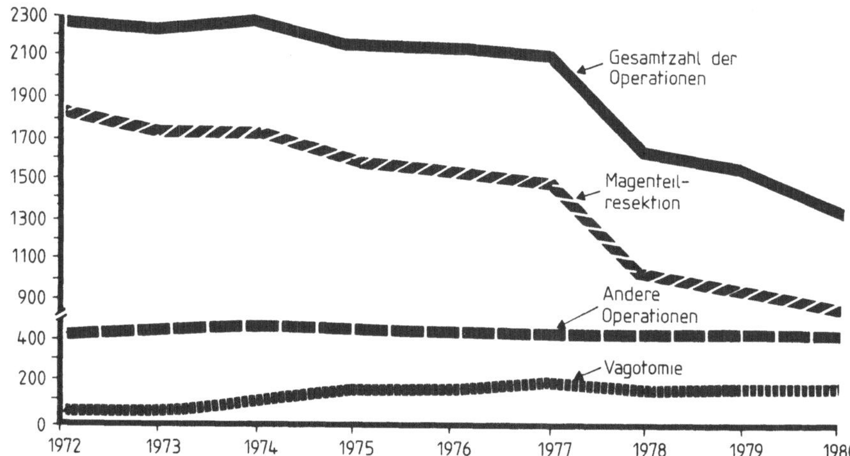

Abb. 16.2. Die Entwicklung der Gesamtzahl der Operationen wegen Ulcus ventriculi in den Niederlanden ist seit der Einführung von Cimetidin im Jahre 1977 rückläufig

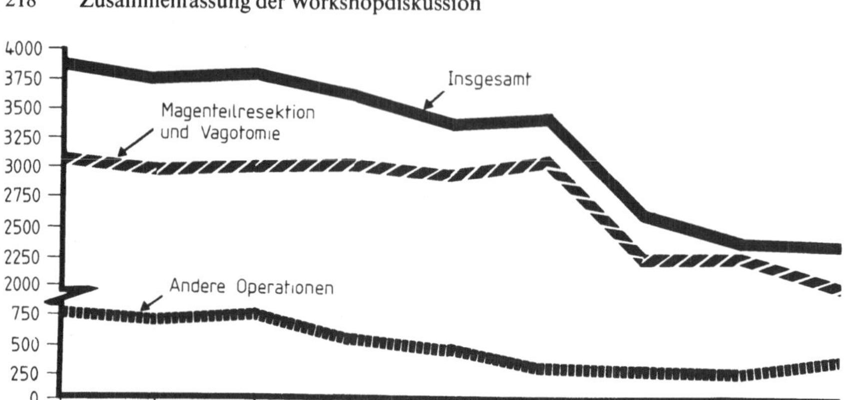

Abb. 16.3. Der Verlauf der Gesamtzahl der in den Niederlanden wegen Duodenalulzera durchgeführten Operationen läßt erkennen, daß die Werte für Magenteilresektionen plus Vagotomien zwischen 1972 und 1977 ziemlich konstant waren (ungefähr 3000 pro Jahr). Von 1977 bis 1978 wurde ein Absinken unter 2500 Eingriffe beobachtet, was einer Verminderung um über 20% entspricht. Die Abnahme ist statistisch sehr signifikant

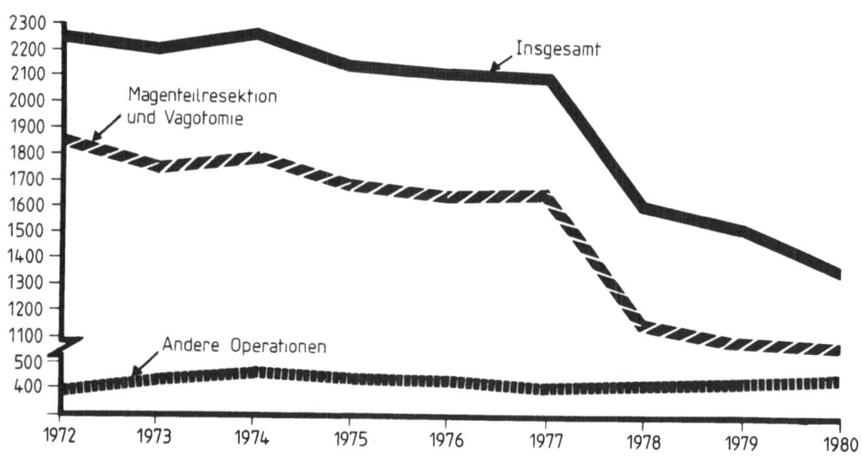

Abb. 16.4. Verlauf der Gesamtzahl der chirurgischen Eingriffe bei Ulcus ventriculi in den Niederlanden. Auch hier wurde eine Abnahme beobachtet

Es besteht kein Zweifel darüber, daß die Zahl der chirurgischen Eingriffe bei Duodenalulzera (Magenteilresektion und Vagotomie) seit der Einführung von Cimetidin zurückgegangen ist. Es ist jedoch auch hervorzuheben, daß in einigen Ländern (z. B. in Großbritannien) die Operationsrate bereits vor der Einführung von Cimetidin zu sinken begann; die entscheidende Frage ist daher, ob Cimetidin einen bereits bestehenden Trend beschleunigte und in welchem Ausmaß. Offensichtlich wäre die vergleichende Untersuchung einer Gruppe von Patienten, die anfänglich alle als Kandidaten für eine chirurgische Behandlung betrachtet werden, die man dann aber zwischen einer Operation und der Tablette wählen läßt, wünschenswert.

Bisher wurde dies nicht getan, man kann jedoch vermuten, daß die chirurgische Behandlung ganz einfach das gleiche bewirkt wie Cimetidin, nämlich eine Reduktion der maximalen Säuresekretion um – so hofft man – ungefähr 70%. Warum sollte die Operation erfolgreicher sein als die H_2-Rezeptorblocker? In einer Krankenhausabteilung in Glasgow wurden über 600 Patienten randomisiert einer trunkulären Vagotomie und zwei verschiedenen Drainageverfahren unterzogen und mit 52 mit Cimetidin behandelten Patienten verglichen: Nach einer Beobachtungsdauer von mindestens 2 Jahren waren die Ergebnisse in der letztgenannten Gruppe ebenso gut wie die früheren Erfahrungen mit der chirurgischen Behandlung in der Zeit vor der Einführung des Cimetidins.

Ein Diskussionsteilnehmer aus einem hochindustrialisierten Gebiet Großbritanniens (80% der Patienten arbeiten in der Stahl- und Kohlenindustrie) berichtete über seine Patientenmanagementstrategie: 75% der Patienten mit einem nachgewiesenen Duodenalulkus werden für die intermittierende Behandlung mit Cimetidin ausgewählt, 25% erhalten entweder eine medikamentöse Erhaltungstherpaie oder werden einem chirurgischen Eingriff unterzogen. In den ersten 3 Jahren dieses Vorgehens nahmen die primären chirurgischen Eingriffe um etwa 15% ab; im weiteren Verlauf wurde eine Senkung der Operationsraten um ungefähr 80% beobachtet. Die Patienten unterstehen einer strengen Nachkontrolle; einige entwickeln vielleicht ein stummes, asymptomatisches Rezidiv. Rezidive mit Symptomen scheinen unter Cimetidin jedoch sehr selten zu sein. Die Frage ist natürlich noch offen, ob Patienten, die diese Tabletten über mehrere Jahre einnehmen, ohne daß es zu einer Heilung kommt, schließlich nicht eine höhere Komplikationsrate entwickeln. Bis jetzt scheint die Erfahrung darauf hinzuweisen, daß dies nicht der Fall ist. Vergleicht man eine Gruppe von Patienten, die nie das Medikament erhielten und sofort operiert wurden, mit einer Gruppe von Patienten, die ohne endgültigen Erfolg anfänglich mit Cimetidin behandelt wurden, so ist die postoperative Rezidivrate identisch.

17. Ökonomische Ansätze zur Evaluation einer neuen medizinischen Technologie: das Medikament Cimetidin*

B. A. Weisbrod

University of Wisconsin, Madison

Einleitung

Das Ziel dieses Beitrages ist es aufzuzeigen, 1. warum und unter welchen Umständen die ökonomische Evaluation einer neuen Technologie (im Gesundheitswesen oder anderswo) von Nutzen sein kann; 2. welche alternativen Ansätze zur Bewertung zur Verfügung stehen; 3. wie diese Ansätze auf den Fall einer neuen Technologie – des Medikaments Cimetidin – angewandt wurden und 4. welche Hindernisse einer Verbesserung der Qualität der ökonomischen Evaluation entgegenstehen. Die ökonomische Evaluation eines Medikaments umfaßt sowohl konzeptuelle als auch empirische Fragen. Viele dieser Fragen treten bei jeder ökonomischen Evaluation auf. Die Evaluation technologischer Veränderungen in der Gesundheitsversorgung (wie die Anwendung eines neuen Medikaments) weist zwar viele ungewöhnliche Dimensionen auf, doch sollten wir den breiten Evaluationsrahmen, in den sie gehören, nicht aus den Augen verlieren.

Warum ist die Evaluation einer neuen Technologie notwendig?

Das ganze Marktsystem stellt ein kompliziertes System zur Bewertung ökonomischer Aktivitäten dar. In einer privaten Marktwirtschaft gilt die Ertragskraft eines Unternehmens als Maß für den privaten Erfolg der Firma; die Ertragskraft ist auch ein Maß ihres wirtschaftlichen Gesamterfolgs (allokative Effizienz) unter der Voraussetzung, daß die Preise, die sie für Rohstoffe zahlt, und die Preise, die sie für ihre Produktion erzielt, tatsächlich den Werten entsprechen, die Rohstofflieferanten und Verbraucher diesen Gütern beimessen. Diese Werte können sich in den Marktpreisen widerspiegeln (oder auch nicht), je nachdem wie gut beispielsweise die Verbraucher über die Nützlichkeit der neuen und der alten Technologien informiert sind.

Über die Bedingungen, unter denen die firmeninterne Einschätzung der Ertragskraft einer Neuerung – z. B. der Herstellung eines neuen Medikaments – mit den gesamtgesellschaftlichen Vorstellungen über die Wünschbarkeit einer solchen Neuerung übereinstimmt oder nicht, wurde schon viel geschrieben. Zumeist befaßt sich diese Literatur mit der Suche nach Ursachen für „privatwirtschaftliche Mißerfolge", Bedingungen also, unter denen private und soziale Kosten oder Werte voneinander abweichen, so daß man die eigenen unternehmerischen Entschlüsse nicht

---

* Ich danke A. J. Culyer für seine nützlichen Kommentare zu einem früheren Entwurf dieses Beitrags und J. Schiff für seine Unterstützung bei der Forschungsarbeit.

in blindem Vertrauen auf „unsichtbare Kräfte" treffen darf (Musgrave u. Musgrave 1980, S. 54–74; Weisbrod 1978, Kap. 3). Ein Teil dieser Literatur betrachtet die soziale Bewertung auch unter dem umfassenderen Aspekt der „Gerechtigkeit", d. h. sind die Ergebnisse der wirtschaftlichen Veränderung „fair"? (Musgrave u. Musgrave 1980, S. 85–105; Wolff 1979; Weisbrod 1979.)

Mehrere Gründe sprechen dafür, daß die private Gewinnrechnung im Fall einer neuen medizinischen Technologie, wie z. B. Cimetidin, stark von der Beurteilung der sozialen Wünschbarkeit abweicht. Zum einen engen die umfassenden Regierungsvorschriften das private Verhalten ein in Form von Kontrollen über die Zulassung neuer Arzneimittel (in den USA durch die Food und Drug Administration) bis zu Kontrollen über deren Anwendung (in den USA durch Medicare und Medicaid). Zum anderen, und im Effekt die genannten Gründe überlagernd, ergeben sich „Verzerrungen" bei der Preisbildung für den Verbraucher, die es ihm ermöglichen, den echten Kosten auszuweichen. Ich denke hier insbesondere an die Ausdehnung des privaten Versicherungsschutzes. Er ermöglicht es den Patienten, eine neue medizinische Technologie häufig kostenlos oder doch zu einem Preis, der weit unter den tatsächlichen Kosten liegt, zu konsumieren. Dies gilt sowohl für Medikamente als auch für teure neue Technologien wie die Hämodialyse, koronare Bypassoperationen und die Computertomographie (CT). Die Versicherungen eröffnen jedermann unabhängig von seinem materiellen Wohlstand den Zugang zu den neuen Technologien. Dies hat jedoch gleichzeitig zur Folge, daß nicht nur die Patienten, sondern auch Ärzte, Krankenhausverwaltungen, Pharmaproduzenten und die an der Entwicklung neuer Technologien beteiligten Firmen weniger empfindlich auf hohe Kosten reagieren, als das sonst der Fall wäre (Goddeeries u. Weisbrod 1980).

Angesichts dieser Verzerrungen muß die Annahme, daß der private Markt – mit seinen privaten Profitsignalen – ein angemessener Mechanismus für die soziale Evaluation darstellt, in Frage gestellt und nach einer Reihe von Alternativen gesucht werden. Der nächste Abschnitt befaßt sich mit der Art solcher Alternativen.

Evaluationsansätze

Auf welche Weise eine neue medizinische Technologie wie Cimetidin am „besten" zu bewerten ist, hängt vom Ziel ab. Im Anschluß an einen kurzen Überblick über die Alternativen werde ich einige Überlegungen anhand tatsächlicher Evaluationen von Cimetidin erläutern.

Soziale Kosten-Nutzen-Analyse

Das Wunschbild des Ökonomen ist ein umfassendes Beurteilungssystem, das versucht, alle wünschenswerten Auswirkungen (d. h. die „Nutzen") und alle unerwünschten Folgen (d. h. die „Kosten") einer neuen Technologie zu identifizieren und zu quantifizieren, um danach zu bestimmen, was überwiegt. Die neue, zur Diskussion stehende Technologie muß notwendigerweise mit einer Alternative, einem „bestehenden Gegenstück", verglichen werden; hierbei handelt es sich oft um den Status quo, d. h. um die bisher verfügbare Technologie; es können aber auch andere Alternativen, beispielsweise ein Placebo, zum Vergleich herangezogen werden. Nutzen und Kosten werden dabei charakteristischerweise als das definiert, was der ein zelne zu zahlen gewillt (und implizit fähig) ist, um dadurch entweder vom Nutzen der neuen Technologie zu profitieren oder um deren Kosten zu vermeiden. Die „Bereitschaft zu zahlen" wird als wirtschaftliche Forderung ausgedrückt, indem die Intensität der Neigung irgendeiner Person für die neue Technologie gemessen wird am Betrag, den diese Person dafür zu entrichten bereit wäre. Das ökonomische Bedürfnis reflektiert somit sowohl die Intensität der Präferenzen als auch die Verteilung des Reichtums. Denn es gilt analog zum Privatmarkt für andere Güter oder Dienstleistungen, daß ein finanziell schwächeres Glied der Gesellschaft mit ausgesprochenem Bedarf nach einer neuen Technologie diesen weit weniger deutlich zum Ausdruck bringen kann als ein wohlhabendes mit an sich geringfügigen Bedürfnissen. In der allgemeinen Anwendung stellt dieses System zur Nutzen-Kosten-Analyse den Versuch dar, die Ergebnisse eines gut funktionierenden, freien Wettbewerbs am Markt zu simulieren.

Beide Bewertungsmechanismen, sowohl der freie Markt als auch die Nutzen-Kosten-Analyse, müssen sich mit der Frage befassen, ob der Verbraucher über die neue Technologie und ihre Alternativen hinreichend informiert ist, um dieselben beurteilen zu können. Ist das nicht der Fall, so entspricht das theoretische Konzept nicht der *tatsächlichen* Bereitschaft zu bezahlen (egal ob auf dem freien Markt oder in den ökonometrischen Schätzungen des Nutzen-Kosten-Analytikers), sondern rechnet mit dem Betrag, den der *hypothetische* Verbraucher zahlen würde, wenn er gut informiert wäre. Solche Schätzungen sind selbstverständlich sehr schwierig durchzuführen.

Der Einfluß der Wohlstandsverteilung auf die Bereitschaft zu zahlen hat zu vielen Kontroversen über die Frage geführt, ob die Nutzen-Kosten-Analyse überhaupt versuchen sollte, mit diesem Problem fertigzuwerden. Jene, die es ablehnen, solche Erwägungen im Rahmen einer Nutzen-Kosten-Analyse zu behandeln, berufen sich auf die Analogie zum freien Markt: der Evaluationsprozeß des Markts versucht nicht, einen Ausgleich für irgendwelche Verteilungsasymmetrien zu schaffen. Unabhängig von der Wohlstandsverteilung, welche die Verbrauchernachfrage hervorbringt, wird letztere als befriedigendes Maß für den Wert betrachtet (Harberger 1971).

Sobald es sich um sozialpolitische Fragen handelt – wie in den Bereichen Erziehung und Wohlfahrt sowie im Gesundheitswesen –, kann man dagegen einwenden, daß es nicht angebracht sei, ein Programm nur deshalb mit einem geringeren Nutzen zu bewerten, weil seine Nutznießer arm sind und folglich verhältnismäßig bescheidene wirtschaftliche Ansprüche stellen. Diese Einstellung führt zur ausdrücklichen Einbeziehung von „Verteilungsgewichten" in die Nutzen-Kosten-Analyse zum Ausgleich von Folgen der Einkommensverteilung auf die Evaluation. Wenn beispielsweise der Nutzen zugunsten bestimmter Personen ein Ziel des Programms darstellt, dann wird der diesen Personen zufließende Nutzen höher bewertet als derjenige, der andern Personen zufließt (Weisbrod 1969).

Ein derartiger Evaluationsansatz versucht, von einer sozialen – oder quer durch die Gesellschaft gehenden – Perspektive Gebrauch zu machen. Die Frage, ob man die Einkommensverteilung ausdrücklich berücksichtigen soll, beleuchtet die der Nutzen-Kosten-Analyse zugrundeliegende soziale Ausrichtung.

Budgetanalyse

Wenn eine Behörde oder Regierungsstelle eine Evaluation vornimmt, bedient sie sich oft eines anderen Ansatzes. Ihr Hauptaugenmerk richtet sich wahrscheinlich auf jene Kosten und Nutzen, die sich auf die betreffende Dienststelle auswirken, und zwar monetär. Wenn beispielsweise vorauszusehen ist, daß eine neue Technologie die Kosten für eine bestimmte Dienststelle erhöht, während sie die Kosten einer anderen Dienststelle oder von privaten Kostenträgern senkt, könnte der Fall eintreten, daß die anderswo verminderten Kosten bei der Evaluation durch die erste Dienststelle vernachlässigt werden. Dies trifft oft zu und führt dann zur gleichen Art von Planungsfehlern, die auch auf dem freien Markt zu beobachten sind, d. h. zur Vernachlässigung „externer" Auswirkungen. Eine Stelle, die sich mit Planungen im Gesundheitswesen befaßt, könnte z. B. ein neues Arzneimittel, welches teurer ist als die bereits vorhandenen, selbst dann negativ beurteilen, wenn dieses eine Reihe von Vorteilen für den Patienten oder für andere Stellen zur Folge hätte. Kurz gesagt, Regierungsstellen beschäftigen sich häufig mit unvollständigen Nutzen-Kosten-Analysen oder mit dem, was ich hier *Budget*-(Einnahmen/Ausgaben-)Analysen nennen will. Eine Budgetanalyse kann sich in zweifacher Hinsicht von der sozialen Nutzen-Kosten-Analyse unterscheiden:

1. Die Budgetanalyse einer Dienststelle *vernachlässigt* Nutzen und Kosten, die nicht in Form von Geldströmen zum Ausdruck kommen. So kann z. B. die Rettung von Leben – die im Rahmen der sozialen Analyse eine Form von Nutzen darstellt – nicht berücksichtigt werden, da sie zu keinen entsprechenden Geldströmen führt. Selbst monetäre Nutzen und Kosten werden oft vernachlässigt, wenn sie nicht bei der die Analyse durchführenden Dienststelle anfallen, z. B. wenn die Anstrengungen einer Stelle zur Verhinderung von Arbeitsunfällen eine Senkung der Nachfrage nach medizinischer Versorgung bei einer andern Stelle zur Folge haben.

2. Die Budgetanalyse *berücksichtigt* Summen, die man bei einer sozialen Analyse vernachlässigen würde, da sie lediglich Umbuchungen und nicht tatsächliche soziale Nutzen oder Kosten widerspiegeln. In einer neueren Nutzen-Kosten-Analyse über alternative Möglichkeiten zur Behandlung Geisteskranker entfiel ein beträchtlicher Anteil der Budgetkosten des „experimentellen" Programms auf Kost und Logis; da diese Kosten in jedem Fall, mit oder ohne Behandlungsprogramm, zu tragen gewesen wären, handelte es sich bei diesen „Kosten" um Umbuchungen und nicht um Sozialkosten (Weisbrod 1981).

Obschon die Budgetanalyse alle Effekte vernachlässigt, die nicht als Veränderungen der Geldströme in Erscheinung treten, und alle Geldströme einschließt, die Umbuchungszahlungen darstellen – wobei Nutzen oder Kosten für eine Gruppe durch entsprechende, ausgleichende Kosten oder Nutzen für eine andere Gruppe ausgeglichen werden –, erfaßt sie wichtige Nutzeffekte, sobald diese in Form von verminderten Ausgaben auftreten. Wenn also eine neue Technologie die Gesundheit der Patienten derart verbessert, daß weniger chirurgische oder sonstige ärztliche Dienstleistungen in Anspruch genommen werden, dann ist die daraus resultierende Verminderung der ärztlichen Behandlungskosten ein Nutzen, der in einer Ausgabenanalyse erscheinen wird (Geweke u. Weisbrod 1982b).

Ungeachtet der Präferenz des Ökonomen für eine soziale Perspektive werden Regierungsstellen weiterhin ihre Budgetanalysen durchführen. Solange die Budgets jeweils für jede Dienststelle getrennt festgelegt werden, ohne daß diese für Nutzen oder verminderte Kosten, die an einer anderen Stelle des Wirtschaftssystems in Erscheinung treten, belohnt, oder für verminderte Nutzen oder erhöhte Kosten an anderer Stelle bestraft wird, wird die Suboptimierung jeder einzelnen Dienststelle kollektiv zu nichtoptimalen Resultaten führen. Dies ist ein Faktor, der zu der steigenden Wachstumsrate der Gesundheitsausgaben beiträgt, die z. B. in den USA von 3,5% des Bruttosozialprodukts im Jahr 1929 auf 4,5% im Jahr 1950, 7% im Jahr 1970 und über 9% heutzutage angestiegen sind.

Die ökonomische Evaluation ist nur ein Bereich, in dem unangemessene Anreize zu einem ineffizienten und ungerechten wirtschaftlichen Verhalten führen. Ein hypothetisches, wenn auch realistisches Beispiel, das zeigt, wie die Budgetvorgabe für eine Dienststelle zu sozial untauglichen Entscheidungen führen kann, dürfte lehrreich sein. Stellen Sie sich einen Beamten von Medicaid in den USA vor, der vor der Frage steht, ob ein neues Medikament in die Liste der rückerstattungspflichtigen Präparate aufgenommen werden soll. Das neue Präparat ist teurer als andere entsprechende Therapeutika, aber es ist weit angenehmer einzunehmen und insofern wirksamer, als es die Lebensqualität des Patienten verbessert. Angesichts seines beschränkten Budgets und ohne jeden Anreiz, sich um die Zufriedenheit oder die Lebensqualität des Patienten zu sorgen, entscheidet der Beamte, dem neuen Medikament die Rückvergütung zu verweigern. Das Ergebnis wäre jedoch anders ausgefallen, wenn ein Nachweis dafür erbracht worden wäre, daß das Medikament beispielsweise die Anzahl der chirurgischen Eingriffe reduziert, da diese das Budget der Dienststelle ebenfalls belasten.

Kosten-Effektivitäts-Analyse

Die Terminologie, die bei ökonomischen Evaluationen zur Anwendung gelangt, ist häufig verwirrend. In einer neueren Studie wurde die Bezeichnung Nutzen-Kosten-Analyse als „Oberbegriff für Kosten-Effektivitäts- und für Kosten-Nutzen-(oder Nutzen-Kosten-)Analysen" verwendet (Fineberg u. Pearlman 1981a). Eine andere Bezeichnung, die Risiko-Nutzen-Analyse, scheint mit der (weiter unten definierten) Kosten-Effektivitäts-Analyse, wie sie im Gesundheitswesen angewandt wird, verwandt zu sein. Risiken und Nutzen werden als nichtmonetäres Maß der Ergebnisse definiert, wogegen die Kosten – mit Ausnahme von Risiken in Form ungünstiger Ergebnisse – in Geldwerten gemessen werden. „Eine Kosten-Nutzen-Analyse ist umfassender als eine Risiko-Nutzen-Analyse, da die Risiken nur einen Teil der Gesamtkosten darstellen" (Ricardo-Campbell 1980).

Bei jeder Kosten-Nutzen-Analyse werden die Kosten, die zur Erreichung eines bestimmten Ergebnisses auf unterschiedlichen Wegen entstehen, verglichen. Der im Gesundheitsbereich zunehmend verwendete Begriff für Ergebnis ist „qualitätskorrigierte Lebensjahre". Wo im allgemeinen kein Versuch gemacht wird, solchen Jahren einen Wert zuzuordnen, wird stillschweigend angenommen, daß ihre Bedeutung für Menschen in einem „ähnlichen" Gesundheitszustand gleich ist. Auf jeden Fall läßt sich dieses Ergebniskonzept klar von der Zahlungsbereitschaft als Basis für eine Ergebnisbeurteilung unterscheiden.

Führt der Analytiker eine soziale Nutzen-Kosten-Analyse durch, findet er es häufig wesentlich schwieriger, die verschiedenen Formen der Ergebnisse oder des

Nutzens quantitativ zu bestimmen und in Geldwert anzugeben als die Kosten.[1] Wie sollen wir z. B. im Fall eines neuen Medikaments einen besseren Gesundheitszustand, eine Verminderung der Angst und ein längeres Leben quantitativ erfassen und bewerten?

Obwohl die Ökonomen diese Fragen konzeptuell untersucht und auch Schätzungen solcher schwierig zu messenden und zu bewertenden Nutzenkategorien entwickelt haben, sind die Schwierigkeiten beträchtlich (z. B. Mishan 1971, Jones-Lee 1976, Zeckhauser 1975). Folglich werden diese Formen von Nutzen oft vernachlässigt oder nur erwähnt (US Department of Health, Education and Welfare (DHEW) 1966), manchmal werden sie eingehend behandelt, aber nicht bewertet, so daß die Analyse monetäre und nichtmonetäre Größen beinhaltet (Weisbrod 1981).

Angesichts der problematischen Bewertung des Nutzens besteht eine Alternative darin, sich auf die Kosten zu konzentrieren und die Bestimmung des Nutzens anderen zu überlassen – z. B. einem „politischen Prozeß". Die Kosten-Effektivitäts-Analyse wählt diesen Weg, sie formuliert das bewertungsanalytische Problem folgendermaßen: Welche Kosten verursacht die Erzielung eines bestimmten Ergebnisses durch jedes einzelne einer Reihe von Mitteln? Wenn dieses „bestimmte Ergebnis" einmal festgelegt ist, besteht das Problem in der Suche nach der Lösung, welche die geringsten Kosten verursacht. Zum Beispiel: Welches ist der kostengünstigste Weg um eine bestimmte Anzahl kampfbereiter Militärflugzeuge zu unterhalten, wenn folgende Alternativen zur Wahl stehen:

Einsatz von mehr neuen Flugzeugen, Einsatz von weniger neuen Flugzeugen, jedoch von mehr Ersatzteilen für kampfunfähige Flugzeuge oder weniger neuen Flugzeugen und weniger Ersatzteilen, aber mehr Mechanikern zur Durchführung von Reparaturen? Welches ist der kostengünstigste Weg, um eine gegebene Anzahl von Leben zu „retten", wenn folgende Alternativen gegeben sind: Erhöhung der Anzahl der radiologischen Thoraxuntersuchungen zur Erkennung von Lungenkrankheiten oder Erhöhung der Anteil der Mitglieder der Küstenwache zum Schutz von Freizeitseglern? Welches ist der billigste Weg um einen Ulkuspatienten zu behandeln: Cimetidin? Chirurgische Maßnahmen?

Vor mehr als einem Jahrzehnt veröffentlichte das US Department für Gesundheit, Erziehung und Wohlfahrt (DHEW) in einem Bericht eine Tabelle mit den voraussichtlichen „Kosten pro verhütetem Todesfall, 1968–1972"; hieraus ging hervor, daß die Bundesregierung pro verhindertem Todesfall im Rahmen des Programmes zur vermehrten Benutzung von Sicherheitsgurten in Automobilen 87 US$ ausgab, die Programme zur Verminderung des Rauchens (und des Lungenkrebses) kosteten 6400 US$ und das Programm zur Erkennung von Kolon- und Rektumkarzinomen kostete 42944 US$, immer gemessen pro verhindertem Todesfall. Während diese Zahlen zwar interessant sind und sicherlich zum Nachdenken anregen, kann ihre Bedeutung als Entscheidungsgrundlage aus vielen Gründen, von denen ich hier nur auf einen näher eingehen möchte, in Frage gestellt sein.

---

[1] Analytisch besteht kein Unterschied zwischen Nutzen und Kosten, da Nutzen genau so wie Kosten sowohl negativ als auch positiv sein können. Ein negativer Nutzen – d. h. eine nachteilige Wirkung und positive Kosten sind äquivalent. Für gewöhnlich werden Kosten jedoch als die Ressourcen betrachtet, die für das Projekt ausgegeben werden, und die Nutzen sind die Ergebnisse; die Aussage, daß Nutzen schwieriger zu messen sind, besagt also, daß Ergebnisse schwieriger zu messen sind als die Ressourcenkosten.

Stellt ein verhüteter Tod (oder ein nichtbehandelter Ulkuspatient) eine angemessene Einheit für ein Ergebnis dar? Das heißt, soll sich die öffentliche Politik im Gesundheitswesen darauf ausrichten, die Mittel so zuzuteilen, daß die Kosten für ein solches Ergebnis (oder einen behandelten Ulkuspatienten) auf ein Minimum gesenkt werden? Die Antwort lautet aus mehreren Gründen Nein.[2] 1. Ein verhinderter Tod (oder ein nichtbehandelter Ulkuspatient) ist kein homogenes Gut; bestehen beispielsweise keine Unterschiede je nachdem, wie lange der Tod verhindert wird? 2. Manche Krankheiten verursachen Schmerzen und Leiden, aber nicht den Tod; somit würde eine Verteilung der Mittel, die sich allein auf die Verhütung von Todesfällen konzentriert, irrtümlicherweise andere Krankheiten, z. B. die Arthritis, außer acht lassen. 3. Die Kosten pro verhütetem Todesfall (oder pro behandeltem Patienten) können vom Umfang der Anstrengung abhängen, d. h. von der Anzahl der zu verhütenden Todesfälle oder der zu behandelnden Personen. So kann ein Gesundheitsprogramm pro Ergebniseinheit (z. B. pro verhindertem Todesfall) bei Anwendung eines bestimmten Umfangs doppelt so teuer sein wie ein anderes; hingegen können die relativen Kosten bei Anwendung im größeren oder kleineren Maßstab völlig unterschiedlich und sogar entgegengesetzt ausfallen. Diese kurze Zusammenfassung einiger Probleme, die mit der Kosten-Effektivitäts-Analyse zusammenhängen, veranschaulicht, warum „es nicht so etwas wie ein kostenloses Mittagessen gibt", d. h. man kann den Problemen (Kosten), die mit der Definition und Messung von Nutzen verbunden sind, nicht ausweichen, ohne nicht einer Reihe von neuen Problemen zu begegnen. Es ist oft leichter zu bestimmen, welche alternative Methode die kostengünstigste ist, nachdem irgend jemand die Ergebnisse oder Ziele bereits spezifiziert hat, doch muß man sich davor hüten, durch die Spezifikation der Ergebnisse unabsichtlich die Wahl der Mittel zu beeinflussen. Die Verhütung von Todesfällen (eindeutig definiert) ist sicherlich ein erstrebenswertes Ziel; wenn aber eine auf diesem Ziel basierende Politik Krankheiten außer acht läßt, die mit großen Schmerzen und Leiden einhergehen, ohne eine nennenswerte Zahl von Todesfällen zu verursachen, dann wäre eine solche Politik sicherlich ungeeignet und wirtschaftlich ineffizient.

Es gibt keine einfache Lösung, um diese schwierigen Probleme der umfassenden Identifikation und Bewertung von Nutzen und Kosten zu bewältigen. Wir können uns jedoch der Natur dieser Probleme bewußt werden und so die Wahrscheinlichkeit vermindern, daß die „vereinfachenden" Annahmen der Analytiker – geschweige denn ihre Versehen und ausgesprochenen Fehler – unerkannt bleiben. Tabelle 17.1 zeigt die verschiedenen Evaluationsansätze, die zur Anwendung kommen können. Die idealisierte Nutzen-Kosten-Analyse gestaltet sich aus der übergeordneten Sicht der Gesellschaft (i). Die Kosten-Wirksamkeits-Analyse ist typischerweise weniger umfassend und betrachtet die Probleme aus einer engeren Perspektive, z. B. aus dem Blickwinkel einer bestimmten Regierungsdienststelle (b).[3]

---

[2] Dem Bericht, in dem diese Zahlen vorgelegt wurden, muß man zugute halten, daß die meisten der folgenden Punkte zumindest erkannt wurden.

[3] Unter bestimmten Bedingungen entspricht eine Budgetanalyse einer Kosten-Effektivitäts-Analyse. Dies ist der Fall, wenn 1. die verglichenen alternativen Therapien zu „gleichwertigen" Ergebnissen führen, und 2. alle Budgeteinnahmen und -ausgaben echte Kosten (Ausgaben) und echte Nutzen (Einnahmen) messen. Im allgemeinen werden diese Bedingungen jedoch nicht erfüllt.

Als nächstes wollen wir uns einer Übersicht über die quantitativen Arbeiten zur Evaluation des neuen Arzneimittels Cimetidin zuwenden. Die verschiedenen Studien unterscheiden sich in bezug auf ihre Evaluationsperspektive und ihren Umfang.

Tabelle 17.1. Typologie der Evaluationsansätze. Die Skala *(a–i)* mißt den Begriffsumfang der Evaluationsansätze, die aus der Perspektive der gegebenen Ebene ausgeführt werden. Die umfassendste Evaluation wäre somit eine Nutzen-Kosten-Analyse aus der Sicht der Gesellschaft im allgemeinen

Perspektive	Betriebsumfang		
	Budgetanalyse	Kosten-Wirksamkeits-Analyse	Soziale Nutzen-Kosten-Analyse
Behörde Dienststelle	(a)	(b)	(c)
Regierung allgemein	(d)	(e)	(f)
Gesellschaft	(g)	(h)	(i)

Evaluation von Cimetidin: Eine Übersicht

Culyer und Maynard (1981) haben eine Kosten-Effektivitäts-Analyse von Cimetidin durchgeführt. Sie konzentrieren sich auf folgende Frage: Welcher Weg ist kostengünstiger, wenn ein Duodenalulkus entweder chirurgisch oder mit Cimetidin behandelt werden kann? Die Alternative „keine Behandlung" beziehen sie nicht in ihre Überlegungen ein. Auch beurteilen sie keine anderen Therapiemöglichkeiten, z. B. Antazida. Sie sind sich dieser Alternativen bewußt und erkennen auch, daß

... a complete evaluation should take account of the benefits as well as the costs. The justification for the more restricted cost-effectiveness approach is simply that it is often as far as one can realistically, or persuasively go because of data problems (... eine vollständige Beurteilung sowohl Nutzen wie Kosten berücksichtigen sollte. Die Rechtfertigung für die eingeschränktere Kosten-Effektivitäts-Methode liegt einfach darin, daß diese oft die Grenze darstellt, bis zu der man realistischerweise oder überzeugend aufgrund von Datenproblemen gehen kann.)

Culyer u. Maynard erkennen noch eine andere, im vorangegangenen Kapitel erwähnte Einschränkung, nämlich daß Leistungen (Auswirkungen) der alternativen Behandlungsmethoden nicht identisch zu sein brauchen, so daß „die Methode, welche am wenigsten Kosten verursacht, nicht diejenige zu sein braucht, die gewählt werden sollte, insbesondere wenn teurere Methoden für den Patienten nützlichere Ergebnisse bringen."

Culyer u. Maynard erkennen ebenfalls die im Abschnitt über Evaluationsansätze erörterte Feststellung, daß eine ökonomische Evaluation je nach dem Standpunkt des Untersuchers zu ganz unterschiedlichen Ergebnissen führen kann. Wie sie vermerken, läßt sich die Frage, ob eine neue Technologie wie Cimetidin „lohnend" ist, aus der Sicht des nationalen Gesundheitsdienstes, der öffentlichen Hand insgesamt oder aus derjenigen der ganzen Gesellschaft (s. Tabelle 17.1) untersuchen und beantworten. Obwohl sie nicht ausdrücklich darauf hinweisen, betrachten Culyer u. Maynard ihre Kosten-Effektivitäts-Analyse aus einer umfassenden gesellschaftlichen Sicht. In ihrer (sozialen) Analyse gehen die Autoren von einer umfassenden *Perspektive* aus, schränken dann aber ihren *Begriffsumfang* ein (indem sie einseitig nur die Kosten, nicht jedoch den Nutzen untersuchen). Entsprechend Tabelle 17.1 konzentrieren sie sich auf das Feld (h).

Bemerkenswerterweise enthält ihre soziale Perspektive auch Kostenformen, für die es keinen entsprechenden Marktpreis gibt, z. B. den Zeitaufwand des Patienten im Zusammenhang mit einer Behandlung und die Todesfallkosten bei Operation. Gleichzeitig führt sie ihre soziale Perspektive zum Ausschluß von Umbuchungszahlen, die in der Sozialversicherung anfallen, obschon diese – wie früher erwähnt – bei einer staatlichen Budgetanalyse zu Buche schlagen würden.

Die Wahl einer Evaluationsperspektive ist von entscheidender Bedeutung, doch sind die für die Berechnung spezifischer Formen von Nutzen und Kosten verwendeten Methoden für das Ergebnis der Evaluation nicht weniger wichtig. Die stationären Behandlungskosten sind beispielsweise vieldeutig. Bei ihrer Berechnung der Kosten für die chirurgische Behandlung von Duodenalulzera legen Culyer u. Maynard mehrere Durchschnittskosten pro Fall vor, die auf verschiedene Arten errechnet wurden. Wenn die Berechnung auf den durchschnittlichen Tageskosten aller Akutkrankenhäuser sowie auf der durchschnittlichen Anzahl der stationären Behandlungstage der chirurgischen Duodenalulkuspatienten beruht, werden Kosten in Höhe von 615 £ ermittelt; wenn ein multiples Regressionsmodell zur Unterscheidung zwischen einzelnen Falltypen angewandt wird, sinken die ermittelten Kosten für einen chirurgischen Duodenalulkuspatienten um fast ein Drittel auf 419 £; und wenn zur Berechnung der Kosten eines chirurgischen Duodenalulkuspatienten in einem bestimmten Krankenhaus die Personalzeit zugrundegelegt wurde, resultierte daraus ein Betrag von 386 £ pro Fall (Culyer u. Maynard 1981, S. 6).

Daß die „Krankenhauskosten" vom gewählten Evaluationssatz abhängen, wurde kürzlich auch in einer Studie über die Behandlungskosten psychisch Kranker gezeigt. Diese Studie beleuchtet die systematische Vernachlässigung von sozialen Kosten in den Krankenhauskostenkalkulationen, da diese nicht beim Krankenhaus anfallen (Weisbrod 1981). Insbesondere wird der Boden, auf denen die Krankenhäuser der öffentlichen Hand stehen, kostenmäßig nicht bewertet, ebenso wird der Aufwand für Kapitalabschreibungen in Anwendung von Abschreibungsverfahren, die eher auf historischen Gepflogenheiten als auf echten Wiederbeschaffungskosten basieren, häufig zu gering angesetzt.

Culyer u. Maynard berücksichtigten bei den Kostenarten neben den stationären Behandlungskosten auch den Verdienstausfall der Patienten während des Aufenthalts für die chirurgische Behandlung im Krankenhaus. Je nachdem, welche von 2 Alternativen sie zur Berechnung des Unterschieds zwischen verlorenen Arbeitstagen durch die chirurgische Behandlung und durch die Cimetidintherapie annahmen, ermittelten sie bei der Cimetidinbehandlung Einsparungen, die sogar größer waren als die Einsparungen bei den Krankenhauskosten (584–974 £ pro Fall). Von besonderer Bedeutung ist auch die Einbeziehung unbezahlter Hausfrauenzeit. Der Verlust, der durch eine chirurgische Behandlung in bezug auf die Produktivität der Hausfrauen entsteht, stellt einen echten Kostenfaktor für die Wirtschaft dar. Da sich dieser jedoch nicht in Zahlen widerspiegelt, wird er bei der ausgabenorientierten Evaluation oft übersehen. Es ist zu beachten, daß die durch die peptische Ulkuskrankheit verursachten Arbeitszeitverluste von Land zu Land stark variieren. Ein Ulkuspatient mit akuten Beschwerden wird in den USA durchschnittlich 12 Tage (pro Jahr) krankgeschrieben, in Italien sind es 35 Tage und in den Niederlanden 45 Tage (Bodemar et al. 1979). Entsprechend sind die durch eine erfolgreiche Behandlung möglichen Kosteneinsparungen wegen verminderter Arbeitsausfälle in jedem Land verschieden.

Culyer u. Maynard (1981, S.6) räumen ein, daß sie „die Kosten von Schmerzen usw. nicht gemessen haben und auch nicht auf die in den Familien der Patienten anfallenden versteckten Kosten oder auf andere bei primären Pflegediensten oder lokalen Gemeindediensten anfallende Kosten usw. eingegangen sind." Dagegen berechneten sie die Kosten der operativen Todesfälle als Wert des durch die chirurgische Behandlung verlorenen Lebens. Diese Kosten wurden unter Anwendung von drei verschiedenen theoretischen Methoden berechnet, die breit gestreute Resultate ergaben: 230, 340 und 15 000 £ pro Fall. Die letztgenannte Zahl, die aus der Berechnung eines anderen Autors von 3 Mio. £ pro verhütetem Todesfall abgeleitet ist, wird von Culyer u. Maynard als „konzeptuell überlegen" bezeichnet. Der Betrag von 15 000 £ pro Fall für die höheren Todesfallkosten der chirurgischen Behandlung ist quantitativ bedeutend größer als die anderen von ihnen berechneten Kosten. Gleichzeitig ist zu beachten, daß selbst bei Anwendung der niedrigsten Kosten für einen Todesfall die Cimetidintherapie weniger kostspielig war als die chirurgische Behandlung.

Wenn Culyer u. Maynard die aufgrund ihrer verschiedenen Berechnungen höheren Kosten der chirurgischen Behandlung mit den berechneten Kosten einer 20–35 Jahre dauernden Cimetidinbehandlung vergleichen, kommen sie zu den Ergebnissen der Tabelle 17.2.

Tabelle 17.2. Geschätzte Kosten pro Operationsfall (Vagotomie) und pro Cimetidinfall in England

	Niedrigste Schätzung [£]	Höchste Schätzung [£]
Vagotomie	1180	16 370
Cimetidin	1010	1240

Da die Autoren die Risikovermeidung als Basis für die Schätzung der durch eine chirurgische Behandlung verursachten Todesfälle bevorzugen und diese Methode zu den bei weitem höchsten Kostenschätzungen in der Tabelle führt, lautet ihre Schlußfolgerung: „... zögern wir kaum, die medikamentöse Therapie im Vergleich zur chirurgischen Behandlung eines Ulcus duodeni als wesentlich weniger kostspielig zu beurteilen, wenn die Wahl klinisch akzeptabel ist" (Culyer u. Maynard 1981, S.9).

Die Berechnungen gehen von der Annahme aus, daß die chirurgische Behandlung und die Cimetidintherapie zwei alternative Wege zur Erreichung eines bestimmten Ziels darstellen; das ist der Ansatz der Kosten-Effektivitäts-Methode. Als „Leistung" gilt ein Duodenalulkuspatient, dessen Ulkus keine Beschwerden mehr verursacht. Wenn die beiden Therapien in dieser Hinsicht in ihrem wesentlichen Ergebnis jedoch nicht äquivalent sind, haben die vergleichenden Kostenschätzungen für die ökonomische Planung wenig oder gar keinen Wert. Die Autoren sind sich bewußt, daß es sich bei ihrer Untersuchung nicht um eine Kosten-Nutzen-Studie, sondern um eine *Kosten-Effektivitäts-Studie* handelte, in der es um die Kosten pro Fall ging. Nur wenn der Unterschied zwischen dem Nutzen der beiden Therapien in bezug auf das Wohlergehen des Patienten im wesentlichen gleich Null ist, können „die mitgeteilten Ergebnisse ... als entscheidend betrachtet werden ...".

Man kann sich in der Tat ernsthaft fragen, wie vernünftig die Annahme ist, die Leistungen oder der Nutzen der beiden therapeutischen Maßnahmen seien im wesentlichen identisch. Zunächst stellt sich die Frage, ob Cimetidin die chirurgische Behandlung ersetzt oder nur hinauszögert. Ist letzteres der Fall, so überschätzen Culyer u. Maynard in ihren Berechnungen die Kosteneinsparungen durch Cimetidin. In dem Maße, in dem Cimetidin die Operation nur hinausschiebt ... the question arises as to whether „those patients would have been better off if surgery had been advised at a much earlier stage (... erhebt sich die Frage, ob es für „jene Patienten nicht besser gewesen wäre, wenn man ihnen zu einem viel früheren Zeitpunkt zu einer chirurgischen Behandlung geraten hätte).[4]

Da ein erheblicher Anteil der Einsparung mit dem Mortalitätsrisiko bei der chirurgischen Behandlung zusammenhängt, ist es von großer Bedeutung zu bestimmen, in welchem Ausmaß Cimetidin die Operation tatsächlich ersetzt und in welchem Ausmaß es sie diese verzögert. Es genügt nicht, lediglich in Klammern zu vermerken, daß „(derzeit nicht bekannt sei, ob z. B. das Medikament bei manchen Patienten die Notwendigkeit einer Operation nur *hinauszögert*.)" (Culyer u. Maynard 1981, S. 8).

In einer Studie, die vor der Arbeit von Culyer u. Maynard veröffentlicht wurde, finden sich einige Hinweise, wonach Cimetidin in bezug auf eine Vermeidung von Ulkusoperationen nicht 100%ig erfolgreich ist (Bodemar u. Walan 1978); d. h. bei einigen Patienten bewirkt das Medikament nur einen Aufschub der chirurgischen Behandlung. Selbst wenn in einer (nur) ein Jahr dauernden Doppelblinduntersuchung nur einer von 32 mit Cimetidin behandelten Patienten zur Operation überwiesen wurde und es sich hierbei um einen signifikant geringeren Anteil handelte, als bei der Placebogruppe (15 von 32 Patienten mußten chirurgisch behandelt werden; p = 0,0005), so steht doch fest, daß Cimetidin bei einigen Patienten die Operation nicht ersetzen kann. Damit wollen wir den möglichen Wert eines Aufschubs nicht verneinen, da der Aufschub einer chirurgischen Behandlung immer einen ökonomischen Nutzen darstellt (dessen Wert z. T. von den gültigen Zinssätzen abhängt). Die von Culyer u. Maynard veranschlagte Kosteneinsparung trifft jedoch in ihrem Ausmaß nur zu, wenn der Aufschub von Dauer ist. Andernfalls können kurzfristige Einsparungen im Verlauf des Lebens des Patienten wieder verlorengehen. Wäre es möglich, bei den Patienten eine Wahrscheinlichkeit festzulegen, mit der Cimetidin einen permanenten Ersatz für die chirurgische Behandlung darstellt (oder für eine bestimmte Dauer den Aufschub der Operation gewährleistet), so würden die Schätzungen von Culyer u. Maynard auf die Gruppe der nie zu Operierenden zutreffen; andere, kleinere Kosteneinsparungen wären für Patientengruppen zu er-

---

[4] Wulff, zitiert in Fineberg u. Pearlman 1981 a.

warten, bei denen Cimetidin Aufschübe der chirurgischen Behandlung von unterschiedlicher Länge zur Folge hätte.

Andere von Culyer u. Maynard nicht berücksichtigte Kosten hängen mit den mit der Operation verbundenen Schmerzen, mit ihren Nachwirkungen sowie mit den Unannehmlichkeiten einer ständigen Medikamenteinnahme zusammen. Erstere gehören zu den Kosten der chirurgischen Behandlung, letztere zu den Kosten der Cimetidintherapie. Der Hinweis auf diese Lücken ist nicht Besserwisserei, er soll lediglich daran erinnern, daß jede ökonomische Evaluation unvollständig bleibt, entweder in Ermangelung aller notwendigen Daten oder aufgrund der theoretischen Komplexität.

Aus der Publikation von Culyer u. Maynard lassen sich eine Reihe von wichtigen methodologischen und praktischen Lehren ziehen. Sie macht klar, wie wichtig es ist, die im Rahmen der Programmevaluation gestellte Frage genau zu spezifizieren. Die Autoren versuchten, die tatsächlichen, relativen Kosten der Cimetidintherapie mit denjenigen der chirurgischen Behandlung zu vergleichen, und übergingen die Frage – die ich gestellt hätte –, ob bei der Anwendung der neuen medizinischen Therapie, Cimetidin, eine *Senkung* der durchschnittlichen Fallkosten des Duodenalulkus erwartet werden kann. *Diese* Frage ist für die Entscheidung, ob Cimetidin die chirurgische Behandlung aus ökonomischen Gründen ersetzen sollte oder nicht, relevant. Auf jeden Fall muß sich der Entscheidungsanalytiker bewußt sein, daß der Inhalt der Analyse und die Art der benötigten Daten i. allg. in Abhängigkeit von der genauen Fragestellung variieren.

In der Arbeit von Culyer u. Maynard sind mehrere andere bemerkenswerte Aspekte enthalten.

a) Sie versuchten absichtlich, die Unsicherheit durch die Anwendung quantitativer Schätzungen zu beseitigen, die den chirurgischen Ansatz „begünstigten", um festzustellen, ob auch bei einer solchen systematischen Verzerrung sich die Kosten der Cimetidintherapie noch immer als niedriger erweisen würden als die Kosten der chirurgischen Behandlung. Dies ist ein nützlicher Ansatz, insbesondere in Kombination mit einer Sensitivitätsanalyse, um zu ermitteln, ob die Kostenschätzungen für alternative Behandlungsmethoden sich wesentlich überschneiden.

Abgesehen von ihren quantitativen Gesamtbefunden zeigten Culyer u. Maynard auf, daß b) bei beiden Behandlungsmethoden nur ein Teil der sozialen Kosten auf die Regierung zurückfällt – in Form der Auswirkungen auf das Budget des National Health Service –, während ein anderer Teil den Patienten oder andere Gruppen belastet.

Da die Operationsmortalität als Verlust (= Kosten) vom Patienten und seinen Angehörigen zu tragen ist, kann z. B. die chirurgische Behandlung für den National Health Service als die billigere Alternative erscheinen, selbst wenn sie vom sozialen Standpunkt aus unter Berücksichtigung der individuellen Kosten teurer ist (Culyer u. Maynard, S. 10). Dies illustriert den Unterschied zwischen den verschiedenen Betrachtungsebenen der Tabelle 17.1 – insbesondere den Unterschied zwischen den Zeilen 1 und 3 mit den Feldern (a) und (h).

Ein anderer Aspekt, den der Leser der Studie von Culyer und Maynard entnimmt, ist das enorme Handicap des Wirtschaftsanalytikers, wenn er aufgrund von Ex-post-Analysen arbeiten muß. Die ökonomische Evaluation sollte eindeutig „zur gleichen Zeit wie der klinische Teil der Untersuchung geplant und die Daten *pari passu* gesammelt werden" (Culyer u. Maynard 1981, S. 10). Sonst kann die Evaluation durch die Auswahl, wer das neue Medikament erhält und wer nicht, ernsthaft beeinträchtigt werden, ein Punkt, der auch von Geweke u. Weisbrod hervorgehoben wurde (1981).

Zwei Beispiele sollen zeigen, daß es möglich ist, eine ökonomische Analyse mit klinischen Erprobungen zu integrieren. Ricardo-Campbell et al. (1980) sowie von Bodemar u. Walan (1978), ermittelten die infolge Krankheit verlorenen Arbeitstage bei einer Gruppe von Patienten unter Cimetidinbehandlung im Vergleich zu einer Placebogruppe (hier wird also nicht mit der chirurgischen Behandlung verglichen). Im Rahmen von randomisierten Doppelblindstudien wurde festgestellt, daß bei Ulkuspatienten unter Cimetidin signifikant weniger Arbeitsausfälle zu verzeichnen sind als unter Placebo. Leider wurde in keiner der beiden Studien ein Vergleich mit der chirurgischen Behandlung oder anderen Therapien angestellt, auch wurde nicht versucht, den Arbeitszeitverlust in einen Geldwert umzusetzen. Bei Patienten mit einem Duodenalulkus stellen selbstverständlich Antazida, Anticholinergika und die Operation die realistischen Alternativen zur Behandlung mit Cimetidin dar, nicht aber Placebos.

Die Bedeutung der Studien von Ricardo-Campbell sowie von Bodemar u. Walan liegt daher weniger in ihren absoluten Ergebnissen, als im Nachweis, daß Untersuchungen von ökonomischen Variablen wie Arbeitszeitverlust mittels Randomisierung von Patienten durchführbar sind.

Die Grenzen der Vergleichbarkeit der Cimetidinbehandlung mit Placebo stehen in den Arbeiten von Geweke u. Weisbrod im Vordergrund; sie haben versucht, Cimetidin mit anderen derzeit gebräuchlichen Therapien zu vergleichen. Diese Arbeit wird später noch besprochen werden.

Die vor kurzem erschienene Arbeit von Fineberg u. Pearlman (1981b), enthält einen Überblick über eine Reihe ökonomischer Untersuchungen über die *Kosten* der Ulkuskrankheit. Solche Untersuchungen der Gesamtkosten irgendeiner Krankheit, ungeachtet der Perspektive, des Umfangs oder der Qualität der Schätzungen, sagen an sich nichts über die Wirtschaftlichkeit der Verwendung von Cimetidin oder irgendeiner anderen Therapie. Die Schlüsselfrage bei der Entscheidung über die Allokation der Mittel lautet: Um wieviel können die Gesamtkosten gesenkt und der Nutzen erhöht werden, wenn einer spezifischen Therapie der Vorzug vor einer anderen gegeben wird?

Von jedem der bisher erörterten ökonomischen Evaluationsgesichtspunkte aus gesehen, lautet die zentrale Frage nicht, ob Cimetidin „wirksamer" ist (relativ gegenüber Placebo oder gegenüber einer alternativen Behandlung wie Antazida, Anticholinergika) oder die Operation, sondern wie sich seine *relative* Wirksamkeit zu den *relativen* Kosten – (idealerweise) über die gesamte Lebensspanne des Patienten gesehen – verhält. Befunde, wie sie derzeit in klinischen Untersuchungen erhoben werden, welche Cimetidin mit Placebo vergleichen und dann nicht einmal die Kosten untersuchen, liefern nur eine Komponente im ökonomischen Evaluationsprozeß.

Es ist klar, daß die Wirksamkeit von Cimetidin relativ zu Placebo für die ökonomische Evaluation mit Sicherheit weniger relevant ist als der Vergleich der Wirksamkeit gegenüber alternativen Therapien. Alternative Therapien werden bereits auf breiter Basis angewandt; bis zu einem gewissen Grad werden sie nun durch Cimetidin ersetzt. Folglich möchte der Ökonom als Analytiker wissen, 1. um wieviel Cimetidin *wirksamer* ist als diese anderen Therapien, 2. wie groß der „Wert" der zusätzlichen Wirksamkeit ist und 3. wie groß der *Kostenunterschied* ist. Die Evaluationsanalyse konzentriert sich auf „marginales" Verhalten – *Veränderungen* von Nutzen und Kosten. Beachtenswert ist, daß eine neue medizinische Technologie von geringerer Wirksamkeit als eine andere Behandlung eine ökonomische Wirtschaftlichkeitsbeurteilung (z. B. eine Nutzen-Kosten-Analyse oder eine Budgetanalyse) mit Erfolg bestehen könnte, wenn sie nur ausreichend billiger wäre als die Alternative, mit der sie verglichen wird.

Ein erster Versuch zur Evaluation der wahrscheinlichen Auswirkungen der Einführung von Cimetidin auf die durch das Ulcus duodeni verursachten sozialen Kosten stellt die Studie von Robinsons Associates (1978) dar. In dieser Studie wurden 23 Ärzte, die die klinischen Erprobungen von Cimetidin für die Food and Drug Administration durchführten, gebeten, ihr Behandlungsschema für Patienten mit verschiedenen Typen von Duodenalulkus mit und ohne Cimetidin in allen Einzelheiten zu beschreiben. Sie hatten sich für Fälle mit und ohne Cimetidinbehandlung zu folgenden Kriterien zu äußern: Wahrscheinlichkeit und Häufigkeit der Arztkonsultationen, Wahrscheinlichkeit einer chirurgischen Behandlung, Häufigkeit diagnostischer Röntgen- und Endoskopiekontrollen, Arbeitsausfall und Wahrscheinlichkeit von Todesfällen infolge von Ulkuskomplikationen. Diese Schätzungen wurden dann mit Informationen aus sekundären Quellen über indirekte und direkte Kosten verschiedener Behandlungsformen kombiniert; anschließend wurden die Kostenveränderungen, die sich aus der Verfügbarkeit von Cimetidin ergeben, für jeden Duodenalulkustyp errechnet. Die Ärzte wurden darüber hinaus gebeten, eine Schätzung in bezug auf die mögliche Marktdurchdringungsrate von Cimetidin abzugeben und den Anteil eines jeden Patiententyps zu nennen, der mit Cimetidin behandelt werden würde, wenn das Medikament von den meisten dafür in Frage kommenden Ärzten in den USA verordnet würde. Die Studie ermittelte eine Einsparung von 645 Mio. US$ oder von 29% der für die Behandlung des Duodenalulkus in den USA anfallenden Kosten. Es wurde angenommen, daß die Arzneimittelkosten um 40% ansteigen würden, während bei allen anderen Kostenfaktoren Senkungen vorhergesagt wurden.

Nach Fineberg u. Pearlman (1981, S. 55–57) überschätzt die Robinson-Associates-Studie die von Cimetidin zu erwartenden Einsparungen beträchtlich. Angesichts der in der Analyse angenommenen übertriebenen Grundkosten der Ulkuskrankheit, des einseitigen Patientenspektrums und der durch die Methode der Berechnung von durchschnittlichen prozentualen Kostensenkungen entstehenden Fehler, sind die auf 645 Mio. US$ geschätzten Einsparungen wahrscheinlich 2- bis 3mal zu hoch veranschlagt. Durch die Selektion der ärztlichen Experten entstandene Verzerrungen könnten das Ausmaß dieser Überschätzung noch erhöhen.

In einer Serie von 3 Arbeiten (1981, 1982a, 1982b) haben Geweke u. Weisbrod die Aufmerksamkeit auf die Auswirkungen von Cimetidin auf die Budgetausgaben gelenkt. Sie betonen die Unvollständigkeit ihrer Analysen in bezug auf die soziale Nutzen-Kosten-Perspektive und liefern eine teilweise Rechtfertigung für die Konzentration auf die Ausgabenseite.

Die Frage, ob ein bestimmter medizinischer Aufwand – Medikament oder anderer – eine Erhöhung oder eine Senkung der Gesundheitsausgaben bewirkt, ist offensichtlich von entscheidender Bedeutung, wenn man bedenkt, wie sehr die politische Betonung derzeit auf der „Kostendämpfung" liegt.

Geweke u. Weisbrod stellen den Budgetausgabenansatz der vollständigen sozialen Nutzen-Kosten-Analyse gegenüber. Sie weisen darauf hin, daß die Konzentration auf die Budgetanalyse eine Vereinfachung des Nutzen-Kosten-Rahmens darstellt, da der Nutzen einer neuen Technologie dabei nur aus Kosteneinsparungen besteht, d. h. aus Verminderungen jener Kosten, die sich ausdrücklich auf Zahlungen für medizinische Ressourcen beziehen.

Das Besondere der Studien von Geweke u. Weisbrod liegt darin, daß es sich um die ersten Publikationen handelt, denen sog. Panels von Duodenalulkuspatienten über einen längeren Zeitraum zugrunde lagen. Um Unterschiede zwischen den Ausgaben und der Aufwendung an Ressourcen für spezifische Patienten mit verschiedenen Therapien einschließlich Cimetidin zu bestimmen, verwendeten sie Daten aus den Medicaidprogrammen in den Staaten Texas und Michigan. Sie bewerteten Cimetidin aus der Sicht der Regierungsbudgets. Es war ihnen dabei möglich, einzelne Patienten über Zeiträume von 2–3 Jahren zu verfolgen, die Höhe und die Art ihrer Gesundheitsausgaben für Krankenhausaufenthalte, Arzthonorare, Medikamente usw. zu erfassen und dabei zwischen Patienten mit bzw. ohne Cimetidinbehandlung zu unterscheiden.

Da sie die Patienten in einer realen (nicht experimentellen) Situation untersuchten, konnten sie die Angaben für verschiedene Therapieformen, wie Antazida, Anticholinergika, Operationen allein oder in Kombination mit medikamentöser Behandlung (immer ohne Cimetidin), vergleichen. Die Ausgaben stellten sie dem Aufwand für Duodenalulkuspatienten unter Cimetidinbehandlung gegenüber. Dieser Vergleich erscheint aussagekräftiger als ein Vergleich mit einer Placebogruppe. Eine Dimension der Behandlungskosten, die im Rahmen des Evaluationsverfahrens häufig übersehen wird, sind die Unannehmlichkeiten, die Unbequemlichkeiten und das Risiko eines bestimmten Behandlungsverfahrens für den Patienten. Dies ist aus zwei Gründen von Bedeutung:

1. Es handelt sich hierbei um echte Kosten, die für die einzelnen Behandlungsmaßnahmen stark variieren, auch wenn sie sich nicht in faßbaren Geldausgaben widerspiegeln. Die Einnahme großer Mengen Antazida 7- oder 8mal pro Tag ist beispielsweise deutlich weniger angenehm als die Einnahme einer Cimetidintablette 3- bis 4mal am Tag, und eine bevorstehende Operation verursacht mit Sicherheit größere Angstgefühle und Gefahren als die Einnahme von Antazida oder Tabletten.
2. Diese Unterschiede in bezug auf die Annehmlichkeit können die Einhaltung der ärztlichen Vorschriften beeinflussen (Non-Compliance); es ist möglich, daß ein Patient die verordneten hohen Antazidadosen nicht einnimmt, während er sich im Fall des leichter einzunehmenden Cimetidins viel eher an die Vorschriften hält. Die vergleichbare Wirksamkeit (und der Nutzen) der verschiedenen Therapien hängt somit nicht von ihrem Erfolg unter idealen Versuchsbedingungen ab, sondern von ihrem Erfolg unter den Bedingungen des täglichen Lebens.

Geweke u. Weisbrod weisen darauf hin, daß bei vielen kontrollierten Untersuchungen im Gesundheitsbereich nur solche Gruppen verglichen werden, in denen entweder bei allen Personen die neue Technologie – z. B. Cimetidin – angewandt wird („Versuchsgruppe" E_1), oder nicht angewandt wird („Kontrollgruppe" C). Dies ergibt jedoch gegenüber der tatsächlich zu erwartenden Anwendung ein verzerrtes Bild. Daher schlagen sie eine zusätzliche dritte Gruppe, E_2, vor, für welche die neue Technologie verfügbar ist, jedoch nur von Fall zu Fall je nach Beurteilung des Arztes zur Anwendung kommt, wie es der täglichen Praxis entspricht. „Das interessantere Experiment ist zweifellos ein Vergleich zwischen den Gruppen C und E_2".

Ungeachtet dessen, welche der eben diskutierten Perspektiven gewählt wird, lautet die kritische Frage, wie die Cimetidinbehandlung die Ergebnisse – Nutzen, Kosten, Ausgaben, Gesundheitszustand usw. – *verändert,* nicht im Vergleich zu Placebo, auch nicht im Vergleich zu überhaupt keiner Behandlung, sondern im Vergleich zu den verschiedenartigen Behandlungen, die derzeit zur Anwendung kommen würden, wenn Cimetidin nicht verfügbar wäre. Geweke u. Weisbrod haben versucht, diesen Unterschied zu ermitteln. Die hauptsächliche Schwierigkeit, mit der sich die Autoren auseinanderzusetzen hatten, sind mögliche Verzerrungen der Patienten-Kollektive. In einem idealisierten Experiment, das sie beschreiben, würden die Patienten mit einem Duodenalulkus zufällig mit Cimetidin oder mit anderen Therapeutika behandelt werden. In Wirklichkeit ist dies jedoch nicht der Fall.

Daher beschäftigten sie sich mit der Möglichkeit, daß sich jene Patienten, bei denen Cimetidin verordnet wurde, *systematisch* von denen unterscheiden, die es nicht erhielten – z. B. in bezug auf den Schweregrad der Krankheit oder die Notwendigkeit einer Operation –, und/oder daß die Ärzte, die Cimetidin verschreiben, besser informiert sein könnten, sowohl über die Verfügbarkeit von Cimetidin als auch über andere Aspekte der medizinischen Behandlung, und ihren Patienten eine bessere Versorgung zuteil wurde und andere Nutzen, Kosten und Ausgaben auf sie zutreffen würden als auf die Patienten ihrer weniger gut informierten Kollegen.

Geweke u. Weisbrod versuchten, die „Selektionsverzerrung" durch verschiedene Methoden auszugleichen. Als am nützlichsten beurteilen sie eine multiple Regressionsanalyse, bei welcher der Schweregrad der Ulkuskrankheit anamnestisch aus der Anzahl bisheriger Krankenhausaufenthaltstage sowie aus der Höhe der bisherigen Ausgaben für die Behandlung ausgewertet wurde, um die Auswirkung der Anwendung von Cimetidin auf die Gesundheitsausgaben zu errechnen.[5]

Obwohl den Autoren für ihre Studien sowohl Daten aus Texas als auch aus Michigan zur Verfügung standen, gaben sie denjenigen aus Michigan aus Gründen der Qualität und der Vollständigkeit diagnostischer Angaben den Vorzug. Ihre empirischen Studien begannen mit der Durchsicht der Rechnungsunterlagen für alle Medicaidempfänger in Michigan für 3 volle Kalenderjahre (1977–1979). Die Information ist in bezug auf jeden Empfänger nach Forderungen geordnet, und jede Forderung wird durch eine oder mehrere Zeilen ergänzt, in denen einigermaßen detailliert die Art der Behandlung sowie der in Rechnung gestellte Betrag (an Medi-

---

[5] Die Gleichung lautet: $y = b_0 + b_1 x_1 + b_2 x_2$. $x_1 =$ die gesammelten auf die Behandlung des Duodenalulkus bezogenen Gesundheitsversorgungsausgaben; $x_2 =$ aufgrund von Ulcera duodeni notwendige Krankenhausaufenthalte in Tagen zwischen dem 2. und 8. Monat vor Beginn der Studie; $y =$ eine von mehreren Arten von Ausgaben – für Arzneimittel, Krankenhausaufenthalt und Ärzte – nach dem Beginn der Studie. Es wurden getrennte Berechnungen für die Gruppen E (Cimetidin) und C (kein Cimetidin) angestellt. Schätzungen der mutmaßlichen Ausgaben für beide Gruppen wurden dann für spezifische Werte für die Variablen x_1 und x_2 verglichen.

caid oder an eine andere Stelle) beschrieben werden. Über jeden Patienten stehen demographische Basisinformationen sowie Daten über seine Berechtigung für Medicaid zur Verfügung. Für die Beanspruchung von Arzt und Krankenhaus wird stets eine entsprechende Hauptdiagnose und in manchen Fällen auch eine Nebendiagnose genannt. Zu den Krankenhausforderungen werden genaue Angaben über angewandte Verfahren und entsprechende Daten gemacht, doch erfolgt keine Ausscheidung der Arzneimittelaufwendungen. An Medicaid gestellte Forderungen für Arzneimittel gehen von den Apothekern aus und umfassen alle rezeptierten Spezialitäten, Wirkstoffe und rezeptfrei verkauften Medikamente. In allen Fällen werden das Datum der Bezüge und die berechneten Beträge ausgewiesen. Aus dieser Fülle von Daten stellten die Autoren alle Unterlagen über jene 2850 Personen zusammen, a) die während der gesamten 3 Jahre für Medicaid berechtigt waren und

Tabelle 17.3. Ausgaben pro Fall in den Gruppen E und C; Annahme von Mittelwerten für Ausgaben vor Versuchsbeginn [60 US$ für ambulante Behandlung von Duodenalulzera und 1 Tag Hospitalisation ($X_1 = 60$, $X_2 = 1$)]

Ausgabentyp	Ausgaben [US $]		t-Test
	C Kontrollgruppe	E Experimentelle Gruppe	
Monat 1			
Cimetidin	0,00	25,07	–
Andere Medikamente	2,98	2,78	0,78
Krankenhaus	557,69	24,02	12,08[c]
Arzt	92,94	29,18	9,82[c]
Gesamtausgaben	653,61	81,05	12,29[c]
Monate 2–6			
Cimetidin	0,00		–
Andere Medikamente	4,01	5,31	−2,48[b]
Krankenhaus	24,65	51,82	−1,47
Arzt	12,43	15,74	−0,74
Gesamtausgaben	41,09	92,02	−2,44[b]
Monate 7–12			
Cimetidin	0,00	10,14	
Andere Medikamente	2,95	3,77	−1,69[a]
Krankenhaus	19,70	21,56	−0,10
Arzt	3,80	13,37	−2,34[b]
Gesamtausgaben	26,45	48,21	−1,13
Monate 1–12			
Cimetidin	0,00	54,36	
Andere Medikamente	9,93	11,86	−1,87[a]
Krankenhaus	602,04	97,40	9,62[c]
Arzt	109,17	57,65	5,78[c]
Gesamtausgaben	721,14	221,91	8,91[c]

[a] Signifikant mit 90% Wahrscheinlichkeit ($p < 0{,}1$).
[b] Signifikant mit 95% Wahrscheinlichkeit ($p < 0{,}05$).
[c] Signifikant mit 99,9% Wahrscheinlichkeit ($p < 0{,}001$).

b) bei denen während dieses Zeitraums zumindest einmal ein Duodenalulkus als Haupt- oder Nebendiagnose aufgeführt wurde.

Werden die Durchschnittswerte für die vorangegangene Periode (2–8 Monate vor Versuchsbeginn) bei der statistischen Analyse eingesetzt (60 US$ pro Person für die ambulante Duodenalulkusbehandlung und ein Tag Krankenhausaufenthalt), ergeben sich die in Tabelle 17.3 wiedergegebenen Regressionsresultate. Überschlägig können die Ergebnisse dieser Tabelle dahingehend interpretiert werden, daß mit Ausnahme des Vergleichs für den Monat 1 die Gruppe E – die Cimetidingruppe – höhere Ausgaben für andere Medikamente, Krankenhausaufenthalte und Arztbesuche aufzuweisen hatte als die Kontrollgruppe C, wenn auch der Unterschied in der höchsten Ausgabenklasse (Krankenhausaufenthalt) nicht signifikant ist. Die höheren Ausgaben der Gruppe C im Monat 1 lassen sich auf die Art der Intervention zurückführen. Bei einem Drittel der Patienten der Gruppe C erfolgte nämlich eine Krankenhauseinweisung oder ein Arztbesuch und nicht nur eine Verordnung von Medikamenten zur Behandlung von Verdauungsstörungen; ein Krankenhausaufenthalt zieht immer höhere Ausgaben als eine monatliche Medikamentenverordnung nach sich, und auch bei einem Arztbesuch ist dies oft der Fall. Daher ist es nicht überraschend, daß die Ausgaben für die Kontrollgruppe im ersten Monat viel höher sind als für die Cimetidingruppe E.

Die numerischen Vergleiche lassen noch einen weniger augenfälligen Punkt erkennen: die Differenz für den Monat 1 ist so groß, daß sie den Unterschied für die Gesamtheit der folgenden 11 Monate übertrifft. Wenn die 12 Monate nach dem Beginn der Behandlung als ein Ganzes betrachtet werden, sind die Pro-Kopf-Ausgaben für die Gruppe E weit niedriger und betragen nur 30% derjenigen für Gruppe C. Die Unterschiede sind für jede einzelne unabhängige Variable statistisch signifikant.

Man könnte behaupten, der Vergleich der tatsächlichen Ausgaben für die Gruppen C und E ergebe ein verzerrtes Bild. Geweke u. Weisbrod zogen daher in Betracht, daß ein angemessener Vergleich nicht auf den tatsächlichen Ausgaben für die Gruppen basieren sollte, sondern auf den Ausgaben, die im Fall einer idealisierten Randomisierung angefallen wären.

Es scheint einleuchtend, daß die neue Technologie, Cimetidin, so angewandt wurde wie die meisten neuen Technologien – manchmal als Ersatz für kostspieligere Technologien (z. B. chirurgischer Eingriff) und manchmal als Ersatz für billigere Verfahren. Dies bedeutet nicht, daß eine derartige neue Technologie ineffizient angewandt wird, genausowenig wie eine erfolglose Bohrung bedeutet, daß der Mann auf dem Bohrturm untauglich war. Wenn die geologischen Kenntnisse ausreichend wären, um mit Sicherheit das Vorkommen von Öl zu bestimmen, oder wenn die medizinischen Kenntnisse ausreichend wären, um mit Sicherheit zu bestimmen, welche spezifische Therapie die geringsten Kosten verursacht (bei gegebener Wirksamkeit), dann könnten alle Fehler und Irrtümer vermieden werden. In der rauhen Wirklichkeit stehen diejenigen, die die Entscheidung zu treffen haben, jedoch vor dem bekannten Dilemma, das statistische Fehler vom Typ I und vom Typ II zur Folge hat. Für Cimetidin würde dies folgendes bedeuten: Würde die neue Technologie nur dann angewandt, wenn es praktisch sicher ist, daß sie ein kostenaufwendigeres operatives Verfahren erspart, hätte das eine ineffizient niedrigere Anwendungsrate für Cimetidin zur Folge. Auch wenn nicht sicher ist, ob eine Operation durch Verabreichung von Cimetidin auf die Dauer vermieden werden kann, lautet die Schlüsselfrage: Wie groß sind die Wahrscheinlichkeit und die Zeitdauer eines Aufschubs? Wie die Berechnungen in Tabelle 17.3 erkennen lassen, sind die mit der Operation verbundenen Krankenhaus- und Arztkosten (Kolonne C) in der Tat im Vergleich zu den durchschnittlichen Kosten der Cimetidintherapie (Kolonne E) sehr hoch. Effizienz verlangt nach durchschnittlichen Erwartungswerten, wie sie in Tabelle 17.3 enthalten sind; der Stand des Wissens erlaubt Aussagen über die mutmaßlichen Ergebnisse nach Wahrscheinlichkeiten.

Wegen dieser Unsicherheiten berechneten Geweke u. Weisbrod Ausgaben für alternative Kontrollgruppen. Diese Analysen lassen sich wie folgt zusammenfassen: Angenommen, ohne die Verfügbarkeit von Cimetidin hätte ein Anteil der Patienten (d) eine medikamentöse Therapie erhalten und die Differenz (1–d) eine andere Behandlungsart einschließlich Chirurgie. Nimmt man weiterhin an, daß mit der Einführung von Cimetidin ein Teil *(m)* von nichtmedikamentösen Maßnahmen (chirurgische Eingriffe und Arztbesuche) durch Cimetidin ersetzt würde, so erfolgt dadurch eine Verminderung der chirurgischen Eingriffe und Arztbesuche gegenüber dem Vorzustand. Aus solchen Annahmen haben Geweke u. Weisbrod zusammen mit ihren Berechnungen in Tabelle 17.3 die Gesamtausgabenhöhe pro Patient für verschiedene Werte von m berechnet. Bei Berücksichtigung von Cimetidin wurde die durchschnittliche Gesamtausgabenhöhe für 12 Monate pro Patient für *alle* Patienten (nicht nur jene, die Cimetidin einnahmen) 772–613 US\$ · m berechnet. Wenn m 0,084 übersteigt, d.h. wenn Cimetidin den Bedarf an chirurgischen Behandlungen und Arztbesuchen um 8,4% oder mehr senken würde, dann wären die Jahresausgaben nach der Einführung des neuen Arzneimittels niedriger als vor dessen Einführung, nämlich 721 US\$. Dieser Betrag entspricht den durchschnittlichen 12monatlichen Ausgaben für alle Patienten, die andere, verhältnismäßig billige Arzneimittel einnahmen oder sich einer chirurgischen Behandlung unterzogen, was sehr viel teurer ist, als Cimetidin einzunehmen. Der Ausgabeneffekt von Cimetidin hängt somit von dem Grad ab, zu welchem es mit geringeren Kosten verbunden ist bzw. mit höheren Kosten verbundene Alternativen ersetzen kann.

Befunde aus der Literatur lassen darauf schließen, daß der angemessene Wert für m sehr viel größer ist als 8,4%, d.h. es ist zu erwarten, daß Cimetidin die Anzahl der Operationen bei Duodenalulkus um mehr als diesen Prozentsatz vermindern wird. Eine kürzlich veröffentlichte Studie über die Inzidenz chirurgischer Eingriffe zur Behandlung von Duodenalulzera vor und nach der Einführung von Cimetidin schätzte, daß die Operationen durch die Einführung des neuen Arzneimittels um mehr als 39% zurückgegangen sind (Wylie et al. 1981). Geweke u. Weisbrod setzten $m=0,39$ als Ausgangsschätzung ein und errechneten so pro Patient eine Gesamtausgabenhöhe für 12 Monate von 534 US\$ nach erfolgter Einführung von Cimetidin im Vergleich zu 721 US\$ ohne Cimetidin. Daraus ergab sich, daß das neue Medikament die jährlichen Ausgaben für die Behandlung des Duodenalulkus um 26% gesenkt hat.

Die dem Cimetidin zuzuschreibende Verminderung der chirurgischen Eingriffe bei Duodenalulzera ist ein kritischer Punkt. Fineberg u. Pearlman analysierten Angaben über die Ulkuschirurgie anhand von Zeitreihen und stellten für 1978, das Jahr, in dem Cimetidin in den USA eingeführt wurde, eine „unerwartete" Abnahme der Ulkusoperationen fest. Der starke Rückgang der Ulkusoperationen – ca.

11 000–26 000 (ungefähr 12–30%) Eingriffe weniger als der Trendextrapolation entsprach – war insofern bemerkenswert, als die übrigen bauchchirurgischen Eingriffe nicht abnahmen. Selbst wenn die Wirkung des neuen Arzneimittels auf die Operationshäufigkeit sich nur auf die Hälfte der von Wylie et al. geschätzten 39% beliefe oder wenn sie auch nur am unteren Ende des von Fineberg u. Pearlman geschätzten Bereichs läge, hat das Präparat eine starke Senkung der Ausgaben für Duodenalulzera zur Folge.

Welchen Ansatz auch Geweke u. Weisbrod in Betracht zogen, die empirischen Resultate zeigten, daß die Behandlung mit Cimetidin im Vergleich zu den bislang existierenden Therapiemöglichkeiten (andere Medikamente und chirurgische Behandlung) eine ausgabenreduzierende Alternative darstellt. Offensichtlich ist Cimetidin in jenen Fällen, die *endgültig* keine teure chirurgische Behandlung benötigen und bei denen bislang existierende Arzneimittel ausreichten, nicht kostenreduzierend; aber die Information, die nötig wäre, um diese Unterscheidung im voraus zu machen und somit „erfolglose Bohrungen" zu vermeiden, steht nicht zur Verfügung. Das Ausmaß, in dem die Anwendung von Cimetidin die Ausgaben reduziert, hängt von dem Ausmaß ab, in dem es einerseits chirurgische Maßnahmen und andererseits herkömmlichere, geringere Kosten verursachende medikamentöse Behandlungen ersetzt. Ein Optimum für die Anwendung von Cimetidin liegt weder in der unterschiedslosen Anwendung bei allen peptischen Ulkuskranken noch in der Beschränkung auf äußerst schwere Fälle, die unmittelbar vor der Operation stehen.

Bei einem der von Geweke u. Weisbrod angewandten Ansätze ergibt sich durch das neue Präparat eine Verminderung der Ausgaben für Duodenalulzera um ungefähr 70%, im anderen Fall ist die Einsparung geringer, beträgt aber immer noch beachtenswerte 26%. Die Autoren betonen, „daß, solange die Wahrscheinlichkeit der notwendigen Operation nicht sehr niedrig angesetzt wird – 8% oder weniger – selbst die vorsichtigste Schätzung Einsparungen mit Cimetidin voraussagt". Sie betonen wiederholt, daß sie zwar die Folgen der Cimetidinbehandlung für die *Ausgabenseite* untersuchten, daß aber auch die nicht nach marktgängigen Gesichtspunkten bewertbaren Auswirkungen – die Vermeidung von Schmerzen und Angst sowie von Risiken eines chirurgischen Eingriffs – entscheidende Vorteile darstellen, die für den Patienten ebenfalls relevant sind.

Lehren und abschließende Kommentare

Viele Probleme einer ökonomischen Analyse eines neuen Arzneimittels ließen sich mit verhältnismäßig niedrigen Kosten vermeiden, wenn die ökonomische Evaluation in die randomisierten klinischen Studien eingebaut würde. Solange dies nicht geschieht, ist der Ökonom gezwungen, Vermutungen über die zu erwartende Anwendung des neuen Arzneimittels (oder irgendeiner anderen neuen medizinischen Technologie) anzustellen – insbesondere darüber, ob die Patienten, bei denen die neue Technologie angewandt wird oder nicht, ein randomisiertes oder ein ausgewähltes Kollektiv der Duodenalulkuspatienten insgesamt darstellen.

Aus Sorge, daß eine nicht zufällige Auswahl die Resultate verfälschen könnte, sind statistische Korrekturmaßnahmen notwendig. Diese wären nicht erforderlich, wenn man die Bedürfnisse für die Evaluation zum Zeitpunkt der klinischen Untersuchungen berücksichtigen würde. Unabhängig von der Quelle, aus welcher die Daten stammen, kann die ökonomische Evaluation von einer Reihe von Betrachtungsebenen ausgehen. Aus gesamtwirtschaftlicher Sicht ist eine soziale Kosten-Nutzen-Analyse einer Kosten-Effektivitäts- oder einer Ausgabenanalyse klar vorzuziehen. Die Sorge um die konzeptuelle Klarheit sollte uns jedoch nicht Ziel und Zweck einer jeden Evaluation aus den Augen verlieren lassen – sie soll die Fällung intelligenter Entscheidungen erleichtern. Wenn es darum geht zu entscheiden, ob mehr Mittel für die Anwendung einer neuen Technologie bereitgestellt werden sollen oder nicht, ist es belanglos, ob sie 50 oder 500% effizienter ist als ihre Alternative, da selbst die niedrigste Zahl auf eine sozial effiziente Veränderung hinweist. So ist beispielsweise die Nichtberücksichtigung der größeren Annehmlichkeit bei der Anwendung von Cimetidin im Vergleich zu Antazida oder Operationen für die Beurteilung ohne Bedeutung, wenn – oder insoweit als – die übrigen in Betracht gezogenen Variablen für die Cimetidintherapie bereits mehr Nutzen als Kosten aufzeigen.

Die verschiedenen Evaluationsansätze haben alle ihre Vor- und Nachteile. Der springende Punkt ist, kurz gesagt, daß Alternativen zu einer umfassenden Nutzen-Kosten-Analyse entwickelt worden sind, weil die Erarbeitung der notwendigen Daten Kosten verursacht. Berücksichtigen wir die Kosten und den Nutzen einer umfassenderen Nutzen-Kosten-Analyse, können wir zum Schluß kommen, daß eine konzeptuell weniger wünschenswerte Alternative tatsächlich vorzuziehen ist. Die vielfältigen Cimetidinstudien und ihre diversen Mängel weisen darauf hin, wie wichtig es ist, zwischen der Vollständigkeit, der Durchführbarkeit und den Kosten der Studie abzuwägen. Unvollständige Informationen über die kurzfristigen und noch mehr über die langfristigen Auswirkungen einer neuen Technologie gesellen sich zu den schwierigen Problemen, wie man Schmerzen, Leiden und das Leben selbst in Geldwerten messen soll, und machen die Evaluation von medizinischen Technologien zu einem äußerst komplexen Unterfangen. Eine „nützliche" Evaluation sollte – da ihre Unvollständigkeit unvermeidlich ist – 1. die Natur ihrer Mängel klar darlegen; 2. quantitative, nicht monetäre Messungen von Kosten und Nutzen vorlegen und es dem Anwender überlassen, über deren relative Bedeutung im Verhältnis zu anderen Wirkungen zu entscheiden, und 3. es verstehen und dem nichtprofessionellen Leser klar machen, daß der Versuch, Nutzen und Kosten in Geldwerten auszudrücken, nicht eine krankhafte Beschäftigung mit Geld widerspiegelt, sondern im Gegenteil der unvermeidlichen Notwendigkeit entspricht, die diversen Effekte einer neuen Technologie miteinander vergleichbar zu machen. Um die Wünschbarkeit einer neuen Technologie zu beurteilen, müssen wir auf irgendeine Weise alle ihre günstigen und alle ihre ungünstigen Effekte addieren und herausfinden, welche Seite überwiegt.

Im Fall von Cimetidin ist der klinische Nachweis seiner Wirksamkeit *im Vergleich zu einem Placebo* von geringerer Relevanz für eine ökonomische Bewertung, deren Ziel es ist zu ermitteln, ob die günstigen Wirkungen und Kosten des Arzneimittels, in Werteinheiten ausgedrückt, es den Alternativen, die es ersetzen würde, überlegen machen. Placebos zählen i. allg. nicht zu den realistischen Alternativen. Es sind eine Reihe von ökonomischen Bewertungen durchgeführt worden. Alle waren unvollständig, jede hat theoretische Mängel. Und dennoch gibt es zunehmende Beweise dafür, daß diese neue medizinische Technologie mehr wert ist, als sie kostet (gemessen an ihrem Preis).

Die Studien zur Bewertung von Cimetidin haben zur Erweiterung des Wissens nicht nur über die ökonomische Evaluation dieses Arzneimittels, sondern auch über die Probleme und die Möglichkeiten der Evaluation anderer medizinischer Neuerungen beigetragen. Der Einbau der ökonomischen Evaluation in randomisierte klinische Studien verdient absolute Priorität, wie auch die Ausdehnung der Randomisierung auf Gruppen, die anderen alternativen Behandlungsformen als Placebo unterzogen werden. Darüber hinaus sollte der Überwachung von Kosten und Nutzen nach erfolgter Einführung (auf die in den Studien von Geweke u. Weisbrod angewandte Weise) als Teil eines fortlaufenden Evaluations- und Entschädigungsprozesses erhöhte Aufmerksamkeit geschenkt werden.

Wir haben noch viel zu lernen, wie sich theoretische Idealforderungen mit machbaren Methoden verschmelzen lassen. Die Einsätze für private Innovationen, Wissenschaften, Behörden, Regierungsstellen und für die Gesellschaft im ganzen sind hoch.

18. Diskussion des Beitrags von Weisbrod

A. Sonnenberg, A. Fritsch und G. S. Sonnenberg

Universität Düsseldorf

Evaluationsansätze

Der Hintergrund, vor dem sich die ökonomische und medizinische Evaluation von Technologien zur Gesundheitsversorgung abspielt, kann in 2 Fragen zusammengefaßt werden: Wie läßt sich das Ergebnis der medizinischen Versorgung bewerten? Wie kann der auf die Gesundheitsversorgung verwandte Anteil der nationalen Ressourcen vermindert werden? Eine neue medizinische Technologie läßt sich durch medizinische oder ökonomische Kriterien messen, aber auch durch gleichzeitige Evaluation der beiden Bereiche (Abb. 18.1). Für die Evaluation stellt eine medizinisch bessere, jedoch teurere Technologie den kompliziertesten Fall dar, da der medizinische Nutzen gegen die erhöhten Ausgaben gewichtet werden muß; beide Bereiche, nämlich der ökonomische und der medizinische, sind zu berücksichtigen. Dies trifft für Cimetidin zu: Obgleich die Ausgaben für das neue Medikament höher sind als für die alten Präparate, wird diese Differenz durch die hohen Hospitalisierungskosten bei den nicht mit Cimetidin behandelten Gruppen bei weitem übertroffen.

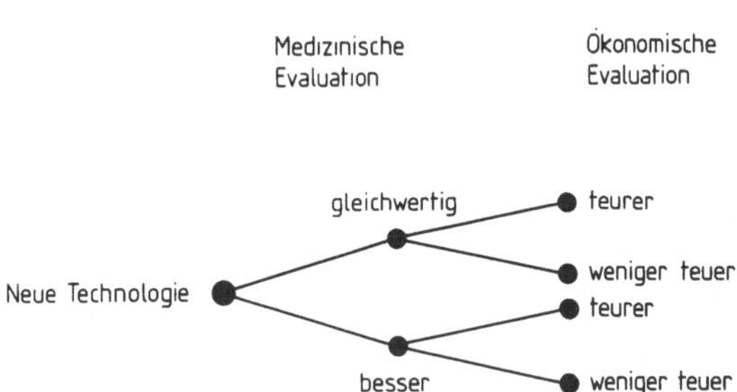

Abb. 18.1. Ansätze zur Evaluation einer neuen medizinischen Technologie

Wie Weisbrod in seinem Beitrag entwickelt, sind verschiedene Ansätze zur medizinischen und ökonomischen Evaluation neuer Technologien entwickelt worden. Für Analysen auf ökonomischer Ebene verfügen wir über Kostenstudien (von Haunalter u. Chandler 1977, Almy 1979, Sonnenberg et al. 1982a, Fineberg u. Pearlman 1981a und b), über Kosten-Effektivitäts-Analysen (Culyer u. Maynard 1981) sowie Ausgabenanalysen (Geweke u. Weisbrod 1981). Obwohl im Prinzip die gleichen Ansätze auch für die medizinische Ebene gelten, beschränken die Ärzte ihre Analysen meistens auf Nutzen- oder Kostenanalysen. Diese Analysetypen sind der elementare Bestandteil aller klinischen Studien. Eine Kosten-Nutzen-Analyse mit einer sozialen Perspektive, welche die medizinischen Nutzen gegen ihre sozialen Kosten gewichtet, ist der umfassendste Analysetyp. Die Nutzen und die Kosten sind jedoch schwer zu definieren, der Nutzen ist schwierig zu bewerten [s. Sonnenberg u. Blum 1982 und Weisbrod (Kap. 17)], und wir müssen mit verzerrten Preisen rechnen.

Probleme der ökonomischen Evaluation in der Medizin

Selbst wenn Ärzte und Ökonomen die gleichen Fachausdrücke verwenden, können diese unterschiedliche Konnotationen haben. In einer medizinischen Kosten-Nutzen-Analyse bedeutet der Tod stets einen Verlust. In einigen ökonomischen Analysen (z. B. jenen, die auf dem Ansatz des „menschlichen Kapitals" basieren), kann der Tod einen Gewinn darstellen, wenn er im Rentenalter eintritt. Die Ärzte bedienen sich der monetären Kosten von Arbeitsausfall und Hospitalisierung v. a. zur Beschreibung des Schweregrades der Krankheit und der Nachteile der Therapie (Sonnenberg u. Heftl 1979, Sonnenberg et al. 1982b). Für Ökonomen hängen die durch den Arbeitsausfall verursachten Kosten von der Arbeitslosenrate ab und vom Einkommen des Krankgeschriebenen; die Hospitalisierung stellt eine weitere Ausgabenquelle dar.

Es gibt mehrere Gründe für verzerrte Preise im Gesundheitsversorgungssystem (Abel-Smith 1980). Die medizinische Forschung wird z. T. durch Gesundheitsversorgungsgelder bezahlt. Unbefristete Arbeitsverträge des Krankenhauspersonals verhindern die Reduzierung von Personal und Krankenhausbetten, wenn diese nicht mehr benötigt werden. Regierungsvorschriften schränken private Möglichkei-

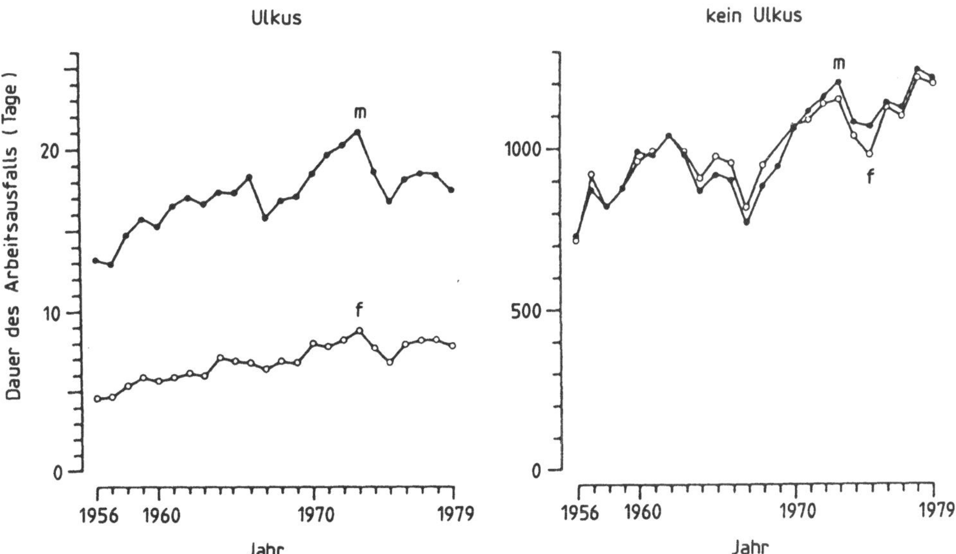

Abb. 18.2. Arbeitsausfall in Tagen pro 1000 Versicherte der AOK (*m* Männer, *f* Frauen)

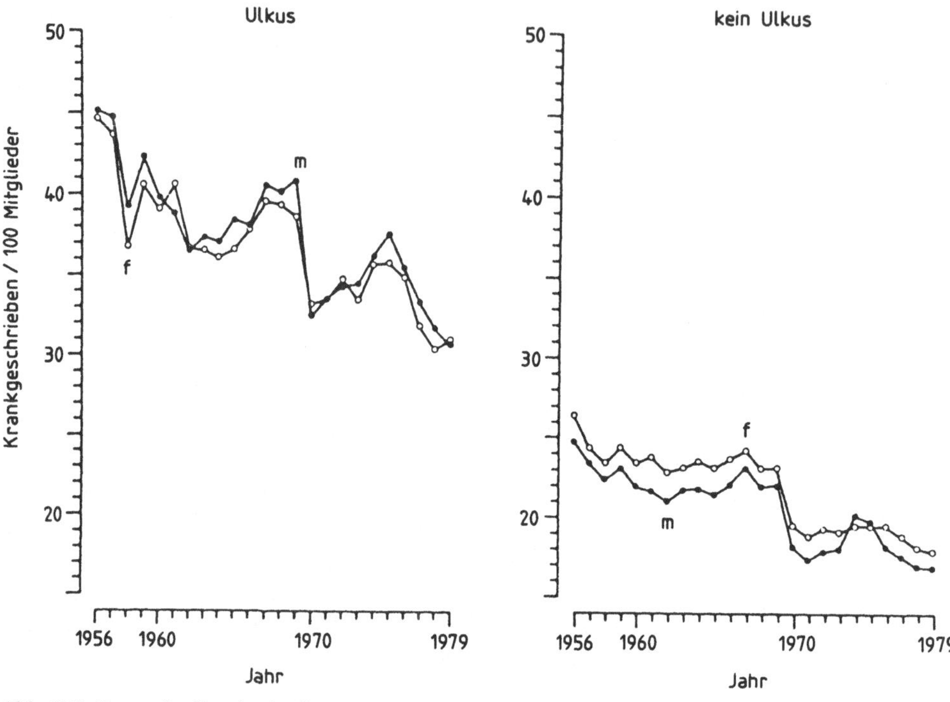

Abb. 18.3. Dauer der Krankschreibungsperioden unter AOK-Mitgliedern

ten ein. Da viele Krankenhäuser aus öffentlichen Mitteln finanziert werden, besteht kein Wettbewerb zwischen Ärzten oder Krankenhäusern um die wirkungsvollste Therapie zum niedrigstmöglichen Preis. Im Gegenteil, Ärzte genehmigen die Anwendung teurer Therapien, als ob sie überhaupt nichts kosten würden. Dieses Verhalten wird durch eine medizinische Ethik verstärkt, derzufolge alles getan werden sollte, was möglich ist, wenn es dem Patienten vielleicht helfen könnte. So umfaßt beispielsweise der Marktpreis der Duodenalulkusbehandlung auch die Kosten, welche sich aus einer mäßig bis gravierend falschen und/oder schlechten Behandlung ergeben. Das Versicherungssystem und das soziale Gesundheitsversorgungssystem entheben den Patienten jeder Sorge um die Kosten. Das System der sozialen Versorgung verleitet zum Mißbrauch (Marcus 1974).

Die Abb. 18.2 und 18.3 veranschaulichen diese letzten beiden Punkte. Abbildung 18.2 gibt eine Zunahme der Arbeitsausfalltage pro 1000 Mitglieder der AOK wieder (größte gesetzliche Krankenkasse in der Bundesrepublik Deutschland). Bei der AOK sind 42% aller Arbeiter und Angestellten in der BRD versichert, d.h. 10 Mio. Menschen (Bundesverband der Ortskrankenkassen 1957–1981). Unter der deutschen Gesetzgebung sind die Krankengelder stetig angestiegen. Seit 1970 hat jeder kranke Arbeiter oder Angestellte Anspruch auf Lohnfortzahlung durch den Arbeitgeber während der ersten 6 Krankheitswochen. Im allgemeinen folgte auf jede Veränderung der Struktur der Versicherungsleistungen ein weiterer Anstieg der Arbeitsausfälle. Obgleich die Inzidenz und die Prävalenz des peptischen Ulkus sich in der BRD nicht verändert haben (Sonnenberg et al. 1982c), ist die Anzahl der durch die peptische Ulkuskrankheit verlorenen Arbeitstage zwischen 1956 und 1979 um mehr als 50% gestiegen. Die zeitliche Entwicklung der Arbeitsausfälle verläuft bei den Ulkuspatienten und anderen Kranken parallel. Die Kurven für die Ulkuspatienten und die anderen Kranken lassen deutlich die durch die Rezession der deutschen Wirtschaft in den Jahren 1967 und 1975 bedingten Verminderungen erkennen. In der Ulkus- und in der Nichtulkusgruppe kommt es zu einer parallelen Abnahme der durchschnittlichen Dauer des Arbeitsausfalls. Da die Anzahl der krankgeschriebenen Personen während des gleichen Zeitraums zunahm, bedeutet diese Veränderung, daß ein wachsender Anteil der Patienten für kürzere Zeiträume krankgeschrieben war. Die wirtschaftliche Rezession der Jahre 1967 und 1975 ist auch in den Graphiken der Abbildung 18.3 erkennbar. In Zeiten wirtschaftlicher Rezession nimmt die durchschnittliche Dauer der Arbeitsausfälle ab, da jene Patienten, die sich normalerweise für kürzere Perioden krankschreiben lassen würden, befürchten, ihre Stellung zu verlieren, und daher trotz ihrer Krankheit weiterarbeiten.

Der unvermeidliche Anstieg der Gesundheitsversorgungsausgaben

Das Medikament Cimetidin stellt die Evaluation vor verhältnismäßig einfache Probleme, da es vom medizinischen Standpunkt aus wirksamer ist als die therapeutischen Alternativen (Sonnenberg et al. 1981), und streng ökonomische Analysen lassen erkennen, daß es auch weniger kostspielig ist. Würden wir Cimetidin auch dann verschreiben, wenn es mehr Kosten als seine Alternativen verursachen würde? Die H_2-Blocker stellen heute nicht nur eine von mehreren Alternativen zur Behandlung des Duodenalulkus dar, sie sind auch die beste. Sie haben gut definierte und gut beschriebene pharmakologische Wirkungen, wenig Nebenwirkungen, eine hohe Wirksamkeit in bezug auf die Heilung und die Prävention und Duodenalulzera, sie verursachen weniger Nachteile als chirurgische Eingriffe, und die Einnahme ist einfacher als die von Antazida. Wahrscheinlich würden wir Cimetidin auch dann noch verschreiben, wenn die ökonomischen Analysen aufgezeigt hätten, daß es teurer ist als seine Alternativen.

Abgesehen vom Cimetidin war in den letzten Jahren eine enorme Zunahme der medizinischen Wirksamkeit zu beobachten. Neue Medikamente wurden entwikkelt, z.B. Analgetika, Antipyretika, Antibiotika, Antiarrhythmika, Antikonvulsiva, Antidiarrhoika, Antihistaminika, „Anti-fast-alles". Neue Labormethoden (z.B. Coulter-Counter, Enzymtests, Bestimmung der HLA-Antigene, Radioimmunassays), neue diagnostische Methoden (z.B. Computertomographie, Ultraschall, Endoskopie, Koronarangiographie) und neue Behandlungsmethoden (z.B. Mikrochirurgie, hochselektive Vagotomie, Dialyse, Schrittmacher, Respiratoren, Insulinpumpen, Erweiterung der Koronararterien) wurden eingeführt. Die Liste ließe sich beliebig verlängern.

Die Besorgnis in bezug auf die Zunahme der Gesundheitsversorgungsausgaben resultiert aus der Tatsache, daß diese Ausgaben in den letzten Jahren schneller angestiegen sind als das Bruttosozialprodukt.

Medizinische Vorschläge für eine Reduzierung der Gesundheitsversorgungsausgaben

An welche medizinische Lösungen könnte man denken, wenn man einen weiteren Anstieg des für Gesundheitsversorgung ausgegebenen Anteils des Bruttosozialprodukts verhüten will? Einstellung der medizinischen Forschung? Beschränkung der medizinischen Versorgung auf die wirtschaftlich Tätigen? Erhöhung der industriellen Produktivität (wie?)? Diese Extreme erscheinen als unwahrscheinliche Möglichkeiten. Eine vierte Lösung wäre die „natürliche": Die geschlechtliche Fortpflanzung und die Geburt neuer Einheiten erscheinen billiger als die ständige Reparatur der alten (Odum 1971). Bedeutet dies, daß man die Alten bzw. die altersbedingten Krankheiten nicht behandeln sollte? Sollten wir die Anwendung der kostspieligsten Technologien auf die Jüngsten beschränken? Die meisten Menschen können sich dieser Lösung nicht anschließen, sie könnte jedoch ganz natürlich sein. In jedem System können äquivalente sukzessive Investitionen zu sinkenden Grenzerträgen führen.

Die erste, auf ein bestimmtes Stück Land ausgebrachte Düngemenge wird einen höheren Ertrag (in Tonnen) erbringen als die zweite oder dritte Düngedosis. Die Wirtschaftskunde lehrt, wie die optimale Investitionsgröße zu ermitteln ist. In medizinischen Vorlesungen wird gelehrt, daß man sich auch den geringsten Ertrag zunutze machen soll, solange er positiv ist. Eine fünfte Lösung wäre daher die Veränderung dieser Art medizinischer Ethik. Es könnten die folgenden 9 Gebote, die zur herkömmlichen medizinischen Ethik im Widerspruch stehen, gelten:

- Du sollst Statistik und medizinische Entscheidungsanalyse lernen und sie in deiner klinischen Routine anwenden.
- Du sollst nicht alles tun, was möglich ist, um deine Patienten zu behandeln und ihr Leben zu retten.
- Du sollst keine Therapie einleiten, selbst wenn sie lebensrettend ist, wenn die Erfolgsaussichten unter 10% liegen.
- Du sollst das Leben eines Menschen nicht verlängern, wenn er dabei als Krüppel oder Lahmer weiterleben würde.
- Du sollst das Leben eines Menschen nicht verlängern, wenn es dabei um weniger als 6 Monate geht.
- Du sollst dich nicht um Wahrscheinlichkeiten unter 1% kümmern.
- Die Leute wollen, daß der Arzt sie beruhigt, sie ermutigt, sie tröstet, sich um sie bemüht und ihnen alle ihre Ängste nimmt; du sollst dies nicht tun.
- Du sollst nicht für jeden Patienten nach einer Diagnose suchen.
- Du sollst auf die Kosten deiner Maßnahmen und Verordnungen achten.

Zusammenfassung der Workshopdiskussion

Ein besonderes Problem dieses interdisziplinären Workshops besteht darin, daß er zwei sehr unterschiedliche Teilnehmergruppen vereinigt, von denen die einen eine ganze Menge über Medizin und die anderen eine ganze Menge über Wirtschaft wissen, daß aber nur wenige Einzelpersonen genügend Kenntnisse auf beiden Gebieten besitzen. Kein Ökonom kann einem Kliniker innerhalb einer halben Stunde die gesamte ökonomische Denkweise erläutern; gleichermaßen kann man nicht erwarten, daß ein Kliniker im Verlauf eines Workshops einem Ökonomen ein breites klinisches Wissen und entsprechende Sachkenntnisse vermittelt. Dies kann nur durch fortwährenden Austausch, wie ihn die Teilnehmer erlebt haben, bewältigt werden. Alle waren sich einig, daß dies ein nützliches und notwendiges Unterfangen ist, um zu verstehen, auf welche Art und Weise die Gesundheitsversorgungssysteme funktionieren.

Arzt und Ökonom können über bestimmte Probleme unterschiedliche Ansichten haben. Dies wurde beim Thema Aufschub (z. B. eines chirurgischen Eingriffs) deutlich. Für den Arzt (und seinen Patienten) ist es von Bedeutung zu wissen, ob eine bestimmte Therapie in gewissem Sinne eine endgültige Heilung oder nur einen vorübergehenden Aufschub einer später notwendigen (besseren) Behandlung bedeutet. Für den Ökonomen ist diese Unterscheidung viel weniger wichtig, für ihn stellt sich hauptsächlich die Frage nach der „zeitlichen Priorität" und nach der angemessenen Diskontierung der zu erwartenden zukünftigen Kosten und Nutzen.

In den Augen des Arztes kann ein Aufschub ein Erfolg sein (z. B. Aufschub einer Hospitalisierung, Aufschub des Todes) oder ein Mißerfolg (z. B. Verzögerung einer endgültigen Heilung), da er sich auf den einzelnen Patienten bezieht. Der Arzt betrachtet es als Mißerfolg der konservativen Therapie, wenn der Patient letztendlich doch operiert werden muß. Ein Grund für die Anwendung von Medikamenten anstelle einer chirurgischen Behandlung ist die Hoffnung, daß eine Operation u. U. vermieden werden könnte.

Für den Ökonomen sieht das anders aus, für ihn ist ein Aufschub stets eine gute Sache. Angenommen beispielsweise, daß vor der Verfügbarkeit von Cimetidin 100 chirurgische Eingriffe pro Jahr ausgeführt werden mußten und daß sich die Operationsrate durch die Wirkung von Cimetidin auf 90 pro Jahr reduzieren würde, ohne die chirurgische Behandlung für irgendeinen Patienten auf die Dauer verhindern zu können, hätte Cimetidin eine ständige Verminderung von 10 chirurgischen Interventionen pro Jahr zur Folge und dies Jahr für Jahr. Durch einen Diskontierungsvorgang könnte man diese Einsparung in einen derzeitigen Wert umsetzen, und dies entspräche einem Teil des Nutzens in Form einer Reduktion der Operationskosten und eventueller aus der chirurgischen Behandlung resultierender Komplikationen. Zukünftige Kosten lassen sich leichter decken als gegenwärtige, da die eingesparten Ressourcen in der Zwischenzeit produktiv angelegt werden können.

Die Dinge sehen anders aus, wenn der Fall durch den Aufschub komplizierter wird. Wenn während dieser Zeit die Kosten stärker ansteigen als den aus dem Aufschub resultierenden Einsparungen entspricht, würde sich der Nutzen-Kosten-Analytiker selbstverständlich gegen den Aufschub entscheiden. Das sind Fragen einer optimalen zeitlichen Einteilung.

Die allgemeine Diskussion zeigte klar und deutlich, daß eine einfache Ausgabenanalyse, die lediglich den Geldstrom berücksichtigt, keinen Wert hat. Für den Ökonomen kann eine Ausgabenanalyse höchst irreführend sein. Wichtig ist die Kosten-Nutzen-Analyse. Um eine solche Analyse für ein neues Mittel wie Cimetidin zu erstellen, muß eine realistische Alternative zum Vergleich herangezogen werden. Die Patienten nehmen keine massiven Mengen von Antazida ein; in Skandinavien durchgeführte Studien haben jedoch gezeigt, daß vernünftige Antazidadosen (50–70 ml pro Tag) ohne größere Nebenwirkungen eingenommen werden können. Im Rahmen einer einzelnen Studie in Oslo führte eine solche, mit der Verabreichung von Anticholinergika kombinierte Behandlung offenbar zu Heilungsraten, welche mit jenen unter Cimetidin vergleichbar waren. In anderen Studien erwies sich diese Kombination allerdings als nicht besser als Placebo, d. h. es konnte praktisch niemals bewiesen werden, daß diese Behandlung besser war als Placebo. Die Annahme, daß die Verabreichung eines Placebos gleichviel bedeutet wie überhaupt keine Behandlung ist trotzdem nicht gerechtfertigt. Der Aufbau einer Studie und die zweckdienliche Spezifikation von Kosten und Nutzen hängt entscheidend von der Frage ab, die man zu beantworten sucht. Ein Placebo ist als Vergleich vollkommen angemessen, wenn es darum geht, optimale Dosierungen, Behandlungsdauer usw. zu ermitteln. Wenn es aber um die Frage der Kosten-Nutzen-Auswirkung eines neuen Verfahrens gegenüber einer vorhandenen realen Situation geht, dann muß man verschiedene gebräuchliche Therapien, verschiedene Behandlungsarten und -ergebnisse bei den Patienten vergleichen. Entscheidend für den Vergleich verschiedener Behandlungsverfahren ist der Wert, den man dem menschlichen Leben beimißt. Wenn man z. B. Cimetidin mit der chirurgischen Behandlung vergleicht, beinhaltet der chirurgische Eingriff eine gewisse zusätzliche Lebensgefahr (die auch im Fall einer Perforation gegeben ist!), so daß das Ergebnis tatsächlich davon abhängt, wie hoch man diesen Verlust bewertet. Derzeit beobachtet man zwei Entwicklungen in bezug auf die Evaluation des geretteten Lebens: Ein Ansatz basiert auf dem „Gesundheitszustandsindex" oder den „qualitätskorrigierten Lebensjahren" und bewertet diese monetär; der andere Ansatz mißt einen Teil dieser Nutzen nicht in Geldwert, sondern sieht vor, diese Information den Entscheidungsträgern gesondert zu unterbreiten.

Bezüglich der Methodologie kristallisierte sich heraus, wie wichtig es ist, den engen Zusammenhang zwischen den geplanten Verfahren und der Definition der Nutzen- und Kostenarten, die man untersucht, zu erkennen. Zeitweilig kritisierten die Ökonomen, daß eine ganze Reihe klinischer Studien schlecht geplant war oder aber andere Zwecke und Ziele verfolgte als jene, die einen Ökonomen charakteristischerweise interessieren würde.

Andererseits waren sich die medizinischen Teilnehmer einig, daß die Diskussion zu diesem Thema vom medizinischen Standpunkt nicht nur den Zweck verfolgen sollte, die unterschiedlichen Ausgangspunkte zu verstehen, sondern auch zum Nachdenken darüber führen sollte, wie man in zukünftigen Versuchsanordnungen beiden Aspekten gerecht werden könnte. Insbesondere könnte man in Ergänzung zu den langen Reihen von kontrollierten Cimetidinstudien, die einander lediglich in sehr hohem Maße auf klinischer Ebene bestätigen, systematisch bestimmte Daten sammeln, die für die Beurteilung der ökonomischen Auswirkung des Präparats wichtig wären, z. B. Informationen über Beschäftigung und Arbeitsfähigkeit, über die Beanspruchung der Gesundheitsdienste durch die Patienten usw. Analog wird bei kritischem Nachdenken über die Gesundheitsökonomie erkennbar, daß diese viel häufiger mit den Interessen und Absichten der Medizin verschmolzen werden sollte.

19. Epidemiologische Entwicklung der peptischen Ulzera und Evaluation der Duodenalulzera in der Bundesrepublik Deutschland vor und nach der Einführung von Cimetidin

B. Horisberger und L. Bapst*

Interdisziplinäres Forschungszentrum für die Gesundheit, St. Gallen

Die peptische Ulkuskrankheit zählt in den industrialisierten Ländern zu den „häufigen Krankheiten". Man schätzt, daß 10–15% der Männer und 6–10% der Frauen im Laufe ihres Lebens mindestens einmal ein aktives peptisches Ulkus entwickeln. Die Mehrzahl der Patienten leidet über einen Zeitraum von 10–15 Jahren an periodisch wiederkehrenden Schüben der Krankheit. Angaben in der klinischen Literatur besagen, daß in der Vergangenheit bei 20–30% der Ulkusträger zur Sanierung schließlich eine chirurgische Behandlung vorgenommen wurde (Fry 1964, Krause 1963, Hafter 1978). Peptische Ulzera können in jedem Lebensalter auftreten, 80% der Patienten erkranken jedoch während ihres aktiven Lebens (im Alter von 25–65 Jahren), was für die soziale und ökonomische Bedeutung der Krankheit wichtig ist.

Die volkswirtschaftlichen Kosten der Krankheit wurden für die Vereinigten Staaten 1977 mit 3244 Mio. US\$ berechnet; in Schweden beliefen sie sich 1975 auf 480 Mio. Kronen und in den Niederlanden (1975) auf 337 Mio. Gulden. Die Kosten des Duodenalulkus wurden 1980 für die westdeutsche Wirtschaft auf 944 Mio. DM geschätzt (s. Tab. 19.27 u. 19.29).

Cimetidin

Cimetidin gehört zu einer neuen Klasse der Histaminantagonisten, den sog. H_2-Rezeptorantagonisten, welche die Stimulierung der Säureresektion hemmen. Daher schwächt Cimetidin ein wichtiges aggressives Element im Entstehungsprozeß des peptischen Ulkus und verschiebt das Gleichgewicht zugunsten der Abwehrfaktoren. Nach seiner Einführung in den Jahren 1976/77 begannen immer mehr Ärzte in allen Ländern, Cimetidin zu verschreiben; sein Anteil an allen Verordnungen von Präparaten zur Behandlung des Ulcus duodeni beläuft sich heute je nach Land auf 30–60%. Ganz allgemein wurde festgestellt, daß die Patienten unter Cimetidin rascher schmerzfrei wurden als jene unter herkömmlichen Therapien und daß die Ulzera bei Anwendung von Cimetidin innerhalb kürzerer Zeit ausheilten.

1978 – 1 Jahr nach der Einführung des neuen Medikaments – stellte man in den USA eine unerwartet starke Abnahme der chirurgischen Ulkusbehandlungen fest; ähnliche Beobachtungen wurden auch in anderen Ländern gemacht, z. B. in Großbritannien, der Schweiz, den Niederlanden und Frankreich.

Diese klinischen Beobachtungen führten zu der Vermutung, daß dieser Rückgang mit der Einführung von Cimetidin in Zusammenhang steht und daß dieses

---

* Herrn Urs Gessner danken wir an dieser Stelle für die wertvolle Unterstützung bei den statistischen Berechnungen.

Medikament das Bild und den Verlauf der Ulkuskrankheit verändert hat. Die Veränderungen betreffen sowohl den subjektiven Verlauf der Krankheit bzw. die Schübe, an denen der einzelne Patient leidet, als auch die objektiven medizinischen Befunde. Damit liegt die Vermutung nahe, daß Cimetidin auf sozialmedizinischer wie auch auf ökonomischer Ebene Nutzen bewirkt, welche die Kosten weit übertreffen. Die Vermutung stützt sich z.T. auf kontrollierte Studien und Stichprobenerhebungen auf der Mikroebene (Fallstudien) und z.T. auf aggregierte Daten der Makroebene (nationale Gesundheitsstatistiken, repräsentative Krankenhauspanels, Operations- und Krankenhausstatistiken). Da diese Sammelstatistiken in der Regel 1–2 Jahre im Rückstand sind, verfügen wir lediglich über Zahlenreihen bis zum Jahr 1980. Die kurze Beobachtungszeit von Cimetidin (1977–1980) wird teilweise durch die Vielfalt gleichwertiger, in verschiedenen Ländern gemachter Beobachtungen wettgemacht. Um das Bild abzurunden haben wir, in Ergänzung zur vorliegenden Zusammenstellung aus der Literatur, neuere Zahlen aus der Bundesrepublik Deutschland beigefügt, die aus unseren eigenen Untersuchungen stammen.

Der vorliegende Beitrag ist in zwei Abschnitte unterteilt:
1. Epidemiologisches Profil des peptischen Ulkus unter besonderer Berücksichtigung des Ulcus duodeni (1970–1980),
2. Verlauf der Inzidenz von Hospitalisierung und Krankschreibungen aufgrund der Uluskrankheit seit der Einführung von Cimetidin (Tagamet) in der Bundesrepublik Deutschland.

Epidemiologie

Epidemiologische Daten sind als Basis für die Berechnung der volkswirtschaftlichen Kosten der Ulkuskrankheit und für die Beurteilung des therapeutischen Werts einzelner Behandlungsmethoden unerläßlich. Bis einschließlich der ersten Hälfte dieses Jahrhunderts waren Autopsien die hauptsächliche Quelle. Sie lieferten einige Angaben über die Verbreitung der peptischen Ulkuskrankheit unter den im Krankenhaus verstorbenen Patienten, jedoch nicht in bezug auf die Gesamtbevölkerung.

Leider stehen über so wichtige Punkte, wie Inzidenz der Ulkuskrankheit, Hospitalisierung, chirurgische Behandlung, nur vereinzelt Zahlen zur Verfügung. In den Krankenhausstatistiken waren meist nur Angaben über die Inzidenz der Krankheit unter ausgewählten, im betreffenden Krankenhaus stationär behandelten Patienten enthalten, während entsprechende ambulant behandelte Fälle nicht berücksichtigt wurden.

Die an einigen wichtigen Krankenhäusern geführten Statistiken über chirurgische Eingriffe waren eher Aufzählungen der an dem betreffenden Krankenhaus durchgeführten Operationen und ihrer Ergebnisse, ohne Bezug auf das Einzugsgebiet der Patienten oder auf die Gesamtbevölkerung (z.B. waren sie nicht standardisiert). Das gleiche gilt für die Krankschreibung als Folge der Ulkuskrankheit. Blumenthal wies bereits 1959 auf diesen Mangel hin. Am vollständigsten waren die Mortalitätsstatistiken, alle anderen statistischen Daten sind fragmentarisch (Bapst u. Horisberger 1978). Diese unbefriedigende Situation hat sich erst in den letzten Jahren etwas gebessert, doch reichen die entsprechenden Zahlenreihen erst wenige Jahre zurück. Dies muß bei der Interpretation der nachfolgenden Übersichten berücksichtigt werden.

Die Epidemiologie der Ulkuskrankheit wird erst seit der jüngsten Vergangenheit eingehender analysiert; hierbei werden zusätzlich zu Aufstellungen über die Inzidenz und die Mortalitätsraten eine ganze Reihe anderer in sozialer und ökonomischer Hinsicht signifikanter Daten in bezug auf die Inzidenz von Hospitalisierung und chirurgischer Behandlung sowie den krankheitsbedingten Arbeitsausfall gesammelt. Diese Form der erweiterten statistischen Untersuchung steht noch am Anfang. Es besteht kein Zweifel, daß das jetzt gezeigte erhöhte Interesse mit der Einführung neuer Therapeutika, insbesondere der Einführung von Cimetidin, zusammenhängt.

Mortalität

In den europäischen Ländern schwanken die Mortalitätsraten infolge peptischer Ulzera zwischen 3,5 und 10,0 auf 100000 Einwohner; ein deutlicher Anstieg ist nach dem 55. Lebensjahr zu beobachten (Tabelle 19.1). In den USA ist die Mortalität zwischen 1960 und 1978 laufend zurückgegangen, eine Tendenz, die in Europa viel weniger ausgeprägt ist (Tabelle 19.2). Der Anteil der Todesfälle in der Gruppe der unter 55jährigen betrug 1977/78 in den Niederlanden 8,2%, in den USA 12,55% und in der Bundesrepublik Deutschland 13,3% (Tabelle 19.3).

Eine Übersicht über die Entwicklung der Ulkusmortalität in der Bundesrepublik Deutschland in der Zeit von 1970 bis 1978 (Tabellen 19.4 und 19.5) läßt zwischen 1976 und 1978 einen bemerkenswerten Rückgang, v. a. unter der männlichen Bevölkerung, erkennen. Dieser betrifft – wie aus der Tabelle 19.6 ersichtlich – alle Altersgruppen.

Tabelle 19.1. Mortalitätsraten aufgrund der Ulkuskrankheit in verschiedenen Ländern, auf 100000 Einwohner standardisiert, nach Altersgruppen (Nach Vital statistics and causes of death, WHO Annual statistics)

Land	Jahr	Altersgruppen in Jahren				
		Alle Altersgruppen	<25	25–54	55–74	>75
Österreich	1978	9,5	0,1	7,5	41,6	80,8
Belgien	1976	5,1	0,8	3,0	23,8	50,4
Bulgarien	1977	6,0	0,2	6,9	37,8	53,3
Tschechoslowakei	1975	6,6	0,1	9,0	40,3	54,0
Dänemark	1978	6,6	0,1	2,8	27,2	69,6
Finnland	1975	3,5	–	3,4	22,4	39,5
Bundesrepublik Deutschland	1978	6,2	0,3	6,2	27,6	49,9
Deutsche Demokratische Republik	1973	10,0	0,1	11,4	51,2	64,0
Niederlande	1978	3,8	–	2,6	17,9	49,1
Schweden	1978	8,3	0,1	3,5	30,8	76,8
Schweiz	1978	6,1	–	3,6	24,8	66,7
Großbritannien	1978	9,4	–	6,3	44,1	92,1
USA	1977	2,7	0,6	2,8	15,4	29,4
	1977	1,8[a]	–	–	–	–

[a] US National Center for Health Statistics

Tabelle 19.2. Mortalitätsraten aufgrund der Ulkuskrankheit, auf 100000 Einwohner standardisiert

Jahr	USA[a]	Niederlande[b,c]	Bundesrepublik Deutschland[c]
1960	5,2	–	–
1965	4,3	–	–
1970	3,2	4,0	6,7
1971	3,0	4,2	6,8
1972	2,9	4,7	6,6
1973	2,7	4,1	7,0
1974	2,4	4,3	6,9
1975	2,2	4,0	7,1
1976	2,1	3,8	7,2
1977	1,8	3,4	6,7
1978	–	3,8	6,2

[a] Quelle: National Center for Health Statistics, National Hospital Discharge Survey, Hyattsville, USA

[b] Quelle: Netherlands Economic Institute 1977

[c] Quelle: Vital statistics and causes of death, WHO Annual statistics (Vitalstatistiken und Todesursachen, Jahresstatistiken der WHO)

Tabelle 19.3. Absolute Zahl der Todesfälle wegen peptischer Ulkuskrankheit in den USA, den Niederlanden und der Bundesrepublik Deutschland, 1977/78. (Nach Vital statistics and causes of death, WHO Annual statistics)

Land	Jahr	Altersgruppen in Jahren				
		Alle Altersgruppen	<25	25–54	55–74	>75
USA	1977	5900	50	691	2538	2621
		100%	0,85%	11,7%	43,0%	44,45%
Niederlande	1978	525	1	42	187	295
		100%	0,2%	8,0%	35,6%	56,2%
Bundesrepublik	1978	3827	15	494	1656	1662
Deutschland		100%	0,40%	12,9%	43,3%	43,4%

Tabelle 19.4. Todesfälle wegen Ulkus in der Bundesrepublik Deutschland, 1970–1978. (Nach Vital statistics and causes of death, WHO Annual statistics)

	1970	1971	1972	1973	1974	1975	1976	1977	1978
Insgesamt	4115	4161	4046	4311	4310	4409	4429	4134	3827
Männer	2911	2857	2762	2862	2886	2843	2796	2605	2314
Frauen	1204	1304	1284	1449	1424	1566	1633	1538	1514

Tabelle 19.5. Mortalitätsraten wegen Ulkus in der Bundesrepublik Deutschland, 1970–1978. (Nach Vital statistics and causes of death, WHO Annual statistics)

Mortalität auf 100000 Einwohner	1970	1971	1972	1973	1974	1975	1976	1977	1978
Insgesamt	6,7	6,8	6,6	7,0	6,9	7,1	7,2	6,7	6,2
Männer	10,0	9,8	9,4	9,7	9,7	9,6	9,5	8,9	7,9
Frauen	3,8	4,1	4,0	4,5	4,4	4,8	5,1	4,8	4,7

Tabelle 19.6. Mortalitätsraten der Ulkuskrankheit bei der männlichen Bevölkerung in der Bundesrepublik Deutschland, standardisiert auf 100 000 Einwohner. (Nach Vital statistics and causes of death, WHO Annual statistics)

Jahre	Altersgruppen in Jahren					
	Alle Altersgruppen	35–44	45–54	55–64	65–74	>75
1976	9,5	3,8	8,4	17,3	43,6	80,4
1978	7,9	2,8	6,4	12,8	33,7	75,1

Der Rückgang der Mortalität kann verschiedene Ursachen haben. Die einfachste Erklärung wäre, daß peptische Ulzera weniger häufig auftreten. Eine andere wäre, daß die Ulkuskrankheit gutartiger verläuft, daß die Operationsmortalität gesenkt werden konnte etc. In Ermangelung genauerer Untersuchungen bleibt die Antwort spekulativ.

Inzidenz

Hierunter versteht man die Häufigkeit des Auftretens neuer akuter Ulkusfälle (ohne vorherige Ulkusanamnese) in der Bevölkerung während eines bestimmten Zeitraums (z. B. eines Jahres). Die Inzidenzraten haben sich über die Jahre verändert wie auch das Verhältnis zwischen Männern und Frauen in der erkrankten Bevölkerungsgruppe.

Der Literatur entnehmen wir die in Tabelle 19.7 dargestellten, häufig zitierten Angaben.

Tabelle 19.7. Inzidenz des Ulcus duodeni und des Ulcus ventriculi in einigen ausgewählten europäischen Ländern

Autor	Zeitraum	Ort	Anzahl Patienten	Inzidenz pro 1000	Männer: Frauen
Ulcus duodeni					
Alstedt (1953)	1940	Dänemark	141	0,38	4,1:1
Alstedt (1953)	1948	Dänemark	407	1,00	2,6:1
Sponheim (1960)	1950–1952	Norwegen	458	1,50	4,2:1
Pulvertaft (1959)	1952–1957	England	862	1,33	3,5:1
Litton and Murdoch (1963)	1957–1959	Schottland	810	2,63	4,2:1
Dunlop (1968)	1962	Schottland	259	2,70	3,4:1
Bonnevie (1975)	1963–1968	Dänemark	1475	1,32	2,2:1
Ulcus ventriculi					
Schanke (1946)	1941–1944	Norwegen	119	1,14	3,2:1
Alstedt (1953)	1948	Dänemark	136	0,34	2,1:1
Pulvertaft (1959)	1952–1957	England	257	0,40	1,7:1
Sponheim (1960)	1950–1952	Norwegen	139	0,45	1,9:1
Litton and Murdoch (1963)	1957–1959	Schottland	134	0,34	1,2:1
Dunlop (1968)	1962	Schottland	44	0,44	1,9:1
Bonnevie (1975)	1963–1968	Dänemark	496	0,44	1,3:1

Die Inzidenz des Duodenalulkus (DU) scheint in den in Tabelle 19.7 aufgeführten europäischen Ländern leicht rückläufig. In den USA wurde bei einer Analyse von Patienten, die im Rahmen des Kaiser-Permanente Medical Care Program, Portland, Oregon (220000 Mitglieder) zwischen 1967 und 1973 behandelt wurden, bei frischen Ulkuserkrankungen Rezidiven eine Abnahme von über 60% (!) registriert (Vogt u. Johnson 1980). Das US National Center for Health Statistics gibt andererseits die Inzidenz der Ulkuskrankheit 1968 mit 3,0 pro 1000 Einwohner und 1975 mit 2,9 pro 1000 Einwohner an. In der Bundesrepublik Deutschland fanden wir in einer repräsentativen Stichprobe von 253 Ulkusschüben (1979 und 1981) bei 43% der Patienten keine anamnestischen Hinweise für eine bereits vorher bestehende Erkrankung; somit handelte es sich um Neuerkrankungen (Bapst u. Horisberger 1978). In einem Kollektiv von 3312 Fällen mit Duodenalulkusschüben betrug der Anteil der Neuerkrankungen 44% (Neiss 1981). Bei einer geschätzten Gesamtzahl von 398000 Ulkuspatienten pro Jahr ergäben sich daraus schätzungsweise 172300 Ersterkrankungen. Gemessen an einer Bevölkerung von 63 Mio. entspricht dies einer geschätzten Inzidenz von 2,73 auf 1000 Einwohner (1980/1981), (vgl. auch Tabelle 19.20).

Prävalenz

Die Angaben über die „Lebenszeitprävalenz" schwanken zwischen 5 und 10%, d. h. 5–10 von 100 Einwohnern leiden im Verlauf ihres Lebens irgendwann einmal an einer Ulkuskrankheit. Einige Autopsiestatistiken setzen diese Zahl sehr viel höher an. Angesichts der im Verlauf der letzten 10–20 Jahre beobachteten Veränderung der Inzidenz sind Zahlenangaben für die Lebenszeitprävalenz aber nicht sehr aussagekräftig. Bedeutungsvoller für die ökonomische Bewertung und Gewichtung der Ulkuskrankheit ist die Prävalenz über einen kürzeren Zeitabschnitt (z. B. ein Jahr). Das National Center for Health Statistics in den USA hat die in Tabelle 19.8 zusammengestellten Zahlen veröffentlicht.

Bemerkenswert ist, daß diese Tabelle zwischen 1957 und 1978 eine Zunahme der Prävalenz ausweist. Eine mögliche Erklärung für diese Entwicklung wäre die sorgfältigere Erfassung der Schübe. Diese Zahlen stehen in deutlichem Gegensatz zu den Untersuchungsergebnissen von Patienten im Rahmen des Kaiser-Permanente Medical Care Program (Vogt u. Johnson 1980). Unter den ambulanten Patienten

Tabelle 19.8. Morbiditätstrend der Ulkuskrankheit in den USA, 1957–1978. (Nach National Center for Health Statistics, Division of Health Interview Statistics, Hyattsville, MD, USA)

Zeitraum, Jahr	Prävalenz (pro 1000) pro Jahr	Gesamtzahl der pro Jahr erkrankten Personen
1957–1959	14,4	2440
1959–1961	14,0	2796
1961–1963	17,0	3079
1963–1965	19,0	3500
1968	17,2	3360
1975	18,9	3955
1978	17,7	3778

Tabelle 19.9. Entwicklung der Ulkusmorbidität im Patientenkollektiv des Kaiser-Permanente Medical Care Program

Jahr	Ulkusschübe/1000 Patienten		
	Ulcus duodeni	Ulcus ventriculi	Insgesamt
1967	13,7 ± 2,0	4,6 ± 1,2	18,3
1968	12,6 ± 1,8	2,6 ± 0,8	15,2
1969	10,8 ± 1,6	3,2 ± 0,9	14,0
1970	9,4 ± 1,4	2,5 ± 0,7	11,9
1971	6,3 ± 1,1	2,9 ± 6,7	9,2
1972	5,7 ± 1,0	2,8 ± 0,7	8,5
1973	4,1 ± 0,8	2,2 ± 0,6	6,3

Tabelle 19.10. Geschlechtsverteilung des Duodenalulkus in verschiedenen Ländern

Land	Zeitraum	Verhältnis Männer: Frauen	
Schottland	1962		3,4:1[a]
Dänemark	1963–1968		2,2:1[a]
Niederlande	1974		2,3:1[b]
USA	1973	Ambulante Fälle	3,6:1[c]
Kaiser-Permanente, Oregon	1975	Hospitalisierte Fälle	1,8:1[c]
Bundesrepublik Deutschland	1979–1981	Ambulante Fälle	1,9:1[d]

[a] Bonnevie (1975)
[b] Netherlands Economic Institute (1977)
[c] Vogt u. Johnson (1980)
[d] Bapst u. Horisberger (1978)

dieser Organisation wurde zwischen 1967 und 1973 ein eindrucksvoller Rückgang der Ulkusschübe Patienten beobachtet (Tabelle 19.9).

Es ist denkbar, daß die Diskrepanz zwischen den nationalen Statistiken und jenen des Medical Care Program auf unterschiedliche Bevölkerungsstrukturen in den untersuchten Kollektiven zurückzuführen sind.

Für die Bundesrepublik Deutschland kann man aus der Gesamtzahl der Verordnungen zur Duodenalulkusbehandlung für 1980 eine mutmaßliche Prävalenzrate von 14–18 Ulkusfällen auf 1000 Einwohner ableiten, wenn auch diese Zahl wie alle anderen diesbezüglichen Erhebungen als recht ungesichert zu betrachten ist. Man kann bestenfalls sagen, daß sie mehr oder weniger mit den vom US National Center for Health Statistics veröffentlichten Angaben übereinstimmt.

In den Niederlanden ist das peptische Ulkus sehr viel seltener. Die Gesamtzahl der Ulkusschübe schwankt in diesem Land um 50 000 pro Jahr; dies entspricht einer Jahresprävalenz von 3,5 auf 1000 Einwohner (1974). Die Autoren räumen allerdings ein, daß „relativ leichte Fälle" nicht in die Schätzungen einbezogen wurden:

„... the number may be considerable. However, as most of these cases healed without seeing a doctor and without lossing productive labour time, they have been ignored." („... die Anzahl kann beträchtlich sein. Da die meisten dieser Fälle jedoch ohne Konsultation eines Arztes und ohne Arbeitszeitausfälle abheilten, wurden sie vernachlässigt." Netherlands Economic Institute 1977).

Das Verhältnis zwischen männlichen und weiblichen Patienten in bezug auf Ulcus duodeni (UD) und Ulcus ventriculi (UV) läßt in den letzten Jahren eine stetige Zunahme des Anteils der Frauen erkennen. Aufgrund der neuesten uns zur Verfügung stehenden Unterlagen können für das Ulcus duodeni Verhältnisse gemäß Tabelle 19.10 angenommen werden.

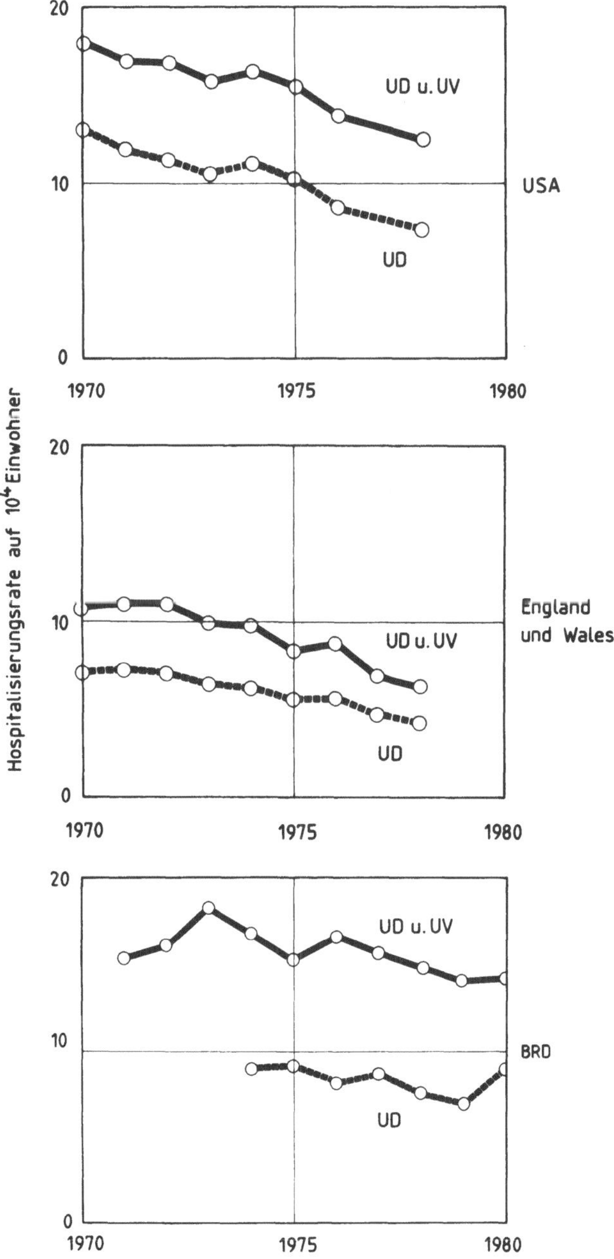

Abb. 19.1a–c. Hospitalisierungsraten für Patienten mit der Diagnose peptisches Ulkus (UD und UV) in den USA **(a)** England und Walses **(b)** und der Bundesrepublik Deutschland **(c)** 1970–1980

Hospitalisierung

Die Zahlen der *hospitalisierten Ulkuspatienten* weisen in den Ländern, die entsprechende Statistiken führen auf, eine rückläufige Hospitalisierungsrate, insbesondere bei Duodenalulkuspatienten (Abbildung 19.1).

Tabelle 19.11 zeigt die Zahl der Krankenhausentlassungen mit der Hauptdiagnose „peptisches Ulkus" (Ulcus duodeni und Ulcus ventriculi) in den USA.

Tabelle 19.12 zeigt geschätzte Hospitalisierungshäufigkeiten für die Bundesrepublik Deutschland für den Zeitraum 1971–1980; sie basieren auf eigenen Hochrechnungen aus Statistiken der Allgemeinen Ortskrankenkassen (AOK), die 1980 16495 Mio. Mitglieder zählten, davon 9795 Mio. Pflichtversicherte.*

In der Bundesrepublik Deutschland betrug das Verhältnis Ulcus duodeni zu Ulcus ventriculi 1975 1:0,7 und 1979 1:1. Die Hospitalisierungsraten sind mit jenen in den USA vergleichbar.

Tabelle 19.11. Anzahl der Krankenhausentlassungen mit einer Ulkusdiagnose in den USA, 1966–1978. (Nach US National Center for Health Statistics)

Jahr	Anzahl Patienten mit der Hauptdiagnose			Entlassungen pro 10000 Einwohner
	Ulcus ventriculi	Ulcus duodeni	Insgesamt	
1966	166100	345200	511300	26,4
1970	89200	273500	362700	17,8
1971	94100	251400	345500	16,8
1972	99300	241400	340700	16,4
1973	102900	227100	330000	15,7
1974	101500	239800	341300	16,2
1975	101500	224100	325600	15,3
1976	103400	194000	297400	13,8
1978	105100	166300	271400	12,4

Tabelle 19.12. Geschätzte Hospitalisierungsraten für Patienten mit der Diagnose „peptisches Ulkus" in der Bundesrepublik Deutschland, 1971–1980

Jahr	Anzahl der mit peptischen Ulzera hospitalisierten Patienten		Hospitalisierungsraten pro 10000 Einwohner	
	Alle Ulzera	Nur Ulcus duodeni	Alle Ulzera	Nur Ulcus duodeni
1971	94700[a]	–	15,5	–
1972	99900[a]	–	16,2	–
1973	113600[a]	–	18,3	–
1974	105100	56000[b]	16,9	9,0[b]
1975	94700	56900	15,3	9,2
1976	102100	56600	16,6	8,2
1977	96800	53300	15,8	8,7
1978	90900	46900	14,8	7,7
1979	87400	44000	14,2	7,0
1980	88000	56900[b]	14,3	9,2

[a] Statistiken der Ortskrankenkassen (AOK), für die BRD hochgerechnet.
[b] Angaben des Diagnose- und Therapieindex für die BRD hochgerechnet.
* Die Formel für die Hochrechnung ist:

$$\frac{\text{Pflichtversicherte}}{\text{Gesamtbevölkerung}} \times \frac{\text{AOK Mitglieder}}{\text{GKV Mitglieder}}$$

(GKV = Gesetzliche Krankenversicherung)

Die vom Netherlands Economic Institute (NEI) in Rotterdam 1980 durchgeführten Erhebungen ergaben die in Tabelle 19.13 aufgeführten jährlichen Krankenhauseinweisungen von Patienten mit der Diagnose „peptisches Ulkus" (Ulcus duodeni und Ulcus ventriculi).

Das Verhältnis Ulcus duodeni: Ulcus ventriculi betrug in Holland bei den hospitalisierten Patienten 1972 2,9:1; 1975 2,5:1 und 1979 2,4:1. Die holländischen Hospitalisierungsraten sind weit niedriger als in den USA oder in der Bundesrepublik Deutschland.

Für England und Wales lassen sich aus der verfügbaren Literatur die in Tabelle 19.14 aufgeführten Zahlenreihen ableiten.

Abbildung 19.1 zeigt die Entwicklung der Hospitalisierungsraten für das peptische Ulkus in den USA, England und Wales und in der BRD. Die rohen Zahlen liegen auf verschiedenen Ebenen, zeigen aber alle eine ähnliche, fallende Tendenz. Sie gelten sowohl für das peptische Ulkus insgesamt als auch für das Ulcus duodeni.

Tabelle 19.13. Hospitalisierungsraten für Patienten mit der Diagnose „peptisches Ulkus" in den Niederlanden, 1972–1979. (Nach Bulthuis 1981)

Jahr	Anzahl hospitalisierter Patienten mit einer peptischen Ulkuskrankheit	Hospitalisierungsraten auf 10000 Einwohner
1972	13900	10,4
1973	13300	9,9
1974	13650	10,1
1975	12450	9,1
1976	11700	8,5
1977	12300	8,9
1978	10350	7,4
1979	9450	6,8

Tabelle 19.14. Hospitalisierung von Patienten mit der Diagnose „peptisches Ulkus" in England und Wales, 1970–1978. Verhältnis Ulcus duodeni: Ulcus ventriculi 1970 2,75:1; 1978 2,3:1. (Nach Hospital In-Patient Enquiry (HIPE), London, HMSO)

Jahr	Anzahl der Krankenhausentlassungen mit der Diagnose „peptisches Ulkus"	
	absolut	auf 10000 Einwohner
1970	51000	10,5
1971	52500	10,8
1972	52000	10,8
1973	49000	10,0
1974	48500	9,9
1975	42500	8,7
1976	44500	9,1
1977	37000	7,6
1978	35000	7,1

Operationen

In den USA, den Niederlanden und der Schweiz sowie in England und Wales beobachtete man nach 1977 einen unerwartet starken Rückgang der Operationen von peptischen Ulzera. Tabelle 19.15 zeigt das Verhältnis der chirurgischen Fälle zur Gesamtzahl der hospitalisierten Patienten. Für die Bundesrepublik Deutschland sind entsprechende Angaben nur für den Zeitraum 1978–1981 erhältlich; sie weisen jedoch in die gleiche allgemeine Richtung.

Tabelle 19.15. Operationen wegen peptischer Ulkuskrankheit

Jahr	Anzahl der Operationen auf 100 hospitalisierte Ulkuspatienten				
	USA[a]	Nieder-[b] lande	BRD[c]	Schweiz[d]	England[e] und Wales
1970	45	–	–	–	–
1971	–	–	–	–	38
1972	48	45	–	–	38
1973	–	45	–	34	37
1974	–	45	–	33	36
1975	44	47	–	32	32
1976	45	47	–	31	32
1977	–	45	–	26	25
1978	33	42	26	23	27
1979	–	42	17	19	–
1980	–	–	20	19	–

[a] US National Center for Health Statistics
[b] Netherlands Economic Institute 1977
[c] DTI Statistiken, zusammengefaßt und hochgerechnet
[d] VESKA-(Vereinigung der Schweizer Krankenhäuser) Statistiken der Krankenhausdiagnosen
[e] Hospital in-patient enquiry, London, HMSO

In Frankreich ergaben Studien in 13 Krankenhäusern der Pariser Region und in 12 Krankenhäusern in anderen Regionen, daß die Anzahl der Ulkusoperationen (Ulcus duodeni und Ulcus ventriculi) zwischen 1977 und 1979 ebenfalls zurückging, und zwar um 30%.

Da die Kosten für die Hospitalisierung und die chirurgische Behandlung Hauptkomponenten der Gesamtkosten der Ulkustherapie darstellen, ist die Frage, ob der verzeichnete Rückgang signifikant und möglicherweise der Anwendung von Cimetidin zuzuschreiben ist, in bezug auf den Nutzen von Cimetidin von wesentlicher Bedeutung.

Eine Analyse der Situation in den USA ergab in der Tat 1978 eine signifikant stärkere Abnahme der Ulkusoperationsraten, als aufgrund der Entwicklungstendenz bis 1977 zu erwarten war (Office of Technology Assessment 1981 b). Die vom US National Center for Health Statistics vorgelegten Zahlen weisen einen Rückgang der Magenresektionen und der Vagotomien aus (Tabelle 19.16).

In den Niederlanden ist insbesondere die Anzahl der Magenteilresektionen seit 1977 rascher zurückgegangen. 1977 wurden insgesamt 1750 derartige chirurgische

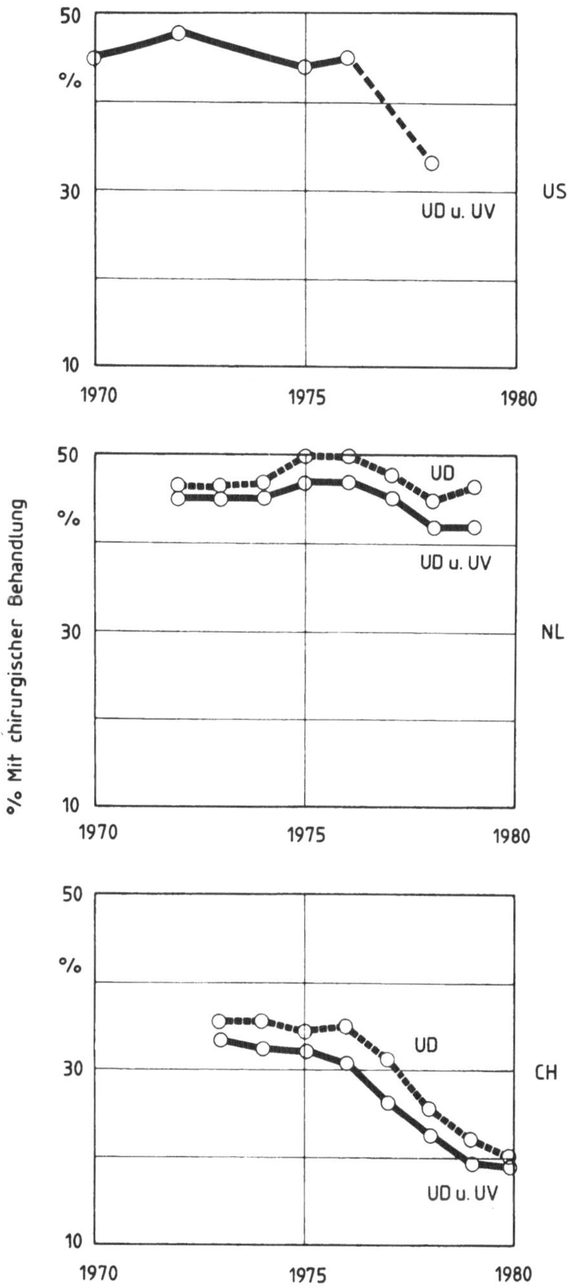

Abb. 19.2 a–c. Operationen wegen peptischer Ulkuskrankheit als Prozentsatz aller hospitalisierten Ulkuspatienten. **a** USA, **b** Niederlande, **c** Schweiz

Tabelle 19.16. Anzahl ausgewählter chirurgischer Eingriffe wegen peptischer Ulkuskrankheit in den USA

Jahr	Partielle Gastrektomie	Vagotomie
1976	54 200	48 300
1977	51 100	45 500
1978	39 700	29 200

Eingriffe vorgenommen, 1979 waren es nur noch ungefähr 900, ohne daß die Zahl der Vagotomien entsprechend anstieg.

Der Anteil der operierten Ulkuspatienten an der Gesamtzahl der hospitalisierten Ulkuskranken hat seit 1976 signifikant abgenommen (Abb. 19.2).

Arbeitsausfall

Der Arbeitsausfall (Arbeitszeitverlust) infolge der Ulkuskrankheit zeigt zwischen den einzelnen Ländern ziemlich große Unterschiede. Abgesehen vom Schweregrad der Beschwerden dürften Unterschiede in den Sozialversicherungssystemen der verschiedenen Ländern die Anzahl und die Dauer der Krankschreibungen erklären. Für die Bundesrepublik Deutschland ergeben sich aus den AOK-Statistiken über die Gesamtzahl der verlorenen Arbeitstage die in Tabelle 19.17 dargestellten Werte.

Tabelle 19.17. Arbeitszeitverluste der AOK-Pflichtversicherten wegen peptischer Ulkuskrankheit

Jahr	Arbeitszeitverluste					
	Anzahl Fälle auf 1000 Mitglieder		Tage pro 1000 Versicherte		Tage pro Fall	
	Alle Ulzera	Nur Ulcus duodeni	Alle Ulzera	Nur Ulcus duodeni	Alle Ulzera	Nur Ulcus duodeni
1971	15,74		529,4		33,6	
1972	16,24		558,6		34,4	
1973	17,10		588,2		34,4	
1974	14,84		538,0		36,2	
1975	13,09	7,7	488,9	269,9	37,4	35,3
1976	14,46	8,8	510,2	294,0	35,3	33,5
1977	14,87	9,3	491,9	294,8	33,1	31,7
1978	14,78	9,3	463,9	283,4	31,4	30,4
1979	14,75	9,3	453,6	278,4	30,7	29,9
1980	14,60	9,4	437,9	270,9	30,0	28,8

Tabelle 19.17 zeigt, daß beispielsweise 1979 14,75 von 1000 Pflichtmitgliedern der AOK (Arbeitnehmer) infolge von Ulkusschüben Arbeitszeit verloren haben. Der durchschnittliche Arbeitszeitverlust pro Fall betrug 30,7 Tage; dies entspricht 454 Arbeitstagen auf 1000 Mitglieder. Wenn man davon ausgeht, daß die arbeitende

Bevölkerung der BRD ungefähr 20 Mio. zählt, entspricht dies einem durch die Ulkuskrankheit verursachten Arbeitszeitverlust von insgesamt 9 Mio. Arbeitstagen allein in der Bundesrepublik (ambulant und stationär behandelte Patienten). In Tabelle 19.18 sind die durch Hospitalisation verlorenen Arbeitstage aufgeführt.

Zusammenfassung der epidemiologischen Daten

Eine Übersicht über die wichtigsten klinischen und epidemiologischen Daten der peptischen Ulkuskrankheit ergibt folgendes Bild: Peptische Ulzera haben verschiedene Ursachen, Magensäure und Pepsin sind jedoch Voraussetzungen für ihre Entstehung. Oberbauchschmerzen in Abhängigkeit von der Nahrungsaufnahme bilden das klinische Leitsymptom, doch bedarf es zum endgültigen Nachweis eines Ulkus einer Röntgenaufnahme oder – besser noch – einer endoskopischen Untersuchung. Ulkuskrankheiten sind in der Bevölkerung weit verbreitet. Millionen Einwohner industrialisierter Länder erkranken im Verlauf ihres Lebens an peptischen Ulzera. Allein in den USA und der Bundesrepublik Deutschland entwickeln jedes Jahr mehr als 400000 Personen ein frisches Ulkusleiden. Männer erkranken beinahe doppelt so häufig an einem Ulcus duodeni wie Frauen. Die Mortalität des peptischen Ulkus liegt zwischen 2 und 10 auf 100000 Einwohner und ist rückläufig. Fast die Hälfte der Todesfälle ereignet sich bei Patienten über 75 Jahren.

In verschiedenen Ländern, die hierüber regelmäßig Angaben machen (z.B. USA, Niederlande, BRD), ist die Hospitalisierungsrate der Ulkuspatienten rückläufig, insbesondere seit 1977 (z.B. in den USA, den Niederlanden, England und Wales, in der BRD). Desgleichen ist die Anzahl der Krankenhaustage seit 1977 überraschend stark zurückgegangen (insbesondere in den Niederlanden und der BRD).

Tabelle 19.18. Krankenhaustage der Patienten mit der Diagnose „peptisches Ulkus", 1971–1980

Jahr	Anzahl der Krankenhaustage wegen peptischer Ulkuskrankheit auf 10000 Einwohner	
	Niederlande[a]	Bundesrepublik Deutschland[b]
1971		434
1972	279	449
1973	262	505
1974	259	473
1975	229	414
1976	208	444
1977	210	378
1978	175	344
1979	155	321
1980		326

[a] Netherlands Economic Institute 1977
[b] Geschätzte Werte auf der Basis der zusammengefaßten Statistiken der Allgemeinen Ortskrankenkassen (AOK) und des Diagnose-und Therapie-Index (DTI). Der DTI basiert auf einem strukturierten Mastersample von 300 Krankenhäusern für Akutkranke mit 165000 Akutbetten (das sind 34% aller Akutbetten in der Bundesrepublik). Aus diesem Gesamtbestand werden ungefähr 6000 Fälle pro Jahr während der ganzen Hospitalisierungsperiode voll erfaßt (Längsschnittstudien). Die Erhebungen erfolgen durch die Infratest Gesundheitsforschung, München (Bapst u. Horisberger 1981a).

Die Anzahl der chirurgischen Eingriffe zur Behandlung von Ulzera, vor allem von Ulcus duodeni, hat in vielen industrialisierten Ländern seit 1977 deutlich abgenommen (z. B. in den USA, England, den Niederlanden, Frankreich, der Schweiz).

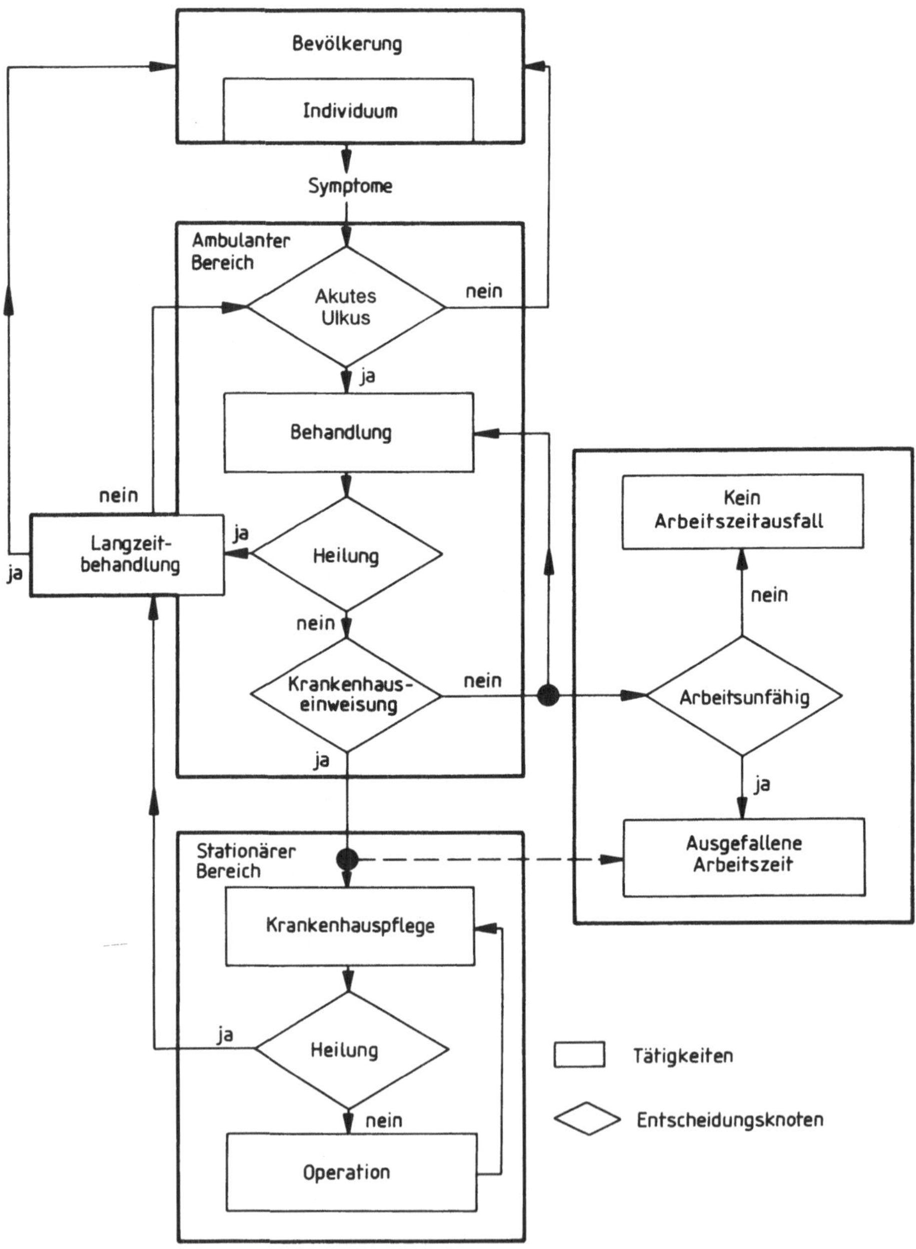

Abb. 19.3. Vereinfachte Darstellung des Patientenmanagements bei der Behandlung von peptischen Ulkuskrankheiten.

Die Arbeitszeitverluste infolge einer Ulkuskrankheit zeigen in den 70er Jahren eine fallende Tendenz mit einer merklich beschleunigten Abnahme nach 1977. Der Gesamtrückgang der Arbeitszeitverluste belief sich für die Zeit von 1977 bis 1979 auf 10%. Die Verminderung der Anzahl der Krankenhaustage betrug für den gleichen Zeitraum 25% in den Niederlanden und 15% in der Bundesrepublik Deutschland.

Epidemiologische Informationen aus aggregierten Daten auf der Makroebene haben den Vorteil, daß sie als standardisierte Daten für Vergleiche zwischen einzelnen Ländern herangezogen werden können. Sie sind jedoch träge und können die Entwicklungen erst mit beträchtlichen Zeitverzögerungen aufzeigen. Die Angaben in den nationalen Statistiken sind meistens 1–3 Jahre überaltert. Darüber hinaus ist die Interpretation der Ursachen einer Entwicklung oft sehr schwierig. Um diesen Mangel zu beheben und die Veränderungen auf der Makroebene ursächlich zu erklären, bieten sich Mikrostudien als wirkungsvolles Instrument an. In der Bundesrepublik Deutschland ist dieser Weg ausgiebig beschritten worden. Die Ergebnisse und die entsprechenden Hochrechnungen werden in den folgenden Abschnitten zusammengefaßt.

Untersuchungen über das Ulcus duodeni in der Bundesrepublik Deutschland vor und nach der Einführung von Cimetidin

Cimetidin kam im Sommer 1977 auf den westdeutschen Markt. Im Jahr 1981 wurde das Medikament ungefähr bei 35% aller Patienten mit einem peptischen Ulkus verordnet. Die Anzahl der vierteljährlichen Verordnungen für ambulante Patienten erreichte 1981 für das Ulcus duodeni knapp 40% und über 30% beim Ulcus ventriculi. Im Jahre 1980 wurden insgesamt 457000 Cimetidinverordnungen registriert. Zählt man zu dieser Zahl die Cimetidinverordnungen in den Krankenhäusern, steht Cimetidin heute an der Spitze aller Antiulkuspräparate.

Abbildung 19.3 illustriert die Zusammenhänge der quantitativen und qualitativen Faktoren, die zur Analyse des therapeutischen Nutzens von Cimetidin bei der Behandlung des Ulcus duodeni zu berücksichtigen sind. Es handelt sich um eine schematische, vereinfachte Darstellung der Komponenten und Entscheidungsstellen im Behandlungsablauf des Ulkus.

Die auf den S. 267–275 vorgelegten Daten entstammen folgenden *Studien:*

Auf der *Mikroebene* (Primärerhebungen):

- Je eine Feldstudie zur Erfassung des subjektiven und des objektiven Verlaufs des akuten Schubes des Ulcus duodeni in der freien Praxis. Erster Zeitabschnitt der Feldstudie, Herbst 1979, mit 103 Patienten. Zweiter Zeitabschnitt der Feldstudie, Herbst 1981, mit 150 Patienten. An der Studie nahmen 52 niedergelassene Ärzte teil (33 Allgemeinpraktiker und 19 Internisten) (Bapst u. Horisberger 1978).
- Erhebungen bezüglich der Diagnosehäufigkeit, der Hospitalisierungsdauer und der Therapieformen beim Ulcus duodeni (und Ulcus ventriculi) im Krankenhaus. Zeitspanne der Studie: 1974–1981 (Bapst u. Horisberger, 1981a).

– Befragung von 101 Ärzten über ihre Beurteilung der Ulkusbehandlung mit Cimetidin in der freien Praxis (Bapst u. Horisberger, 1981 b).

Auf der *Makroebene* (Sekundärerhebungen):

– Aufarbeitung und Analyse von Versicherungsdaten lokaler Zweigstellen der Allgemeinen Ortskrankenkassen (AOK) in bezug auf die durch Ulcus duodeni und Ulcus ventriculi verursachte Arbeitsunfähigkeit, die Dauer dieser Arbeitsunfähigkeit und die Anzahl der stationär behandelten Fälle. Erhebungszeitraum: 1971–1979.

Bevölkerung

Die demographische Struktur ist in der Tabelle 19.19 wiedergegeben. 43,5% der Gesamtbevölkerung sind älter als 18 Jahre.

In bezug auf die Inzidenz[1] der Ulkuskrankheit (Anzahl der Neuerkrankungen in der Bevölkerung pro Jahr) in der Bundesrepublik Deutschland sind wir auf Schätzungen angewiesen. Einen guten Indikator liefert die in den Internationalen Medizinischen Statistiken (IMS) registrierte Anzahl der medikamentösen Verordnungen bei Ulcus duodeni. Aus der Zahl von 1327000 Verordnungen kann man die Anzahl

Tabelle 19.19. Demographische Struktur der Bundesrepublik Deutschland

| | Geschätzte Alters- und Geschlechtsverteilung der Bevölkerung | | | |
| | 1975 | | 1980 | |
	in 1000	[%]	in 1000	[%]
Männer				
0–18 Jahre	9130	30,7	9415	30,8
19–40 Jahre	9748	32,8	9745	31,8
41–65 Jahre	7557	25,4	8109	26,5
> 65 Jahre	3309	11,1	3321	10,9
Insgesamt	29744	100,0	30590	100,0
Frauen				
0–18 Jahre	8675	26,9	8945	27,4
19–40 Jahre	8917	27,7	8885	27,2
41–65 Jahre	9366	29,0	9266	28,3
> 65 Jahre	5302	16,4	5607	17,1
Insgesamt	32260	100,0	32703	100,0

---

[1] In der Bundesrepublik Deutschland wurde die Inzidenz in 3 Studien ermittelt. 1979 und 1981 untersuchte unser Institut Kollektive von 103 (1979) bzw. 150 (1980) Patienten mit einem diagnostisch verifizierten Ulcus duodeni in einer repräsentativen Auswahl von Arztpraxen in der BRD. Die Auswahl der Arztpraxen erfolgte durch Infratest München. Die beiden Patientengruppen (Altersgruppen, Geschlechtsverteilung, Beruf), waren praktisch (auch statistisch) identisch, und der Anteil der Patienten ohne vorherige Ulkusanamnese belief sich auf 43%. Unabhängig führte Neiss von der Münchner Universität 1981 eine eigene Studie durch. In einem Kollektiv von 3500 Patienten wurden 44% frische Fälle registriert.

der Ulkusschübe auf 625000 schätzen (2,12 Verordnungen pro Schub ergeben sich aus unseren Feldstudien). In einer Studie von Professional Studies (Pharmaceuticals) Ltd., London, wurde 1979 die Zahl der Schübe pro Ulkuspatient für die Bundesrepublik Deutschland mit 1,57 Schüben pro Jahr angegeben. Dies bedeutet, daß sich 398000 Patienten pro Jahr einer Behandlung unterziehen. Entsprechend unseren eigenen, früheren Stichprobenkontrollen haben 43,3% dieser Patienten keine Ulkusvorgeschichte, d.h. in 172000 Fällen handelt es sich um frische Erkrankungen. Von dieser Zahl ausgehend kommen wir auf eine Inzidenz von 2,73 neuen Fällen pro 1000 Einwohner (s. Tabelle 19.20).

Schwieriger ist die Prävalenz (Gesamtzahl der Ulkuspatienten bzw. -schübe in bezug auf die Gesamtbevölkerung) zu schätzen. Anhand einer repräsentativen Stichprobe von 136 Patienten mit einer Ulkusanamnese errechneten wir eine mittlere Anzahl von 5 ± 1 Schüben und eine mittlere Erkrankungsdauer von $3,2 \pm 1,0$ Jahren. Auf der Basis von 172300 neuen Ulkusfällen pro Jahr kann mit einer

Tabelle 19.20. Epidemiologische Daten über die Ulkuskrankheit in der Bundesrepublik Deutschland, 1980
[a] IMS-Statistiken
[b] PSL: Professional Studies (Pharmaceuticals) Ltd., London
[c] Neue Fälle (keine Ulkusanamnese) in 3 repräsentativen Kollektiven (eigene Feldstudien)

Gesamtzahl der medikamentösen Verordnungen bei Ulcus duodeni	1327000[a]
Davon Tagametverordnungen	457000[a] (34,4%)
Geschätzte Anzahl von Ulkusschüben auf der Basis von 1327000 Verordnungen	625000
Geschätzte Anzahl der mit Tagamet behandelten Ulkusschübe	215000
Geschätzte Gesamtzahl der behandelten Patienten (1,57 Schübe/Jahr)	398000[b]
Neue Fälle ohne Ulkusanamnese	172000[c]
Geschätzte Prävalenz auf 1000 Einwohner von über 18 Jahren	14–18
Geschätzte Inzidenz auf 1000 Einwohner	2,73

Ergebnisse auf der Mikroebene

Eine Aufschlüsselung der Ulkusfälle nach *Berufskategorien* der Patienten ergibt das in Tabelle 19.21 wiedergegebene Bild.

Tabelle 19.21. Ulkusprävalenz, nach Berufskategorien aufgeschlüsselt

	1979 [%]	1981 [%]
Arbeiter	30	33
Angestellte	41	38
Selbständige	10	10
Beamte	5	5
Andere	15	15
Insgesamt	100	100

Anzahl von 625000 bis 800000 Schüben in der Gesamtbevölkerung gerechnet werden, da man annehmen darf, daß zusätzlich zu den behandelten Episoden ungefähr 30% Fälle auftreten, die gar nicht behandelt werden. Daraus ergibt sich eine geschätzte Prävalenz von 14–18 Schüben pro 1000 Einwohner über 18 Jahren, ein Wert in der gleichen Größenordnung wie der für die USA ermittelte.

Das *Durchschnittsalter* von 253 Patienten betrug 44 Jahre (± 12,8), die Geschlechtsverteilung sah folgendermaßen aus: 1,9 Männer : 1 Frau. *43,3% der Patienten wiesen keine Ulkuskrankheit in der Anamnese auf,* es handelte sich somit um frische Fälle. Bei den Patienten mit Ulkusanamnese wurden im Durchschnitt 5 ± 1 Schübe und eine mittlere Erkrankungsdauer von 3,2 ± 1 Jahren ermittelt. Für diagnostische Zwecke wurden bei 73% der Kranken Röntgenuntersuchungen und bei 16% Endoskopien vorgenommen. Bei einigen Patienten war die Ulkuskrankheit bereits zuvor bestätigt worden, so daß man von einer Wiederholung dieser Untersuchung absah. Hinzu kamen 2,9 Laboruntersuchungen pro Schubepisode. Da die Beschwerden und somit der Schweregrad eines Ulkusschubs von Fall zu Fall unterschiedlich sein können, war es notwendig, die Fälle nach Schweregraden zu operationalisieren, um die Vergleichbarkeit des Krankheitsverlaufs (und des Grades des Therapieerfolgs) sicherzustellen. Eine Aufteilung der Schweregrade auf der Basis der von den Ärzten mitgeteilten Symptome, entsprechend den 4 Kriterien „leicht", „mäßig", „ausgeprägt", und „schwer", ergab die Verteilung gemäß Tabelle 19.22.

Der Anteil der mit Cimetidin behandelten Patienten bei den verschiedenen Schweregraden war unterschiedlich. Im Fall leichter bis mäßiger Beschwerden betrug der Anteil der Cimetidinpatienten 33%; bei ausgeprägten bis schweren Beschwerden wurde Cimetidin in 48% der Fälle verordnet. Fast die Hälfte (50%) der berufstätigen Patienten mit ausgeprägten Symptomen wurde mit Cimetidin behandelt.

Tabelle 19.22. Aufschlüsselung der Symptome

Schweregrad der Symptome	Ambulante Fälle	
	n	[%]
Leicht	17	6,7
Mäßig	69	27,3
Ausgeprägt	149	58,8
Schwer	18	7,1
Gesamt	253	100,0

Tabelle 19.23. Häufigkeit der mitgeteilten typischen Ulkussymptome bei verschiedenen Schweregraden

Symptome (n = 253)	Grad der Beschwerden	
	Leicht bis mäßig (n =86)	ausgeprägt bis schwer (n = 167)
Postprandiale Schmerzen	76%	67%
Nüchternschmerz (mit Linderung durch Nahrungsaufnahme)	61%	65%
Den Schlaf störende nächtliche Schmerzen	60%	68%

Die typischen, nach Schweregrad geordneten Ulkussymptome wurden mit der in Tabelle 19.23 ausgewiesenen Häufigkeit mitgeteilt.

Die Häufigkeit der durch einen Ulkusschub verursachten schmerzhaften Beschwerden ist für die Beurteilung des Nutzens jeder Therapie von besonderer Bedeutung, da Symptom- und Schmerzfreiheit von den Ärzten als wichtigstes Ziel einer jeden Behandlung betrachtet wird (Befragung von 101 Ärzten, 1979). Im Rahmen der Cimetidintherapie wurden die in Tabelle 19.24 genannten Dosierungen verordnet.

Tabelle 19.24. Cimetidindosierungen (Anzahl Tabletten à 200 mg pro Tag) für eine 5-wöchige Behandlung

	1. Woche	2. Woche	3. Woche	4. Woche	5. Woche
Dosis	4,31	4,23	4,05	3,88	3,30
Patienten	108	107	104	89	70

In knapp einem Drittel der Fälle wurde Cimetidin allein verabreicht, die übrigen Patienten erhielten zusätzlich andere Medikamente. Die Gesamtzahl der Fälle betrug 253.

Durchschnittlich umfaßt die Behandlung eine Erstuntersuchung, 4,26 weitere Konsultationen und eine Abschlußuntersuchung. In 40% der Fälle wurde die vollständige Abheilung radiologisch oder endoskopisch bestätigt, in den übrigen Fällen wurden die Ergebnisse anhand der klinischen Befunde überprüft.

Die an ausgeprägten bis schweren Beschwerden leidenden, mit Cimetidin behandelten Patienten waren je nach Schweregrad 2,8–3,5 Tage früher symptomfrei als die nicht mit diesem Medikament behandelten Kranken. Pro 100 Patienten entspricht dies einem Gewinn von 40–50 schmerzfreien Wochen zugunsten der Cimetidinpatienten. Die fortschreitende Besserung wird durch die Abb. 19.4 und 19.5 veranschaulicht.

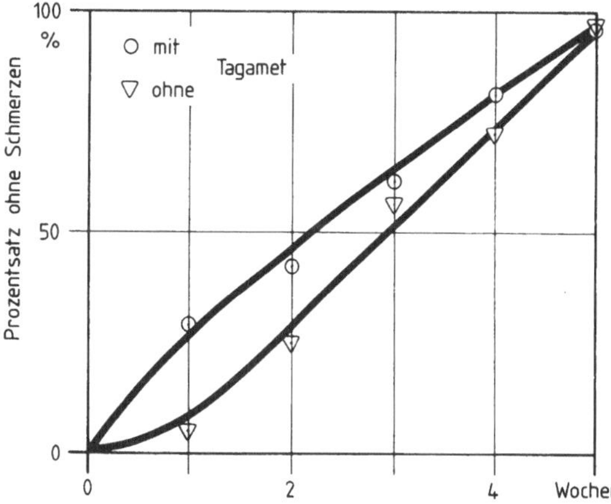

Abb. 19.4. Kumulierte Verteilung des Symptoms „postprandialer Schmerz" bei 167 Patienten mit schweren Beschwerden mit und ohne Cimetidin. Signifikanter Unterschied nach einer Woche

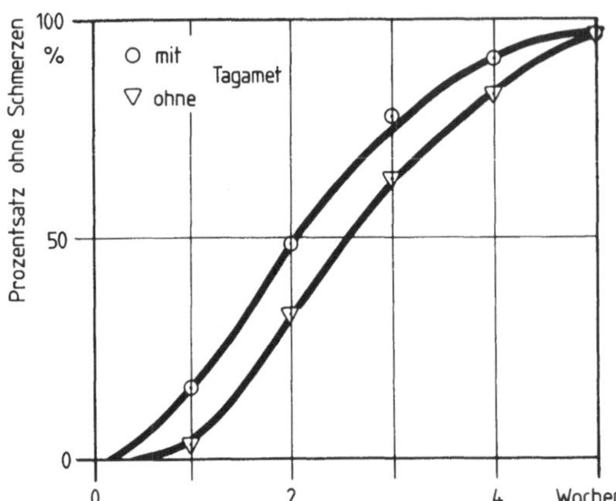

Abb. 19.5. Kumulierte Verteilung des Symptoms „Nachtschmerz" bei 167 Patienten mit und ohne Cimetidin

Die Kosten der ambulanten Behandlung beliefen sich auf ungefähr 356 DM pro Schub oder 222,6 Mio. DM für 625 000 Episoden. Die verschiedenen Kostenkomponenten sind in Tabelle.19.25 wiedergegeben.

Ergebnisse auf der Makroebene

Hospitalisierung
Die Anzahl der Krankenhaustage von Patienten mit einem Ulcus duodeni als Hauptdiagnose belief sich 1980 auf 1 134 350 (Tabelle 19.26). Im Vergleich zu 1976 war diese Zahl um ungefähr 15% gesunken. 1980 betrug die durchschnittliche Krankenhausaufenthaltsdauer der Pflichtmitglieder 20,1 Tage gegenüber 26,0 Tage im Jahr 1976. Entsprechend den Angaben der AOK beliefen sich die Krankenhauskosten 1980 auf 182,37 DM pro Tag oder 207 Mio. DM für die 1 134 350 Krankenhaustage.

Bei Zugrundelegung dieser Angaben beliefen sich die direkten Kosten der ambulanten und der stationären Behandlung des Ulkus duodeni auf die in Tabelle 19.27 wiedergegebenen Werte.

Chirurgische Eingriffe wurden bei diesen Berechnungen nicht berücksichtigt, da für 1980 weder ausreichend verläßliche Operationsstatistiken zur Verfügung stehen noch aus verfügbaren Daten errechnet werden konnten. Wir vermuten, daß

Tabelle 19.25. Kosten der ambulanten Behandlung pro Fall

Kostenkomponenten	Millionen DM	%
Diagnosekosten	95,8	43
Therapiekosten	92,4	42
Beurteilung des Heilungsprozesses (röntgenologisch oder endoskopisch)	34,4	15
Gesamtsumme der ambulanten Kosten	222,6	100

Tabelle 19.26. Krankenhaustage der Duodenalulkuspatienten in der BRD 1974–1980

	Krankenhaustage der Duodenalulkuspatienten		
	Ulkus als Hauptdiagnose	Ulkus als Nebendiagnose	Ulkusbedingte Krankenhaustage insgesamt
1974	1519000	278000	1797000
1975	1346300	325800	1672100
1976	1324200	388800	1713000
1977	1266400	495900	1762300
1978	1123900	NA	NA
1979	1022600	303700	1326300
1980	1134350	323700	1458050

Nicht verfügbar
[a] Berechnungen auf der Basis der Krankheitsartenstatistiken der Allgemeinen Ortskrankenkassen (AOK) und des Diagnose- und Therapie-Index (DTI).

Tabelle 19.27. Direkte Kosten der ambulanten und der stationären Behandlung

Kostenkomponenten	Mio. DM	%
ambulante Kosten	222,5	52
Krankenhauskosten	207,0	48
Gesamtsumme der direkten Kosten	429,5	100

1980 zwischen 18000 und 20000 Duodenalulkusoperationen durchgeführt wurden. Wenn man pro Operation Kosten von 2000 DM annimmt, würde dies eine Erhöhung der Behandlungskosten um weitere 36–40 Mio. DM bedeuten.

Aufgrund von Duodenalulzera verlorene Arbeitstage
Zur Ermittlung von Zahlen über die den Duodenalulcera zuzuschreibende Arbeitsunfähigkeit haben wir zwei Ansätze benützt.

Bottom-up-Ansatz: Auf der Basis von in den Jahren 1979 und 1981 durchgeführten Mikroerhebungen wurde festgestellt, daß pro 100 Ulkusschübe 58,5% der Patienten arbeitsunfähig geschrieben wurden (1979: 58%; 1981: 59%).

In einem anderen Stichprobenkollektiv von 3312 Schüben (Neiss 1981) wurden 1758 Patienten krankgeschrieben, d. h. 53%. Wir können aus guten Gründen annehmen, daß ungefähr 55% aller Patienten wegen schwerer Ulkusschübe krankgeschrieben werden. Durch Hochrechnung (625000 Schubepisoden im Jahr 1980) lassen sich für 1980 insgesamt 344000 Krankschreibungen ermitteln. Eine Verminderung dieser Zahl um 10% scheint gerechtfertigt, da ein Teil der betroffenen Personen kein festes Arbeitsverhältnis hatte, so daß sich insgesamt ungefähr 310000 „echte" Krankschreibungen ableiten lassen. Unsere Stichproben in den Jahren 1979 und 1981 (149 Fälle) ergaben in der ambulanten Behandlung eine mittlere Krankschreibungsdauer von 3,43 Wochen bzw. 24 Tagen. Auf die Gesamtzahl der Schübe bezogen entspricht dies einer durchschnittlichen Arbeitsunfähigkeit von

14,43 Tagen pro Schub. Dies kommt einem Gesamtverlust von 7,4 Mio. Arbeitstagen bei den wegen Ulcus duodeni ambulant behandelten Patienten gleich.

Top-down-Ansatz: Entsprechend den Angaben der AOK haben die Pflichtversicherten (9,8 Mio.), d.h. arbeitsfähige Personen, 1980 pro 1000 Versicherte aufgrund ambulant behandelter Duodenalulzera 244 Arbeitstage verloren. Dies entspricht einer Gesamtzahl von 2,4 Mio. Arbeitstagen. Da in der Bundesrepublik Deutschland 1980 insgesamt 26,9 Mio. Personen erwerbstätig waren, beläuft sich der durch Duodenalulzera verursachte Gesamtverlust an Arbeitszeit bei entsprechender Hochrechnung wahrscheinlich auf ungefähr 6,6 Mio. Arbeitstage.

Der Mittelwert zwischen Bottom-up (7,4 Mio.) und Top-down-Ansatz (6,6 Mio.) ergibt einen geschätzten Arbeitszeitverlust von 7,0 Mio. Arbeitstagen (1980) bei den ambulant behandelten Ulcus-duodeni-Patienten.

Die AOK-Zahlen bieten eine gute Grundlage für die Schätzung zusätzlicher Arbeitszeitverluste durch Krankenhauseinweisungen (Tab. 19.28). 13 200 der 9,8 Mio. AOK-Mitglieder wurden aufgrund diagnostizierter Duodenalulzera hospitalisiert – dies entspricht 261 000 Krankenhaustagen. Auf der Basis der von der AOK erhaltenen Angaben errechnet sich für die ganze Bevölkerung der Bundesrepublik Deutschland für das Jahr 1980 eine Gesamtzahl von 36 100 hospitalisierten Patienten mit der Hauptdiagnose Ulcus duodeni, und dies bedeutet 716 100 verlorene Arbeitstage bei den stationär behandelten Kranken.

Tabelle 19.28. Arbeitszeitverluste der AOK-Pflichtmitglieder wegen peptischer Ulkuskrankheit

| Jahr | Arbeitszeitverluste pro 1000 Pflichtmitglieder der AOK | | | | | |
| | Anzahl Fälle auf 1000 Mitglieder | | Tage pro 1000 Versicherte | | Tage pro Fall | |
	Peptische Ulzera	Nur Ulcus duodeni	Peptische Ulzera	Nur Ulcus duodeni	Peptische Ulzera	Nur Ulcus duodeni
1971	3,11		83,8		26,9	
1972	3,32		88,7		26,7	
1973	3,60		95,3		26,5	
1974	3,26		87,6		26,8	
1975	2,94	1,48	77,0	38,6	26,1	26,0
1976	3,18	1,66	82,5	42,4	26,0	25,6
1977	2,92	1,62	65,1	35,8	22,3	22,1
1978	2,64	1,49	56,5	31,9	21,4	21,4
1979	2,46	1,37	50,8	28,0	20,7	20,4
1980	2,34	1,34	47,1	26,7	20,1	19,8

Tabelle 19.29. Indirekte Kosten der ambulanten und der stationären Behandlung

Komponenten der indirekten Kosten	Verlorene Arbeitstage (in Mio. Tagen)	Entsprechend Mio. DM
Ambulante Behandlung	7,0	466
Stationäre Behandlung	0,7	48
Insgesamt	7,7	514

Entsprechend sind bei der Berechnung der indirekten Kosten 7,7 Mio ambulant und stationär behandelte Patienten zu berücksichtigen. so daß der Verlust für die Volkswirtschaft in der Größenordnung von 514 Mio DM liegt (Tabelle 19.29).

In der Annahme, daß Cimetidin einen günstigen Einfluß auf die Arbeitsfähigkeit ausgeübt hat und somit auch im Bereich der indirekten Kosten ein Gewinn nachweisbar ist, haben wir versucht, diesen Gewinn zunächst qualitativ zu bestätigen, um ihn anschließend zu quantifizieren.

Bottom-up-Ansatz: Die Mikrostudien ließen klar erkennen, daß Cimetidin bei den Patienten mit ausgeprägten bis schweren Symptomen eine Verkürzung der Krankschreibungsdauer um durchschnittlich 3,7 Tage bewirkt, während sich ein ähnliches Ergebnis bei den Patienten mit „leichten bis mäßigen" Symptomen nicht nachweisen ließ. Bei einer Hochrechnung des Gewinns an Arbeitstagen der mit Cimetidin behandelten Patienten gelten die folgenden Überlegungen:

Im Jahr 1980 wurden schätzungsweise 310 000 Personen aufgrund von Duodenalulzera krankgeschrieben. 66% (ca. 204 600 Personen) hatten ausgeprägte bis schwere Symptome. In 48% dieser Fälle, d. h. bei 98 200 Schüben, wurde Cimetidin verordnet. 98 200 mal 3,7 entspricht einem Gewinn von 363 340 Arbeitstagen (bzw. 24,08 Mio. DM). Dieser Rückgang der durch ambulante Patienten verlorenen Arbeitstage wird auch durch die Entwicklung bei den AOK-Pflichtversicherten bestätigt.

Top-down-Ansatz: Aus den von der AOK mitgeteilten Zahlen läßt sich eine signifikante Verminderung sowohl der Hospitalisierungsrate (Abb. 19.6) – im Zusammenhang mit einer Zunahme der ambulanten Behandlungsrate – als auch der durchschnittlichen Verweildauer im Krankenhaus (Abb. 19.7) – Trenddifferenz $p \leqslant 0,05$ – errechnen. Berechnet man daraus die resultierende geringere Anzahl von Aufenthaltstagen im Krankenhaus und berücksichtigt man die höhere Anzahl der durch die ambulante Behandlung bedingten Arbeitsunfähigkeitstage, kann der indirekte Gesamtnutzen von Cimetidin im Bereich des Ulcus duodeni (im Vergleich zur Trendentwicklung vor der Einführung von Cimetidin) für 1980 auf 107,7 Mio. DM veranschlagt werden.

Die Zahlen in Tabelle 19.17 bestätigen gleichzeitig, daß die Anzahl der pro Fall verlorenen Arbeitstage bei den Pflichtmitgliedern der AOK seit 1977, d. h. seit der Einführung von Cimetidin, von 33,1 Tagen auf 30,0 Tage zurückgegangen ist, so daß unsere vorsichtige Annahme, Cimetidin sei wahrscheinlich wirksam, zumindest eine gewisse Berechtigung hat. Noch deutlicher wird diese Entwicklung durch die hospitalisierten Fälle veranschaulicht (s. Tabelle 19.28). Wie aus einer Analyse dieser Daten ersichtlich ist (Abb. 19.6), kam es nach 1977 zu einem statistisch gesicherten Rückgang der Arbeitszeitverluste (Trenddifferenz $p \leqslant 0,05$).

Schließlich ist auch der Anteil des durch einen Krankenhausaufenthalt bedingten Arbeitszeitverlusts an den gesamten Arbeitszeitverlusten nach 1977 hochsignifikant zurückgegangen, nämlich von 16% im Jahre 1976 auf 10% im Jahre 1980. Dieser Umstand beweist, daß die Senkung der Hospitalisierungsrate nicht nur zu einer Verminderung der Kosten für Krankenhaus- und chirurgische Behandlung, sondern auch zu einem indirekten Nutzen in Form geringerer Arbeitszeitverluste geführt hat.

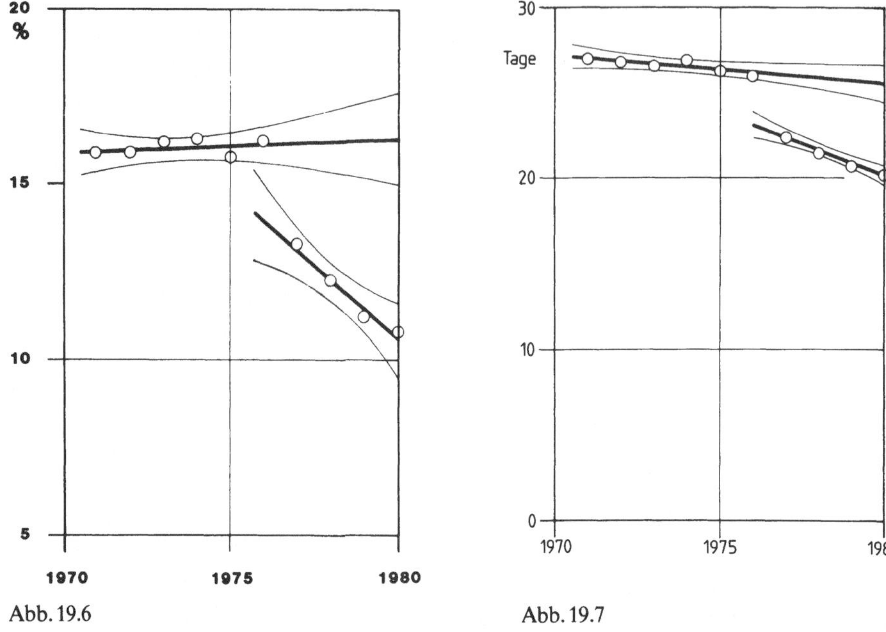

Abb. 19.6   Abb. 19.7

Abb. 19.6. Verlorene Arbeitstage der hospitalisierten Ulkuspatienten, in Prozent des gesamten Arbeitszeitverlusts wegen peptischer Ulkuskrankheit. Berechnung auf der Basis der Angaben für AOK-Pflichtmitglieder. Die Regressionsgeraden mit einem Vertrauensbereich von 95% werden zum Vergleich mit dem Trend vor 1977 angewandt

Abb. 19.7. Verlorene Arbeitstage der hospitalisierten Ulkuspatienten (Anzahl Tage pro Fall). Berechnung auf der Basis von Angaben der AOK für Pflichtmitglieder. Die Regressionsgeraden mit einem Vertrauensbereich von 95% werden zum Vergleich mit dem Trend vor 1977 angewandt

Von einem gesamtwirtschaftlichen Standpunkt aus gesehen, lassen sich die Auswirkungen des Ulcus duodeni in der Bundesrepublik Deutschland auf der Basis unserer Analysen von 1980 in Tabelle 19.30 zusammenfassen.

Volkswirtschaftlich gesehen können wir mit den bis jetzt verfügbaren Daten für das Jahr 1980 in der BRD den direkten Nutzen von Cimetidin durch einen Rück-

Tabelle 19.30. Prozentuale Anteile der direkten und indirekten Kosten der duodenalen Ulkuskrankheit

Kostenkomponenten	USA[a,b]	Niederlande[a,b]	Italien[a]	Schweiz[a,b]	BRD[c]
Direkte Kosten	53	21	42	24	46
– ambulante Patienten	15	3	18	7	24
– stationäre Patienten	38	18	24	17	22
Indirekte Kosten	47				
– Arbeitsunfähigkeit	47	79	58	76	55
Insgesamt	100	100	100	100	100

[a] Bodemar et al. 1979
[b] Ohne indirekte Kosten auf 100 berechnet
[c] Eigene Studie

gang der Krankenhausbehandlung auf 107,7 Mio. DM und den indirekten Nutzen durch die geringeren Arbeitszeitverluste auf 24,08 Mio. DM veranschlagen, so daß sich eine Gesamtnutzensumme von 131,78 Mio. DM ergibt. Nach Abzug des für die Duodenalulkusbehandlung mit Cimetidin aufgewandten Betrags von 43,1 Mio DM für das Medikament (Apothekenverkaufspreise, ohne Mehrwertsteuer), beläuft sich *der für die Therapie des Duodenalulkus resultierende Nettonutzen von Cimetidin in der Bundesrepublik Deutschland für das Jahr 1980 auf 88,68 Mio. DM.*[2]

----

[2] Zum Zeitpunkt des Symposiums (April 1982) standen den Autoren noch nicht alle Daten für das Jahr 1980 zur Verfügung, so daß die statistischen Streuungen (Vertrauenshyperbel des Trends) den oben genannten Nettonutzen von 88,68 Mio. DM ergaben. Nachträglich durchgeführte Berechnungen unter Berücksichtigung zusätzlicher Daten der AOK ergaben für das Jahr 1980 einen Nettonutzen von Cimetidin in der BRD von 170,5 Mio. DM. Die Differenz ist zur Hauptsache darauf zurückzuführen, daß ein statistisch gesicherter indirekter Nutzen von 66,6 Mio. DM infolge Rückgang der verlorenen Arbeitstage bei den ambulant behandelten Patienten nachgewiesen werden konnte und außerdem die verlorenen Arbeitstage der hospitalisierten Ulkuspatienten weiter abgenommen haben. Im einzelnen ergaben die Berechnungen folgende Veränderungen: *Indirekter Nutzen,* ambulant: *neu* 66,6 Mio. DM statistisch (früher nicht gesichert) und stationär: *neu* 39,3 Mio. DM (früher 24,08 Mio. DM) ergibt zusammen 105,9 Mio. DM. Daraus ergibt sich eine Gesamtrechnung von 107,7 Mio. DM (direkter Nutzen) + 105,9 Mio. DM (indirekter Nutzen) = 213,6 Mio. DM Bruttonutzen abzüglich 43,1 Mio. DM Medikamentenmehrkosten = *170,5 Mio. DM Nettonutzen.*

20. Diskussion des Beitrags von Horisberger und Bapst

B. S. Bloom

University of Pennsylvania

Der Beitrag von Horisberger beleuchtet viele der Probleme, auf welche man bei der Untersuchung der Gesundheitsdienste stößt, wenn man versucht, die Wirkungen der medizinischen Versorgung unter Verwendung der verfügbaren epidemiologischen, ökonomischen und Effektivitätsdaten zu verstehen. Die Schwierigkeiten der Verwendung von Daten, die nicht zur Beantwortung spezifischer Forschungsfragen oder -hypothesen, sondern beispielsweise für die Verwaltung gesammelt wurden, sind eingehend kommentiert worden und sind die Crux jeglicher Gesundheitsdienstforschung. Dies führt häufig zu kühnen Vermutungen in bezug auf die Daten, zu komplexen, verwickelten und unvollständigen Analysen und zu manchmal gewunden formulierten, durch eine Reihe von Einschränkungen begrenzten Ergebnissen. Bei der Durchführung seiner Studie über die Auswirkungen von Cimetidin auf die peptische Ulkuskrankheit in der Bundesrepublik Deutschland war sich Horisberger offensichtlich dieser Unzulänglichkeit der Daten bewußt. Seine Studie liefert einen weiteren Beitrag im Puzzle der Vielzahl von Studien, die alle unser Verständnis für den Umfang der Wirkungen einer einzigen Therapie im Arsenal der medizinischen Versorgung verbessern.

Der Forscher muß sich im Hinblick auf diese Datenproblematik fragen, „warum soviele verschiedene und kostenaufwendige Studien notwendig sind, um eine Antwort in bezug auf die medizinischen und ökonomischen Konsequenzen einer medizinischen Technologie zu erarbeiten." Die Antwort ist ziemlich einfach: Es wurden keine verfügbaren Datengrundlagen entwickelt, um rasche Antworten auf Forschungsfragen zu erteilen. Die Schuld trifft auch die Forscher auf dem Gebiet der Gesundheitsversorgung. Es fehlt nicht an Übereinstimmung zwischen den Bedürfnissen der Entscheidungsträger und den Bedürfnissen der Gesundheitsdienstforscher. Ersterer braucht gute Daten für programmierte Vergleiche, letzterer für die Analyse. Forschungsorientierte Daten sind für beide brauchbar, doch haben es die Forscher bis jetzt vernachlässigt, die Ausrichtung ihrer Bemühungen oder ihrer Datenbedürfnisse genügend klar zu begründen; stattdessen haben sie versucht, ihre Forschungsfragen mit Hilfe von Daten zu klären, die aufgrund von anderen Bedürfnissen erhoben worden waren. Sie sind daher gezwungen, sich auf sekundäre und tertiäre Datenquellen zu stützen, eine Vielfalt von Studien muß durchgeführt werden, und die Teilantworten einer jeden müssen irgendwie integriert werden, um zu einem besseren Verständnis über die Wirkungen und die Kosten einer medizinischen Technologie zu gelangen.

Wie ist die Kosten-Nutzen- und die Kosten-Effektivitäts-Relation eines solchen unzusammenhängenden Ansatzes zu beurteilen? Wir sind in der glücklichen Lage, daß Cimetidin als neuartiges Medikament zur Behandlung einer wichtigen chronischen Krankheit von den Anwendern, den Verbrauchern und jenen, die über die Zulassung entscheiden, so gut aufgenommen wurde; auch daß es so wirksam und gewinnbringend ist, daß der Hersteller die breite Reihe der Studien, die wir im Rahmen dieser Konferenz auswerten und beurteilen, großzügig finanzieren kann. Dies ist wirklich eine Seltenheit, denn die wenigsten diagnostischen Hilfsmittel, Therapien und Rehabilitationsmaßnahmen der Medizin erlauben es, so hohe Geldbeträge in die Untersuchung der Epidemiologie, der therapeutischen Wirksamkeit, der Kosteneffektivität und des Kosten-Nutzen-Verhältnisses zu investieren, um praktisch alle Informationen, die für eine rationale Entscheidungsfindung erforderlich sind, zu erarbeiten.

Mit dieser ziemlich langen und anscheinend weitschweifigen Einführung zu Horisbergers Beitrag sollen jene unter uns, die sich mit der Gesundheitsdienstforschung befassen, daran erinnert werden, daß wir uns stärker bewußt sein müssen, wie notwendig die Entwicklung gut geplanter und gut kontrollierter Untersuchungen über die Wirksamkeit, die Effektivität, die Kosten, die Risiken und die Nutzen im Frühstadium der Einführung jeder medizinischen Maßnahme ist. Nur auf diesem Weg können sich die Untersuchungsergebnisse auf die grundlegenden, gesamtplanerischen Entscheidungen über Anwendung, Kosten und Tarifierung auswirken. Dies erfordert eine engere Zusammenarbeit mit Entscheidungsträgern und Planern auf allen Regierungsebenen, mit den leitenden Angestellten der Herstellerfirmen, mit den sog. Anbietern und mit unseren Forschungskollegen, um gemeinsam die zu beantwortenden Fragen zu entwickeln und die erforderlichen Daten zu definieren. Es besteht keine grundsätzliche Unvereinbarkeit zwischen den Bedürfnissen von Regierungsstellen, Firmen, Anbietern, Verbrauchern und Bezahlern der Versorgungsleistungen und dem spezifischen Datenbedarf des Forschers. Die Grenzkosten für die Planung von Forschungsunterlagen und für die Sammlung von spezifischen Forschungsdaten oder von allgemeinen Daten brauchen nicht übermäßig groß zu sein.

Wir sind uns alle der zunehmend eingeschränkten Forschungsbudgets in allen Ländern bewußt. Wir müssen uns auch der Notwendigkeit einer Zusammenarbeit mit unseren Partnern in der Regierung, der Industrie und in der medizinischen Versorgung bewußter werden, wenn wir Antworten auf die vielen Dilemmas der medizinischen Versorgung und auf die Forschungsfragen erhalten wollen, die bisher nicht genügend erkannt oder unzweckmäßig abgehandelt worden sind. Als erstes Problem ergibt sich, daß die meisten Technologien niemals gut kontrollierten Untersuchungen zur Bestimmung ihrer Wirksamkeit, ihrer Effektivität oder ihrer Kosten, ganz zu schweigen ihrer Kosten-Effektivitäts- oder Kosten-Nutzen-Relation, unterzogen worden sind.

Die hauptsächlichen Ziele des Beitrags von Horisberger sind:

1. Die Erstellung einer Übersicht über die Epidemiologie der peptischen Ulkuskrankheit, speziell des Duodenalulkus, in verschiedenen Ländern sowie über die damit verbundene Mortalität und Morbidität und eine Überprüfung der vor und nach der Einführung und allgemeinen Verfügbarkeit von Cimetidin eingetretenen Veränderungen;

2. Zu untersuchen, ob Cimetidin für das sich verändernde Muster von Inzidenz und Prävalenz bei der Behandlung der peptischen Ulkuskrankheit in definierten Bevölkerungsgruppen verantwortlich war;

3. die Auswirkung von Cimetidin auf die peptische Ulkuskrankheit bezüglich Hospitalisierungsraten, chirurgischen Eingriffen, Arbeitszeitverlusten und Kosten für die Bundesrepublik Deutschland zu bestimmen.

Kritik

Es gibt eine Reihe von Kritikpunkten, die man in bezug auf diese Studie geltend machen könnte; bei den meisten handelt es sich um Unzulänglichkeiten der Datengrundlage, die verwendet werden mußte. Es wäre ungerecht, Horisbergers Studie oder seine Datenquellen scharf zu kritisieren, da mit gutem Grund angenommen werden kann, daß die Allgemeinen Ortskrankenkassen in erster Linie Angaben für ihre eigenen administrativen oder Kontrollzwecke sammeln und nicht für Horisbergers Forschungserfordernisse. Da der Autor sich auf die verfügbaren Statistiken stützen mußte, kann daraus keine ideale Studie resultieren. Es mußten Kompromisse gemacht werden, und viele wichtige Fragen ließen sich nicht vollständig beantworten. Mit dieser wichtigen Einschränkung möchte ich mich einigen Problemen der Studie zuwenden:

Mortalitäts-Trends[1]

a) Die epidemiologischen Bezeichnungen sind nicht immer präzise definiert. In Tabelle 19.1 z.B. sind die Raten auf 100 000 Einwohner standardisiert. Bedeutet dies, daß die standardisierten Raten alterskorrigiert sind? Dies ist in bezug auf die alters- und geschlechtsspezifischen Mortalitätsraten wertvoll. Bei internationalen Vergleichen ohne Alters- und Geschlechtskorrektur können die Schwankungen leicht die Abweichung der Mortalitätsraten vervielfachen.
b) Man hätte die Standardfehler der Daten mitteilen müssen, um den Vertrauensbereich der Resultate aufzuzeigen. In bezug auf die Informationen aus Lebensstatistiken ist dies besonders wichtig.
c) Immer dann, wenn große Unterschiede zwischen den Mortailitätsraten zu beobachten sind (Tabelle 19.2), erhebt sich die Frage nach dem Warum. Eine Alters- und Geschlechtskorrektur könnte einige der Unterschiede erklären.[2]

Inzidenzdaten

Die Schätzung der Anteile der Rezidiv- und der neuen Fälle basierte auf zwei Kollektiven mit peptischen Ulzera. Über diese Kollektive wurden keine weiteren Angaben gemacht. Sind sie für die Gesamtbevölkerung repräsentativ? Dies ist wichtig,

---

[1] Mortalitätsdaten stammen aus den Melderegistern der einzelnen Länder. Die Qualität der Daten – einschließlich der Vollständigkeit ihrer Wiedergabe – kann von Land zu Land unterschiedlich sein. Nach Altersgruppen aufgeschlüsselte Mortalitätsraten sind vergleichbar, d.h. sie sind alterskorrigiert. Die Mortalitätsraten für „alle Altersgruppen" basieren auf unbearbeiteten Daten und nicht auf einem Standardkollektiv.

[2] Große Unterschiede zwischen den Mortalitätsraten einzelner Länder (Tabelle 19.2) sind nicht auf eine unterschiedliche Alters- und Geschlechtsverteilung zurückzuführen, sondern auf einen Unterschied in bezug auf die alters- und geschlechtskorrigierte Mortalität.

da die Hochrechnungen auf der Grundlage dieser Ergebnisse erfolgen. Die Standardfehler dieser Raten wären ebenfalls eine wertvolle Information gewesen.

Prävalenz

Bei der Anwendung der Prävalenzstatistiken scheint eine gewisse Widersprüchlichkeit zu bestehen. Manchmal scheint die Prävalenz alle zu Beginn des Beobachtungszeitraums an der Krankheit leidenden Personen plus alle neuen Fälle zu umfassen und als ein Anteil aller Personen des Kollektivs während der Beobachtungszeit ausgedrückt zu sein. Ein anderes Mal scheinen die Prävalenzdaten auf Schüben pro Person zu basieren. Wäre das letztere der Fall, würde das ein mehrmaliges Auftreten pro Person bedeuten, so daß diese Person mehrmals gezählt würde.

Hospitalisierung

Warum bleibt die Rate der Operationen zur Behandlung des peptischen Ulkus in Holland unverändert, während sie in der Schweiz, in Großbritannien und in den USA dramatisch zurückgegangen ist? Dieser Rückgang scheint vor der Einführung von Cimetidin eingesetzt zu haben. In der Tat scheint das Duodenalulkus, zumindest in den USA, seit vielen Jahren rückläufig zu sein. Verändert sich der natürliche Verlauf der Krankheit? Verändert sich der Schweregrad der Krankheit? Welche Wirkungen können angesichts dieser möglichen exogenen Veränderungen dem Cimetidin zugeschrieben werden?

Studie aus der Bundesrepublik Deutschland (auf der Basis der AOK-Daten)

a) Die Verwendung von 2 Kollektiven kann die Studienergebnisse verwirren.
b) Wäre es bei einer Cimetidinbehandlung von 50% oder weniger Patienten möglich gewesen, die Vergleiche zwischen den mit und den ohne Cimetidin behandelten Patienten in bezug auf mehr als nur die Symptome zu analysieren? (Zum Beispiel demographische Variable, Arbeitszeitverluste, Hospitalisierung, Operationen usw. unter Verwendung eines quasiexperimentellen Studienaufbaus mit ausgeglichenen Kollektiven, Ausschluß, Stratifizierung und multipler Regression.)

Wie bereits erwähnt, muß betont werden, daß sich diese Kritik in erster Linie auf die Probleme bei der Verwendung von Daten bezieht, die nicht für Forschungszwecke gesammelt wurden. Eine analoge Kritik kann in bezug auf die Mehrzahl der Gesundheitsversorgungsstudien geltend gemacht werden. Glücklicherweise sind die meisten Cimetidinstudien nicht so sehr mit diesem Problem behaftet, da sie zu einem sehr frühen Zeitpunkt der Cimetidinära begannen, so daß viele Datenprobleme gelöst werden konnten und heute viele Antworten bereits verfügbar sind.

Die Studie von Horisberger liefert höchst überzeugende Gründe für die bereits früher angesprochene Notwendigkeit der kooperativen Entwicklung und Durchführung einer Gesundheitsversorgungsforschung zur Evaluation medizinischer Technologien, an der alle Betroffenen oder interessierten Parteien beteiligt sein sollten: Regierung, Firmen, Anwender, Verbraucher, Versicherer und Forschungsunternehmen.

Zusammenfassung der Workshopdiskussion

1. Zunächst ein Kommentar zum *internationalen Vergleich epidemiologischer Daten*. Bei jeder Studie dieser Art ist zu berücksichtigen, daß die Verlaufsmuster oder Trends innerhalb nationaler Grenzen sich von denen in anderen Ländern unterscheiden können. Es war instruktiv, den Argumenten der Vertreter einer Reihe europäischer und nordamerikanischer Länder zu folgen, die auf Informationen aus verschiedenartigen Quellen basierten und von unterschiedlichen nationalen Prämissen ausgingen. Besondere Beachtung fand in dieser Hinsicht eine Diskussion der methodologischen Schwierigkeiten bei der Ermittlung der *Prävalenz* des peptischen Ulkus.

Es herrschte Übereinstimmung, daß das einzige Mittel zur zuverlässigen direkten Bestimmung der Prävalenz darin bestehen würde, ein großes Stichprobenkollektiv aus der Bevölkerung einmal oder vielleicht sogar mehrmals zu endoskopieren. Einzig dieses Vorgehen würde eine verläßliche Beurteilung der Prävalenz erlauben. Alle anderen verfügbaren Angaben sind wahrscheinlich mit Ungenauigkeiten behaftet: Die Ermittlung der Häufigkeit von Krankenhauseinweisungen wegen peptischer Ulkuskrankheit, die Anzahl der Konsultationen in Allgemeinpraxen, die Zahl der chirurgischen Eingriffe sowie die Anzahl der zufällig gefundenen Ulzera bei verstorbenen Patienten liefern zwar Anhaltspunkte für die Prävalenz, sind jedoch zu ungenau, um daraus zuverlässige Schlüsse zu ziehen. Wichtig wäre hier v. a. eine Untersuchung der Veränderung der Prävalenz über längere Zeit. Zu diesem Zweck müßte ein großes Kollektiv erfaßt werden, eine kleine Bevölkerungsprobe hat wenig Wert. Das Kollektiv sollte über einen langen Zeitraum – mehrere Jahrzehnte – kontrolliert werden, um kleine Abweichungen von Jahr zu Jahr auszugleichen. Idealerweise sollte es sich um ein verhältnismäßig stabiles Kollektiv handeln. Schließlich sollte es zu keiner Überlappung der medizinischen Versorgungsdienste kommen, damit die eventuelle Hospitalisierung oder chirurgische Behandlung eines Patienten innerhalb der Erhebungsregion stattfindet.

In diesem Zusammenhang wurde ein interessanter Bericht aus Westschottland vorgelegt, wo ein stabiles Kollektiv von etwas mehr als 2 Mio Einwohnern während fast 50 Jahren untersucht werden konnte (1924–1973). Die Ulkusprävalenz in der männlichen Bevölkerung zeigte gewisse Schwankungen mit einem Höhepunkt im Jahre 1941 (in den frühen Kriegsjahren); in den frühen 50er Jahren erreichte die Ulkusprävalenz bei den Männern ihren Höhepunkt und ist seitdem mehr oder weniger konstant zurückgegangen. Hingegen ist die Prävalenz bei den Frauen während des 50jährigen Beobachtungszeitraums stetig angestiegen. Interessant ist, daß die Ulkusprävalenz im letzten Jahrhundert bei den Frauen höher war als bei den Männern. In bezug auf die Ulkuslokalisation – Ulcus duodeni oder Ulcus ventriculi – wurde in den letzten Jahren eine Verschiebung des Verhältnisses zugunsten des Ulcus ventriculi nachgewiesen. Ulcera duodeni sind zwar noch immer viel häufiger, 4 : 1, ihr Anteil ist jedoch zurückgegangen. Im letzten Jahrhundert wurden mehr Magen- als Duodenalulzera beobachtet. Vielleicht dreht sich das Rad weiter bis wir wieder zum Prävalenzmuster des 19. Jahrhunderts zurückkehren.

2. Man könnte auch versuchen, *indirekte Ansätze zur Bewertung der Prävalenz* der peptischen Ulkuskrankheit sowohl als eine Alternative als auch als einen Indi-

kator für zukünftige Trends anzuwenden. Als ein möglicher Weg wurde die Inzidenz der Perforation als Maß für die Prävalenz des peptischen Ulkus genannt. Das Interessante an der Perforationsinzidenz ist, daß die Diagnose zweifelsfrei festgestellt werden kann: Sie wird entweder bei der Operation oder post mortem bestätigt. Die Frage, ob die Perforationsinzidenz wirklich die Prävalenz des peptischen Ulkus widerspiegelt, ist jedoch offen, obgleich einige Daten darauf hinweisen.

3. Es ist wichtig, *zwischen der epidemiologischen Datengrundlage und den für die ökonomische Analyse erforderlichen Daten zu unterscheiden.* Wenn man an der gesamtökonomischen Wirkung interessiert ist und wissen möchte, was in der Gesamtbevölkerung geschieht, kann man nur auf die epidemiologischen Daten zurückgreifen. Selbstverständlich sind die epidemiologischen Daten nicht von gleich guter Qualität wie die Daten aus klinischen Studien. Das ist allerdings ein unfairer Vergleich, da die Angaben aus klinischen Studien die bevölkerungsbezogenen Daten nicht ersetzen. Klinische und epidemiologische Studien zielen nicht auf die Beantwortung derselben Fragen ab, und beide Arten von Informationen sind für Prognosen notwendig. Die epidemiologische Studie zeigt, was wahrscheinlich mit dem in die Studie einbezogenen Kollektiv geschehen wird. Um die Auswirkung eines bestimmten Mittels zu beurteilen, sind beide Arten von Informationen notwendig; sie sind zueinander komplementär, können einander jedoch nicht ersetzen.

4. Man kann bei der Durchführung *internationaler Vergleiche* die Ergebnisse klinischer Studien über die medizinischen Wirkungen eher von einem Land auf ein anderes übertragen, da der menschliche Organismus wohl überall sehr ähnlich ist. Dagegen geht es bei der Beurteilung der ökonomischen und sozialen Wirkungen um Auswirkungen auf Gesundheitsversorgungs- und Sozialsysteme, die i. allg. in den einzelnen Ländern doch sehr unterschiedlich sind. Ökonomische und soziale Wirkungen lassen sich daher nicht direkt übertragen, so daß wir die Studien aus verschiedenen Ländern getrennt betrachten müssen. Die Mortalitätsraten können dies veranschaulichen. Hier besteht ein auffallender Unterschied zwischen dem Trend in (beispielsweise) Europa und den Vereinigten Staaten. Während die Mortalität in den USA seit Beginn der 60er Jahre zurückgegangen ist, blieb sie in Schweden und Dänemark unverändert auf einem höheren Niveau, wie übrigens auch in der Bundesrepublik Deutschland.

5. Ökonomen würden in den *makroökonomischen Studien* gern direkte Parameter, z. B. in bezug auf ambulante Behandlung, Verordnung und Konsum von Medikamenten, Hospitalisierung, Verweildauer im Krankenhaus, chirurgische Eingriffe usw., sowie indirekte Parameter, wie Arbeitsfähigkeit, Krankenurlaub usw., berücksichtigen. Der letzte Beitrag von Horisberger zeigt, daß man diese Daten für die ökonomische Analyse verwenden kann. Man sollte besonders die Bereitstellung von Daten über die indirekten Wirkungen einer spezifischen Behandlung, beispielsweise des peptischen Ulkus, verbessern.

6. Die Bedeutung einer *frühzeitigen Zusammenarbeit zwischen Medizinern, Epidemiologen und Ökonomen* wurde nochmals hervorgehoben. Es wurde darauf hingewiesen, wie notwendig es ist, den Ökonomen frühzeitig zu den klinischen Erprobungen beizuziehen. Einer der offensichtlichen Gründe hierfür ist, daß klinische Versuche später oft nicht wiederholt werden können. Wenn der Ökonom keine Gelegenheit hatte, dabei ökonomische Daten zu sammeln, kann es später unmöglich sein, dies nachzuholen. Das gleiche gilt selbstverständlich auch für die makroöko-

nomische Evaluation. Die Ökonomen sollten nicht einfach auf epidemiologische Daten zurückgreifen müssen, die für andere Zwecke erstellt wurden, sie sollten vielmehr von Anfang an beteiligt sein an der Planung der epidemiologischen Studien.

21. Übersicht über die makroökonomische Evaluation von Cimetidin

B. Jönsson

Universität Linköping

Einleitung

Wegen des zunehmenden Interesses an den wachsenden Kosten des Gesundheitswesens sind eine ganze Reihe von Fragen in bezug auf die wirtschaftlichen Auswirkungen der Einführung neuer medizinischer Technologien gestellt worden. Sind die rasch ansteigenden Kosten auf den Fortschritt in der medizinischen Forschung zurückzuführen, der die Einführung neuer und teurerer Diagnose- und Behandlungsmethoden mit sich gebracht hat? Ist es möglich, den Kostenanstieg der Gesundheitsversorgung durch systematische Investitionen in die Entwicklung neuer medizinischer Technologien, die weniger kostspielig sind als die etablierten Therapien, zu vermindern? Um diese Fragen zu beantworten, ist es notwendig, dem Anstieg der Behandlungskosten in verschiedenen Krankheitsgruppen nachzugehen und Methoden zu finden, mit deren Hilfe berechnet werden kann, wie die Kosten durch Veränderungen der angewandten Therapiemaßnahmen beeinflußt werden.

Wiederholt haben Gesundheitsökonomen darauf hingewiesen, daß es nicht ausreicht, die *direkten* Kosten für die Prävention, Diagnose und Behandlung einer Krankheit zu bestimmen. Auch die *indirekten* Kosten in Form von Produktionsverlust infolge von Arbeitsunfähigkeit und frühzeitigem Tod müssen mitberücksichtigt werden. In anderen Worten, die Gesamtheit aller durch eine bestimmte Krankheit verursachten Kosten sollte berücksichtigt werden, ungeachtet, wen sie betreffen. Nicht faßbare Kosten in Form von Schmerzen und Leiden werden jedoch normalerweise vernachlässigt.

Die ökonomischen Kosten einer bestimmten Krankheit informieren uns über die Größenordnung des Gewinns, der durch eine Reduzierung der Prävalenz und der Folgen der Krankheit erzielt werden kann. Sie zeigen auch, wie die Gesamtkosten sich in direkte und indirekte Kosten unterteilen. Wird eine neue Technologie eingeführt, können sich ihre Auswirkungen teilweise in Form von Veränderungen der Gesamtkosten und teilweise in Form von Verschiebungen in den Anteilen der verschiedenen Kostenarten auswirken.

Zunächst sollen 8 verschiedene Beurteilungen der wirtschaftlichen Kosten der Ulkuskrankheit während eines Jahres *vor* der Einführung von Cimetidin besprochen werden. Diese aus verschiedenen Ländern stammenden Beurteilungen ergeben eine Basis für die Evaluation der Auswirkungen von Cimetidin. Es soll versucht werden, diese Studien miteinander zu vergleichen, um Ähnlichkeiten und Unterschiede in bezug auf Methoden, Befunde und Ergebnisse darzustellen. Auf die Übersicht folgen 2 Abschnitte, in denen zwei verschiedene Ansätze zur Bewertung der Auswirkung von Cimetidin auf die Kosten der Ulkuskrankheit vorgestellt werden. Eine erste Kategorie von Untersuchungen stellt die *erwarteten* Kostenveränderungen nach der Einführung von Cimetidin dar: *Ex-ante Evaluationen*. Eine zweite Kategorie beurteilt die *tatsächlichen* Auswirkungen auf die Kosten der Ulkuskrankheit nach der Einführung von Cimetidin: *Ex-post-Evaluationen*. Der Beitrag schließt mit einer Besprechung des gegenwärtigen Standes der makroökonomischen Evaluation von Technologien zur Gesundheitsversorgung.

Die wirtschaftlichen Kosten der Ulkuskrankheit – eine Übersicht über ausgewählte Studien

Die erste Berechnung der wirtschaftlichen Kosten der Ulkuskrankheit erfolgte durch Blumenthal (1959)[1]. Ziel der Blumenthal-Studie war es, die Gesamtkosten der Ulkuskrankheit zu den für ihre Erforschung eingesetzten Mitteln in Beziehung zu setzen. Die 8 hier zusammengefaßten internationalen Studien wurden gegen Ende der 70er Jahre veröffentlicht; sie dienten zur Erarbeitung einer Grundlage für die Analyse der Konsequenzen, welche die Einführung des Medikaments Cimetidin auf die direkten und indirekten Kosten der Ulkuskrankheit haben würde. Die Ergebnisse dieser Untersuchungen sind in der Tabelle 21.1 zusammengefaßt.

Tabelle 21.1. Schätzungen der Kosten der peptischen Ulkus-Krankheit vor der Einführung von Cimetidin

Land	Jahr	Gesamtkosten	Direkte Kosten [%]	Indirekte Kosten [%]	
				Morbidität	Mortalität
USA (von Haunalter u. Chandler 1977)	1977	3 224 Mio. US $	46	41	13
Niederlande (Netherlands Economic Institute 1977)	1975	337 Mio. hfl	21	79	–
Italien (Institute of Studies in Political Economy 1978 a)	1976	284 Mrd. L.	42	58	–
Schweden (Hertzman et al. 1976)	1975	480 Mio. skr	22	78	–
Dänemark (Hertzman et al. 1981)	1977	464 Mio. dkr	30	70	–
Norwegen (Silverberg 1981)	1977	275 Mio. nkr	27	63	10
Frankreich (Bureau d'Informations 1978)	1977	1740 Mio. FF	66	34	0
Österreich (Schmoranz 1980)	1978	1477 Mio. öS	41	41	18

In allen diesen Studien wurde versucht, die wirtschaftlichen Kosten der Ulkuskrankheit für die Gesellschaft auf der Basis der Einjahresprävalenz zu berechnen. In keiner der Studien wird von der Inzidenz der Krankheit ausgegangen.[2] Dennoch

---

[1] 1968 wurde eine Anpassung der Blumenthal-Berechnung auf das Jahresniveau von 1963 veröffentlicht.

[2] Bei Hartunian et al. (1981) findet sich eine Analyse der ökonomischen Kosten der Krankheiten unter Verwendung des Inzidenzansatzes.

bestehen methodologische Unterschiede zwischen den Studien. Eine Gruppe der Studien (von Haunalter u. Chandler 1977, Hertzman et al. 1976, Hertzman et al. 1981, Silverberg 1981) berücksichtigt Kosten, die außerhalb des Marktsystems liegen, beispielsweise Produktionsverluste bei Hausfrauen. Ziel der anderen Gruppe von Studien (Netherlands Economic Institute 1977, Institute of Studies in Political Economy 1978a, Bureau d'Informations 1978, Schmoranz 1980) ist es, die Kosten nur so weit zu berechnen, wie sie das Bruttosozialprodukt beeinflussen; die Kosten außerhalb des Marktsystems sind nicht eingeschlossen.

Drei Studien (von Haunalter 1977, Silverberg 1981, Schmoranz 1980) beinhalten Berechnungen der Produktionsverluste infolge vorzeitiger Mortalität. Die Gründe werden nicht ausführlich genannt, doch werden in allen Studien in bezug auf die Mortalität wegen peptischer Ulzeration Daten vorgelegt, die zeigen, daß die Mortalität niedrig ist und 75% der Todesfälle in der Altersgruppe der über 65jährigen auftreten; das könnte mit ein Grund sein, warum nicht erwartet wird, daß Cimetidin einen Einfluß auf die Mortalität hat. Eine Studie (Bureau d'Informations 1978) kommt zu dem Schluß, daß durch die Mortalität keine Kosten entstehen, da der potentielle Produktionsverlust durch eine entsprechende Konsumverminderung ausgeglichen wird. Diese Studie strebt die Ermittlung des „ökonomischen Werts des menschlichen Lebens" anstelle der bloßen Messung des Produktionsverlusts an. Die angewandte Methode ist jedoch heftig kritisiert worden.[3]

Aus diesen Studien, in denen der Produktionsverlust infolge frühzeitiger Mortalität durch die peptische Ulkuskrankheit ermittelt wurde, können wir schließen, daß der *Produktionsverlust infolge von Mortalität viel geringer ist als der Produktionsverlust infolge von Morbidität.*

In 3 Studien (von Haunalter 1977, Hertzman et al. 1976, Silverberg 1981) wurden die Morbiditätskosten in 2 Gruppen unterteilt: Verdienstausfälle bei Personen, die normalerweise arbeiten, jedoch aufgrund eines Ulkus Arbeitstage verloren haben (kurzfristige Erkrankung), und bei Personen, die durch ein Ulkus invalid sind (dauernde Arbeitsunfähigkeit). Die US-Studie zeigt, daß beide Morbiditätstypen ungefähr gleich hohe Kosten in Form von Produktionsausfällen verursachen. In der schwedischen Untersuchung sind die Kosten der kurzdauernden Arbeitsunfähigkeit dagegen ungefähr 4mal höher als die Kosten der dauernden Invalidität. Die norwegische Berechnung, die von einem Top-down-Ansatz auf der Basis der schwedischen Studie ausgeht, kommt ebenfalls zu um etwa 50% höheren Kosten der kurzdauernden Krankheit.

In den meisten Studien wird darauf hingewiesen, daß auch eine verminderte Produktivität während der Arbeitszeit in Betracht gezogen werden müßte, die im Fall der Ulkuskrankheit erheblich sein könnte, wobei eingeräumt wird, daß es keine Möglichkeit gibt, diese Verminderung zu messen. Nur in der französischen Studie (Bureau d'Informations 1978) wird der Versuch gemacht, sie zu bestimmen. Zu-

---

[3] Bei Jones-Lee (1976) findet sich ein Überblick über verschiedene Methoden zur Bestimmung des Werts des Lebens. Die Nützlichkeit eines Konzepts wie des „Werts des Lebens" kann jedoch bei einer makroökonomischen Evaluation in Frage gestellt werden. Eine Alternative zur Berechnung des Produktionsverlusts infolge vorzeitiger Mortalität könnte darin bestehen, die Anzahl der verlorenen (oder gewonnenen) Lebensjahre mit einem allgemeinen Wert pro Lebensjahr zu multiplizieren. Eine diesbezügliche Entscheidung ist kritisch; vielleicht ist es am wichtigsten, bei allen Studien die gleichen Werte zu verwenden.

nächst wird die Gesamtzahl der von den Ulkusträgern erbrachten Arbeitstage ermittelt. Nimmt man an, daß ihre Produktivität um 15% vermindert ist, so entsprechen die dadurch verursachten Kosten der Hälfte der Kosten, die durch Arbeitsausfall entstehen.[4]

Obwohl die französische Studie als einzige den Produktionsverlust während der Arbeit berücksichtigt, gibt sie im Vergleich zu allen anderen Studien den kleinsten Anteil für die indirekten Kosten an (s. Tabelle 21.1). Eine Erklärung hierfür ist, daß die Berechnung des Produktionsverlusts um ungefähr 50% vermindert wurde, um die derzeitige Wirtschaftslage (beispielsweise 5,3% Arbeitslosigkeit) zu berücksichtigen. Eine Korrektur des errechneten Werts des Produktionsausfalls zur Berücksichtigung der Arbeitslosigkeit wird auch in der schwedischen Studie (Hertzman et al. 1976) erörtert, aus folgenden Gründen wurden jedoch keine Korrekturen vorgenommen: 1. ist der Krankheitsurlaub normalerweise von kurzer Dauer, es wird während dieser Zeit keine neue Person eingestellt. 2. ist es in keiner Weise sicher, daß ein Arbeitsloser einen Erkrankten ersetzen kann, wenn seine Stellung spezielle Kenntnisse und Erfahrungen erfordert. 3. bedeutet Vollbeschäftigung nicht, daß es keine Arbeitslosigkeit gibt. Es gibt immer eine gewisse strukturelle und friktionelle Arbeitslosigkeit. Arbeitsmarktstatistiken zeigen, daß offene Arbeitsstellen und Arbeitslosigkeit gleichzeitig vorhanden sind und daß sich die Beziehung zwischen diesen beiden Zahlen mit dem Konjunkturzyklus verändert. Es ist kaum relevant, Berechnungen des aktuellen Werts des Produktionsausfalls in Abhängigkeit von der aktuellen Wirtschaftslage durchzuführen, wenn nicht glaubhaft belegt werden kann, daß die gegenwärtige Situation ziemlich beständig sein wird.

Eine Schlußfolgerung aus den Berechnungen der durch die Ulkuskrankheit verursachten Kosten ist, daß die Morbidität wahrscheinlich den wesentlichsten Kosteneinzelposten darstellt. Gleichzeitig ist sie auch der Kostenfaktor, bei dem die größten Unterschiede in bezug auf die Berechnungsmethoden bestehen und die Daten am unzuverlässigsten sind. Ein Blick auf die Verteilung der direkten Kosten (Tabelle 21.2) zeigt, daß die Krankenhausbehandlung den Hauptanteil dieser Kosten, ungefähr 75%, ausmacht. Es bestehen jedoch Unterschiede zwischen den einzelnen Ländern, und es ist verständlich, daß Länder wie Italien und Frankreich, in denen die Krankenhausbehandlung im allgemeinen einen kleineren Teil der Ausgaben für die Gesundheitsversorgung darstellt als beispielsweise in den skandinavischen Ländern, den geringsten Kostenanteil für die Krankenhausbehandlung aufweisen.

Der Anteil für Arzneimittel beträgt ungefähr 10%. Der sehr niedrige Anteil für Arzneimittel in den Berechnungen aus den Niederlanden ist hauptsächlich durch 2 Faktoren bedingt. 1. wurden hier nur rezeptpflichtige Medikamente berücksichtigt, und 2. wurde ein sehr niedriger Gewinnaufschlag (19%) zur Umrechnung von Herstellerpreisen in Apothekenverkaufspreise veranschlagt. Der sehr hohe Anteil für Arzneimittel in der italienischen Studie muß nicht unbedingt falsch sein. Eine tiefergreifende Analyse ist jedoch nicht möglich, da die verwendete Quelle in der Studie nicht angegeben wird.[5]

---

[4] Aus der Studie ist nicht ersichtlich, wie diese Zahl ermittelt wurde.
[5] Gleichwohl trägt die Tabelle 13 auf S. 24 der italienischen Studie die Überschrift „Kosten für Antiulkusmittel". Wenn es sich hierbei um Verkaufszahlen für alle Antiulkusmedikamente handelt,

Tabelle 21.2. Verteilung der direkten Kosten der Ulkuskrankheit auf stationäre Behandlung, ambulante Behandlung und Arzneimittel (in %). (Quellen wie in Tabelle 21.2)

Land	Stationäre Behandlung	Ambulante Behandlung	Arzneimittel
USA	73	19	8
Niederlande	85	12	3
Italien	58	17	25
Schweden	68	18	14
Dänemark	80	13	7
Norwegen	78	14	8
Frankreich	55	35	10
Österreich	82		

Tabelle 21.3. Anteil der Ulkuskrankheiten an den gesamten Krankheitskosten im Jahr 1975 in den USA, in Schweden und Norwegen

	USA [%]	Schweden [%]	Norwegen [%]
Direkte Kosten	1,2	0,5	0,5
Indirekte Kosten[a]	1,9	1,3	1,1
Insgesamt	1,4	1,0	0,8

[a] Mortalität nicht eingeschlossen

Es ist sinnlos, die Kostenberechnungen der Ulkuskrankheit aus den verschiedenen Ländern in ein und dieselbe Währung umzurechnen. Der Grund liegt darin, daß die Wechselkurse nicht genau widerspiegeln, wie die Mittel in den einzelnen Ländern eingesetzt werden, sondern ausschließlich von den Gütern und Dienstleistungen abhängen, die exportiert und importiert werden. Da die medizinische Versorgung nicht so oft Teil des internationalen Handels ist, ist es äußerst schwierig zu beurteilen, ob die gleichen relativen Preise angewandt werden können oder nicht.

Eine Möglichkeit, die Kosten der Ulkuskrankheit in den verschiedenen Ländern miteinander zu vergleichen, besteht in der Betrachtung des Anteils der Ulkuskrankheit an den Krankheitsgesamtkosten. Um einen solchen Vergleich durchführen zu können, benötigen wir eine Bewertung der Gesamtkosten für alle Krankheiten in den einzelnen Ländern. Solche Kosteneinschätzungen stehen jedoch nur für Schweden, Norwegen und die USA zur Verfügung (Tabelle 21.3).

Der Anteil des Ulkus an den Gesamtkosten ist in den USA etwas höher als in Schweden und Norwegen. Der größte Unterschied zwischen den Ländern besteht in bezug auf den Anteil der direkten Kosten. In Schweden und Norwegen verursacht das Ulkus nur 0,5% der gesamten Gesundheitsversorgungskosten, während es in den USA 1,2% sind – ein ungefähr 2½mal so großer Anteil. Diese Zahlen weisen darauf hin, daß die Ulkuskrankheit in den USA intensiver behandelt wird als in Schweden und Norwegen.

---

sollten sie um ungefähr 75% reduziert werden, um eine Schätzung der Arzneimittelkosten für die Diagnosen Magen- und Duodenalulzera zu erreichen. Wird diese Korrektur durchgeführt, so erhalten wir einen Kostenanteil von 8% für Arzneimittel und 71% für die stationäre Behandlung.

Tabelle 21.4. Vergleich der Krankenhausauslastungsraten durch die Ulkuskrankheit in verschiedenen Ländern

	Dänemark	Norwegen	Schweden	USA	Niederlande	Italien	Frankreich	Österreich
Anteil an der Gesamtzahl der Pflegetage [%]	1,2	1,2	0,5	1,5	–	–	–	–
Anteil an der Gesamtzahl der Entlassungen [%]	1,2	0,9	0,7	–	1,0	–	0,7	–
Anzahl Pflegetage/100000 Einwohner:								
peptisches Ulkus[a]	2229	1647	1650	1797	2374	3740	2177	2752
Magenulkus	1061	–	932	–	1011	–	1241	1751
Duodenalulkus	1115	–	682	–	1363	–	936	1001
Anzahl Entlassungen pro 100000 Einwohner:								
peptisches Ulkus[a]	179	124	119	176	103	187	96	180
Magenulkus	84	–	59	48	40	–	5	103
Duodenalulkus	91	–	57	90	63	–	41	77
Durchschnittl. Aufenthaltsdauer in Tagen:	12	13	14	9	25	20	20	15
Magenulkus	–[e]	–	–	–	27	21	–	17
Duodenalulkus	–	–	–	–	24	19	–	13
Anzahl Operationen pro 100000 Einwohner:								
peptisches Ulkus[a]	65	–	66	44[b]	45	75	38	63
Magenulkus	25	–	32	–	17	–	13	36
Duodenalulkus	39	–	3	–	28	–	25	27
Prozentsatz chir. Fälle	36	–	55	58[c]	44	40	40[d]	35[d]
Magenulkus	–	–	–	–	43	–	–	35
Duodenalulkus	–	–	–	–	45	–	–	34

[a] Umfaßt alle Fälle mit Magen-, Duodenal- und peptischen Ulzera ohne nähere Bezeichnung (ICD Nr. 531 bzw. 532 und 533).
[b] Umfaßt partielle Gastrektomie und Vagotomie, NCHS-Zahlen (Fineberg et al. 1981 a, S. 43).
[c] Anteil der Pflegetage für chirurgische Fälle, s. Fußnote a., Fineberg u. Pearlman (1981 a, S. 43) schätzen die Operationsrate auf 25–29%.
[d] Angenommener Wert.
[e] Zahlen nicht verfügbar.

Eine Möglichkeit, das Wechselkursproblem bei internationalen Vergleichen zu umgehen, besteht darin, die verwendeten Mittel in physischen Einheiten zu vergleichen. Da die Krankenhausbehandlung den hauptsächlichen direkten Kostenfaktor darstellt, ist eine Analyse der Beanspruchung von Krankenhauskapazitäten von besonderem Interesse. Ein derartiger Vergleich findet sich in Tabelle 21.4.

Die Ulkuskrankheit macht ungefähr 1% der Gesamtzahl der Krankenhausentlassungen aus. Die Zahl schwankt zwischen 0,7% (Schweden und Frankreich) und 1,2% (Dänemark und wahrscheinlich die USA). Betrachten wir die Anzahl der Entlassungen pro 100 000 Einwohner, erkennen wir eine Gruppe von Ländern mit hohen Entlassungsraten (Dänemark, USA, Italien und Österreich) und eine Gruppe von Ländern, in denen die Entlassungsraten ungefähr ⅔ der ersten Gruppe entsprechen (Norwegen, Schweden, die Niederlande und Frankreich). Die Schwankungen in bezug auf die durchschnittliche Verweildauer sind beträchtlich; sie reicht von 9 Tagen in den USA bis zu 25 Tagen in den Niederlanden. Die niedrigste Anzahl von Pflegetage pro 100 000 Einwohner findet man in Schweden und Norwegen. Die Schwankungen in bezug auf die Anzahl der Operationen pro 100 000 Einwohner sind viel geringer. Die äußerst geringe Anzahl chirurgischer Eingriffe bei Magenulkus in den Niederlanden und in Frankreich fällt auf.

Statistiken über die Auslastung der Krankenhäuser lassen in den verschiedenen Ländern große Unterschiede in der Verwendung medizinischer Technologien zur Behandlung der Ulkuskrankheit erkennen. Wir müssen daraus auch schließen, daß die Qualität der verwendeten Daten in vielen Fällen nicht befriedigend ist. Bei vielen Angaben handelt es sich weitgehend um Schätzungen („guesstimates") und nicht um Berechnungen. Einige interessante Auslegungen der direkten Kosten der Ulkuskrankheit lassen sich jedoch anhand der Daten in der Tabelle 21.4 trotzdem durchführen.

- Die im Vergleich zu Schweden höheren Krankenhauskosten in den USA lassen sich hauptsächlich auf eine größere Anzahl von Krankenhausaufnahmen zurückführen; die Operationsrate ist die gleiche wie in den anderen Ländern.[6]
- Der im Vergleich zu Schweden höhere Anteil von Krankenhausbehandlungen in Dänemark erklärt sich im wesentlichen durch eine höhere Aufnahmerate bei den medizinischen Fällen; die Anzahl der chirurgischen Eingriffe ist die gleiche.
- Die hohen Krankenhauskosten in den Niederlanden sind in der Hauptsache Folge einer langen durchschnittlichen Aufenthaltsdauer.
- Der niedrige Anteil der Krankenhauskosten in Frankreich und Italien wird durch die Auslastungsdaten nicht bestätigt. Wenn die Berechnungen stimmen, heißt das, daß der Kostensatz pro Pflegetag im Vergleich zu den Kosten für Arztbesuche und Medikamente niedrig ist.

Tabelle 21.5 vergleicht die unterschiedlichen Mortalitätsraten der Ulkuskrankheit in verschiedenen Ländern. Mit Ausnahme der vergleichsweise hohen Mortalitätsraten in Österreich, Dänemark und Schweden weist das Mortalitätsbild keine großen Unterschiede auf. Ungefähr zwei Drittel der Todesfälle betreffen Männer und über 65jährige.

---

[6] Wenn wir annehmen, daß die hohe Schätzung für die USA richtig ist.

Tabelle 21.5. Vergleich der Mortalitätsraten bei Ulkuskrankheit in verschiedenen Ländern

Land	Mortalität bei Krankenhausentlassungsdiagnosen Magen-/Duodenalulkus (pro 100 Diagnosen)	Gesamtzahl der Todesfälle	Rate pro 100 000 Einwohner	Anteil Männer in % aller Todesfälle	Anteil Personen > 70 Jahre in % aller Todesfälle
USA (1977)	1,1	6 562	3,1	60	53
Niederlande (1974)	1,6	590	4,3	59	75[b]
Italien (1976)		3 653	6,4	76	64[b]
Schweden (1977)	2,1	750	9,5[a]	65	70
Dänemark (1975)	1,9	356[a]	7,1[a]	–	70
Norwegen (1977)		194	4,8	61	67
Frankreich (1974)	4,3	2 290	4,2	67	61
Österreich (1977)	1,4	713	9,5	57	56

[a] Nur Magen- und Duodenalulzera (1975).
[b] 65 Jahre und älter

Auf ähnliche Weise ist es natürlich auch möglich, die Morbiditätsdaten, welche die Grundlage für die Berechnung der indirekten Kosten infolge krankheitsbedingter Arbeitsunfähigkeit bilden, zu vergleichen. Aber selbst auf einer sehr detaillierten Beobachtungsebene gelten viele Vorbehalte in bezug auf die Verwendbarkeit nationaler Durchschnittszahlen für die makroökonomischen Quervergleiche medizinischer Technologien. Zuviele Faktoren unterscheiden sich so sehr, daß es praktisch unmöglich ist, die Auswirkungen einer spezifischen Technologie aufzuschlüsseln.

Vielversprechender ist eine makroökonomische Bewertung der Veränderungen innerhalb eines bestimmten Landes. Da gleichzeitig verschiedene neue und ältere Technologien angewandt werden, können die daraus resultierenden Veränderungen zu vergleichenden Evaluationen dienen. Solche Studien können auf zwei Arten durchgeführt werden: 1. Durch die Anwendung der multiplen Regressionsanalyse, um beispielsweise zu untersuchen, wie Veränderungen in der Hospitalisierungsrate in einzelnen Regionen mit unterschiedlichen Anwendungshäufigkeiten von Cimetidin korrelieren. Wenn es die Daten erlauben, könnte auf diese Weise die Beziehung zwischen der Anwendungsrate einer bestimmten Technologie und den gesamten ökonomischen Kosten einer bestimmten Krankheit analysiert werden. Leider sind jedoch i. allg. regionale Daten über Gesundheitsversorgungskosten, Morbidität und Mortalität für eine solche Analyse nicht verfügbar, s. Jönsson und Silverberg (1981) in einer Studie über internationale und interregionale Veränderungen der Krankenhausauslastungsraten durch die Ulkuskrankheit.

2. Durch eine Trennung zwischen den Anwendern der neuen und der alten Technologie. Die beiden Gruppen können in bezug auf Behandlungskosten, Morbidität und Mortalität miteinander verglichen werden. Auf diese Weise lassen sich Unterschiede in bezug auf die Auswirkungen verschiedener Technologien leichter feststellen als bei der Analyse regionaler Variationen. Das Problem besteht jedoch darin sicherzustellen, daß die Patientenauswahl für die verschiedenen Technologien vorurteilsfrei geschieht. Wir müssen sicher sein, daß die zwischen beiden Gruppen

ermittelten Unterschiede auf die Anwendung verschiedener Technologien und nicht auf andere Faktoren zurückzuführen sind. Siehe Geweke u. Weisbrod (1981) und Rhode Island Health Services Research Inc. (1981).

Ex-ante Evaluationen der Auswirkungen von Cimetidin auf die ökonomischen Kosten der Ulkuskrankheit

Die wirtschaftlichen Kosten einer bestimmten Krankheit geben uns Auskunft über die Größenordnung des Gewinns, der durch eine Verminderung der Inzidenz und der Folgen dieser Krankheit realisiert werden kann. Auch wird erkennbar, wie sich die Gesamtkosten auf direkte und indirekte Kosten verteilen. Wenn eine neue Technologie eingeführt wird, werden ihre Auswirkungen teilweise durch Veränderungen der Gesamtkosten und teilweise durch Veränderungen der Anteile der verschiedenen Kostenkategorien sichtbar.

Eine Methode zur Einschätzung dieser Folgen besteht in der Befragung von medizinischen Experten über die zu erwartenden Auswirkungen des neuen Therapeutikums – sowohl in bezug auf das mußmaßliche Ausmaß seiner Anwendung als auch in bezug auf die medizinischen Auswirkungen. Derartige Studien sind naturgemäß sehr schwierig durchzuführen und mit großen Unsicherheiten behaftet, weshalb sie mit Vorsicht zu interpretieren sind. Sie haben aber den großen Vorteil, daß sie durchgeführt werden können, *bevor* die neue Technologie zur Anwendung kommt. Daher können sie in bezug auf Entscheidungen über die Einführung einer neuen Technologie von Wert sein. Da wir nichts Genaues über die *tatsächlichen* Auswirkungen der neuen Technologie zum Zeitpunkt ihrer Einführung wissen, stellen Schätzungen über die zu *erwartenden* Kosten oder Kostenverminderungen die einzige verfügbare Information dar. Folglich muß der Wert einer solchen Information in Beziehung gebracht werden zu dem, was wir sonst in der konkreten Entscheidungssituation wissen. Die Tatsache, daß die Berechnungen der zu erwartenden Auswirkungen mit einem hohen Unsicherheitsfaktor behaftet sind, ist an sich noch kein ausreichendes Argument, diese abzulehnen. In den Fällen, in denen die neue Technologie später tatsächlich eingeführt wird, ergibt sich außerdem die Möglichkeit zur Nachkontrolle unserer Schätzungen. Durch die Untersuchung der Ursachen für etwaige Abweichungen zwischen der angenommenen und der tatsächlichen Entwicklung können wir unsere Prognoseverfahren wahrscheinlich verbessern.

Die am häufigsten angewandte Methode zur Bestimmung der zu erwartenden Auswirkung geht von den tatsächlichen wirtschaftlichen Kosten einer Krankheit während *eines* Jahres unmittelbar vor Einführung der neuen Technologie aus. Dies ist nur dann akzeptabel, wenn sich die realen Kosten von einem Jahr zum andern verhältnismäßig wenig verändern. Steigen die Kosten, kommt es zu einer Unterschätzung der Gewinne; sinken sie, kommt es zu einer Überschätzung. Es wird die Frage gestellt, welches die wirtschaftlichen Kosten der Ulkuskrankheit gewesen wären, wenn die neue Technologie während des betrachteten Jahres zur Verfügung gestanden hätte. Das bedeutet, daß wir zwei „Steady states" mit und ohne neue Technologie miteinander vergleichen. Eine bessere Alternative bestünde in der

Erstellung ausführlicher Schätzungen des zu erwartenden Verlaufsmusters der direkten und indirekten Kosten der Krankheit für die kommenden Jahre.

Tabelle 21.6 enthält eine Zusammenstellung der durch die Einführung von Cimetidin erwarteten Veränderungen der wirtschaftlichen Kosten der Ulkuskrankheit in 5 verschiedenen Ländern. Die Ergebnisse der verschiedenen Studien weisen alle in die gleiche Richtung, doch bestehen quantitative Unterschiede. Es wird erwartet, daß die Kosten für die stationäre Behandlung von Ulkuspatienten sinken. Die niedrige Schätzung für Frankreich erklärt sich hauptsächlich durch die Annahme, daß es sich bei einem Großteil der Krankenhauspatienten um „sozialmedizinische" Fälle handelt, bei denen ein Krankenhausaufenthalt medizinisch nicht wirklich gerechtfertigt ist. Es wird nicht angenommen, daß diese Fälle durch die Einführung von Cimetidin beeinflußt werden. Selbstverständlich gibt es solche Fälle in allen Krankenhäusern, ihre Anzahl ist jedoch in den USA und in Schweden mit höheren Operationsraten und kürzerer Verweildauer wahrscheinlich geringer. Darüber hinaus ist es unrealistisch anzunehmen, daß diese Fälle nicht durch die neue Technologie beeinflußt werden; eher ist zu vermuten, daß sich eine neue Technologie, welche die ambulante Behandlung der Krankheit verbessert, bei diesen Fällen besonders stark auswirkt.

Die Studien für Italien und Österreich sagen sehr dramatische Senkungen der Krankenhauskosten voraus. Diese beiden Länder haben auch die höchste Anzahl an Pflegetagen auf 100000 Einwohner (s. Tabelle 21.6). Die Einsparungen bei den Krankenhauskosten in der italienischen Schätzung beruhen zu gleichen Teilen auf einer Verminderung der *Anzahl* der chirurgischen Fälle (ohne Veränderung der durchschnittlichen Aufenthaltsdauer) und der Verkürzung des *durchschnittlichen Krankenhausaufenthalts* bei nicht chirurgischen Patienten (sehr geringe Abnahme der Fallzahlen). In Österreich beruht die Hauptwirkung in einer Verminderung der Anzahl stationär behandelter Patienten, die bei den chirurgischen Patienten auf 75% geschätzt wird.

Für die Einschätzung der Kostenfolgen ist es wichtig, bei den Rückgängen der Gesamtzahl der Pflegetage zwischen der Abnahme der Krankenhausaufnahmen

Tabelle 21.6. Kostenveränderungen, die in den einzelnen Studien nach Einführung von Cimetidin erwartet werden

Land	Erwartete prozentuale Veränderung der Kosten					
	Stationäre Behandlung	Ambulante Behandlung	Arzneimittel	Morbidität	Mortalität	Insgesamt
USA[a]	−35	−18	+ 40	−35	−18	−29
Niederlande[b]	−28	–	+ 90	−21	–	−20
Italien[c]	−66	0	+108	−40	–	−30
Frankreich[d]	−15	0	+291	−30	–	± 0
Österreich[e]	−63		+ 12	−64	−25	−54

[a] Robinson Associates (1978)
[b] Netherlands Economic Institute (1977)
[c] Institute of Studies in Political Economy (1978b)
[d] Bureau d'Informations et de Prévisions Economiques (1979)
[e] Schmoranz (1980)

und der Verkürzung der durchschnittlichen Aufenthaltsdauer zu unterscheiden. Beruht die Verminderung der Pflegetage auf einem Rückgang der Zahl behandelter Patienten, ist die Verwendung der Durchschnittskosten pro Pflegetag oder Patient für die Berechnung der Kosteneinsparungen akzeptabel. Handelt es sich jedoch um eine Verkürzung der durchschnittlichen Aufenthaltsdauer, würden die Kosteneinsparungen bei einer Berechnung mit Hilfe der Durchschnittskosten überschätzt (Jönsson u. Lindgren 1980). Der Unterschied liegt wahrscheinlich in der Größenordnung von 50%.

In allen Studien wird angenommen, daß die Kosten für Arzneimittel steigen werden, mit beträchtlichen Schwankungen zwischen den einzelnen Studien von 40% in den USA bis fast 300% in Frankreich. Die Einsparungen, die geltend gemacht werden, beruhen hauptsächlich auf Verminderungen des Produktionsverlusts infolge von Morbidität. Da die durch die Morbidität verursachten Kosten der wichtigste Kosteneinzelfaktor sind, wirken sich diese Einsparungen stark auf die Gesamteinsparung aus. 4 von 5 Studien sehen als Folge der Einführung von Cimetidin eine beträchtliche, zwischen 20 und 50% liegende Senkung der Gesamtkosten der Ulkuskrankheit voraus. Die einzige Ausnahme bildet Frankreich: hier führen die angenommenen geringen Einsparungen bei den Krankenhauskosten zusammen mit den hohen Zunahmen der Arzneimittelkosten zu unveränderten Gesamtkosten für die Ulkuskrankheit.

Alle Studien weisen große Ähnlichkeiten in bezug auf Methoden und Ergebnisse auf. Ein Grund hierfür ist, daß sie nicht vollkommen unabhängig voneinander durchgeführt wurden. Annahmen aus den ersten beiden Studien aus den Niederlanden und den USA wurden als Ergänzung zu eigenen Schätzungen verwandt. Divergenzen zwischen den Studien beruhen hauptsächlich auf Unterschieden zwischen den vorausgesagten Auswirkungen. Mit Ausnahme der US-Studie ist es nicht möglich zu analysieren, wie die unterschiedlichen Berechnungen zustande kamen, ein systematisches Verfahren zur Ableitung der erwarteten Auswirkungen scheint nicht angewandt worden zu sein. Die Ergebnisse wurden auf der Grundlage von publizierten klinischen Studien, Meinungen diesbezüglich konsultierter Ärzte, Ergebnissen ähnlicher Untersuchungen in anderen Ländern und „informierter" Vermutungen erarbeitet.

Da die US-Studie eine der ersten war und auf der am klarsten beschriebenen Methode beruht, eignet sie sich für eine Erörterung der methodologischen Probleme bei der Vorhersage der wirtschaftlichen Konsequenzen einer neuen Behandlungstechnologie.

Die US-Studie beschränkt sich auf die Auswirkungen von Cimetidin auf die Ulcusduodeni-Patienten, während sich die übrigen Studien auf Magen- und Duodenalulzera beziehen. Die Schätzungen beruhen auf Aussagen von medizinischen Experten, die mit der Anwendung von Cimetidin vertraut sind. Diese gaben Schätzungen in bezug auf den Behandlungserfolg von Cimetidin im Vergleich zur konventionellen Therapie ab. Wir können das Beurteilungsverfahren in 4 verschiedene Schritte unterteilen: 1. Auswahl der Ärzte; 2. Definition der „Fälle", die den Ärzten vorgelegt werden; 3. Prognose der Auswirkungen auf die Auslastung von Gesundheitsdiensten, auf Morbidität und Mortalität; 4. Umrechnung der Veränderungen von Auslastung, Morbidität und Mortalität in Kostenveränderungen.

Um Vorhersagen über die Auswirkungen einer neuen Behandlungstechnologie machen zu können, sind sehr gute Kenntnisse der Eigenschaften dieser Technologie notwendig. Personen, die diese Kenntnisse zu einem frühen Zeitpunkt besitzen, sind hauptsächlich Ärzte, die an der klinischen Erprobung der neuen Technologie beteiligt sind. Sobald jedoch eine neue Technologie in der gesamten Gesundheitsversorgung breite Anwendung findet, stellen diese Experten nur noch einen geringen Anteil der Anwender und müssen nicht unbedingt repräsentativ sein. Zwischen erfahrenen klinischen Untersuchern und der Mehrzahl der anwendenden Ärzte können Unterschiede sowohl in bezug auf den Umfang der Anwendung der Technologie als auch in bezug auf die erzielten Effekte bestehen. Auch die Gefahr einer nicht vorurteilsfreien Einschätzung durch Fachärzte, die bereits an der Entwicklung und der klinischen Erprobung der neuen Technologie beteiligt waren, sollte nicht unterschätzt werden. Daher ist es wichtig, für die Vorhersage der Auswirkungen Ärzte auszuwählen, die für die Mehrzahl der Anwender repräsentativ sind. Die Rolle der Experten sollte in erster Linie darin bestehen, sachdienliche Informationen beizusteuern.

Die Definition von „Fällen", bei denen die neue Technologie angewandt werden könnte, bedeutet, daß man die Patienten in eine Reihe von Kategorien unterteilt, die in bezug auf den Schweregrad der Krankheit und die therapeutische Wirkung so homogen wie möglich sein sollten. Diese Unterteilung der Patienten muß vollständig sein, d.h. daß alle Patientengruppen vorkommen müssen, die bei den Gesamtkosten der Krankheit berücksichtigt werden. In der Studie von Robinson Associates (1978) sind beispielsweise die akuten chirurgischen Fälle ausgeschlossen worden.[7]

Bei der Vorhersage der Auswirkungen von Cimetidin wurde wie folgt vorgegangen: Die Ärzte wurden zunächst gebeten, anhand von 5 Patientenbeschreibungen zu entscheiden, wie groß der Anteil einer jeden Gruppe an den laufend unter ärztlicher Behandlung stehenden Duodenalulkuspatienten sei.[8] Dann wurde er gebeten einzuschätzen, wie ein typischer Arzt diese Patienten wahrscheinlich vor Einführung von Cimetidin behandelt hätte und wie er sie wahrscheinlich behandeln würde, wenn ihm Cimetidin zur Verordnung zur Verfügung stände. Diese Behandlungsbeschreibung umfaßte alle medikamentösen Möglichkeiten und die Änderungen der Eßgewohnheiten, die der Arzt für notwendig hielt. Der Arzt sollte angeben, welchem Prozentsatz der Patienten er das Medikament verordnen oder empfehlen würde, die pro Tag verschriebene Menge und die Dauer der medikamentösen Behandlung. Nach Ermittlung der Art und Weise, auf die diese Patiententypen am wahrscheinlichsten behandelt werden würden, wurde der Arzt gebeten einzuschätzen, wie sich jedes der beiden Programme in seiner Fähigkeit, die Ulkussymptome unter Kontrolle zu halten und das Fortschreiten des Duodenalulkus zu einer schwereren Krankheit zu verhüten, auswirken würde. Insbesondere wurde der Arzt

---

[7] 1973–1979 sind das ein Drittel der Patienten, die im Kreis Malmö in Südschweden wegen eines Duodenalulkus operiert wurden. Da die Operationsrate 40% betrug, stellen sie 13% der Patientengesamtzahl dar, und der Kostenanteil ist wahrscheinlich höher.
[8] Diese Information muß nicht unbedingt geschätzt werden. Es ist zumindest theoretisch möglich, sie zu ermitteln.

gebeten, für jeden Patiententyp eine Einschätzung der folgenden Punkte vorzunehmen: a) Häufigkeit der Rezidive, b) Häufigkeit der Arztbesuche des Patienten, c) Wahrscheinlichkeit und Häufigkeit einer Krankenhauseinweisung, d) Wahrscheinlichkeit einer chirurgischen Behandlung, e) Häufigkeit diagnostischer Röntgenuntersuchungen und Endoskopien, f) Umfang des Arbeitsausfalls, g) Wahrscheinlichkeit von Todesfällen infolge von Ulkuskomplikationen.

Die an der Untersuchung beteiligten Ärzte wurden auch gebeten, für jeden Patiententyp die Wahrscheinlichkeit der Verordnung von Cimetidin einzuschätzen, nachdem seine Verträglichkeit nachgewiesen worden war. Obwohl die persönlichen Erfahrungen der Untersucher mit Cimetidin eine solide Grundlage für ihre Antworten bildeten, wurden sie besonders aufgefordert einzuschätzen, wie andere Ärzte und Fachärzte am wahrscheinlichsten Cimetidin und andere Medikamente verordnen würden.

Die Vorhersagen der Ärzte wichen sehr stark voneinander ab. Daher ist eine Kumulierung der verschiedenen Antworten problematisch. Die Verwendung eines Durchschnitts, wie es in der Studie geschah, könnte zu verzerrten Schätzungen führen. Dieser Punkt wird in einer Besprechung der Studie von Fineberg u. Pearlman eingehend erörtert (1981a, b).

Die Robinson-Associates-Studie ging bei der Bestimmung der mutmaßlichen Einsparungen in US $ zunächst von den Kosten der peptischen Ulkuskrankheit aus, wie sie von Haunalter u. Chandler (1977) bestimmt worden waren. Innerhalb der direkten und indirekten Kostenkategorien ermittelten die Untersucher aus sekundären Quellen den Kostenanteil der Duodenalulzera. Die von den Ärzten eingeholten Informationen dienten dann der Schätzung der prozentualen Zu- oder Abnahme, zu der es wahrscheinlich bei Anwendung einer der beiden Alternativen kommen würde. Diese prozentualen Veränderungen der Kosten pro Patient wurden dann den nationalen Gesamtkosten des Duodenalulkus für das Jahr 1977 gegenübergestellt, um zu errechnen, welche Kosten entstanden wären, wenn die Cimetidintherapie anstelle der herkömmlichen Behandlung zur Anwendung gekommen wäre. Sie wurden jedoch nicht direkt eingesetzt; der prozentuale *Unterschied* der Kosten für den *Durchschnittspatienten* wurde auf die Gesamtkostenberechnung aus der Studie des Stanford Research Institute (SRI), USA, bezogen. Da die Gesamtkostenbestimmungen und die Kosteneinsparungen auf verschiedene Weisen errechnet wurden, entstehen daraus offensichtlich Probleme bei der Zuordnung von Aufwand und Nutzen. Grundsätzlich ist das in der Studie angewandte Vorgehen von Robinson Associates korrekt. Die Studie enthält jedoch Elemente, die darauf hinweisen, daß sie die durch Cimetidin möglichen Einsparungen überschätzt. Trotzdem ist ihre Schlußfolgerung insofern richtig, als Cimetidin mehr Mittel einspart als es kostet. Die geschätzten durch die Verwendung von Cimetidin eingesparten direkten medizinischen Behandlungskosten in Höhe von 305 Mio. US $ entsprechen ungefähr dem 9fachen des geschätzten Anstiegs der Arzneimittelkosten (34 Mio. US $). Dazu kommen die Einsparungen an indirekten Kosten.

Es hat nicht viel Sinn, Spekulationen in bezug auf Über- oder Unterschätzungen der durch Cimetidin möglichen Einsparungen anzustellen. In der Praxis allein zeigt sich die Bewährung. Nach einigen Jahren werden wir die *tatsächlichen* Auswirkungen von Cimetidin berechnen können. Durch einen Vergleich von Ex-ante- mit Ex-post-Berechnungen können wir erfahren, was in der ursprünglichen Einschätzung falsch und richtig war, und dies wird zu neuen Ideen für weitere Verbesserungen der Methodik führen.

Ex-post-Evaluationen der Auswirkungen von Cimetidin auf die wirtschaftlichen Kosten der Ulkuskrankheit

Wie aus Tabelle 21.7 hervorgeht, konzentrierten sich die meisten Untersuchungen über die direkten und indirekten Veränderungen der Ulkuskosten nach der Einführung von Cimetidin auf die Auswirkungen auf die chirurgische Behandlung. Dies ist aus 3 Gründen verständlich. 1. verursacht der Krankenhausaufenthalt die höchsten direkten Kosten, und davon macht die chirurgische Behandlung ungefähr die Hälfte aus. 2. stellt die Anzahl der chirurgischen Eingriffe ein genaueres Maß für die Wirkung von Cimetidin dar als die Anzahl der Krankenhausentlassungen oder der Pflegetage. 3. haben klinische Erprobungen, bei denen Cimetidin mit einem Placebo verglichen wurde, gezeigt, daß mit Cimetidin behandelte Patienten weniger häufig operiert werden (Bodemar u. Walan 1978).

Der Schwerpunkt der Ex-post-Studien liegt auf der chirurgischen Behandlung, es werden jedoch auch Daten über Entlassungen vorgelegt. Die nichtchirurgischen Fälle werden keiner eingehenderen Analyse unterzogen.

In 2 Studien wurden auch die Auswirkungen von Cimetidin auf die Behandlungskosten und den Arzneimittelverbrauch in der ambulanten Praxis untersucht. Nur in einer Studie werden die Veränderungen der indirekten Kosten analysiert. Anstelle der Besprechung der einzelnen Arbeiten wollen wir die verschiedenen Kostenkategorien betrachten und die Ergebnisse der einzelnen Studien mit den im vorangegangenen Abschnitt vorgelegten Projektionen vergleichen.

Auswirkungen auf die chirurgischen Maßnahmen und die Kosten der chirurgischen Behandlung

Dieser Aspekt läßt sich entweder anhand der Diagnose oder der chirurgischen Daten untersuchen. Die erste Methode gibt Auskunft über die Anzahl der Patienten (Aufnahme oder Entlassungen), ihre Diagnose und darüber, ob die Patienten ope-

Tabelle 21.7. Ex-post-Studien über die Auswirkungen von Cimetidin auf die peptische Ulkuskrankheit

Auswirkungen	England[a]	Niederlande[b]	Frankreich[c]	USA[d]	USA[e]
Chirurgische Behandlung	×	×	×	×	×
Krankenhauseinweisung	(×)	×		(×)	×
Ambulante Behandlung		×			×
Arzneimittel		×			×
Arbeitsausfall					×

[a] Venables (1981)
[b] Bulthuis (1980)
[c] Lambert (1980)
[d] Fineberg u. Pearlman (1981 a)
[e] Rhode Island Health Services Research, Inc. (1981)

riert wurden oder nicht. Die zweite Methode vermittelt direkte Auskünfte über die Anzahl und die Art der chirurgischen Verfahren. Das letztgenannte Vorgehen bietet mehrere Vorteile: Chirurgische Daten sind i. allg. genauer als diagnostische Angaben und enthalten detaillierte Informationen über das Vorgehen. Wenn ein bestimmter Operationstyp jedoch bei verschiedenen Diagnosen durchgeführt werden kann, entstehen Probleme, die gelöst werden müssen. Auch kann es vorkommen, daß ein Patient im Verlauf eines Krankenhausaufenthalts mehrfach operiert wird.[9]

Da Berechnungen der sozialen Kosten einer Krankheit üblicherweise von der Diagnose ausgehen, ist die Bestimmung der Patientenzahl mit einer bestimmten Diagnose, die operiert wurden, vorzuziehen. Detailliertere Analysen über die Art der Operationen sind möglich, am wichtigsten ist jedoch zu wissen, ob der Patient operiert wurde oder nicht.

Beide Methoden sind in den Untersuchungen über die Wirkung von Cimetidin auf die chirurgische Behandlung des peptischen Ulkus angewandt worden. Die europäischen Studien gehen alle von den Diagnosedaten aus und ermitteln die Anzahl der Operationen innerhalb der Diagnosekategorien „Ulcus ventriculi" und „Ulcus duodeni". Die US-Studien ermitteln die Anzahl der Magenteilresektionen und Vagotomien, welche als klassische Ulkusoperationen gelten. Es besteht eine enge, wenn auch nicht vollständige Korrelation zwischen diesen beiden Operationsverfahren und der Diagnose von Magen- und Duodenalulzera.[10] Ein Nachteil der Verwendung chirurgischer Daten besteht darin, daß keine Trennung zwischen Eingriffen bei Magenulzera und bei Duodenalulzera möglich ist.

Tabelle 21.8 zeigt die Entwicklung der Ulkuschirurgie zwischen 1970 und 1979 in den 5 Untersuchungen. In Tabelle 21.9 sind der Rückgang der chirurgischen Eingriffe und der damit verbundenen geschätzten Behandlungskosten zusammengefaßt. Um die Kosteneinsparungen zu berechnen, wird die Differenz der Operationszahlen mit den ermittelten Durchschnittskosten pro Fall multipliziert. Die niedrige Kosteneinsparung in der Rhode-Island-Studie beruht auf der Annahme, daß die Krankenhauseinweisungen wegen Ulzera nicht zurückgehen, sondern lediglich die Zahl der chirurgischen Eingriffe. Die hohe Kosteneinsparung der europäischen Studien basiert auf der Annahme, daß die Krankenhauseinweisungen im selben Ausmaß wie die chirurgischen Eingriffe bei Ulkus zurückgehen.
rung der Krankenhauskosten aus den Ex-ante-Studien vergleichen, erkennen wir, daß diese Studien die Einsparungen stark überschätzt haben.

---

[9] Die Anzahl der 1977 in den schwedischen Patientenstatistiken für die Ulkuskrankheit (531–533 ICD) registrierten Operationen überschreitet die Anzahl der operierten Patienten um 39%.

[10] Daten aus 2 chirurgischen Kliniken in Schweden zeigen, daß die Magenteilresektion und die Vagotomie für den Zeitraum 1973–1979 zusammen 63% der chirurgischen Eingriffe bei Duodenalulzera ausmachten.

Abt.	Anzahl der chirurgischen Eingriffe									
	Insgesamt	440	441	442	443	444	445	446	447	448	449
I	492	2	1	17	1	5	19	137	290	3	17
II	327	5	0	125	0	1	38	43	88	21	6

440 Gastrostomie
441 Pylorotomie

Tabelle 21.8. Entwicklung der Ulkuschirurgie zwischen 1970 und 1979 nach verschiedenen Studien. 1976 = 100

Jahr	Studie Groß-britannien[a]	Frankreich[c]	Niederlande[d]	USA[e]	Rhode Island[f]
1970	–	–	116	116	–
1971	141	–	115	120	–
1972	137	100	112	120	–
1973	125	100	109	120	124
1974	122	100	113	113	125
1975	94[b]	100	107	104	113
1976	100	100	100	100	100
1977	65	95	102	94	98
1978	66	68	78	67	64
1979	–	70	72	79	58

[a] Operationen wegen Magen- und Duodenalulzera in England und Wales (Venables 1981).
[b] In diesem Jahr streikten junge Ärzte.
[c] Operationen wegen Magen- und Duodenalulzera. Daten aus verschiedenen Quellen ließen für die Jahre 1972–1976 keinen Trend erkennen (Lambert 1980, Netherlands Economic Institute 1977, Bulthuis 1980).
[d] Operationen wegen Magen- und Duodenalulzera.
[e] Magenteilresektionen und Vagotomien (Fineberg u. Pearlman 1981 a).
[f] Magenteilresektionen und Vagotomie in einem Zeitraum von 12 Monaten jeweils bis zum 31. August jedes Jahres.

Tabelle 21.9. Rückgang der chirurgischen Eingriffe und deren Kosten nach der Einführung von Cimetidin

	England[a]	Niederlande[c]	Frankreich[d]	USA[e]	USA[f]
Rückgang der Anzahl der Operationen	–	–	–	−30%	−30%
Magenulkus	−43%	−20%	−30%		
Duodenalulkus	−49%	−33%	−30%		
Geschätzte Einsparungen	9 Mio. £[b]	9,9 Mio. hfl.	43 Mio. FF		59–97 Mio. US $

[a] Venables (1981)
[b] Nur Duodenalulzera. 5,8 Mio. £ sind Krankenhauskosten, der Rest sind die durch Mortalität verursachten Kosten nach chirurgischer Behandlung.
[c] Bulthuis (1980)
[d] Lambert (1980)
[e] Fineberg u. Pearlman (1981 a)
[f] Rhode Island Health Services Research, Inc. (1981)

---

442 Magenteilresektion (partielle Gastrektomie)
443 Totale Gastrektomie
444 Gastrostomie (als alleiniges Verfahren)
445 Gastroenterostomie
446 Gastrorrhaphie und andere rekonstruktive Eingriffe am Magen
447 Vagotomie
448 Gastroskopie mit endoskopischen Operationen
449 Andere Operationen, die den Magen und die nahegelegenen Bereiche des Duodenums betreffen (andere Operationen)

Alle 5 Studien zeigen, daß die Zahl der Operationen wegen Ulcus duodeni und Ulcus ventriculi nach der Einführung von Cimetidin um 30% abgenommen hat. Die Studie aus England zeigt sogar eine noch größere Abnahme um ungefähr 50%; dies erklärt sich jedoch im wesentlichen durch die angewandte Methode: Die Durchschnittszahl der chirurgischen Eingriffe zwischen 1971 und 1975 wird mit der durchschnittlichen Anzahl der Operationen zwischen 1977 und 1978 verglichen, ohne zu berücksichtigen, daß bereits vor der Einführung von Cimetidin eine sinkende Tendenz bestand. In Frankreich war ein solcher Trend nicht erkennbar, jedoch ist die Analyse der Periode vor Cimetidin unzureichend. Es werden nur zwei Beobachtungen für 1972 und 1976 berücksichtigt, die auf einem sehr kleinen Krankengut basieren. In den beiden amerikanischen Studien wird zur Vorhersage der Anzahl der chirurgischen Eingriffe für 1978 und 1979 die Regressionsanalyse eingesetzt. Diese Projektion wird mit den tatsächlichen Operationszahlen verglichen, die Abnahme ist signifikant ($p < 0,05$).

Die Studie aus den Niederlanden verwendet eine andere statistische Technik. Die Anzahl der chirurgischen Eingriffe von 1972 bis 1979 wird anhand der multiplen Regressionsanalyse mit Cimetidin und einem Trendfaktor als unabhängigen Variablen analysiert. Es wird die Verteilung dieser beiden Faktoren auf die Verminderung der chirurgischen Eingriffe über die Zeit ermittelt.[11]

In den meisten Studien wird eingehend die Frage erörtert, ob Cimetidin die chirurgischen Behandlungen reduziert oder hinauszögert, doch benötigen wir die Daten mehrerer Jahre, um diese Frage zu beantworten. Die Entwicklung der Ulkuschirurgie wird mit derjenigen anderer bauchchirurgischer Eingriffe verglichen, um zu untersuchen, ob irgendwelche allgemeinen Tendenzen in der Chirurgie den Rückgang der chirurgischen Ulkusbehandlung in den Jahren nach der Einführung von Cimetidin erklären können. Es läßt sich nachweisen, daß dies nicht der Fall ist.

Stationäre Behandlung

Seit der Einführung von Cimetidin sind keine signifikanten Veränderungen der Krankenhausentlassungsraten bei Magen- und Duodenalulzera erkennbar. Die durchschnittliche Aufenthaltsdauer weist ebenfalls keine Veränderungen auf. Dies ist angesichts der signifikanten Abnahme der chirurgischen Eingriffe überraschend. In den meisten Studien wird geschätzt, daß zwischen 40 und 50% der stationär behandelten Ulkuspatienten operiert werden. Dagegen lag das Verhältnis zwischen der Anzahl der Operationen (Magenteilresektionen und Vagotomien) und der Anzahl der Patienten mit der Entlassungsdiagnose Ulkus in den USA für den Zeitraum von 1966 bis 1977 zwischen 0,25 und 0,29 und für das Jahr 1978 bei 0,19.

Da die chirurgischen Fälle nur einen kleinen Teil aller stationär behandelten Ulkuspatienten ausmachen und in den meisten Ländern ein starker Rückgang der Krankenhauseinweisungen von Ulkuspatienten zu beobachten ist (speziell von nichtchirurgischen Duodenalulkuspatienten), ist es schwierig, signifikante Veränderungen festzustellen. Wir müssen annehmen, daß alle Einsparungen bei den Krankenhauskosten auf einer Abnahme der chirurgischen Fälle beruhen. Wenn wir die geschätzte Reduzierung der Operationskosten mit der geschätzten Verminde-

---

[11] Die Einzelheiten der Regressionsanalyse werden in dieser Studie nicht dargestellt.

Die US-Befunde zeigen, daß die Ex-ante-Schätzungen gegenüber den Ex-post-Berechnungen 3- bis 5mal zu hoch liegen. In Frankreich entsprach die Ex-ante-Schätzung einer Krankenhauskosteneinsparung von 63–94 Mio. FF in Preisen von 1977. Die Ex-ante-Berechnung ergab eine Reduzierung der Krankenhauskosten um 43 Mio. FF in Preisen von 1979. Die in den Niederlanden ermittelten Ex-post-Einsparungen betrugen 9,9 Mio. hfl in Preisen von 1979. Dies entspricht ungefähr 6 Mio. hfl in Preisen von 1975. Die Ex-ante-Schätzung rechnete jedoch mit einer Einsparung von 15,75 Mio. hfl in Preisen von 1975, von denen 4,7 Mio. hfl auf den chirurgischen Bereich entfielen. Die Ex-ante-Studien aus Frankreich und den Niederlanden überschätzten die Krankenhauskosteneinsparungen hauptsächlich deswegen, weil sich der erwartete Rückgang der Krankenhauseinweisungen nichtchirurgisch behandelter Fälle nicht bestätigte.

Ambulante Behandlung und Arzneimittel

Die Entwicklung der Kosten für ambulante Behandlung, diagnostische Untersuchungen und Arzneimittel wurde in den Niederlanden untersucht (Bulthuis 1980). Im Rahmen dieser Untersuchung konnte nach der Einführung von Cimetidin keine signifikante Verlangsamung der Tendenz zur Kostensteigerung bei der ambulanten Behandlung festgestellt werden. Die zu Tagespreisen berechneten Arzneimittelkosten stiegen nach der Einführung von Cimetidin um das 3fache. Es sei jedoch auch daran erinnert, daß die Schätzung der Arzneimittelkosten vor der Einführung von Cimetidin in den Niederlanden im Vergleich zu anderen Ländern sehr niedrig war. Die in der Studie vorgelegten Daten erlauben keine eingehendere Analyse.

Die Kosten der ambulanten Behandlung nach der Einführung von Cimetidin wurden auch in Rhode Island, USA, untersucht (Rhode Island Health Services Research Inc. 1981). Die Berechnungen beruhten auf einer telefonischen Umfrage bei einer randomisierten Gruppe aus der Bevölkerung von Rhode Island. Die an einem Ulkus leidenden Personen wurden in 2 Gruppen unterteilt: solche, die mit Cimetidin behandelt wurden, und solche, die unter einer anderen Therapie standen. Die Beanspruchung der Gesundheitsdienste durch die beiden Gruppen vor und nach der Einführung von Cimetidin wurde verglichen. Die Gruppe der Cimetidinpatienten wies in dieser Studie höhere (doppelte) Kosten für Medikation und Arztbesuche auf; diese Kosten wurden jedoch durch geringere Verluste infolge von Arbeitsunfähigkeit mehr als ausgeglichen. Die Gesamtkosten, d.h. direkte plus indirekte Kosten, waren bei Cimetidinpatienten niedriger. Die Rhode-Island-Studie ist sehr interessant und enthält wertvolle Informationen über die Epidemiologie und die Kosten der Ulkuskrankheit. Fragen bezüglich der tatsächlichen landesweiten Auswirkungen von Cimetidin auf die Kosten der ambulanten Behandlung und der Arzneimittelverordnung wurden jedoch nicht beantwortet. Es wurde gezeigt, daß Cimetidinpatienten und Nicht-Cimetidinpatienten zwei sehr unterschiedliche Gruppen von Ulkuspatienten darstellen.[12]

---

[12] Eine ausführlichere Diskussion der Methode zum Vergleich von Cimetidinpatienten mit Patienten, die andere Medikamente erhalten, findet sich bei Geweke u. Weisbrod (1981). Diese Studie wird in Weisbrods Beitrag (Kap. 17) zu diesem Symposium besprochen.

Zur weiteren Erörterung der Auswirkungen von Cimetidin auf die Kosten der Arzneimittel für Ulkuspatienten können wir auf schwedische Daten zurückgreifen. 1980 beliefen sich die Gesamtkosten der Medikamente für ambulant behandelte Ulkuspatienten auf 113 Mio. skr. Auf Cimetidin entfielen 18% dieser Kosten.[13] Wenn wir annehmen, daß keine anderen Medikamente durch Cimetidin ersetzt wurden, müssen wir den Schluß ziehen, daß die Arzneimittelkosten für die Behandlung der Ulkuskrankheit mit der Einführung von Cimetidin um 18% gestiegen sind.

Ein anderer Weg zur Beurteilung des Einflusses von Cimetidin auf die Arzneimittelkosten führt über die Kosten im Zusammenhang mit den Diagnosekategorien 531–533 des ICD-Code, d. h. Magen- und Duodenalulzera sowie peptische Ulzera ohne nähere Bezeichnung. Die Arzneimittelkosten für diese Diagnosegruppen stiegen nach der Einführung von Cimetidin um 40%. Dabei ist zu berücksichtigen, daß nur 25% der Verordnungen von Antazida und Anticholinergika und 50% der Verordnungen von Cimetidin sich auf die Diagnosen ICD 531–533 beziehen. Vergleicht man die Gesamtkosten für Cimetidin mit den Kosten anderer, bei den Diagnosen 531–533 verordneter Medikamente, so beläuft sich der durch Cimetidin verursachte Kostenanstieg auf ungefähr 80%. Diese Annahme ist jedoch nur dann sinnvoll, wenn wir davon ausgehen, daß der Nettonutzen von Cimetidin bei den Nichtulkusdiagnosen Null ist. Ist dies nicht der Fall, müßten wir Kosten und Nutzen der neuen Technologie für jede Indikation einzeln ermitteln.

Arbeitsausfall

Eine Berechnung der wegen Ulkuskrankheit verlorenen Arbeitstage wurde nach der Einführung von Cimetidin 1981 in Rhode Island vorgenommen. Die Studie beruht auf Daten der Rhode Island Temporary Disability Insurance (TDI – Vorübergehende Arbeitsunfähigkeitsversicherung), bei der 82% der beschäftigten Arbeitnehmer in Rhode Island versichert sind. Um Zahlungen von der TDI zu erhalten, muß ein Beschäftigter seine Ansprüche anmelden und sich ärztlich untersuchen lassen. Die TDI leistet Zahlungen bei nicht arbeitsbedingten Krankheiten, falls diese zu einer fortlaufenden Arbeitsunfähigkeit von mehr als einer Woche führen bis zu maximal 26 Wochen. Krankheitsbedingte Arbeitsunfähigkeiten von kürzerer Dauer als einer Woche und von mehr als 26 Wochen sind in dieser Studie nicht registriert, jegliche Veränderung der durch Ulkuskrankheit verlorenen Arbeitstage müßte jedoch aus den TDI-Daten ersichtlich sein.

Vor der Einführung von Cimetidin (1974–1977) wurde ein Rückgang der Arbeitsausfälle wegen peptischer Ulkuskrankheiten festgestellt. Die Extrapolation des ermittelten Trends ergibt ein Verschwinden der Arbeitsausfälle infolge peptischer Ulkuskrankheiten bis 1985. 1978 beobachtete man 15,6 Tage Arbeitsausfall infolge Ulkuskrankheit pro 1000 versicherte Beschäftigte; dies war mehr als der extrapolierte Erwartungswert von 14,5 Tagen, der Unterschied war jedoch nicht signifikant. 1979 war die beobachtete Rate mit 16,3 Tagen signifikant höher als der erwartete Wert von 11,2 Tagen (p < 0,5). Diese Ergebnisse führten die Untersucher zu der

---

[13] Es wurde berücksichtigt, daß bei Cimetidin 8% in Krankenhäusern verwendet werden und daß 5% für andere Diagnosen als die Ulkuskrankheit verordnet werden.

Schlußfolgerung, daß die Einführung von Cimetidin keine signifikante Beschleunigung der fallenden Tendenz der Arbeitsausfallraten bei der peptischen Ulkuskrankheit zur Folge hatte.

Diskussion

Die makroökonomische Evaluation einer neuen Technologie zur Gesundheitsversorgung ist notwendig, da kontrollierte klinische Studien als Grundlage für die ökonomische Evaluation nicht ausreichen. Die klinischen Untersuchungen müssen unter strengen Versuchsbedingungen durchgeführt werden und unterscheiden sich dadurch von der normalen ärztlichen Praxis, daß die Versuchspersonen nicht zufällig aus der Bevölkerung ausgewählt und die Studien gewöhnlich von Fachärzten in Universitätsklinikzentren durchgeführt werden. Die Stärke der kontrollierten Studien liegt in der Bestimmung der Wirksamkeit einer Technologie, ihre Schwäche liegt in der Unmöglichkeit, die Ergebnisse auf die Gesamtbevölkerung und auf das Gesundheitsversorgungssystem im ganzen zu extrapolieren.[14] Diese Schwäche läßt sich selbst dann nicht umgehen, wenn die klinische Studie auf die Untersuchung ökonomischer und sozialer Effekte ausgedehnt wird. Daher besteht ein Bedarf an ergänzenden Studien, um Kosten und Nutzen für die Gesellschaft insgesamt zu beurteilen.

Was man beim Übergang von kontrollierten Studien auf generalisierte Untersuchungen an ganzen Bevölkerungsgruppen gewinnt, verliert man jedoch auf der anderen Seite an Genauigkeit. Es ist nicht möglich, Kosten und Nutzen im Rahmen einer Makrostudie mit dem gleichen Genauigkeitsgrad zu messen wie in einer Mikrostudie. Daher werden wir auf der Makroebene nur die stärksten Veränderungen nachweisen können, genauso wie die Staatsrechnung nur ein Gesamtbild der Wirtschaft vermittelt. Wenn wir spezifische Bereiche, Firmen oder Produkte in allen Einzelheiten analysieren möchten, müssen wir auf andere Daten zurückgreifen.

Die makroökonomische Beurteilung könnte als Analyse der Auswirkungen einer Behandlungstechnologie auf die wirtschaftlichen Krankheitskosten in einem bestimmten Behandlungssystem definiert werden. Dies weist auf die wichtige Beziehung zwischen Technologie und Krankheit hin. Es handelt sich nicht um ein deckungsgleiches Verhältnis. Die gleiche Technologie kann mehrere Krankheiten beeinflussen und normalerweise gelangen bei einer Krankheit mehrere Technologien zur Anwendung. Dennoch muß die Beurteilung eine Beziehung zwischen Technologie und Krankheit herstellen. Die besprochenen Studien beziehen sich manchmal auf alle Ulkuskrankheiten und manchmal auf Untergruppen wie Magen- und/oder Duodenalulzera. Dadurch wird die Aussage kompliziert. Sollen wir Cimetidin in bezug auf alle Anwendungsgebiete, auch außerhalb der Ulkuskrankheit, beurteilen, oder soll sich die Analyse beispielsweise auf Cimetidin in der Duodenalulkusthera-

---

[14] Die Ergebnisse der klinischen Erprobungen können i. allg. von einem Land auf ein anderes übertragen werden. Bei breiteren Auswirkungen auf das Gesundheitsversorgungssystem ist dies nicht der Fall. Es ist notwendig, die Wirkungen auf das Gesundheitsversorgungssystem in den verschiedenen Ländern getrennt zu untersuchen, und wir sollten nicht überrascht sein, wenn die Ergebnisse der Studien sich voneinander unterscheiden.

pie beschränken? Die Definition der Krankheitsgruppen bestimmt die Grenzen der Analyse.

Über die Definition der ökonomischen oder sozialen Kosten einer Krankheit herrschten jahrelang kontroverse Vorstellungen. In der Praxis sind jedoch die meisten Studien einer Definition gefolgt, welche die *direkten* Kosten der medizinischen Behandlung und die *indirekten* Kosten aufgrund von Produktionsverlusten infolge von Morbidität und vorzeitiger Mortalität einschließt. Die Untersucher bedauern im allgemeinen, daß sie die Kosten für Schmerzen und Leiden nicht messen können und schließen sie aus der Analyse aus. Dies kann in einer Mikrostudie, jedoch nicht unbedingt in einer makroökonomischen Beurteilung, schwerwiegend sein. Niemand beschuldigt die Volkswirtschaftslehre, daß sie den aus den verschiedenen Konsumtypen abgeleiteten Nutzen nicht mißt oder Schmerz und Unbehagen bei der Messung der Produktionskosten nicht berücksichtigt. Gute Gründe sprechen dafür, diese Kosten bei den makroökonomischen Evaluationen auszuschließen.

Der allgemeine Ansatz zur makroökonomischen Evaluation von Cimetidin bestand darin, mit einer Untersuchung der wirtschaftlichen Kosten der Ulkuskrankheit zu beginnen; diese wurde mit einer *Ex-ante Studie* der erwarteten Wirkungen von Cimetidin auf diese Kosten fortgesetzt, worauf in einer *Ex-post-Studie* die tatsächlichen Auswirkungen der Neueinführung erfaßt wurden. Im Grunde ist dieses Vorgehen vernünftig. Die Untersuchung der durch die Krankheit verursachten Kosten liefert die Grundlage für die beiden anderen Studien, und zu verschiedenen Zeitpunkten des Entscheidungsprozesses besteht ein Bedarf sowohl für Ex-ante als auch für Ex-post-Studien.

Es gibt 3 verschiedene Wege, die Kosten einer Krankheit zu messen. Der *Prävalenzansatz* liefert eine Schätzung der aus der Prävalenz (Anzahl der Fälle) einer bestimmten Krankheit in einem Jahr, beispielsweise 1982, resultierenden wirtschaftlichen Belastungen. Im Prinzip beinhaltet diese Messung die Kosten der 1982 für Verhütung, Diagnose, Behandlung, Rehabilitation und Langzeitbehandlung ausgegebenen Mittel, die Kosten des durch kurzfristige Krankheit während dieses Jahres verursachten Arbeitsausfalls und des durch ständige Arbeitsunfähigkeit und Todesfälle im Jahr 1982 entstandenen Leistungsausfalls. Da Tod oder ständige Arbeitsunfähigkeit Leistungsverluste nicht nur für 1982, sondern auch für zukünftige Jahre bedeuten, wird der derzeitige Wert der zukünftigen Produktionsverluste erfaßt. Es ist zu beachten, daß die Berechnung der zukünftigen Verluste auf der Existenz von Morbidität im Jahre 1982 und nicht auf dem Einsetzen einer Krankheit in diesem Jahr basiert. Das Ereignis, das 1982 zu einem frühzeitigen Tod oder einer ständigen Arbeitsunfähigkeit geführt hat, könnte sehr wohl auf das Auftreten der Krankheit in früheren Jahren zurückgehen.

Der *Inzidenzansatz* liefert eine Berechnung der auf 1982 diskontierten wirtschaftlichen Belastung, die sich aus der Inzidenz der Krankheit im Jahre 1982 ergibt. Aufgrund einer 1982 beginnenden Krankheit kann eine Person nicht nur während dieses Jahres, sondern auch während vieler weiterer Jahre eine Behandlung benötigen; bei dieser Person kann es während dieser Zeit zu krankheitsbedingten Arbeitsausfällen kommen, und sie kann schließlich infolge der 1982 erstmals aufgetretenen Erkrankung sterben. Im Prinzip beinhaltet die auf dem Inzidenzansatz beruhende Berechnung alle gegenwärtigen und zukünftigen Kosten für Behandlungsmittel, die aufgrund der 1982 einsetzenden Krankheit zur Anwendung kommen. Sie schließt ebenfalls derzeitige und zukünftige Arbeitsausfälle ein. Somit erfordert diese Berechnung Kenntnisse über die Inzidenz der Krankheit im Jahre 1982 sowie über den zu erwartenden Verlauf der Erkrankung, über zu erwartende krankheitsbedingte Arbeitsausfälle, Arbeitsunfähigkeit und Mortalität und über die Behandlungen, die aller Wahrscheinlichkeit nach angewandt werden.

Beim dritten Ansatz konzentriert sich das Interesse auf die wirtschaftlichen Auswirkungen der Krankheit, die tatsächlich im Jahr 1982 zum Tragen kommen. Diese Methode liefert eine Berechnung, welche sich aus den Behandlungskosten im Jahr 1982, dem durch Morbidität und Mortalität im Jahr 1982 verursachten Produktionsverlust und dem Wert des 1982 infolge von Morbidität und Mortalität in vorangegangenen Jahren entstandenen Leistungsverlusts zusammensetzt. Die derzeitigen Werte zukünftiger Produktionsverluste aufgrund von Morbidität und Mortalität im Jahre 1982 sind in dieser Berechnung nicht enthalten, so daß sich eine Diskontierung erübrigt.

Alle 3 Methoden ergeben die gleichen Berechnungen der direkten und indirekten Kosten der akuten, kurzdauernden Erkrankung ohne zukünftige Auswirkungen. In den genannten Beispielen werden allen 3 Ansätzen die gesamten Kosten im gleichen Jahr zugeteilt. In vielen anderen Fällen werden die 3 Ansätze jedoch unterschiedliche Resultate ergeben.

Bei allen Makroevaluationen von Cimetidin wurde der Prävalenzansatz angewandt. Der Vorteil dieses Vorgehens liegt darin, daß die direkten Kosten bestimmter Krankheiten mit den Gesamtkosten des Gesundheitswesens, soweit sie aus anderen Quellen bekannt sind, verglichen werden können. Es ist möglich, eine Top-down-Methode zur Berechnung der direkten Kosten einer bestimmten Krankheit einzusetzen. Bei Verwendung des Inzidenzansatzes ist dies nicht möglich. Dieser Ansatz erfordert sehr viel umfangreichere Informationen über den natürlichen Verlauf der Krankheit mit oder ohne verschiedene Interventionen. Da es sich jedoch bei der Ulkuskrankheit um eine chronisch-rezidivierende Krankheit handelt, wäre die Anwendung des Inzidenzansatzes sicherlich in mancher Hinsicht von Vorteil, da sie die Messung der ökonomischen Kosten der Ulkuskrankheit während der Lebensspanne einer Kohorte von Patienten erlauben würde.

Wie die besprochenen Studien gezeigt haben, liegt die Hauptschwierigkeit bei makroökonomischen Evaluationen im Fehlen von relevanten Daten über die epidemiologischen Entwicklungstendenzen der Krankheit. Derzeit sind die Mängel bei den Daten schwerwiegender als die Grenzen der angewandten Methoden. Die gestellten Fragen sind zwar relevant, und es gäbe Methoden, um sie zu beantworten, doch fehlen die notwendigen Daten. Zwischen den in den einzelnen Studien angewandten Methoden bestehen große Divergenzen und einige sind – wie bereits erwähnt – wissenschaftlich unakzeptabel. Jedoch sind in bezug auf System und Techniken zur Berechnung der Kosten einer Krankheit Fortschritte erzielt worden. Daß der Standard der Verfahren zwischen den Untersuchern variiert, ist nicht verwunderlich. Bevor wir eine hinreichende Übereinstimmung der Methoden erzielt haben, so daß wir Studien über verschiedene Krankheiten in verschiedenen Ländern zuverlässig miteinander vergleichen können, ist noch ein weiter Weg zu gehen.

22. Diskussion des Beitrags von Jönsson

H. V. Fineberg

Harvard University

Jönssons Beitrag vermittelt einen Überblick über eine Reihe nationaler Untersuchungen über die Kosten der peptischen Uluskrankheit und die Auswirkungen von Cimetidin auf diese Kosten. Der Beitrag unterscheidet 3 Stadien der makroökonomischen Evaluation einer neuen medizinischen Intervention oder Technologie: 1. Veranschlagung der Kosten der Zielkrankheit; 2. Projektion der *erwarteten* Veränderungen, zu denen es voraussichtlich aufgrund der Einführung der neuen Technologie kommen wird, *Ex-ante Berechnungen* genannt; 3. Bewertung der tatsächlichen, durch die neue Technologie verursachten Veränderungen, *Ex-post-Berechnungen* genannt.

Der Beitrag folgt dieser Einteilung: eine Übersicht über 8 nationale Studien zu den Kosten der Uluskrankheit, *Ex-ante Vorhersagen* der erwarteten Auswirkungen von Cimetidin auf die Kosten in 5 Ländern und *Ex-post-Messungen* einiger Auswirkungen von Cimetidin in 4 Ländern.

Es werden eine Reihe methodologischer Fragen sowie Befunde dieser Studien diskutiert. Meine kurzen Anmerkungen können den vielen wertvollen Hinweisen in Jönssons Übersicht sicher nicht ausreichend gerecht werden. Ich werde versuchen, einige springende Punkte zusammenzufassen, und einige Bemerkungen anbringen, um verschiedene Elemente des Beitrags zu erweitern bzw. zu unterstreichen, sowie eine Reihe von Fragen aufwerfen.

Zusammenfassung

Die Studien aus allen 8 Ländern schätzen die direkten und die indirekten Kosten der Uluskrankheit. In allen Fällen bis auf einen übersteigen die indirekten Kosten (aufgrund des Produktivitätsverlusts) die direkten Kosten (Ausgaben für die medizinische Versorgung). Der durch die Morbidität verursachte indirekte Verlust ist wahrscheinlich der größte einzelne Kostenfaktor der Uluskrankheit. Jönsson weist darauf hin, daß in den Studien auffallend unterschiedliche Ansätze zur Messung dieser Morbiditätskosten angewandt werden und daß die Daten, auf denen die Berechnungen in diesen Studien basieren, nicht sehr gut begründet sind. In den 8 Ländern gehen 55–85% der direkten Kostenfaktoren zulasten der Krankenhausbehandlung. In den 3 Ländern, für die entsprechende Zahlen verfügbar sind, entfallen zwischen 0,8 und 1,4% der gesamten Krankheitskosten auf die Uluskrankheit.

Im Fall der Einführung von Cimetidin veranschlagen die 5 nationalen Ex-ante-Studien Gesamteinsparungen in der Größenordnung von 0 bis 54%. In seiner Diskussion dieser Studien macht Jönsson eine Reihe kritischer methodologischer Bemerkungen. Zum Beispiel sind bei der Einschätzung der Einsparungen aufgrund verminderter Hospitalisierungen die *Durchschnittskosten* pro Pflegetag akzeptabel, wenn die Anzahl der Krankenhauseinweisungen zurückgeht; der Durchschnittswert führt jedoch zu einer Überschätzung der möglichen Einsparungen, wenn die verminderte Anzahl der Pflegetage durch eine Verkürzung der Verweildauer im Krankenhaus zustande kommt. Die Studien variieren in bezug auf die Ausführlichkeit, mit der sie die Methoden beschreiben, die zur Hochrechnung der erwarteten Einsparungen angewandt wurden, sowie in bezug auf die Formulierung ihrer Beurteilungsmethoden.

Jönsson betrachtet Ex-post-Evaluationen als nützlich um ihrer selbst willen, aber auch als möglicherweise dienlich für die Verbesserung zukünftiger Ex-ante-Schätzungen. Fünf Ex-post-Studien in 4 verschiedenen Ländern untersuchen die Trends der chirurgischen Behandlung vor und nach der Einführung von Cimetidin. Alle zeigen eine eindrucksvolle Abnahme der Operationsrate nach der Einführung von Cimetidin; ich möchte später in meinen Anmerkungen auf diese Punkte zurückkommen. Gleichzeitig lassen die Hospitalisierungsgesamtraten und die durchschnittlichen Verweildauern im Krankenhaus keinen entsprechend großen Rückgang nach der Einführung von Cimetidin erkennen. (Es sei daran erinnert, daß sich all dies vor dem Hintergrund rückläufiger Hospitalisierungsraten bei der Ulkuskrankheit in den meisten Ländern abspielt.) Aus dieser Beobachtung schließt Jönsson, daß die diversen Ex-ante-Studien die durch einen Rückgang der Hospitalisierungen erzielbaren Einsparungen überschätzten. Über die nichtchirurgischen Konsequenzen der Cimetidineinführung bieten die nationalen Studien verhältnismäßig wenige Angaben.

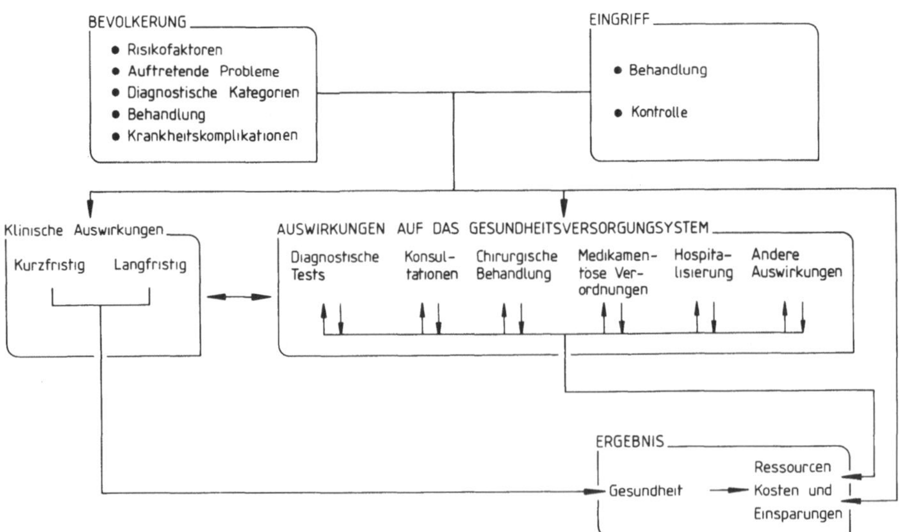

Abb. 22.1. Nutzen- und Kostenmodell für medizinische Verfahren

Kommentar

Ich möchte meine Kommentare zu einigen der in Jönssons Beitrag aufgeworfenen Fragen anhand der Elemente eines Evaluationsmodells zur Bewertung der ökonomischen und medizinischen Konsequenzen einer Intervention in der Gesundheitsversorgung gruppieren. Wie in Abb. 22.1 dargestellt, bedeutet die Evaluation einer neuen medizinischen Technologie stets die Bewertung einer bestimmten *Intervention* zur Gesundheitsversorgung eines bestimmten *Kollektivs* im Rahmen eines bestimmten *Gesundheitsversorgungssystems* über einen bestimmten *Zeitraum*. Wir müssen stets versuchen, diese 4 Elemente (Intervention, Kollektiv, System, Zeit) konsequent zu berücksichtigen, und zwar z. T. deswegen, weil die Daten, welche die Grundlage zur Evaluation auf dem Gesundheitssektor bilden, typischerweise in verschiedenen Kombinationen von Intervention – Kollektiv – System – Zeit in Erscheinung treten und nicht nur in der Kombination, die bewertet werden soll. Bei der Ulkuskrankheit z. B. beziehen sich einige einschlägige Kosten und klinische Daten auf Patienten mit der Diagnose peptisches Ulkus, andere auf Patienten mit der Diagnose Duodenalulkus, einige auf Patienten mit Symptomen einer Ulkuskrankheit und einige schließlich auf Patienten, die die Diagnose Ulkus selbst gestellt haben.

Offensichtlich unterscheiden sich die Kollektive voneinander, und Schätzungen für ein Kollektiv gelten nur teilweise für die anderen. Im allgemeinen läßt sich ein Zielkollektiv auf mehrere Weisen definieren, z. B. aufgrund eines die Krankheit begünstigenden Risikofaktors, eines auftretenden klinischen Problems, einer diagnostischen Kategorie usw. Eine Intervention kann ein Test sein wie die Computertomographie oder eine Behandlung wie die Nierendialyse oder Cimetidin. (In diesem Zusammenhang sind Präventions- oder Rehabilitationsmaßnahmen – wie Behandlungen – dazu bestimmt, die Entstehung oder den natürlichen Verlauf der Krankheit zu unterbinden.)

Veränderungen irgendeines Elements des Modells – Kollektiv, Intervention, Gesundheitsversorgungssystem oder Zeitrahmen – werden die Beurteilung verändern. Analytiker einer neuen medizinischen Technologie wie der Computertomographie haben gelernt, sich über den Entwicklungsstand einer Technologie Gedanken zu machen und die Konsequenzen eines Fortschritts bei der ökonomischen und medizinischen Evaluation zu berücksichtigen. Im Fall der Computertomographie hat sich die kommerziell verfügbare Technologie beispielsweise im Laufe des letzten Jahrzehnts von einem Gerät, das auf die Untersuchung des Schädels begrenzt war und zur Rekonstruktion einer Querschnittsebene mehrere Minuten benötigte, zu einem Gerät weiterentwickelt, das die Untersuchung jedes Körperteils innerhalb weniger Sekunden pro Querschnittsebene erlaubt.

Aus den Cimetidinstudien geht hervor, daß die Entwicklung des erkrankten Kollektivs innerhalb der Bevölkerung für die Bewertung genauso wichtig ist wie jede Veränderung der Technologie selbst. Wie in Horisbergers Beitrag aufgezeigt wurde, sind Häufigkeit und Schweregrad der Ulkuskrankheit seit den 60er Jahren in einigen, nicht allen, europäischen Ländern und in den Vereinigten Staaten ständig zurückgegangen. Dieser Trend muß sowohl bei der Abschätzung der von einer Neuerung wie Cimetidin zu erwartenden Auswirkungen berücksichtigt werden (die von Jönsson beschriebenen Ex-ante-Studien) als auch bei dem Versuch, seine tatsächlichen Folgen auf der Basis regionaler oder nationaler Daten zu bestimmen (Ex-post-Studien). Wie Jönsson ausführt, werden diese Trends in einigen Studien vernachlässigt und z. B. die Durchschnittsraten der Hospitalisierung oder der chirurgischen Behandlung in den 5 Jahren vor Cimetidin mit den Raten im ersten Jahr nach der Einführung dieses Medikaments verglichen. Selbst eine Scheinintervention würde unter diesen Voraussetzungen wahrscheinlich positive Effekte zeitigen.

Für die Einschätzung der Kosten einer Krankheit ist es entscheidend, daß diese Kosten ausschließlich und in vollem Umfang in dem Kollektiv gemessen werden, das für die spezielle Intervention in Frage kommt, d. h. im Zielkollektiv. Das Entscheidende ist, daß man alle voraussichtlichen anteiligen Kostensenkungen, die durch die Intervention bewirkt werden, auf das Kollektiv bezieht, das von dieser anteiligen Senkung tatsächlich betroffen wird. Zusammen mit Jönsson würde ich eine der umfassenderen Ex-ante-Studien über Cimetidin kritisieren, da ihre Schätzungen der prozentualen Veränderung der Krankenhauskosten auf einem unvollständigen Spektrum der hospitalisierten Ulkuspatienten basieren und danach den Krankenhauskosten für alle Ulkuspatienten gegenübergestellt werden.

Die Wahl zwischen einem Prävalenz- und einem Inzidenzansatz zur Veranschlagung der Krankheitskosten reduziert sich auf die Frage nach der Abschätzung der Kosten innerhalb des tatsächlichen Zielkollektivs. Eine Intervention, die keinen Einfluß auf den Verlauf der bereits manifesten Krankheit hat, sollte im Vergleich zu den Kosten der zu erwartenden oder neu aufgetretenen Erkrankung gemessen werden. Die Wirkung einer Behandlung, die keinen Einfluß auf die Entstehung der Krankheit hat, sollte im Vergleich zu den Kosten der prävalenten Erkrankung gemessen werden. In gewissem Maße kann der Analytiker das Kollektiv auswählen, für welches die Kosten gemessen werden; einige Beurteilungen der Wirkung von Interventionen erfordern jedoch Daten, die bei ökonomischen Studien oder klinischen Erprobungen für andere Zwecke gesammelt wurden. Vorsicht ist angebracht bei der Frage, ob das untersuchte Kollektiv für die gesamte Zielbevölkerung wirklich repräsentativ ist oder ob es größere oder kleinere Anteile derselben umfaßt.

Bei einem Vergleich der ökonomischen Konsequenzen einer neuen Intervention in verschiedenen Ländern spielt es eine Rolle, ob ihre Gesundheitsversorgungssysteme bezüglich Organisation, Gesamtressourcen und Ressourcenverteilung unterschiedlich sind. In einem Land wie den Vereinigten Staaten mit einem pluralistischen Gesundheitsversorgungssystem kann die Einführung von Cimetidin landesweit verschiedenartige ökonomische Auswirkungen haben. Hypothetisch kann man z. B. annehmen, daß Ärzte mit fester Bezahlung in einer Gruppenpraxis die Tendenz haben, weniger Ulkuspatienten zu operieren als Ärzte in einer Privatpraxis. So könnte Cimetidin in der Gruppenpraxis je nach der Wirksamkeit bei den am schwersten erkrankten Patienten eine anteilig größere oder geringere Auswirkung auf die chirurgischen Behandlungsraten haben. Die Unterschiede zwischen den Gesundheitsversorgungssystemen in den einzelnen Ländern werfen in bezug auf die internationale Vergleichbarkeit von Kostenveränderungen, die durch die Einführung von Cimetidin ausgelöst wurden Fragen auf; ich werde darauf noch zurückkommen.

Da eine Evaluation sich mit der Wechselwirkung zwischen einer Bevölkerung und einem Verfahren befaßt, stellt sie weder eine vollständige Bewertung alternativer Ansätze zur Lösung des gesellschaftlichen Krankheitsproblems noch eine komplette Beurteilung der Auswirkung der neuen Behandlungsmethode dar. Ein wesentliches Kriterium bei der Beurteilung von Cimetidin ist z. B. die Häufigkeit, mit der es Patienten verordnet wird, bei denen die Diagnose „Ulkuskrankheit" nicht gestellt wurde (Fineberg u. Pearlman 1981). Die klinische Effektivität, einschließlich der Risiken und Kosten *aller* Anwendungen tragen zum Gesamteffekt eines Verfahrens bei. Die beabsichtigte Wirkung einer korrekt angewandten neuen Technologie (manchmal „Wirksamkeit" – „Efficacy" – genannt), kann sehr stark von ihrer tatsächlich beobachteten Anwendung und ihrer Wirkungsbilanz (als kollektive „Effektivität" bezeichnet) abweichen.

Die 3 Themen dieses Bandes (Dialyse, Ulkus, Computertomographie) können mit Hilfe des vorgestellten Evaluationsmodells nach verschiedenen Dimensionen geordnet werden. Eine davon ist der Grad der Spezifität des Zielkollektivs, auf das ein Verfahren zutrifft. In dieser Hinsicht liegt Cimetidin in der Mitte zwischen der Hämodialyse, die vorwiegend bei Patienten mit terminalem Nierenversagen zur Anwendung gelangt, und der Computertomographie, die bei einer Vielzahl verschiedener klinischer Situationen eingesetzt wird. Die Aufgabe, die gesamtökonomische Auswirkung einer Technologie zu beurteilen, wird um so anspruchsvoller, je unterschiedlicher die Patientengruppen sind, für welche sie in Frage kommt.

Was die ökonomischen Nettoauswirkungen betrifft, ist Cimetidin von den 3 Technologien wahrscheinlich am ehesten geeignet, Nettoeinsparungen zu bewirken. Die Nierendialyse ist teuer. Die Computertomographie – obschon ein außerordentlicher technologischer Triumph – ist mit dem Handicap jedes diagnostischen Verfahrens behaftet: Etwas vereinfacht ausgedrückt belasten ihre Kosten alle, die untersucht werden, während ihr Nutzen auf die kleinere Anzahl beschränkt ist, bei denen aufgrund der aus der Untersuchung gewonnenen Erkenntnisse eine (bessere) Behandlung eingeleitet wird. Wenn wir annehmen, daß ökonomische Investitionen in die Gesundheitsversorgung im Kern Werturteile über den sozialen Nutzen der Versorgung darstellen, dann wird die Messung des immateriellen Nutzens in jenen Fällen am empfindlichsten vermißt, in denen die Produktivitätsmessungen keine ökonomischen Nettovorteile nachweisen können. Im Fall der Anwendung von Cimetidin bei Patienten mit einer peptischen Ulkuskrankheit ist dies jedoch weniger dringend.

Jönssons Beitrag beleuchtet die unterschiedlichen methodologischen Ansätze, die in den verschiedenen Studien zur Messung der Kostenfolgen angewandt werden. Er kommt zum Schluß, daß noch ein weiter Weg vor uns liegt: „bevor wir eine hinreichende Übereinstimmung der Methoden erzielt haben, so daß wir Studien über verschiedene Krankheiten in verschiedenen Ländern zuverlässig miteinander vergleichen können" (S. 304).

Demgegenüber möchte ich eine andere Beobachtung hervorheben, nämlich die bemerkenswerte Übereinstimmung in den Ex-post-Studien aus verschiedenen Ländern in bezug auf die Entwicklung der chirurgischen Behandlung, und hier ist „bemerkenswert" fast eine Untertreibung, trotz der von Jönsson festgestellten Unterschiede bei den Grundlagen für die Zählung der Operationen. (In einigen Ländern wurde die Anzahl der chirurgischen Eingriffe erhoben, in anderen die Anzahl chirurgisch behandelter Patienten einer bestimmten Diagnosegruppe festgestellt.)
Die Abb. 22.2 und 22.3 zeigen die Operationen bei Ulkuskrankheit in den Vereinigten Staaten von 1972 bis 1978. Abbildung 22.2 zeigt, daß die chirurgischen Eingriffe

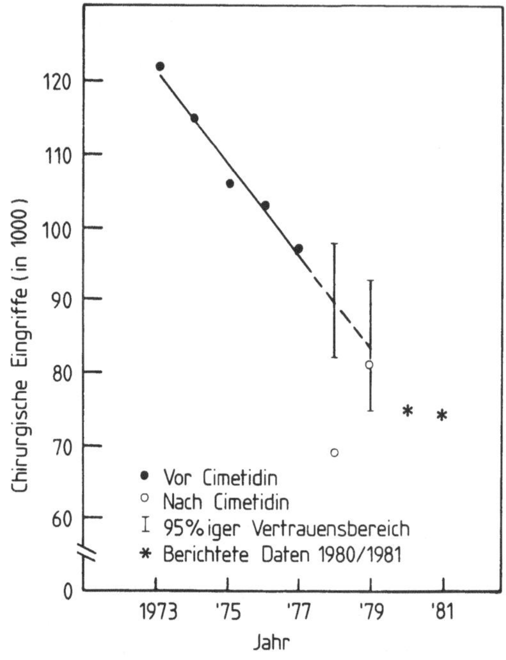

Abb. 22.2. Ulkuschirurgie in den Vereinigten Staaten, 1973–1979

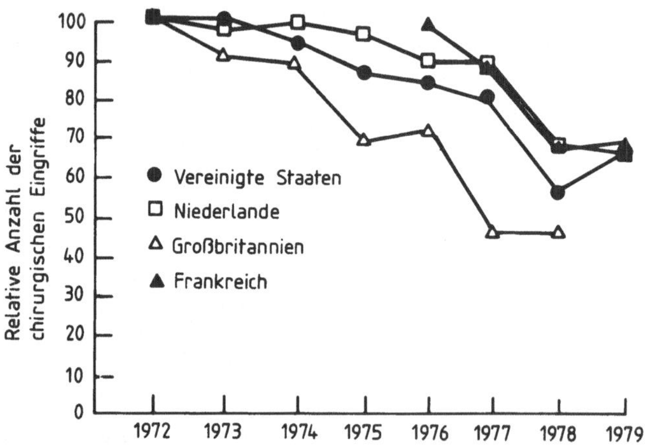

Abb. 22.3. Entwicklung der chirurgischen Ulkusbehandlung

1978, dem ersten vollen Jahr nach der Einführung von Cimetidin in den Vereinigten Staaten Mitte 1977, sehr viel stärker zurückgegangen sind, als aufgrund des Trends in den fünf vorangegangenen Jahren zu erwarten gewesen wäre. Die Anzahl der Operationen nahm 1979 zu, doch blieb die Zahl unter dem Wert, der auf der Basis des Trends vor Einführung von Cimetidin berechnet worden war. Die in Abbildung 22.2 eingetragene Anzahl von Operationen in den Jahren 1980 und 1981 zeigt wiederum ein Absinken auf ungefähr 75 000 bzw. 74 000 Eingriffe. Abbildung 22.3 zeigt die gleichen Daten, umgerechnet auf einen Index 100 im Ausgangsjahr 1972.

Auf die gleiche indexierte Skala wurden die chirurgischen Behandlungszahlen aus den Niederlanden aufgetragen. Auch hier war nach der Einführung von Cimetidin im Jahre 1977 im folgenden Jahr ein deutlicher Rückgang der chirurgischen Eingriffe zu beobachten.

In Großbritannien wurde Cimetidin 1976 eingeführt, ein Jahr früher als in den Vereinigten Staaten und in den Niederlanden. Abbildung 22.3 veranschaulicht den Trend der chirurgischen Behandlung der Ulkuskrankheit in Großbritannien. Der Rückgang der chirurgischen Eingriffe im Jahre 1975 entspricht einer allgemeinen Abnahme der Operationen in diesem Jahr infolge eines Ärztestreiks. (Die Gesamtzahl *aller* Operationen ging in Großbritannien zwischen 1971 und 1978 um 0,4% zurück. 1975 kam es zu einer Verminderung um 6,1% im Vergleich zum Vorjahr, die durch einen Anstieg um 7,4% im folgenden Jahr wieder ausgeglichen wurde.) Man erkennt, daß der auffallende Rückgang der chirurgischen Eingriffe bei Ulkuskrankheit in Großbritannien 1977, ein Jahr früher als in den Vereinigten Staaten oder den Niederlanden, eintritt und somit der früheren Einführung von Cimetidin in Großbritannien entspricht.

Die zur Verfügung stehenden französischen Daten sind für die Jahre vor 1976 unvollständig. In diesem Land, in dem Cimetidin ebenfalls 1977 eingeführt wurde, ist der Rückgang ähnlich wie in den Vereinigten Staaten und den Niederlanden (Abb. 22.3).

Insgesamt belief sich in diesen Ländern der durchschnittliche jährliche Rückgang der chirurgischen Behandlungen der Ulkuskrankheit in den 5 Jahren vor der Einführung von Cimetidin auf 4%. Im Jahr nach der Einführung von Cimetidin betrug der durchschnittliche Rückgang 24%, und diese Zahl ist in allen 4 Ländern bemerkenswert ähnlich. Die Natur hat die Tendenz, sich kontinuierlich zu entwickeln, und man kann sich schwerlich irgendeine plötzliche epidemiologische Veränderung vorstellen, die in jedem dieser Länder zu einem parallelen Rückgang der Operationsraten führt, wie sie ein Jahr nach der Einführung von Cimetidin zum Ausdruck kommt. Wir können keine Naturgewalt postulieren, die in Großbritannien zufällig ein Jahr früher wirksam geworden ist als in den Vereinigten Staaten, in Frankreich oder in den Niederlanden.

Auf der Basis der Projizierung früherer chirurgischer Trends sowie der tatsächlich beobachteten Operationszahlen würde ich vorsichtig schätzen, daß in den ersten 2 Jahren nach der Einführung von Cimetidin in diesen 4 Ländern bei der Behandlung der Ulkuskrankheit mehr als 60 000 Operationen eingespart worden sind. In einigen Ländern gibt es Anzeichen für eine erneute Zunahme der chirurgischen Eingriffe im 2. Jahr nach der Einführung von Cimetidin, jedoch nicht auf Werte, welche die Erwartungen aufgrund der Entwicklung in der Vergangenheit übertreffen. Wie sich die Reduktion der chirurgischen Eingriffe in relative ökonomische Einsparungen umsetzt, hängt in jedem Land von der spezifischen Zusammensetzung der für die chirurgische Behandlung erforderlichen Ressourcen im Verhältnis zu anderen Ausgaben für die Ulkuskrankheit, von den Gesamtausgaben für die Gesundheitsversorgung und von den insgesamt verfügbaren Ressourcen der Volkswirtschaft ab.

Fragen

Aufgrund von Jönssons Übersicht möchte ich mehrere Fragen zur allgemeineren Betrachtung zu erwägen geben.

An welche Adressaten richten sich makroökonomische Evaluationen einer neuen Technologie? In seinem Beitrag zu diesem Band legt Weisbrod dar, daß Ausgabenanalysen im Unterschied zu Ressourcenanalysen für Entscheidungsträger die zweckmäßigste Form der Bewertung darstellen, wenn sie festgelegte Budgets für die Entschädigung von medizinischen Dienstleistungen zu überwachen haben. Welche Entscheidungsträger sollten makroökonomische Evaluationen beachten? Sind internationale Vergleiche, im Unterschied zu nationalen Studien, für irgendwelche Planer von besonderem Interesse?

In Ihrer Übersicht über systematische Studien zur Verwendung von Ressourcen auf dem Gebiet der Gesundheitsversorgung kam das Congressional Office of Technology Assessment in den USA zu dem Schluß, daß Analysen über das Verhältnis von Kosten zu Effektivität und Nutzen als Konsequenz medizinischer Eingriffe zwar nützlich sind, indem sie diese geordnet darstellen, jedoch i. allg. nicht genügend verläßlich und vergleichbar sind, um als zuverlässige Basis für die Gesamtplanung zu dienen. Können Sie dieser Aussage zustimmen? Glauben Sie aufgrund der Überprüfung dieser makroökonomischen Studien oder anderer Erfahrungen, daß Qualität und Zuverlässigkeit solcher Studien verbessert werden könnten? In welchem Ausmaß sind Abweichungen zwischen einzelnen Studien auf unterschiedliche Zielsetzung oder Bewertung seitens der Analytiker zurückzuführen? Wo handelt es sich um Unzulänglichkeiten der Datengrundlagen in klinischen, epidemiologischen und systeminternen Belangen? Wo sind Wissensunterschiede in bezug auf methodologische Ansätze, methodologische Fehler und Fehlurteile sowie andere Faktoren die Ursache?

Insgesamt erkenne ich in Jönssens Übersicht eine stille Sehnsucht nach der Vergleichbarkeit makroökonomischer Studien zwischen einzelnen Ländern. Ist eine derartige Vergleichbarkeit erreichbar? Wir alle wissen, daß traditionelle Marktmechanismen keinen Einfluß auf die Preisgestaltung innerhalb der Gesundheitsversorgungssysteme ausüben. Die einzelnen Länder unterscheiden sich in bezug auf fast alle wichtigen Elemente, die eine makroökonomische Bewertung einer medizinischen Intervention beeinflussen: der gesamte Wohlstand des Landes, die für die Gesundheitsversorgung aufgewandten Ressourcen (absolut und relativ im Verhältnis zu den Gesamtressourcen), das epidemiologische Erscheinungsbild der Krankheiten, das Vorherrschen einer bestimmten Krankheit im Vergleich zu anderen, die Anzahl der Einrichtungen der Gesundheitsversorgung und die Zusammensetzung der Ressourcen, das Verbreitungs- und Anwendungsmuster einer neuen Technologie und der kulturbedingte Stellenwert von Arbeit und Familie sowie die Reaktion auf Krankheiten. Was können wir angesichts all dieser Unterschiede aus vergleichenden Angaben, z. B. über den Anteil der indirekten Verluste an den Gesamtkosten der Ulkuskrankheit, ableiten? Im Land A kann der Anteil der indirekten Kosten niedriger sein als im Land B. Wenn jedoch die Gesamtkosten der Krankheit im Land A wesentlich höher sind, können die indirekten Kosten der Krankheit pro Kopf im Vergleich zu allen übrigen Krankheitskosten im Land A trotzdem höher sein als im Land B. Je nach der Gesamtbelastung durch Krankheit und dem Bruttosozialprodukt in den beiden Ländern können sich die indirekten Kosten relativ zum Bruttosozialprodukt in die entgegengesetzte Richtung bewegen. Ich kann an relativen Veränderungen von proportionalen Anteilen, deren Zähler und Nenner sovielen Schwankungen und Interpretationsmöglichkeiten unterliegen, nichts Sinnvolles finden. Ich neige zu der Annahme, daß Daten über die Epidemiologie einer Krankheit (Todesfälle, Inzidenzraten, Prävalenz) und über Gesundheitsversorgungseinheiten (Arztbesuche, Krankenhaustage, Operationen) leichter vergleichbar sind als die Ressourcen, die in den einzelnen Ländern für die verschiedenen Komponenten der Krankheitskosten aufgewandt werden.

Jönsson und andere haben darauf hingewiesen, daß klinische Studien vermehrt herangezogen werden sollten, um sozialökonomische Daten für die ökonomische Analyse einer neuen Technologie zu sammeln. Er verweist in seinem Beitrag auf regionale Vergleiche zur Ermittlung der Auswirkungen einer neuen Technologie.

Weisbrod hat ebenfalls eine detaillierte Studie in einem definierten Bevölkerungskollektiv beschrieben. Der hauptsächliche theoretische Einwand gegen die Verläßlichkeit kontrollierter klinischer Studien liegt in der häufig unzulänglichen Vergleichsgruppe (die meistens ein Placebo und keine alternative Therapie erhält), und eine wesentliche Einschränkung der regionalen Studien ergibt sich aus Verzerrungen bei der Selektion. Wieweit können diese und andere Nachteile bei den einzelnen Studientypen überwunden werden?

Schließlich verweist Jönsson auf den Umstand, daß wir durch einen Vergleich der Ergebnisse mit vorangegangenen Ex-ante-Vorhersagen lernen könnten, wie unsere zukünftigen Ex-ante-Beurteilungen einer neuen Technologie verbessert werden können. Davor ist zu warnen, da hierzu wahrscheinlich ein langer Lernprozeß notwendig sein wird, da jedes Ex-ante-/Ex-post-Paar eine Einzelbeobachtung darstellt und wir die Erkennung von Mustern und ursächlichen Zusammenhängen nur aus einer Reihe von Beobachtungen lernen können. Die Art und die Zahl der möglichen Ursachen von fehlerhaften ökonomischen Ex-ante-/Ex-post-Vergleichen sind zahlreich. Vielleicht würden einige systematische Fehlbeurteilungen einer Kostenkomponente nach einigen Untersuchungen zutage treten, obgleich dies nicht sicher ist, wenn man die potentielle Vielfalt der Technologien betrachtet, die einer Ex-ante- und Ex-post-Analyse unterzogen werden könnten. Gibt es andere, einfachere Wege, um aus den Vergleichen von Ex-post- und Ex-ante-Studien Nutzen zu ziehen?

Abschließend möchte ich noch hinzufügen, daß ich Jönssons anregende Übersicht mit Gewinn gelesen haben und ich mich freue, mit meinem Beitrag Gelegenheit gehabt zu haben, unsere Diskussion zu beginnen.

Zusammenfassung der Workshopdiskussion

Die Diskussion im Anschluß an Finebergs Kommentare und seine Synthese über die erzielten Ergebnisse (ex post) nach der Einführung von Cimetidin in verschiedenen Ländern konzentrierte sich auf die folgenden Punkte:

1. *Internationale Vergleichbarkeit:* Alle waren von der Ähnlichkeit der Entwicklungen in den verschiedenen Ländern beeindruckt. Dies ist um so erstaunlicher, als die Hospitalisierungsraten, die Verweildauer usw. in jedem Land unterschiedlich definiert sind. Viele Faktoren stimmen nicht miteinander überein, und dennoch erzielt man in allen Gesundheitsversorgungssystemen ähnliche Ergebnisse. Der einzige, in allen Ländern identische Faktor ist die Technologie, d.h. das Medikament oder das medizinische Instrument. Somit führt die neue Technologie auf makroskopischer Ebene zu vergleichbaren Wirkungen, selbst wenn die Verwendbarkeit der Daten für internationale Vergleiche vielen Einschränkungen unterliegt. Daher sollte sich die Systemevaluation in Zukunft etwa auf das Problem konzentrieren, warum Cimetidin, das im gleichen Land von 2 verschiedenen Gruppen von Ärzten angewandt wird, in einer Gruppe weniger effektiv ist als in der anderen. Den Grund kennen wir nicht, aber sehr wahrscheinlich sind einige Ärzte erfolgreicher als andere. Solche Studien würden es uns ermöglichen, die Patientenbehandlung besser zu charakterisieren.

2. *Die Gesamtauswirkung auf das System* kann nur dann ermittelt werden, wenn das neue Medikament oder Gerät von den Ärzten weitgehend angewandt und von den Patienten akzeptiert wird. Die Attraktivität kann für den Arzt auf der Effektivität beruhen, während für den Patienten die Annehmlichkeit der neuen Technologie entscheidet. Im Fall von Cimetidin war man sich darüber einig, daß die bemerkenswerte Annehmlichkeit zusammen mit der subjektiven Schmerzlinderung, im Gegensatz zu der Unannehmlichkeit und den Nebenwirkungen bei der Einnahme hoher Antazidadosen, den Ausschlag gab. Diese Faktoren werden ihrerseits zu einer besseren Verbreitung der neuen Technologie innerhalb der Gesundheitsdienste auf der individuellen, klinischen Ebene führen. Der allgemeine Systemeffekt stellt somit die Summe der Ergebnisse zahlloser klinischer Einzelentscheide zur Verordnung von Cimetidin dar, einschließlich der Auswirkung der Patientencompliance.

3. Im Zusammenhang mit der *Bewertung und Evaluation* eines neuen Medikaments oder Geräts ist die Durchführung einer Kosten-Effektivitäts- oder Kosten-Nutzen-Analyse nur ein Werkzeug. Sie sollten jedoch nicht die einzige Methode sein auf der öffentliche Entscheidungen, insbesondere Mikroentscheidungen, basieren. Durch die Eröffnung weiterer Aspekte können sie jedoch zu der Entscheidung, ob eine medizinische Technologie gefördert werden sollte oder nicht, beitragen. Für die Durchführung von Kosten-Nutzen- und Kosten-Effektivitätsanalysen gibt es kein allgemeingültiges „Kochrezept", das es jedem, unabhängig von seiner Ausbildung, erlauben würde, solche Analysen ganz einfach „nach Vorschrift" durchzuführen. Die Durchführung solcher Analysen kann jedoch das Interesse am Beurteilungsprozeß sowohl bei Ökonomen wie bei den Ärzten wecken. Was wäre angesichts all der Mängel der existierenden Methoden die Alter-

native? Bislang wurde allgemein angenommen, daß die Ökonomen über kein besseres Verfahren als Kosten-Nutzen- und Kosten-Effektivitäts-Analysen verfügten. Alle waren sich von Anfang an über die begrenzten Möglichkeiten dieser Techniken einig; in den Diskussionen wurden die Mängel der verfügbaren Daten (sowohl in bezug auf die Quantität als auch auf die Qualität) als schwerwiegenderer Nachteil betrachtet als die begrenzten Möglichkeiten der Methodologie.

4. Es besteht ein *dringender Bedarf an Schulungsmöglichkeiten* für Ärzte über die Anwendung dieser Entscheidungstechnologien. Entscheidungsträger in höheren Positionen, die täglich mit Problemen der Kontrolle im Gesundheitssystem konfrontiert werden, können durch solche Studien und Kurse auf Probleme und Zusammenhänge aufmerksam gemacht werden, selbst wenn sie diese damit nicht auf Anhieb lösen können. Die Kenntnis von Studien dieser Art wird so oder so einen Einfluß auf ihr Verhalten, ihre Argumentation und ihre Entschlüsse ausüben. Man darf jedoch nicht außer acht lassen, daß bei derartigen Analysen die verschiedenen medizinischen und gesellschaftlichen Umweltaspekte gebührend zu berücksichtigen sind. Macht man Kosten-Nutzen-Analysen zum alleinigen Maßstab für Entscheidungen oder zum Kriterium für Rationalisierungsmaßnahmen, so werden sie über Gebühr strapaziert. Ihre Ergebnisse ändern sich je nach dem Wert, den der einzelne „Verbraucher" einem bestimmten Nutzen beimißt. Das bedeutet, daß die „Rationalität des Systems" und die individuelle Präferenz oder „Vernunft" meilenweit auseinanderklaffen können.

Teil IV

Computertomographie des Kopfes

23. Kritische Fragen zu einer neuen diagnostischen Technologie: Computertomographie des Schädels als Fallstudie

B. J. McNeil und J. A. Hanley

Harvard Medical School und McGill University

Kontroversen unter Neurologen, Röntgenologen, Planern des öffentlichen Gesundheitswesens, Krankenhausverwaltern und Politikern haben die Anwendung der Computertomographie (CT) seit ihrer Einführung im Jahre 1973 gekennzeichnet. Einerseits wurde auf die hohen Kosten und die noch unbewiesene Wirksamkeit dieses Verfahrens hingewiesen und betont, daß wegen seiner raschen Verbreitung und seines potentiell übersteigerten Einsatzes Vorsicht geboten sei (OTA 1978). Andererseits wird auf die hohe Sicherheit der Technik, die den Patienten nicht belastet, und deren einzigartige Leistungsfähigkeit zur Bilddarstellung innerer Strukturen hingewiesen als Gründe für die Förderung einer raschen Verbreitung und Verfügbarkeit dieses Verfahrens für große Teile der Bevölkerung (Blaker 1975). Beide Extreme haben 3 Schlüsselfragen im Mittelpunkt, die bei jeder neuen medizinischen Technologie zu stellen sind:

1. Ist die Technologie wirksamer als existierende Alternativen (im vorliegenden Fall die bildgebenden Verfahren mit Radionukliden)? Wieviel wirksamer ist sie?
2. Kann die neue Technologie für diejenigen Patienten eingesetzt werden, die sie am dringensten benötigen (bzw. von jenen ferngehalten werden, die sie am wenigsten brauchen)? Welche Nachteile („tradeoffs") würde es mit sich bringen, wenn wir in ihrer Anwendung selektiver wären?
3. Wieviel kostet die Technologie?

Dieser Beitrag wird sich unter Verwendung von Resultaten mehrerer in den USA durchgeführter Studien mit den ersten beiden Fragen befassen.

Berechnung der Wirksamkeit

Bei der Evaluation des diagnostischen Informationsinhalts, den eine neue bildgebende Technologie (z. B. mit dem Computertomographen, CT) im Vergleich zu einer existierenden (z. B. Szintigraphie, Nuklearmed. Verfahren) liefert, ist klar geworden, daß die Receiver-operating-characteristic-Kurve (ROC-Kurve) den besten methodologischen Ansatz liefert (Swets 1979). Sie beruht auf Reihen richtig-positiver (RP) und falsch-positiver (FP) Verhältnisse mit verschiedenen, mit der Trennung von normalen und pathologischen Befunden verbundenen Konfidenzniveaus. Die ROC-Methode bietet im Vergleich zu einzelnen RP-FP-Paaren 2 Vorteile: 1. Sie eliminiert die Unsicherheit, die mit der Voreingenommenheit des Betrachters – der Tendenz, Läsionen entweder zu über- oder zu unterschätzen – zusammenhängt.

Dazu ist nur geringe Mehrarbeit von seiten der an der Studie teilnehmenden Diagnostiker erforderlich. Insbesondere werden die Befunde nicht nur als normal oder pathologisch bezeichnet, sondern es werden außerdem die Chancen, daß sie abnormal sind beurteilt (für gewöhnlich mittels einer 4- bis 5-Punkte-Skala). 2. Anhand der so entstandenen Serien von RP-FP-Verhältnissen läßt sich eine Kurve zeichnen, welche die gegebenen RP-Verhältnisse als Funktion der entsprechenden FP-Verhältnisse (und umgekehrt die FP-Verhältnisse als Funktion der entsprechenden RP-Verhältnisse) darstellt.

Vor 3 Jahren verwendete Swets diesen Ansatz, um computertomographische und szintigraphische Darstellungen des Gehirns zu vergleichen (Swets et al. 1979). Die Autoren stellten die Leistungsfähigkeit der Verfahren in bezug auf die Identifizierung raumfordernder Läsionen im Gehirn, deren Lokalisierung und Klassifikation nach Krankheitskategorien einander gegenüber. Im Hinblick auf den einfachen *Nachweis* von Läsionen und bei einem FP-Verhältnis von 10% belief sich das RP-Verhältnis bzw. die Sensitivität der CT auf ungefähr 92%, das der Szintigraphie auf 72% (Abb. 23.1). Danach ist die CT der Szintigraphie überlegen. Ein verwandter Index, d.h. die Fläche unter jeder ROC-Kurve, dokumentiert dies zusätzlich. Je mehr sich die Fläche 1,0 (dh. 1,0 · 1,0) annähert, desto besser ist die Leistung der diagnostischen Methode. Die Fläche unter der CT-Kurve in Abbildung 23.1 beträgt 0,97, jene unter der Szintigraphie-Kurve 0,87.

Swets führte den Vergleich zwischen CT und Szintigraphie einen Schritt weiter und wies nach, daß bei kombinierten diagnostischen Aufgaben, z.B. Erkennung mit gleichzeitiger Klassifizierung oder Lokalisation, die CT der Szintigraphie ebenfalls überlegen war (Abb. 23.2, rechte Spalten). Beispielsweise wurde für die Erkennung

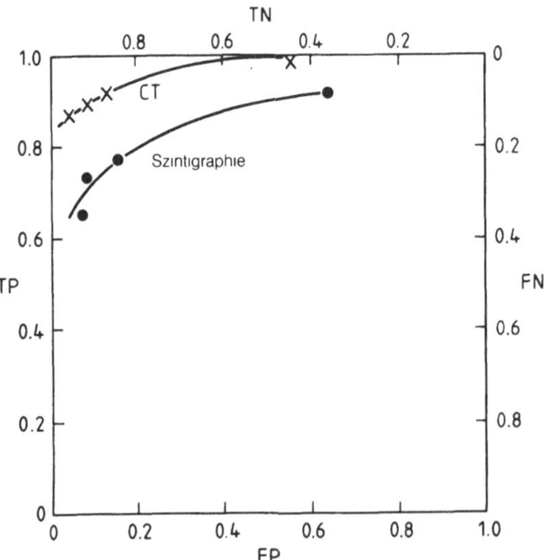

Abb. 23.1. ROC-Kurven zur Beurteilung der CT im Vergleich zur Szintigraphie des Gehirns. Die Befunde der CT liegen in allen Fällen auf einer ROC-Kurve über jener der Szintigraphie. Dies läßt die Überlegenheit der erstgenannten Technik erkennen. Bei einem RP-Verhältnis von 85% beträgt das FP-Verhältnis der CT z.B. nur ungefähr 4%, während es sich im Fall der Szintigraphie auf ungefähr 35% beläuft. *TP* richtig-positiv, *TN* richtig-negativ. (Nach McNeil 1982)

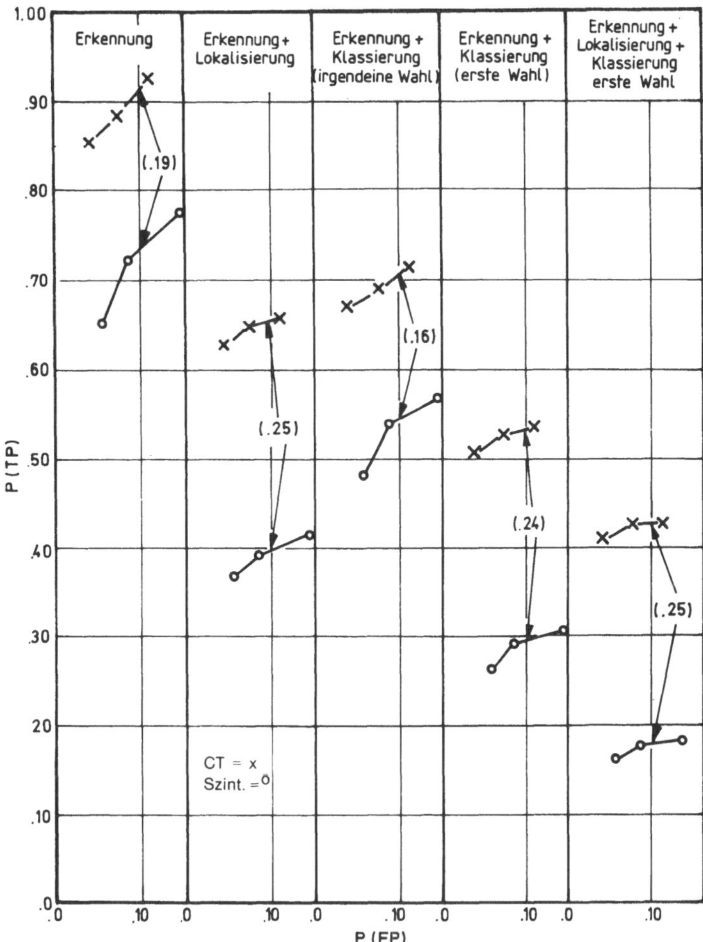

Abb. 23.2. ROC-Kurven zur Beurteilung von CT- und Szintigraphie-Untersuchungen zur Lösung von 5 kombinierten diagnostischen Aufgaben. *1* Erkennung, *2* Erkennung plus Lokalisierung, *3* Erkennung plus Klassifizierung (irgendeine Wahl), *4* Erkennung plus Klassifizierung (erste Wahl), *5* Erkennung plus Lokalisierung plus Klassifizierung (erste Wahl). *Ordinate:* RP-Verhältnis, *P (TP);* *Abszisse:* FP-Verhältnis, *P (FP).* Die Ordinate verläuft bei allen 5 Studien von 0 bis 1,00, während die Abszisse nur von 0 bis ungefähr 0,15 aufgetragen ist. Die diagnostischen Probleme reichen von (alleiniger) Erkennung *(1)* von Läsionen im Gehirn bis zur Erkennung plus Lokalisierung plus Klassifikation der Krankheit *(5).* Die Daten lassen erkennen, daß für alle 5 Aufgaben die ROC-Kurven der CT über denjenigen für die Szintigraphie liegen. Bei allen komplexeren Aufgaben *(2–5)* liegen die ROC-Kurven im Verhältnis zu denjenigen für die Erkennung allein tiefer. Zu diesem Phänomen kommt es, weil die kombinierten Aufgaben Untergruppen der Erkennungsaufgaben *(1)* darstellen. (Nach Swets et al. 1979)

und Klassifikation von Läsionen bei einem FP-Verhältnis von 10%, eine Sensitivität von 70% für die CT und von 55% für die Szintigraphie nachgewiesen.
Die in Abb. 23.1 und 23.2 wiedergebenen Daten weisen überzeugend nach, daß bei diesen Beispielen die diagnostischen Informationen des CT der Szintigraphie auf allen Ebenen überlegen sind.

Zum Vergleich der Wirksamkeit zweier diagnostischer Verfahren stellen sich jedoch immer die Fragen: 1. Welche Art von Studien und welche Versuchsanordnungen sind notwendig, um diese Art von Informationen zu gewinnen? 2. Wie ist die statistische Analyse anzugehen, wenn der Unterschied zwischen den Flächen nicht so eindrucksvoll ist?

Neben Fragen, die mit dem Gerät zusammenhängen, müssen 4 Forderungen erfüllt werden, wenn zwei miteinander konkurrierende Verfahren getestet werden. 1. Die Untersuchungen müssen unabhängig voneinander durchgeführt werden, damit die Resultate des einen nicht die beim anderen Verfahren angewandten Techniken beeinflussen können. 2. Es muß sich um eine prospektive Studie handeln, damit Forderung 1 erfüllt ist. Zudem müssen alle Befunde anhand einer 4- oder 5-Punkte-Skala gewichtet werden, damit die Erstellung von ROC-Kurven möglich wird. 3. Bei den Patienten, die in die ROC-Kurven einbezogen werden, muß der Krankheitszustand auch unabhängig von der Untersuchungsmethode evident sein bzw. nachgewiesen werden können. 4. Schließlich muß die Größe des Kollektivs ausreichen, um eine hohe statistische Signifikanz sicherzustellen, insbesondere wenn die Unterschiede in der Leistungsfähigkeit der Methoden klein sind.

Die ersten 3 Forderungen sind relativ einfach zu erfüllen und wurden bereits an anderer Stelle diskutiert (McNeil 1979). Die vierte ist komplizierter. In neueren Studien haben Hanley u. McNeil (1982a und b) sich dieser Fragen auf zwei Weisen angenommen. Zunächst, indem gezeigt wurde, wie die Kollektivgröße *vor* Studienbeginn zu bestimmen ist unter Verwendung echter Leistungsunterschiede zwischen den beiden konkurrierenden Techniken, deren Nachweis wichtig ist. Dann, indem die statistische Signifikanz bestimmt wird, *nachdem* eine Reihe von Patienten untersucht und der Nachweis erbracht wurde, daß beide Technologien „gleichwertig" sind (d.h. daß kein statistisch signifikanter Unterschied besteht). Die Analysen konzentrierten sich auf die Fläche unter der ROC-Kurve als Mittel zum Vergleich der beiden Technologien. [Im Prinzip sollten ähnliche Analysen in bezug auf andere Leistungsindizes, z.B. einen Muster-RP-FP-Punkt auf der Kurve, möglich sein; diese befinden sich jedoch noch im Entwicklungsstadium (Hanley u. McNeil 1982, Metz u. Kronman 1980)].

Die Ergebnisse der Autoren ließen erkennen, daß die für diese Art von Vergleich (CT gegenüber Szintigraphie) notwendige Kollektivgröße sehr stark von der Präzision der beiden Verfahren sowie der Korrelation zwischen ihnen abhängt. Wenn z.B. die echten, nachzuweisenden Unterschiede in der Größenordnung der letztlich nachgewiesenen liegen (d.h. im Bereich von 0,97 bzw. 0,87), wenn es möglich wäre, jeden Patienten mit *beiden* bilddiagnostischen Techniken zu untersuchen und wenn die Korrelation zwischen den beiden Bereichen hoch wäre (z.B. ein Korrelationskoeffizient von 0,5), dann würden 80–100 Patienten für die Erzielung statistisch signifikanter Ergebnisse notwendig sein. Wenn die Korrelation niedriger wäre, man jedoch alle Patienten mit Hilfe beider Methoden untersuchte, würde die erforderliche Anzahl steigen. Wenn schließlich keiner der Patienten beiden Untersuchungen unterzogen würde (sondern bei der einen Hälfte die CT und bei der anderen die Szintigraphie zu Anwendung käme), dann würden die erforderlichen Patientenzahlen sehr stark ansteigen, in diesem Fall auf 300–400 Patienten.

Aufgrund dieser Studien lassen sich für das Vorgehen zum Zweck von Wirksamkeitsvergleichen folgende Empfehlungen ableiten: 1. Möglichst genaue, prospektive Festlegung der Kollektivgrößen; 2. Untersuchung der größtmöglichen Anzahl von Patienten, um die erforderliche Kollektivgröße zu erreichen und 3. Berechnung der relevanten Vergleichsindizes, im vorliegenden Fall der Flächen unter den Kurven. Wenn die Unterschiede zwischen den Indizes nicht sehr groß sind, wird die Signifikanz unter Berücksichtigung der Ergebnisse von Hanley u. McNeil (1982a und b) berechnet. Hierdurch kann der Untersucher erkennen, mit welcher Wahrscheinlichkeit ihm möglicherweise eine wichtige Differenz entgeht.

Ein zusätzlicher praktischer Aspekt in bezug auf die Kollektivgröße darf nicht unerwähnt bleiben. Die von Hanley u. McNeil (1982a und b) publizierten Zahlen setzen voraus, daß bei allen Patienten ein unabhängiger Nachweis ihres pathologischen Zustandes erbracht worden ist. Dies trifft jedoch i. allg. nicht zu, da nur ein Teil der Patienten einer unabhängigen Überprüfung durch Angiographie, Biopsie, chirurgischen Eingriff usw. unterzogen wird. Daher sind diese Zahlen wahrscheinlich um ein Mehrfaches zu niedrig. Unsere Erfahrungen am Brigham and Women's Hospital in Boston zeigen, daß i. allg. mindestens eine 1,5–2jährige Untersuchung an 2 Institutionen notwendig ist, um ausreichende Stichprobengrößen für diese Art von Studien zu gewinnen.

Kann die Computertomographie selektiv eingesetzt werden?

Es ist eine schwierige, wenn nicht unmögliche Aufgabe, zu bestimmen, welche Patienten am meisten von einer CT-Untersuchung des Schädels profitieren. Hingegen ist es konzeptuell einfacher zu ermitteln, wer bei einer Begrenzung der CT-Ressourcen zuerst untersucht werden sollte. Patienten, die unter diesen Bedingungen untersucht würden, sind: Patienten, bei denen die Wahrscheinlichkeit eines Krankheitsnachweises durch CT am höchsten ist, Patienten, bei denen die Wahrscheinlichkeit der Erkennung einer behandelbaren Krankheit am größten ist, Patienten, bei denen die Wahrscheinlichkeit des Nachweises einer u. U. heilbaren Krankheit am höchsten ist, oder Patienten, bei denen die Diagnosestellung höchst problematisch ist, usw. Für jede dieser Möglichkeiten gäbe es unterschiedliche methodologische Ansätze. Im Rahmen dieser Übersicht wollen wir lediglich auf die erste Frage eingehen: Können die Patienten identifiziert werden, bei denen die Wahrscheinlichkeit eines abnormen CT-Befundes sehr groß oder sehr gering ist? Welches wären die Folgen, wenn eine derartige Trennung nicht vollständig erreichbar wäre?

Einen Ansatz zur Lösung dieses Problems wurde in den Abteilungen für Röntgenologie und Neurologie am Brigham and Women's Hospital in Boston und am Baystate Medical Center in Springfield gemacht (McNeil et al. 1981). An jedem Krankenhaus wurden mehr als 2500 neue Patienten mit neurologischen Störungen untersucht; ihre klinischen Befunde wurden mit den Ergebnissen der Schädel-CT mittels zweier Methoden korreliert.

Die erste Methode, eine Disjunktionsanalyse, zeigte folgendes auf: Wenn nur Patienten mit einem oder mehreren signifikanten Befunden (Tabelle 23.1) mittels CT untersucht worden wären, so wäre die Anzahl der am Brigham and Women's Hospital angefertigten Computertomogramme auf 74% der Gesamtzahl gesunken, gleichzeitig wären jedoch auch nur 82% der durch die CT nachweisbaren pathologischen Veränderungen entdeckt worden. Am Baystate Medical Center hätte die al-

Tabelle 23.1. Charakteristika der mit der CT untersuchten Patienten. (Nach Roberts et al. 1981)

Befunde	Häufigkeit des Auftretens in der Gesamtbevölkerung [%]	Wahrscheinlichkeits-Verhältnis
Aphasie	9,4	2,5*
Papillenödem	2,2	2,02*
Nichtzerebelläre Gehstörungen	11,8	1,68
Demenz oder verändertes Verhalten	27,5	1,62*
Bewußtseinseinengung	17,1	1,59*
Motorische Schwäche	32,4	1,50*
Schädeltrauma	8,8	1,48*
Fieber oder Infektion	5,4	1,39
Sensorische Veränderung	19,1	1,25*
Veränderte Sehkraft	12,8	1,24
Fossa-cranii-posterior-Zeichen, zerebelläre Ataxie	13,3	1,05
Übelkeit, Erbrechen	7,5	0,96
Verändertes Gehör	3,2	0,91
Endokrine Funktionsstörungen	2,6	0,82
Plötzliche Anfälle	16,4	0,82
Kopfschmerzen	24,0	0,78
Schwindel oder Vertigo	9,8	0,58

* Signifikant unterschiedlich von 1,0, χ^2-Test.

leinige Untersuchung der Patienten mit signifikanten Befunden zu einer Abnahme der Gesamtzahl der Untersuchungen auf 68% geführt, d.h. es wären nur 82% der Patienten mit pathologischen CT-Ergebnissen entdeckt worden.

Die zweite Methode, eine lineare logistische Analyse, wurde durchgeführt, um Wahrscheinlichkeiten der Patientenklassifikation zu quantifizieren. In diesem Fall

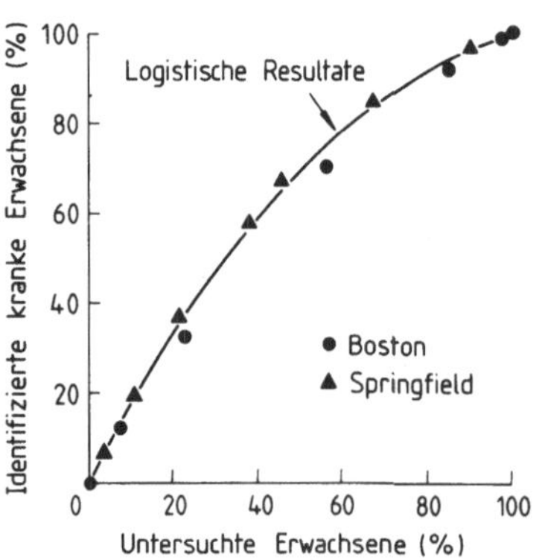

Abb. 23.3. Diskrimination durch CT-Untersuchungen des Schädels. Die *Abszisse* stellt den Prozentsatz der untersuchten (von ca. 2500 maximal zu untersuchenden) Patienten dar. Die *Ordinate* zeigt, welcher Prozentsatz aller Kranken durch die CT identifiziert worden wäre, wenn man die Untersuchungen auf den auf der Abszisse gezeigten Prozentsatz berschränkt hätte. Die Kurve zeigt die Ergebnisse der im Text beschriebenen logistischen Regressionsanalyse. Es besteht eine enge Beziehung zwischen dem Prozentsatz der identifizierten Kranken und dem untersuchten Prozentsatz aller Patienten. Die Analyse zeigt z. B. auf, daß bei Untersuchung von 60% des Gesamtkollektivs ungefähr 74% der Kranken identifiziert werden würden.

lagen die vorhergesagten Wahrscheinlichkeiten jedoch im mittleren Bereich (0,2–0,7), d. h. diese Vorhersagen ergaben keine klare Trennung der Patienten mit pathologischen Befunden von jenen mit normalen Untersuchungsergebnissen. Es bestand eine fast lineare Beziehung zwischen dem Prozentsatz der Patienten, bei denen eine Krankheit nachgewiesen wurde, und dem Prozentsatz des ursprünglichen Kollektivs, das bei Anwendung anderer Wahrscheinlichkeitsschwellen im logistischen Modell untersucht worden wäre (Abb. 23.3). Die Anwendung des disjunktiven bzw. des logistischen Ansatzes zur Klassifikation der Patienten war also auch mit einer beträchtlichen Verminderung der Sensitivität, d. h. des Prozentsatzes der identifizierten Personen mit nichtpositiven CT-Befunden, verbunden.

Man könnte einwenden, daß keiner der beschriebenen methodologischen Ansätze detailliert genug ist und ein verfeinertes Klassifikationssystem zu einer besseren Trennung der Gesunden von den Kranken geführt hätte. Deshalb wurden die Daten zusätzlich mit der M.A.D.-Methode („maximum attainable discrimination") analysiert, welche beweist, daß die „negativen" Ergebnisse nicht verbessert werden können. Der Ansatz beruht auf dem Begriff der *theoretisch* maximal erreichbaren Diskriminierung zwischen Kranken und Gesunden (Hanley u. McNeil 1982). Dabei werden alle verfügbaren klinischen Daten verwendet; zudem müssen die Patienten in Gruppen eingeteilt werden, die jeweils ausschließlich Kranke mit genau den gleichen Symptomen umfassen. Das heißt, die Patienten innerhalb einer Gruppe unterscheiden sich nicht voneinander, während sie sich von den Kranken aller anderen Gruppen durch zumindest ein Symptom unterscheiden. Die auf diese Weise gebildeten Gruppen basieren auf der feinstmöglichen Klassifizierung aufgrund der verfügbaren Befunde. Anhand der Untergruppen läßt sich eine Kennlinie generieren, indem der Prozentsatz der Patienten mit einem korrekt identifizierten, relevanten Endpunkt gegen den Prozentsatz des ursprünglich untersuchten Kollektivs aufgetragen wird (Abb. 23.4). Diese Kurve unterscheidet sich von der in Abb. 23.3 wiedergegebenen Kurve dadurch, daß es sich bei letzterer um eine empirische Kur-

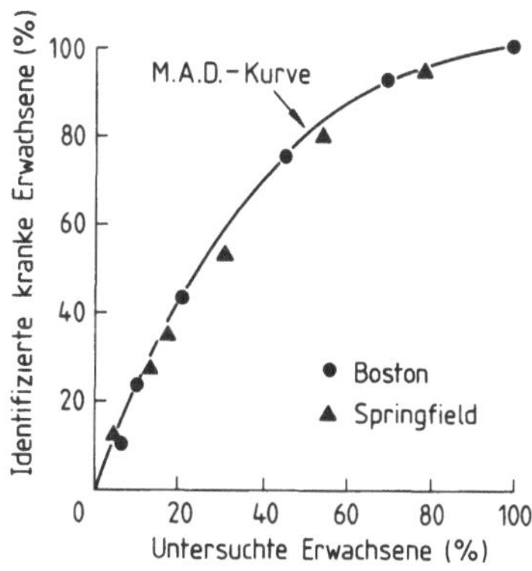

Abb. 23.4. M.A.D.-Kennlinie, d. h. die Kurve der maximal erreichbaren Diskriminierung für Schädel-CT. *Ordinate* und *Abszisse* zeigen dieselben Werte wie in Abb. 23.3. Die Kurve beschreibt jedoch die *theoretische* Grenze der Erkennbarkeit bei Berücksichtigung von 20 Daten pro Patient. Der Verlauf der Kurve nach oben ist nur leicht konvex und läßt lediglich eine leicht verbesserte Leistung im Vergleich zur logistischen Darstellung in Abb. 23.3 erkennen

ve handelt, die auf der Basis eines *einfachen* logistischen Modells erstellt wurde. Die erstgenannte ist jedoch vom *theoretischen* Standpunkt aus die beste Kurve, an die ein einfaches empirisches Modell aufgrund des linearen logistischen Ansatzes nicht heranreicht.

Die Abb. 23.4 stellt die M.A.D.-Kennlinie der Patienten dar, bei denen ein Schädel-CT erstellt wurde. Sie zeigt, daß unter den bestmöglichen Umständen 8–10% der kranken Patienten nicht erfaßt würden, wenn nur 80% des Kollektivs einer CT-Untersuchung unterzogen werden. Dies stellt eine Verbesserung gegenüber dem Ergebnis einer einfachen linearen logistischen Analyse dar, bei der 13–15% nicht erfaßt worden wären (Abb. 23.3); es ergibt sich also der geringste Prozentsatz an nichterfaßten Patienten. Unter diesen Bedingungen wären 63 Patienten (30% aller Kranken) mit intrakranieller Raumforderung, Blutung, Infektion oder Hämatom nicht untersucht worden; ebenso wären 101 Patienten mit einem Infarkt, einer Ventrikelerweiterung oder Veränderungen der grauen oder weißen Substanz nicht untersucht worden. Daraus folgt, daß beim Versuch, die Trennbarkeit durch eine Angleichung der Ergebnisse eines numerischen Bewertungs- oder Prioritätssystems an jene des theoretischen oder besten Modells zu verbessern, höchstens 8–10% der Kranken mit den genannten Leiden nicht identifiziert würden.

Zusammenfassung

Am Beispiel der Leistung der Schädelcomputertomographie wurden zwei der drei wichtigsten Probleme, die mit der wirksamen Anwendung neuer diagnostischer oder therapeutischer Technologien evaluiert werden müssen, diskutiert und Methoden zu deren Analyse verglichen. Die Debatte über den Nutzen des Schädel-CT ist wahrscheinlich abgeschlossen, wie dies auch die letzte NIH-Konsenskonferenz (1981) zum Ausdruck brachte. Wir sind jedoch der Ansicht, daß die Debatte schon viel früher zu Ende gewesen wäre, wenn man die hier präsentierten Fragen früher systematisch untersucht hätte. Evaluationsstudien erfordern aber eine frühzeitige Bereitstellung von Forschungsgeldern zu diesem Zweck.

Vom methodologischen Gesichtspunkt aus ist festzuhalten: 1. ROC-Analysen werden zunehmend nützlicher, je besser ihre statistischen Eigenschaften bekannt werden. Dies sollte die Qualität der Wirksamkeitsanalysen erhöhen. 2. Der Begriff der maximal erreichbaren Diskriminierung gibt den Untersuchern erstmals die Möglichkeit festzustellen, daß die Unmöglichkeit, eine Trennung zu erreichen, durch die Charakteristika der Patienten und nicht durch ihre Analysenmethode bedingt war. Die Anwendung dieser Methode zur Validierung „negativer" Ergebnisse auf andere, früher veröffentlichte Studien, die – wie unsere – keine Trennung von Patientengruppen erreichten, dürfte nützlich sein.

24. Diskussion des Beitrags von McNeil und Hanley

A. H. W. Wahba und B. C. Visinescu

Weltgesundheitsorganisation

Der Evaluationsforschung, die in McNeils und Hanleys Beitrag anhand ausgewählter Beispiele dargelegt wird, muß ein sehr hoher Wert beigemessen werden. Sowohl
die zunehmende Kompliziertheit der den Ärzten für Diagnose, Therapie und Rehabilitation zur Verfügung stehenden technischen Mittel als auch die wachsenden Kosten aufgrund eines übermäßigen Einsatzes von Technologien, deren Wirksamkeit
und Nutzen nicht unbedingt erwiesen sind, verlangen von Medizinern und anderen
Verantwortlichen im Gesundheitswesen intensivere Anstrengungen zur Erstellung
hochwertiger Evaluationsstudien. Sicher ist die Knappheit der für diesen Bereich
bereitgestellten Forschungsmittel heute ein Hindernis für viele Evaluationen. Um
so sehr muß versucht werden, die Fachleute im Gesundheitswesen von der Bedeutung von Evaluationsstudien zu uberzeugen, damit die Evaluation vom wissenschaftlichen Gesichtspunkt nicht als zweitrangig betrachtet wird.

McNeils und Hanleys Beitrag zeigt deutlich, auf welch hohem wissenschaftlichen Niveau Evaluationen durchgeführt werden müssen. Klinische Studien zum
Vergleich der Wirksamkeit zweier diagnostischer Methoden werden vorgelegt, die
als wichtige methodologische Beiträge zur Evaluationsforschung zu betrachten
sind, speziell in bezug auf:

1. das Verfahren der „receiver operating characteristic" (ROC), das als eine Methode zur Messung der kombinierten Sensitivität und Spezifität einer Technologie
   unter Berücksichtigung der Veränderung, die sich aus der subjektiven Interpretation der Resultate ergeben kann, zu beschreiben ist;
2. den Begriff der „maximum attainable discrimination" (maximal erreichbare Diskriminierung, MAD), welcher benutzt wird, um das Ausmaß einer möglichen
   zahlenmäßigen Reduktion der mittels einer spezifischen diagnostischen Methode zu untersuchenden Patienten ohne unangemessenen Verlust an Leistungsfähigkeit und entscheidenden klinischen Informationen zu analysieren.

Wir werden beide Methoden kommentieren, möchten jedoch zunächst etwas näher
auf grundlegende Bedingungen zur Durchführung von Evaluationen medizinischer
Technologien eingehen.

Die Sektion für Appropriate Technology for Health (angepaßte Technologien
für die Gesundheitsversorgung) des WHO-Regionalbüros für Europa befaßt sich
intensiv mit dem Aufbau eines Netzwerks von Institutionen, die sich mit der Bewertung medizinischer Technologien beschäftigen. An diesem Netzwerk werden sich
mehrere Institute unterschiedlicher Fachdisziplinen aus verschiedenen Ländern beteiligen.

Bei den Vorbereitungen für dieses Netzwerk haben wir festgestellt, daß ein multidisziplinärer Ansatz von fundamentaler Bedeutung ist. Wir haben ebenfalls festgestellt, daß es angesichts des gegenwärtigen Stands der Wissenschaft sehr schwierig, wenn auch nicht unmöglich ist, eine multidisziplinäre Zusammenarbeit erfolgreich zu organisieren. Es scheint notwendig zu sein, in einem ersten Ansatz die Evaluation in einem ziemlich weiten Sinn zu betrachten und dabei systematisch alle vorhandenen Ergebnisse in bezug auf Wirksamkeit, technische Qualität, Sicherheit, Kosten-Wirksamkeits-Verhältnisse und Akzeptabilität der medizinischen Technologien für Patient und Gesellschaft zusammenzufassen.

Obgleich es sehr erstrebenswert wäre, eine Art Gesamtindex für den Nutzen einer Technologie im Vergleich zu den für ihre Bereitstellung aufgewandten finanziellen Mitteln zu entwickeln, war dies aus verschiedenen Gründen v. a. für die diagnostischen Technologien schwierig zu verwirklichen. Wir konzentrieren uns deshalb auf die Bewertung der Beziehung zwischen Wirksamkeit und technischer Qualität der Technologien und ihrer zu erwartenden Auswirkung auf die Gesundheit.

Im methodologischen Bereich ist die ROC-Methode eine sehr elegante Methode zum Nachweis der relativen Genauigkeit einer diagnostischen Technik im Vergleich zu irgendeiner anderen (Standard-)Technologie. Swets et al. (1979) haben bereits darauf hingewiesen, daß diese Methode als eine der Grundlagen für die Evaluationen des Nutzens diagnostischer Technologien zu betrachten ist. Weitere Komponenten der Evaluation befassen sich mit der medizinischen Wirksamkeit, mit den Risiken der Technologie und mit den Kosten. Diese Art von Evaluation, gelegentlich als formale klinische Entscheidungsanalyse bezeichnet, berücksichtigt die Wahrscheinlichkeiten zur Verbesserung des Gesundheitszustandes infolge der Anwendung diagnostischer und therapeutischer Technologien.

Die ROC-Methode liefert Wahrscheinlichkeitsverteilungen für die formalen klinischen Entscheidungsanalysen. Die Schätzungen der finanziellen Aufwendungen können dem Nettonutzen, gemessen am Ergebnis für die Gesundheit, gegenübergestellt werden. Zudem kann das Ausmaß beurteilt werden, in dem eine neue diagnostische Technik die Therapie verbessert bzw. eine verbesserte Prognose für den Patienten erlaubt.

Goitein (1980) benutzte diese Methode zur Schätzung des Kosten-Wirksamkeits-Verhältnisses der Computertomographie für die Planung der Strahlentherapie von Krebskranken. Hierbei verglich er die Zunahme des Nutzens im Hinblick auf die mit Hilfe der computertomographischen Untersuchung erzielten Ergebnisse mit den Kosten für Diagnose und Therapie. Es wurde festgestellt, daß die CT um einen Faktor von 5,5 kosteneffektiver ist als herkömmliche Methoden. Andere Studien im Bereich der Diagnostik von Gehirnleiden kamen ebenfalls zu der Schlußfolgerung, daß die Computertomographie im Vergleich zu herkömmlichen diagnostischen Methoden kosteneffektiver ist (Jonsson et al. 1976, Barrel 1980). In diesen Fällen befaßt sich die Kostenanalyse auch mit Kosteneinsparungen, die erzielt werden, weil die CT andere, kostspieligere Technologien ersetzt, welche eine Hospitalisierung notwendig machen und ein viel höheres Risiko für den Patienten beinhalten. Im Fall der Gehirndiagnostik handelt es sich dabei speziell um die Pneumoenzephalographie und die zerebrale Angiographie.

Dies führt zu einem Punkt, der sich in der Diskussion über die Auswirkungen von Entscheidungen für die Gesamtplanung sehr oft als entscheidend erweist. Obgleich die CT an sich kosteneffektiver sein mag als andere diagnostische Technologien, werden Einsparungen nur dann erzielt, wenn geeignete organisatorische Veränderungen oder Verbesserungen zu einer *Neuverteilung* der verfügbaren *Kapazitäten* konkurrierender Techniken führen, die sich zu einem gewissen Grad auch ergänzen. Die Verfügbarkeit von mehr als einer Technik scheint mit einem defensiven Verhalten, d.h. mit der Gewinnung zusätzlicher, ggf. redundanter Informationen verknüpft zu sein.

Planungssysteme auf regionaler Ebene sind somit die Antwort auf die Frage nach angepaßter Nutzung der bildgebenden Technologien. Eines der Ziele ist die Zusammenarbeit zwischen mehreren Diagnosezentren, die sich auf eine oder zwei Technologien konzentrieren und jene Patientengruppen versorgen, für welche die Technologie nachweislich wirksam ist, d.h. nachweislich einen Nutzen bringt. Diese Lösung strebt an:

1. Maximale Zugänglichkeit für Patienten, die eine spezifische Technologie benötigen, zu allen Zentren der Gesundheitsversorgung (wenn nicht alle Institutionen in der Lage sind, alle diagnostischen Technologien anzuschaffen);
2. hohe Auslastung jeder Einheit, so daß speziell ausgebildetes Personal in den Zentren gerechtfertigt und eine hohe Qualität der Leistungserbringung garantiert ist;
3. hohe Auslastung, so daß jede Einheit ökonomisch optimal genutzt ist.

Die zugrundeliegende Argumentation läßt sich wie folgt zusammenfassen: Auch wenn eine Technologie an sich wirksam und kostengünstig ist, werden Einsparungen auf gesellschaftlicher Ebene nur dann erzielt, wenn organisatorische Maßnahmen getroffen werden, um auch die Maschinenproduktivität zu erhöhen. Ferner ist es erforderlich, die Anwendung einer komplizierten diagnostischen Technologie in jenen Bereichen zu vermeiden, in denen keine Beeinflussung (im positiven Sinn) der Behandlungserfolge und folglich auch kein positiver Beitrag zur Gesundheit erwartet werden kann. Das in McNeils und Hanleys Beitrag vorgestellte Konzept der „maximum attainable discrimination" (MAD) scheint ein ausgezeichnetes analytisches Werkzeug für den Forscher und den Kliniker zu sein, jedoch nicht für den Gesundheitsökonomen und den Gesundheitsplaner. Insbesondere benötigen wir eine Kombination dieses Konzepts mit einem Index, der über den Beitrag der Technologie zur Behandlung und Versorgung *spezifischer,* an bestimmten Krankheiten leidender *Patientengruppen* Aufschluß gibt. Sowohl aus Gründen, die sich auf die Qualität der Versorgung und die Vermeidung unnötiger Belastung der Patienten beziehen, als auch aus ökonomischen Gründen scheint es notwendig, größere Anstrengungen darauf zu verwenden, diese Patientengruppen unter epidemiologischen Gesichtspunkten zu definieren.

Die Ärzteschaft ist in verschiedener Hinsicht verantwortlich. Obwohl ihre hauptsächliche *Verantwortung* weiterhin dem *einzelnen* Patienten gelten muß, sind die Mediziner innerhalb einer Volkswirtschaft mit knappen Ressourcen mit der Notwendigkeit konfrontiert, die Basiselemente für die Bewertung der realistisch beurteilten Notwendigkeit von Technologien zur Gesundheitsversorgung auf gesellschaftlicher Ebene zu erarbeiten. Die klinischen Elemente der Wirksamkeit und Sicherheit sind mit ökonomischen Daten und der systematischen Bewertung zusätzlicher Informationen wie der Akzeptabilität der Technologie für Patienten und Gesellschaft zu kombinieren, und zwar als Richtwerte für die Gesundheitspolitiker. Begrenzte Ressourcen machen es notwendig, auf gesellschaftlicher Ebene zwischen einer *Rationalisierung* und einer *Rationierung* der Gesundheitsdienste zu wählen. Für beide Prozesse sind aus zwei Gründen medizinische Daten erforderlich:

1. Wenn eine rationale Wahl auf sozialer Ebene nicht getroffen werden kann, dann werden die Gruppen, welche einer medizinischen Versorgung wahrscheinlich am dringendsten bedürfen wie die chronisch Kranken und die Alten, voraussichtlich am meisten durch das Fehlen medizinischer Ressourcen für die primäre Gesundheitsversorung benachteiligt.
2. Wenn es sich als unmöglich erweist, präzise klinische Ergebnisse als Richtlinien für die Rationalisierung oder selbst die Rationierung von Gesundheitsversorgungsdiensten zu liefern, dann werden bei knappen Ressourcen die Entscheidungen auf anderen Grundlagen, wie z. B. Budeteinschränkungen, die allein auf finanziellen Kriterien basieren, zu treffen sein.

Das Beispiel der Computertomographie ist in dieser Hinsicht sehr illustrativ. Aufgrund der hohen Anschaffungs- und Betriebskosten bemühte man sich in vielen Ländern, die Verbreitung dieser Technologie zu begrenzen. Sehr häufig wurden nichtmedizinische Gründe als Planungsgrundlage benutzt, was hauptsächlich auf den Mangel an umfassenden Evaluationsstudien über Sicherheit, Effektivität und Kosteneffektivität zurückzuführen war. Unter diesen Bedingungen wurden Computertomographien nicht optimal plaziert, was zu einem entsprechenden Unterangebot in Gebieten mit hohem Bedarf geführt hat, wie Banta (OTA 1981 a) und Sterman et al. (1980) gezeigt haben. In Kanada findet man umfassende Richtlinien auf nationaler Ebene für angepaßte Allokation und Einsatz (Health Services und Protection Branch 1980). Auch in einigen europäischen Ländern liegen Richtlinien vor, die aber nicht überall befolgt werden.

Der Forschungsbereich Gesundheitsdienste („health services research") muß ausgebaut werden. Es fehlt immer noch an Definitionen der Patientengruppen, die von der Anwendung der CT im Hinblick auf therapeutische Ergebnisse und auf Kostenwirksamkeit am meisten profitieren. Husband et al. (1982) gaben vor kurzem einen Überblick über die besten Indikationen für Ganzkörper-CT-Untersuchungen. Es erscheint nützlich, diese Art von retrospektiven klinischen Studien durch prospektive Studien zu ergänzen, um den relativen Nutzen der CT bei spezifischen Indikationen zu quantifizieren.

Die Computertomographie ist unbestreitbar ein bedeutendes diagnostisches Werkzeug, insbesondere für die Schädeluntersuchung und die Planung der Krebsbehandlung. Zusammenfassend ergeben sich die folgenden Schlußfolgerungen:

1. Die ROC-Methode als ein Maß für die Präzision der Diagnose sollte zu einem Werkzeug zur Messung des Nutzens für spezifische Patientengruppen unter Berücksichtigung der therapeutischen Ergebnisse („health outcome") weiterentwickelt werden.
2. Die systematische multidisziplinäre Bewertung der Wirksamkeit, der Sicherheit und der Kosten-Wirksamkeits-Verhältnisse medizinischer Technologien kann und sollte Informationen für Gesundheitspolitiker liefern. Diese Informationen beziehen sich zunächst auf Systeme, in denen alle Bedingungen optimal sind. Die Berücksichtigung sozialer und ethischer Gesichtspunkte ist dabei äußerst erstrebenswert.

3. Zusätzliche Anwendungs- und epidemiologische Studien zu Beurteilungen der Leistungsfähigkeit der Technologien unter durchschnittlichen, realistischen Bedingungen sollten Grundlagen für Planung und Ressourcenallokationsentscheidungen bilden, die zur Erzielung von Einsparungen auf nationaler Ebene notwendig sind.
4. Weitere Forschungsbemühungen im Bereich der Evaluationsmethodologie erscheinen erforderlich.
5. Identifikation und Charakterisierung jener Patientengruppen, denen im Hinblick auf ihren Gesundheitszustand die Anwendung der Computertomographie nützt, müssen weiter getrieben werden.

Zusammenfassung der Workshopdiskussion

Die Ergebnisse des Workshops über die Evaluation der Wirksamkeit und Wirtschaftlichkeit der Computertomographie (CT) lassen sich in 3 Gruppen unterteilen: Solche mit Bezug auf 1. Ziel und Zweck von Evaluationsstudien, 2. Probleme der Methodologie und 3. Grenzen der Evaluation medizinischer Verfahren. Die nachfolgende Übersicht hält sich nicht strikt an dieses Schema, sondern versucht auch, einen Eindruck der lebhaften Wechselwirkungen zwischen den Teilnehmern interdisziplinärer Workshops zu vermitteln.

Die Evaluation der Wirksamkeit vielseitig anwendbarer medizinischer Technologien hat zunächst in bezug auf deren Auswirkungen bei klar definierten Patientengruppen (d. h. bezogen auf bestimmte pathologische Zustände) unter Einsatz aussagekräftiger statistischer Ansätze (wie ROC- und MAD-Methoden) zu erfolgen. Dabei wird beurteilt, in welchem Maß die verfeinerte Diagnostik dazu beiträgt, die Behandlung und insbesondere den Krankheitsverlauf zu verbessern, wodurch der individuelle medizinische Nutzen definiert werden kann.

Dann sind alle Nutzen allen Kosten (von denen später die Rede sein wird) auf institutioneller und *gesellschaftlicher* Ebene gegenüberzustellen. Zur bevölkerungsbezogenen Evaluation gehört die Definition der Institutionen, in denen die diagnostischen Dienste angeboten werden (bzw. würden), und der Umfang der durch die Institution (z. B. Zentrum Krankenhaus) versorgten Bevölkerung. Diese sog. *Servicepopulation* ist ihrerseits charakterisiert durch Altersaufbau, Morbidität (bzw. Umfang der Patientengruppen, die von der Technologie profitieren), soziale Schichtung etc. und durch den (geographischen) Zugang bzw. die Erreichbarkeit der angebotenen Dienste. Diese Angaben sind für Planung und Allokationsentscheidungen wesentlich, ebenso wie die Informationen über den institutionellen Rahmen für die angebotenen bzw. anzubietenden Dienste (deren Wirksamkeit nicht so klar zu sein braucht wie die des CT bei bestimmten Patientengruppen). Von den letzteren kann der Unterschied zwischen Wirksamkeit im idealen Fall („efficacy") und der tiefer liegenden Effektivität unter gegebenen Bedingungen („effectiveness") abhängen.

Die *Institutionen* (Krankenhäuser) sind durch ihre Umwelt zu charakterisieren (Bevölkerung im Einzugsbereich, überweisende Praktiker, organisatorischer Zugang, Zusammenarbeit mit benachbarten Häusern etc.) sowie auch durch ihre Strukturen (Art und Anzahl der Fachgebiete insgesamt, Ausbildungsstand, Zugang zur betreffenden Technologie innerhalb des Krankenhauses etc.). Darüber hinaus müssen Informationen über Finanzierungssystem und -modalitäten in die Beurteilung einbezogen werden.

Die Erfahrung in Belgien hat gezeigt, daß zur Evaluation einer neuen Technologie deren Einsatz unter kontrollierten Bedingungen in Pilotstudien in einigen wenigen Zentren vorzuziehen ist, um Informationen über die Nutzung (der neuen und existierender Technologien), über Wirkungen, Ergebnisse und Kosten zu gewinnen. Nur eine umfassende Evaluation erlaubt die Entwicklung von Kriterien für die Planung, aber auch von Grundlagen für die Verhandlungen über Vergütungstarife.

In manchen Ländern ist es zu einer übermäßigen Nutzung neuer Technologien gekommen, ein Prozeß, der durch Einzelleistungs-Vergütungssysteme begünstigt wird. Eine mögliche Form der (zweckorientierten) Rationierung kann durch eine

Einschränkung des Zugangs zu der (neuen) Technologie innerhalb der Krankenhäuser erreicht werden. Im Falle der Computertomographie kann die Anwendung auf Neurochirurgen, Neurologen, bestimmte spezialisierte Internisten und HNO-Ärzte beschränkt werden (finnischer Modellversuch). Flexible gestaffelte Leistungs-Honorar-Systeme, wie sie in Belgien angewandt werden, können den Einsatz technischer Mittel stärker kontrollieren, indem (nach Nachweis der Wirksamkeit) die Rückvergütungstarife laufend dem Anwendungsvolumen angepaßt werden. Einen anderen Ansatz zur Beeinflussung der rationalen Anwendung stellen die von der American Radiologists Association (ARA) veröffentlichten Richtlinien dar, d.h. Kataloge von Indikationen für die Computertomographie. Richtlinien dieser Art für die Verwendung einer Technologie können je nach Interesse der Herausgeber deren optimalen Einsatz abgrenzen oder auch nicht. Die ARA-Empfehlungen scheinen eher großzügig.

Auf jeden Fall müssen auch *Systemauswirkungen* anderer Art berücksichtigt werden. Wenn der Zugang (der Ärzte) zu bestimmten Technologien etabliert ist oder wenn die Kapazität von Abteilungen, die technikabhängige Verfahren anwenden, einen gewissen Grad erreicht hat, wird es schwieriger, die Anwendung dieser Verfahren zu korrigieren. Die Technologie selbst begründet die Indikationen ihrer Anwendung; niemand wird dafür belohnt, daß er eine Technologie nicht anwendet. Daher sind die Grenznutzen gründlich zu untersuchen. Dieselben Überlegungen gelten für herkömmliche medizinische Technologien, die keine extremen Investitionen erfordern (wie z.B. die klinischen Laboratorien, Ultraschallgeräte etc.), deren Evaluation aber ebenso dringlich ist.

25. Ökonomische Evaluation der Computertomographie: eine Übersicht

E. Jonsson und P. M. Jonsson

SPRI, Planungs- und Rationalisierungsinstitut des schwedischen Gesundheits- und Sozialwesens, Stockholm

Die ökonomische Evaluation einer medizinischen Technologie bedeutet, kurz definiert, die Berechnung der durch den Einsatz von Ressourcen entstehenden Kosten im Verhältnis zu den Ergebnissen, die erzielt werden können. Theoretisch besteht der Ansatz im wesentlichen darin, daß man alle eingesetzten Mittel identifiziert, quantifiziert und bewertet und sie zu den erhaltenen Ergebnissen in Beziehung setzt. In der Praxis sind damit jedoch oft Probleme verbunden.

Die Probleme der Kostenberechnung, d.h. der Erfassung des Aufwandes für eine diagnostische Technologie, sind gering im Vergleich zu den Schwierigkeiten zur Bestimmung des Ertrags und der zuverlässigen oekonomischen Bewertung ihrer Endergebnisse. Der Nutzen oder das Ausmaß der Wirksamkeit einer diagnostischen Technologie lassen sich im Prinzip anhand a) ihrer rein technischen Vorzüge, b) ihrer diagnostischen Implikationen, c) ihrer Auswirkungen auf die Therapieverfahren und/oder d) ihres Einflusses auf den Krankheitsverlauf ermitteln.

Die technischen Vorzüge beziehen sich auf die Sicherheit der Geräte, Bedienungskomfort, geringere Komplexität der Apparate usw. Die diagnostischen Implikationen einer Technologie lassen sich – ungeachtet der Therapie- und Behandlungsergebnisse – durch 3 Merkmale kennzeichnen: a) Generierung genauer Informationen (einschließlich richtig-negativer und richtig-positiver Befunde), gemessen mit Angaben über Empfindlichkeit, Spezifität und Voraussagewert; b) Lieferung von Zusatzvorteilen in Form von Risikoverminderung, Linderung von Schmerzen, Beseitigung von Angst und Unbehagen im Zusammenhang mit einer Untersuchung usw., alles gemessen im Verhältnis zur Anzahl der betroffenen Patienten sowie zu den tatsächlichen Folgen des physischen und psychischen Risikos; c) direkter und indirekter Ersatz anderer diagnostischer Verfahren, gemessen nach Umfang und Kosten (direkt: vollkommener Ersatz einer alternativen Therapie; indirekt: die Notwendigkeit von Zusatzuntersuchungen entfällt).

Die Beurteilung der Auswirkungen einer Technologie auf die Therapieverfahren mag sich auf folgende meßbare Aspekte konzentrieren (d.h. erhoffte versus tatsächliche eingetretene Veränderungen): konzentrieren: a) Generierung genauer Richtwerte für geplante therapeutische Verfahren; b) Vermittlung von Informationen, welche die Behandlungspläne der Ärzte tatsächlich verändern, z.B. Vermeidung von unnötigen chirurgischen Eingriffen; c) Lieferung von besseren Entscheidungsgrundlagen für die Wahl zwischen mehreren Behandlungsalternativen, z.B. zwischen einem chirurgischen Eingriff und einer Palliativtherapie.

Das Endziel wäre die Messung der Ergebnisse für den Patienten anhand der Veränderungen von Mortalität, Morbidität und Lebensqualität. In bestimmten Fällen sollte es möglich sein, zu einer gemeinsamen Darstellung des diagnostischen und therapeutischen Werts für die Veränderungen der Behandlungsergebnisse zu gelangen, nämlich dann, wenn eine diagnostische Technologie mithilft, eine verhütbare oder heilbare Krankheit im Frühstadium zu erkennen, die Lokalisation und das Ausmaß der Erkrankung genauer zu definieren und folglich ihre Prognose zu verbessern.

Die Mehrzahl der publizierten ökonomischen Evaluationen der Computertomographie des Schädels konzentrierte sich jedoch auf die diagnostischen Implikationen. Diese wurden hauptsächlich daran gemessen, inwieweit die Technologie in der Lage ist, andere, z. T. weniger wirksame und teurere diagnostische Verfahren zu ersetzen. In den meisten oder allen diesen Studien wird die Computertomographie mehr oder weniger stillschweigend anhand ihrer Fähigkeit, positive Befunde zu liefern, bewertet. Dagegen hat man sich wenig bzw. nicht systematisch darum bemüht zu zeigen, wie sich die Fähigkeit der Technologie auch den negativen Befund, d. h. das Fehlen von pathologischen Zuständen zu sichern, oekonomisch auswirkt.

Allgemeine methodologische Anliegen

Die Evaluation jeder Technologie muß zu dem Zweck oder den Zwecken, die erfüllt werden sollen, in Beziehung stehen. Im medizinischen Bereich ist das allgemein anerkannte Ziel ein optimales Ergebnis für die Gesundheit (Weinstein 1979). Eine diagnostische Technologie braucht sich jedoch nicht direkt auf das Ergebnis für den Patienten zu beziehen (mit Ausnahme der inhärenten Risiken, d. h. die mit der Anwendung des diagnostischen Verfahrens möglicherweise verbundene Morbidität und Mortalität). Daher wird eine komplexere Definition der Wirksamkeit der Schädel-CT notwendig.

Es liegen mehrere Vorschläge für die Ermittlung der Wirksamkeit der CT vor. Fineberg et al. (1977) haben eine Evaluationshierarchie definiert, deren 5 Stufen darstellen, wie die CT das Evaluationsergebnis beeinflussen könnte. Hierbei handelt es sich um die *technische Leistungsfähigkeit* – Arbeitet das Gerät verläßlich und liefert es genaue Informationen? –, die *diagnostische Genauigkeit* – Erlaubt die Verwendung des Geräts die Erstellung einer genauen Diagnose? –, die *Auswirkung auf die Diagnosestellung* – Verdrängt die Verwendung des Geräts andere diagnostische Verfahren? –, die *Auswirkung auf die Therapie* – Beeinflussen die durch die Verwendung des Geräts erhaltenen Resultate die Planung und die Durchführung der Therapie? – und das *Ergebnis für den Patienten* – Trägt die Verwendung des Geräts zur Verbesserung des Gesundheitszustands des Patienten bei? (OTA 1978). Fineberg weist darauf hin, daß

die Computertomographie des Schädels z. T. zur Diagnose schwerer neurologischer Leiden eingesetzt wird, bei denen selbst die beste verfügbare Therapie die Lebenserwartung nicht zu beeinflussen vermag. Die Wirksamkeit der Computertomographie für solche Patienten ist in der Veränderung der Behandlung zu suchen, die sich auf die Morbidität und die Lebensqualität auswirken.

Auch Abrams u. McNeil (1978) stellen fest, daß, obwohl die Verbesserung des Gesundheitszustandes „ein allgemeines und sicher auch das beste Kriterium" zur Beurteilung der Effektivität sei, dessen Anwendung auf eine diagnostische Technologie sowohl theoretische als auch praktische Grenzen hat. Das Gesundheitsergebnis mag aufgrund der Natur der Krankheit nicht zu verbessern sein. Selbst wenn dies zutrifft, mag eine Evaluation zu lange dauern. Zudem wird darauf hingewiesen, daß „ausreichende Studien für gewöhnlich nicht durchführbar sind, bevor Entscheidungen über Vorschriften und Verbreitung der Technologie getroffen werden müssen". Abrams u. McNeil schlagen vor, daß wertvolle Wirksamkeitsmaße dort gesucht werden sollen, wo wirklich neue diagnostische Informationen erhalten werden können. Dies läßt sich auf 3 verschiedene Weisen messen: 1. anhand der Genauigkeit, 2. an den kurzfristigen Auswirkungen der diagnostischen Untersuchung auf Morbidität und Mortalität und 3. an der Auswirkung auf die Therapieplanung.

Viele andere Autoren haben methodologische Fragen aufgeworfen und insbesondere die Grenzen für die Bewertung der Computertomographie im Hinblick auf das Gesundheitsergebnis diskutiert (Wortzman et al. 1975, Carrera et al. 1977, Evens u. Jost 1977, Knaus u. Davis 1978, Swartz u. Harnais 1977). Es wurden u. a. folgende Argumente geltend gemacht: Die Computertomographie ist eine Untersuchung unter vielen, deren alleinige Auswirkung auf das Ergebnis für die Gesundheit praktisch nicht zu differenzieren ist (Evens et al. 1977). Zudem spiegelt das Maß des Ergebnisses für die Gesundheit nicht den „Beruhigungswert" (Larsson et al. 1980) oder den Wert negativer Befunde wider (Zimmermann et al. 1978). Obwohl man mit vielen derartigen Einschränkungen im Rahmen einer ökonomischen Analyse einigermaßen fertig werden könnte, scheint es, daß die Wirksamkeit der Schädel-CT in einem weniger endgültigen Kontext zu suchen ist, bis es für viele neurologische Erkrankungen Behandlungsalternativen gibt oder mehr Indizes zur Messung von Veränderungen der Morbidität und der Lebensqualität entwickelt worden sind.

Ein Ansatz, der alle relevanten Faktoren, die bei der Beurteilung einer medizinischen Technologie berücksichtigt werden sollten, zumindest beleuchtet – bzw. ordnet – wurde zum Zweck der Entwicklung gesundheitspolitischer Richtlinien vorgeschlagen (OTA 1980). Eine entsprechende Studie über die Schädel-CT ist durchgeführt worden (Jonsson 1980). In dieser Studie wurde eine Reihe der möglichen Folgen – Ersetzbarkeit der Pneumoenzephalographie und der zerebralen Angiographie – quantifiziert, in Geldwerten veranschlagt und dann mit den Kosten der CT-Einführung verglichen. Man stellte dem resultierenden monetären „Nettowert" alle verbleibenden, nicht quantifizierbaren Faktoren gegenüber und überließ die endgültige Entscheidung den Gesundheitspolitikern.

Kosten und Nutzung der Schädelcomputertomographie

Die Kosten für die Schädel-CT umfassen natürlich nicht nur den Preis für einen Tomographen – dieser liegt derzeit zwischen 0,2 und 0,5 Mio. US $ (Jonsson u. Marké 1981) –, sondern auch die Betriebskosten, im wesentlichen Personalkosten, Instandhaltungskosten, Kosten für Betriebsmittel und indirekte Gemeinkosten, die i. allg. von mehreren Abteilungen gemeinsam getragen werden, wie Verwaltungskosten, Kosten für Transport, Heizung, Elektrizität, Reinigung, Wäsche usw. In einer Reihe von Studien wurden die Kapital- und die Betriebskosten der Computertomographie im Verhältnis zu Ausnutzung, Patientenzahlen usw. untersucht; es wurde eine unterschiedliche Übereinstimmung im Hinblick auf Kosten und Kostenverhältnisse erkennbar (Lill u. McCoullough 1977, OTA 1978, Gempel et al. 1977, Jacobsen et al. 1975, Banta u. McNeil 1978, Winter 1978).

In einer Modellstudie über die ökonomischen Implikationen der Computertomographie (Evens 1981) wurde berechnet, daß der größte Kosteneinzelposten – 33% der Gesamtkosten – die Gemeinkosten sind (fast 80% hiervon sind Kosten für Verwaltung, Ausbildung und Zusatzkosten). Die Gehälter machten 24% und die Abschreibungen 20% der Gesamtkosten aus. Die Kosten für die Instandhaltung der Anlage wurde auf 16% der Gesamtkosten veranschlagt. Eine ähnliche Studie über die Kosten der Computertomographie in Schweden, die alle Krankenhäuser des Landes mit entsprechenden Erfahrungen umfaßte (Jonsson u. Marké 1981), wies als hauptsächlichen Kostenfaktor die Personalkosten mit 29% aus, gefolgt von den Abschreibungskosten mit 25% und den Instandhaltungskosten mit 16%. Für die – anders als im vorhergehenden Beispiel definierten – Gemeinkosten wurden 13% errechnet.

Untersuchungen zur Computertomographie an 3 Krankenhäusern in den USA (Enlow et al. 1979) zeigten, daß die Nutzung eines bestimmten Computertomographen von den anfallenden Patientenzahlen, der Abtastzeit, dem Verhältnis zwischen Schädel- und Ganzkörperuntersuchungen und der medizinischen Erfahrung abhängt. Faktoren, welche die Anzahl der durchgeführten Untersuchungen beeinflußten, waren Wartezeiten, Terminverzögerungen und Abtastgeschwindigkeit.

Eine Erhebung über alle im Betrieb befindlichen CT-Anlagen in den USA im Jahre 1976 unterstrich, daß die Kosten aufgrund von Faktoren, wie Abschreibungsmethode, Bedarf an Instandhaltungsarbeiten, Personalzahl, geographischer Lage, Nutzung und Gemeinkostenumlage, variieren (Evens u. Jost 1976). Man fand, daß die Patientenzahlen – im Durchschnitt 55 pro Woche – nur eine minimale Wirkung auf die Gesamtkosten ausüben, da angeblich nur die variablen und einige indirekte Kosten durch höhere Patientenzahlen beeinflußt werden. Andererseits übt eine Erhöhung der Patientenzahlen eine signifikante Wirkung auf die Kosten pro Patient aus. Eine Folgeuntersuchung (Evens u. Jost 1979b) stellte fest, daß die durchschnittliche Patientenzahl von 55 auf 63 und die Gesamtkosten um fast 5% angestiegen waren. Die Zunahme der Gesamtkosten könnte teilweise auf eine um 8% gestiegene Zahl von Kontrastmitteluntersuchungen zurückzuführen sein. Weiterhin wurde festgestellt, daß die Mehrzahl der in dieser Studie einbezogenen Institutionen (49 von 67) den US-Richtlinien über die Nutzung – 2500 Patientenuntersuchungen pro Jahr – gerecht werden.

Auswirkung auf andere diagnostische Verfahren

Die Computertomographie des Schädels wirkt sich auf den Einsatz mehrerer anderer diagnostischer Verfahren aus, insbesondere die Pneumoenzephalographie, die zerebrale Angiographie, die Hirnszintigraphie, die Echoenzephalographie, die Elektroenzephalographie, die Röntgenuntersuchung des Schädels und die explorativen chirurgischen Eingriffe.

Viele der frühen Untersuchungen über die Auswirkungen der Computertomographie auf die Anwendung anderer neurodiagnostischer Tests waren in ihrem Ansatz verhältnismäßig spekulativ. Einige basierten auf Befragungen von Ärzten, bei anderen handelte es sich um Ex-post-Studien von Protokollen; hierbei wurde entweder berechnet, wieviele verschiedene Untersuchungen ohne die CT notwendig gewesen *wären* (Wortzman u. Morgate 1979) oder wieviele ersetzt worden wären, *wenn* die CT zur Verfügung gestanden hätte (Ebkom u. Marké 1975, Broman u. Pedersen 1975). Wie schwach die Datengrundlage für diese Projektionen auch gewesen sein mag, die Schätzungen erwiesen sich als ziemlich korrekt.

Die Fähigkeit der Computertomographie, eine Reihe anderer diagnostischer Verfahren zu ersetzen, ist inzwischen gut dokumentiert (zusätzlich zu den bereits genannten Hinweisen s. Hillier u. Baker 1976, Ambrose et al. 1980, Winston 1978); z. B. wurde berichtet, daß aufgrund der Verfügbarkeit der CT ein Rückgang der pneumoenzephalographischen Untersuchungen um bis zu 84%, der zerebralen Angiographie um bis zu 35%, der Hirnszintigraphie um bis zu 90%, der Röntgenuntersuchung des Schädels um bis zu 24% und der explorativen chirurgischen Eingriffe um bis zu 58% zu verzeichnen ist.

Eine computertomographische Untersuchung des Schädels erfordert an sich keine Hospitalisierung, wie sie i. allg. bei einer Pneumoenzephalographie bzw. einer zerebralen Angiographie notwendig ist. Daher sollte es zu einer gleichzeitigen Abnahme der stationären Patientenzahlen kommen, da diese Untersuchungen zu einem gewissen Ausmaß durch die Computer Tomographie ersetzt werden können. Eine Analyse der neurologischen und neurochirurgischen Aufnahmen an einem größeren Krankenhaus in den USA vor und nach der Anschaffung eines Schädelcomputertomographen zeigte nach der Einführung des Gerätes eine um 7 Tage verkürzte Verweildauer der Patienten mit extrazerebralen Ergüssen. Bei Tumorpatienten betrug die durchschnittliche Verminderung 8 Tage. Bei einer Untergruppe von Patienten derselben Alters- und Diagnosegruppe, die vom gleichen Arzt behandelt wurden, verzeichnete man eine Verkürzung der Verweildauer um 3 Tage pro Hospitalisierung (Bahr u. Hodges 1978). Aus einer anderen Studie, die an einem größeren Krankenhaus in Großbritannien durchgeführt wurde, verkürzte sich die Verweildauer der neurochirurgischen Patienten von 18 Tagen im Jahre 1970 auf 13 Tage im Jahre 1976, wobei die CT nur einer der Faktoren war, die hierbei eine Rolle spielten. Die Wartelisten für neurochirurgische Patienten verschwanden, und die Gesamtpatientenzahl der Abteilung nahm um 10% zu. Die aufgrund des Ersatzes neurodiagnostischer Verfahren durch die CT geschätzten Kosteneinsparungen basieren in den meisten Studien praktisch ausschließlich auf einer verkürzten Krankenhausaufenthaltsdauer (zusätzlich zu den bereits erwähnten Hinweisen s. Thomson 1977, Bartlett et al. 1978). Eine der Studien (Jonsson u. Marké 1981) führte detaillierte statistische Analysen durch, um für die verkürzte Verweildauer in neurologischen und neurochirurgischen Abteilungen die CT als kausalen Faktor nachzuweisen, was durch die Ergebnisse bestätigt wurde. Bei Patienten mit neurologischen Erkrankungen besteht jedoch häufig, ungeachtet der angewandten diagnostischen Verfahren, die Notwendigkeit einer längeren Hospitalisierung (Fineburg et al. 1977, Abrams u. McNeil 1978). Daher werden durch eine erwartete Kürzung der Aufenthaltsdauer erzielbare Kosteneinsparungen oft überschätzt.

In einer frühen kanadischen Evaluation der diagnostischen Auswirkungen der Schädel-CT wurden beträchtliche Kosteneinsparungen durch die Ablösung anderer Untersuchungen sowie durch vermiedene Krankenhausaufenthalte vorhergesagt (Wortzman et al. 1975). Eine 4 Jahre später vorgenommene Neubewertung zeigte jedoch, daß es in allen Bereichen des Gesundheitsversorgungssystems, in denen Einsparungen vorhergesagt worden waren, zu Kostensteigerungen gekommen war (Wortzman u. Holgate 1979). Die Anzahl der Krankenhausbetten wurde nicht reduziert, die Gesamtzahl der für alle Patienten der Region notwendigen Betten nahm nicht ab. Durch die stationäre Behandlung einer größeren Anzahl komplizierter Fälle blieb die mittlere Verweildauer unverändert. Da angenommen werden mußte, daß die festen Kosten so hoch bleiben würden, wie bislang, zeigten die Berechnungen, daß die Kosten pro neuroradiologischem Diagnoseverfahren, das nicht durch die CT ersetzt werden kann, beträchtlich steigen würden.

Der bisherige Nachweis von Kosteneinsparungen, die durch Übergänge („trade-offs") zwischen Computertomographie und anderen neurodiagnostischen Verfahren erzielbar sind, ist ziemlich widersprüchlich und läßt ein kompliziertes Muster zugrundeliegender Vermutungen erkennen. Evens u. Jost (1977) hielten die CT im Vergleich zur Hirnszintigraphie für kostengünstiger. Eine Analyse der klinischen Wirksamkeit (gemessen anhand von Empfindlichkeit, Spezifität und Genauigkeit) der beiden Verfahren zeigte, daß die CT bei Grenzkosten von 70 US $ die Genauigkeit erhöhen würde. Die klinische Erfahrung zeigt aber, daß nach einer negativen Hirnszintigraphie eine CT-Untersuchung vorgenommen wird und sich die Gesamtkosten für beide Untersuchungen auf 181 US $ belaufen. Da dies häufig geschieht, gelangen die Autoren zu der Schlußfolgerung, daß das Kosten-Nutzen-Verhältnis verbessert wird, wenn die CT als erste dieser beiden Untersuchungsmöglichkeiten angewendet wird.

Ambrose et al. (1976) stellten in ihrer Studie fest, daß die nach Schädeltraumen durchgeführten Kraniotomien stark, d. h. um 94% reduziert werden. Diese Entwicklung sollte insbesondere über die Reduktion der explorativen chirurgischen Eingriffe zu beträchtlichen Einsparungen führen. Derartige Einsparungen lassen sich jedoch nur dann voll verwirklichen, wenn die Anzahl der im Operationssaal tätigen Personen sowie Betriebsmittel- und Gemeinkosten reduziert werden. Anderenfalls führt ein Rückgang der Eingriffe zu einer Erhöhung der Kosten pro Eingriff (Abrams u. McNeil 1978).

Man hat bei bestimmten Patienten nachgewiesen, daß seit Einführung der CT die Gesamtkosten für die neurodiagnostischen Maßnahmen gesenkt, z. B. im Fall von Gehirntumoren (Winston 1978, Bahr u. Hodges 1978), aber auch erhöht wurden, wie im Fall von Hirngefäßerkrankungen (Bahr u. Hodges 1978). Andere Studien behaupten, die Tatsache, daß eine wachsende Anzahl der zur neuroradiologischen Untersuchung überwiesenen Patienten einer CT unterzogen wird, habe zu Erhöhungen der Kosten für die Diagnosestellung insgesamt geführt (Knaus u. Davis 1978, Abrams u. McNeil 1978). Eine an 2 Krankenhäusern durchgeführte Untersuchung ließ eine deutliche Zunahme der Gesamtzahl der neurodiagnostischen Untersuchungen seit Einführung der CT erkennen, während keine entsprechende Erhöhung der Anzahl stationär behandelter neurologischer und neurochirurgischer Patienten bzw. der neurologischen Untersuchungen von ambulanten Patienten beobachtet wurde (Abrams u. McNeil 1978). Es scheint – wie einige Studien zeigten (Knaus u. Davis 1978, Bahr u. Hodges 1978) – zuzutreffen, daß das nichtinvasive Verfahren der CT unter viel weniger strengen Indikationen zum Einsatz kommt als andere invasive neurodiagnostische Untersuchungen. Dies führt dann zu Mehrkosten, wenn viel mehr Computertomographien durchgeführt werden, als die Gesamtzahl der Untersuchungen ausmacht, die durch diese Technik abgelöst werden. Andere Studien haben jedoch aufgezeigt, daß eine derartige Erhöhung der Gesamtzahl der Untersuchungen nicht unbedingt zu einer Erhöhung der Gesamtkosten führen muß, zumindest dann nicht, wenn Einsparungen an Pflegetagen mit einbezogen werden. In Großbritannien (Thomson 1977) und in Schweden (Jonsson 1981, Jonsson u. Marké 1981) durchgeführte Untersuchungen zeigten, daß die geschätzten Gesamteinsparungen unter Berücksichtigung der Pflegetage die CT-Gesamtkosten übertrafen, obwohl die Anzahl der Computertomographien beträchtlich größer war als die der dadurch vermutlich ersetzten anderen diagnostischen Maßnahmen. In der schwedischen Studie kam man jedoch zu dem Schluß, daß vorhergesagte Einsparungen dieser Art durch eine rasche Verbreitung der Technologie schnell zunichte gemacht werden können. Die Studie basierte auf den in Schweden bis in die 1980er Jahre vorherrschenden Bedingungen, bei denen computertomographische Untersuchungen vorwiegend in regionalen Zentren zur Verfügung standen. Diese haben große Einzugsbereiche und sind folglich in der Lage, ihre Kapazität mit Patienten, die aufgrund strenger Indikationen zu CT-Untersuchungen überwiesen werden, voll auszunutzen. In der Studie heißt es:

… selbst wenn die technische und die personelle Kapazität für die Untersuchung sehr viel größerer Patientenzahlen gegeben ist … ist es möglich, daß eine zu große Indikationsbreite für die Untersuchung indirekte ökonomische Folgen haben kann, die dem in Aussicht gestellten ökonomischen Nutzen nicht entsprechen.

Die Verfügbarkeit eines relativ einfachen diagnostischen Verfahrens, das praktisch kein Risiko für den Patienten beinhaltet, kann die strenge Abgrenzung der Indikationen verwischen. Eine ständige Zunahme von Patienten, welche die CT „benötigen", wird sich mit Sicherheit auf die Kosten auswirken. Zum Beispiel ließ eine Nachkontrolluntersuchung von Patienten, deren hauptsächliche Beschwerden Kopfschmerzen waren, folgendes erkennen: Die Kosten für die Entdeckung eines pathologischen Befundes bei Patienten mit Kopfschmerzen als einzigem Symptom erhöhten sich, im Vergleich zu denjenigen bei Patienten mit Kopfschmerzen und einem pathologischen neurologischen Befund, um das 9fache (von 500 auf 4363 US $ im Jahre 1977; Carrera et al. 1977). In einer anderen prospektiven Analyse von mehr als 3000 in einem Jahr durchgeführten computertomographischen Untersuchungen wurde aufgezeigt, daß die Kosten pro Fall ebenfalls um das 9fache anstiegen (von 411 auf 3500 US $ im Jahre 1978), je nachdem, ob es sich um Patienten im Koma oder um Personen mit Kopfschmerzen als alleiniger Indikation für eine computertomographische Untersuchung handelte (OTA 1980). In einer dritten Studie aus dem Jahre 1980 wurde nachgewiesen, daß die Kosten für die Erkennung eines Hirntumors durch nuklearmedizinische diagnostische Tests einschließlich der CT bei Patienten mit Kopfschmerzen *und* pathologischen neurologischen Befunden 1265 US $ betrugen. Bei Patienten, bei denen die neurologische Untersuchung als einzigen Befund Kopfschmerzen ergab, stiegen diese Kosten um das 9fache auf 11 901 US $ (Larsson et al. 1980).

Es wurde vorgeschlagen, daß diese Resultate die Ärzte dazu anspornen sollten, „ihr Vertrauen in dieses diagnostische Verfahren wenn immer möglich zugunsten der klinischen Beurteilung zu reduzieren" (Larsson et al. 1980). Man wies jedoch auch auf folgendes hin: Da die Kosten sich nur auf die pathologischen Befunde beziehen, berücksichtigen sie nicht den Wert der sicheren Information für Patienten mit neurologischen Zeichen oder Symptomen. Weder Ärzte, noch Patienten, noch das Gesundheitssystem als Ganzes sind derzeit gewillt, die Folgen einer zurückhaltenden Diagnostik zu tragen, egal wie geringfügig die Einschränkungen sein mögen; hingegen sind sie gewillt, die Grenzkosten zu tragen, egal wie hoch sie ausfallen.

Therapieplanung und Ergebnisse für den Patienten

Verbesserte Ergebnisse für den Patienten durch gezielte therapeutische Maßnahmen können das Resultat einer diagnostischen Technologie sein, die es ermöglicht, frühzeitig heilbare Krankheiten oder Schädigungen zu erkennen, genaue Informationen über die Lokalisierung und das Ausmaß einer Krankheit oder eines Symptoms zu erhalten oder zwischen Erkrankungen zu differenzieren, deren Behandlung völlig unterschiedliche Maßnahmen erfordert.

Es wurden bisher nur wenige Studien veröffentlicht, die sich systematisch mit den Auswirkungen der Schädel-CT auf das therapeutische Vorgehen und/oder die entsprechenden Ergebnisse für den Patienten befassen. Die Auswirkung der CT auf die Strahlentherapie bei Patienten mit einer Vielzahl unterschiedlich lokalisierter Karzinome wurde in mehreren Studien beurteilt (Goitein et al. 1979, Hobday et al. 1979, Ragan u. Perez 1978). Bei 38–52% aller untersuchten Tumorpatienten wurden Veränderungen aufgezeigt. Allerdings wurde bislang keine klinische Studie über die Auswirkungen der CT auf die Behandlungsergebnisse in diesem Bereich publiziert (Goitein 1979, 1980).

Die Auswirkung der CT auf die Diagnose- und Therapieplanung wurde von Fineberg et al. (1977) ebenfalls im Rahmen einer prospektiven Studie analysiert. Die Studie basierte auf der Notwendigkeit, Diagnose und Behandlungspläne den in der Praxis getroffenen Maßnahmen gegenüberzustellen. Bei 19% von 194 Patienten, die während einer bestimmten Zeit mit CT untersucht wurden, wurde die Therapie geändert. Die aufgrund der computertomographischen Befunde verordneten Therapieänderungen waren unterschiedlicher Art: Neue Behandlungen wurden begonnen; zuvor geplante Behandlungen wurden präzisiert; von vorgesehenen Behandlungen wurde Abstand genommen, oder sie wurden als unnötig erachtet. Die Autoren machen geltend, daß der Anteil der Patienten, bei denen die Therapie geändert wurde, in dieser Studie eine obere Grenze darstellt, da es möglich ist, daß neben der CT auch andere Faktoren zur Entscheidung beigetragen haben. Sie betonen, daß Veränderungen der Therapiepläne nicht unbedingt gleichzusetzen sind mit erhöhter Lebenserwartung der Patienten. Die Untersuchung der Auswirkungen einer veränderten Therapie auf das Ergebnis für die Patienten mit schweren neurologischen Krankheiten muß neben den Mortalitätsziffern auch Morbidität und Lebensqualität berücksichtigen.

Das Ziel einer von Zimmermann et al. (1978) durchgeführten Studie war die Ermittlung des prognostischen Werts der CT für Patienten mit einem akuten Schädeltrauma. In 3 Untergruppen von Patienten mit lebensbedrohenden, durch ein Computertomogramm diagnostizierten (extra- und intrazerebralen) Hämatomen war die postoperative Überlebensrate im Vergleich zu den entsprechenden Zahlen vor Einführung der CT „günstig". Als Erklärungen hierfür wurden die Vermeidung von Verzögerungen und Risiken, wie sie bei dem herkömmlichen diagnostischen Verfahren (Arteriographie) auftreten, sowie die durch die CT ermöglichte raschere und genauere Identifizierung der Läsionen genannt.

In einer ähnlichen Untersuchung von Patienten mit Schädeltraumen wurde hinsichtlich der Gesamtmortalität kein Unterschied zwischen den vor und den nach der Einführung der CT behandelten Patienten gefunden (Ambrose et al. 1976). Eine andere Evaluation von 10jährigen Erfahrungen mit der Hirnszintigraphie bei Patienten mit Gehirntumoren konnte keinen signifikanten Unterschied in der 2-Jahres-Überlebensrate nach der chirurgischen Behandlung feststellen, und zwar trotz einer 10fachen Erhöhung der Anzahl der Hirnszintigraphien, einer Verkürzung des Intervalls zwischen dem Beginn der Symptome und der Durchführung des chirurgischen Eingriffs um 75% und einer Senkung der postoperativen Mortalität (George u. Wagner 1975).

Zusammenfassung und Schlußfolgerungen

Nur wenige diagnostische Technologien wurden bisher so intensiv aus ökonomischer Sicht analysiert wie die Computertomographie. Dennoch gibt es bis zum heutigen Tag keine einzige Studie, die eine umfassende ökonomische Untersuchung aller Vor- und Nachteile der Schädel-CT darstellt.

Die Kostenberechnungen, sei es für die CT oder andere neurodiagnostische Verfahren, verursachten weniger Schwierigkeiten als die Identifizierung und Messung aller direkten und indirekten Folgen, die relevant genug sind, um in eine ökonomische Evaluation einbezogen zu werden. Es scheint ziemlich weitgehende Übereinstimmung darüber zu herrschen, daß die Bewertung der Ergebnisse, d.h. der Mortalität, Morbidität und Lebensqualität für eine komplette Evaluation medizinischer Technologien, einschließlich der Schädel-CT, notwendig ist. Damit sind jedoch zahlreiche Probleme verbunden. Der Erfolg einer diagnostischen Technologie hängt von wichtigen Faktoren wie der Wirksamkeit der Behandlung ab, die ihrerseits vom natürlichen Verlauf der Krankheit abhängt bzw. daran zu messen ist. Der potentielle Umfang der Auswirkungen der CT auf die Lebensqualität wird nicht bewertet werden können, bevor Methoden zur Konzeptualisierung und Messung dieser Aspekte entwickelt worden sind.

Die Mehrzahl der bisher veröffentlichten Evaluationen der Schädel-CT konzentrierten sich auf den Vergleich der Kosten mit den Kosteneinsparungen, die durch die Ablösung anderer diagnostischer Verfahren zu erzielen sind. Einige dieser Untersuchungen basierten auf recht mageren Daten und sind eher anekdotenhaft. Bei anderen handelt es sich um detailliert durchgeführte, auf empirischen Fakten beruhende Analysen, die jedoch in vielen Fällen von fragwürdigen Voraussetzungen ausgingen. Die meisten Studien weisen trotz der Tatsache, daß nur ein kleiner Teil der Variablen berücksichtigt wurde, die Kostenwirksamkeit der Schädel-CT nach.

Es gibt viele Fallen und auch Vorurteile, derer man sich bei der Planung zukünftiger wissenschaftlicher ökonomischer Evaluationen der CT bewußt sein muß. Ein wesentliches methodologisches Problem liegt in der Dynamik aller medizinischer Technologien, d.h. in den sich ausweitenden Indikationen für ihren Einsatz, die mit der Verbreitung und Verfügbarkeit der Technologie Hand in Hand geht. Ein anderer stark vernachlässigter Aspekt der Schädel-CT, dem in zukünftigen ökonomischen Evaluationen größere Beachtung geschenkt werden muß, ist die Bedeutung negativer Befunde. Entsprechend dem heute üblichen Ansatz werden alle Kosten den positiven Befunden gegenübergestellt. Dies würde bedeuten, daß eine diagnostische Technologie, die fast nur negative Befunde liefert, weitgehend kostenunwirksam wäre, unabhängig davon, wie genau diese Befunde auch sein mögen und wie weit sie andere diagnostische Verfahren kosten-effektiver machen.

26. Diskussion des Beitrags von Jonnsson und Jonsson

U. Wiggli

Universitätsspital Basel

Die Bewertung der medizinischen Ergebnisse der Computertomographie ist aus folgenden Gründen äußerst schwierig: Evaluationen befassen sich nicht mit dem Wert negativer CT-Befunde, wie sie in der Praxis überwiegend vorkommen; die CT-Untersuchung ist nur einer von vielen Faktoren, welche die medizinischen Ergebnisse beeinflussen, zudem ist ihr Einfluß bei verschiedenen Erkrankungen von sehr unterschiedlicher Bedeutung; unter Umständen ändern Diagnose (und Therapie) infolge der Natur der Krankheit das Ergebnis überhaupt nicht; Definitionen der Ergebnisse für den Patienten sind relativ, sie unterscheiden sich von einem Individuum zum anderen, von einem Kulturkreis zum anderen, möglicherweise sogar von einem Gesundheitsversorgungssystem zum anderen.

Zudem dauern Evaluationen der beschriebenen Art viel zu lange, um die Ärzte in ihrer Wahl diagnostischer und therapeutischer Maßnahmen zu beeinflussen.

Es müßte mittel- oder sogar kurzfristige Lösungen geben, nicht um ökonomische *Evaluationen,* sondern um ökonomisches *Denken* in die medizinische Praxis zu integrieren. Die Ärzte haben ihren Patienten gegenüber ein gut entwickeltes Verantwortungsgefühl – es gilt, ihnen die beste Behandlung angedeihen zu lassen – sowie Ansprüche sich selbst gegenüber – es gilt, korrekte Diagnosen zu stellen. Hingegen ist das Verantwortungsgefühl für die dem Gesundheitssystem aufgebürdeten Kosten nur mäßig entwickelt. Diese Verantwortung erfordert, daß in jedem Fall abgewogen wird, ob der Aufwand dem Nutzen entspricht, ob es vertretbar ist, höheren Aufwand zu treiben, als Nutzen zu erreichen ist, oder ob ohne Nutzen nur Aufwand getrieben wird.

In den meisten diskutierten Evaluationen sind nur kognitive Aspekte der Diagnose und Behandlung erörtert worden. Es gibt aber auch soziale Aspekte, so die Art und Weise, mit welcher die Ärzte unter der alltäglichen Belastung und Beanspruchung sehen, denken und fühlen; die Art und Weise, mit welcher jeder Arzt seine Entscheidungen trifft, was er als wichtig betrachtet und was er tun will.

Klinisch-diagnostische Entscheidungen stellen komplexe Prozesse dar, die von den Erwartungen bezüglich der Resultate eines medizintechnischen Verfahrens, von der persönlichen Einstellung des einzelnen Arztes und dem Druck, der auf alle ausgeübt wird, welche die Entscheidungen zu treffen haben, beeinflußt werden. Es besteht eine Reihe von Gründen für die Durchführung einer Untersuchung: Nachweis oder Ausschluß einer diagnostischen Hypothese, Bestätigung des klinischen Eindrucks der Normalität, reine Dokumentation, Schutz vor rechtlichen Konsequenzen, Angst vor Unsicherheit, angestrebtes Prestige verbunden mit der Entdeckung pathologischer Befunde, „Routine" begründet auf klinischer Unerfahrenheit.

Als Voraussetzung für eine rasche Lösung des Problems der ökonomischen Evaluation muß eine CT-Abteilung – in Zusammenhang mit den Kliniken – jährlich erfassen, wie wirksam ihre Dienstleistungen in bezug auf das Ergebnis für die Patienten gewesen sind, d.h. endgültige Diagnosen, Behandlungen, Todesursachen etc. müssen bekannt sein. Richtig-positive, richtig-negative, falsch-positive und falschnegative CT-Diagnosen lassen sich aufgrund der Krankengeschichten leicht feststellen. Dazu ist ein guter Informationsfluß innerhalb eines Krankenhauses und aller seiner angeschlossenen Dienststellen erforderlich. Die großen Informationskapazitäten moderner EDV-Anlagen müßten zu einer erhöhten diagnostischen Genauigkeit und einer wirksameren Behandlung führen.

26. Diskussion des Beitrags von Jonsson und Jonsson

Zusammenfassung der Workshopdiskussion

Die wichtigsten Resultate der Diskussion lassen sich wie folgt zusammenfassen:

Die *Berechnung der Kosten* des Ressourceneinsatzes sollte sich zunächst auf gut definierte, häufig auftretende Krankheitsbilder beschränken. Die Ergebnisse sind unterschiedlich, je nach Diagnose. Zum Beispiel liegen die Kosten für die Abklärungen von Hirntumoren seit der Einführung der Computertomographie niedriger, während sie für Fälle mit Hirngefäßleiden gestiegen sind.

Außerdem hat die Evaluation der CT insgesamt zu berücksichtigen: daß 1. viele negative Befunde erfaßt und 2. auch unerwartete, nicht vermutete Diagnosen gestellt werden. *Negative Befunde*, d. h. Informationen über die Nichtexistenz einer Krankheit, können einerseits ihrer beruhigenden Wirkung wegen wertvoll sein. Es darf aber nicht immer davon ausgegangen werden, daß sich die Symptome bzw. die Lebensqualität verbessern, sobald Gewißheit besteht, daß eine vermutete Störung oder Krankheit nicht vorliegen. Außerdem verursachen Tests mit negativen Ergebnissen natürlich auch direkte sowie indirekte Kosten. Negative Ergebnisse bewirken u. U., daß andere Tests und Untersuchungsverfahren (die ihrerseits Risiken beinhalten können), vermieden werden. In der Gesundheitsökonomie werden Techniken zu entwickeln sein, die es erlauben, die (beruhigende) Wirkung negativer Ergebnise für den Patienten einzuschätzen. Geeignete Methoden dazu lassen sich wahrscheinlich in der Literatur über Versicherungen (speziell in bezug auf den Wert der Verminderung von Unsicherheiten) sowie über „standard gambles" finden.

Jede ökonomische Bewertung medizinischer Technologien beinhaltet eine *technisch-ökonomische Evaluation*. Es gibt sehr wenige Studien, in denen Maschinen unter wirtschaftlichen und technischen Gesichtspunkten verglichen werden. Methoden zur Errechnung von Preis-Leistungs-Verhältnissen stehen jedoch zur Verfügung und müssen vermehrt eingesetzt werden.

Die technische Leistungsfähigkeit hängt von der Auslegung, Konstruktion und der Qualität der in einer Maschine benutzten Technologien ab. Zu häufig finden prototypähnliche Geräte ihren Weg in die Krankenhäuser. Maschinen der ersten Generation funktionieren selten nach Wunsch, so daß ein akzeptabler Grad klinischer Wirksamkeit nicht zu erreichen ist. Darüber hinaus kommt es aufgrund übermäßiger Wartungs- und Reparaturarbeiten zu hohen Betriebskosten. Das europäische Regionalbüro der Weltgesundheitsorganisation steht im Begriff, einen Verbund von kollaborierenden Instituten für die Technologiebewertung aufzubauen. Ein Koordinationsorgan wird Ressourcen zuteilen, Rationalität sichern, eine Aufgabenverteilung vornehmen (nach technischen, klinischen und oekonomischen Gesichtspunkten), Qualität sicherstellen, unnötige Duplikationen von Studien verhindern, Ergebnisse vergleichen und die Resultate bekanntmachen.

Die Resultate der Evaluationen sollten den Kostenträgern im Gesundheitswesen und den Anwendern der Technologien (Krankenhäuser) zur Verfügung stehen. Die Ergebnisse der technischen Bewertung von Qualität, Leistungsfähigkeit und Limitation, der ergonomischen Aspekte der Geräte, Informationen über Instandhaltungsbedarf sowie über die Notwendigkeit der Personalschulung sind den Anschaffungs- und Betriebskosten sowie der klinischen Wirksamkeit gegenüber zu stellen.

Die Ergebnisse von Informations- und *Fortbildungsveranstaltungen*, die sich einerseits an die Ärzteschaft und andererseits an die Öffentlichkeit wandten mit dem Ziel, das Bewußtsein in bezug auf die Kosten der medizinischen Technologie zu verbessern, sind nicht immer positiv. Über erfolgreiche Programme wurde aus Island berichtet, wo Assistenzärzte systematisch über die Kosten der Untersuchungen, die sie verordneten, informiert wurden. Zudem wurden spezielle klinische Konferenzen für alle Ärzte organisiert, um das Kostenbewußtsein zu fördern; zur Unterstützung wurden in Rundschreiben klinische Fälle im Zusammenhang mit Kostenanalysen erörtert. Offenbar waren die Wirkungen dieser Programme in der betreffenden Ärzteschaft positiv. Öffentliche Aktionen können unter Verwendung der Nachrichtenmedien versucht werden. Beispiele von Pressemitteilungen über Krankheitsfälle mit Erläuterungen der medizinischen Eingriffe und ihres Nutzens im Vergleich zu den Kosten wurden erwähnt.

Das europäische Regionalbüro der Weltgesundheitsorganisation berichtete über 2 Seminare für Medizinkorrespondenten der wichtigsten europäischen Zeitungen und Rundfunk- bzw. Fernsehgesellschaften, die unter dem Titel „Alarm or education?" (Beunruhigung oder Erziehung) und „Sensation or sense?" (Sensation oder sinnvolles Handeln) durchgeführt worden waren.

27. Methoden zur Evaluation der Computertomographie

I. Russell

University of Newcastle upon Thyne

Einleitung

Die Bedeutung des Wortes „Evaluation" ist sehr weit gefaßt – sie reicht vom schlecht definierten Gebrauch in der Tagespresse über die sorgfältigen, jedoch unfachlichen Erklärungen im Oxford English Dictionary bis zu der von Ökonomen verwendeten strengen Definition. Deshalb geben wir zu Beginn eine Präzisierung des Begriffs „Evaluation von Gesundheitsdiensten" für die Zwecke der Gesundheitssystemforschung:

Dieser Begriff umschreibt den Prozeß der Wahl zwischen alternativen Gesundheitsversorgungsstrategien im weitesten Sinne einschließlich alternativer diagnostischer Technologien mittels einer Gegenüberstellung der „Nettowerte" („net-values").

Der Prozeß gliedert sich in 3 Hauptkomponenten:

1. Identifikation und Quantifizierung der eingesetzten Mittel (Inputs) sowie der Gewinne bzw. der Nutzen (Outputs) für jede der zu vergleichenden Strategien. Diese Aufwendungen und Gewinne (die man zweckdienlicherweise mit dem Begriff „Auswirkungen" zusammenfaßt) lassen sich in materielle und immaterielle Auswirkungen unterteilen. Die materiellen oder ökonomischen Auswirkungen sind jene, denen man verhältnismäßig leicht einen monetären Wert zuordnen kann, z. B. Personalaufwand. Die schwieriger in monetäre Werte umsetzbaren immateriellen Wirkungen lassen sich darüber hinaus in klinische Auswirkungen (wie eine Veränderung der Prognose) und in soziale Auswirkungen (wie eine Veränderung der Freizeitaktivitäten) unterteilen. Nach unserer Ansicht sollten bei der Identifikation und Quantifizierung der materiellen Auswirkungen Ökonomen die Hauptrolle spielen, während Kliniker für die klinischen Auswirkungen und Verhaltensforscher für die sozialen Auswirkungen zuständig sein sollten.
2. Bewertung der auf diese Weise gemessenen Aufwendungen und Auswirkungen. Obgleich ich der Ansicht bin, daß Ökonomen die Hauptverantwortung für diese Aufgabe übernehmen sollten, gibt es sicherlich Vertreter anderer Disziplinen, die hier auch Ansprüche geltend machen.
3. Berechnung der „Technologiematrix", d. h. der numerischen Beziehung zwischen den bewerteten Aufwendungen und Nutzen. Es scheint angemessen, daß Epidemiologen und Statistiker bei dieser Aufgabe die wesentliche Rolle spielen.

Somit ist die Evaluation von Gesundheitsversorgungsstrategien ein komplexer Vorgang, dessen Erfolg eine enge Zusammenarbeit mehrerer verschiedenartiger Disziplinen erfordert.

Dieser Beitrag verfolgt 2 Hauptziele. Im Hauptteil wird zunächst der potentielle Beitrag epidemiologischer Methoden zur Evaluation der Computertomographie, insbesondere ihrer Technologiematrix erörtert. Zweitens wird in den Anhängen A, B und C Kritik einiger der in der Literatur zur Bewertung der Technologiematrix angewandten epidemiologischen Methoden präsentiert. Aus 2 Gründen erhebt dieser Beitrag keinen Anspruch auf Vollständigkeit: 1. Wenn eingangs behauptet wurde, die Evaluation erfordere eine interdisziplinäre Zusammenarbeit, dann gilt dies genauso für jede umfassende Übersicht; 2. gibt es bereits viele ausgezeichnete Übersichtsarbeiten (American Hospital Association 1977, Institute of Medicine 1977, Abrams u. McNeil 1978a und 1978b, Office of Technology Assessment 1978b und 1981b, Stocking u. Morrison 1978).

Evaluation einer diagnostischen Technologie

Die besonderen Schwierigkeiten der Evaluation einer diagnostischen Technologie wurden von vielen Autoren, einschließlich Banta u. McNeil (1978), McNeil (1979) und Wagner (1981) hervorgehoben. Nach unserer Definition ist die Bewertung der Technologiematrix sogar noch schwieriger als die Evaluation einer Therapie. Es ist nicht nur eine große Anzahl von Patientengruppen zu berücksichtigen; auch ist die ganze Abfolge von Ereignissen, die über Verbesserungen der technischen Möglichkeiten das Ergebnis für den Patienten verbessern kann, lang und komplex. Fineberg et al. (1977a) schlugen daher vor, daß die Evaluation einer diagnostischen Technologie in 4 Bereichen erfolgen sollte, deren Anzahl später durch das Institute of Medicine (1977) auf 5 erweitert wurde. Anhand von Fragen bezüglich der Computertomographie veranschaulicht, sind es die folgenden:

a) Technische Leistungsfähigkeit: Liefert die CT bessere Bilder als andere diagnostische Verfahren?
b) Genauigkeit der Diagnose: Erhöht die CT den Anteil der korrekten Diagnosen?
c) Auswirkung auf die Diagnostik: Ersetzt die CT andere diagnostische Verfahren?
d) Auswirkungen auf die Therapie: Veranlaßt die CT die Ärzte zu einer Änderung der Therapie?
e) Ergebnisse für den Patienten: Führt die CT zu Verbesserungen der klinischen Prognose für den Patienten (wie sie sich z.B. anhand einer längeren Lebenserwartung messen läßt)?

Ragan und Perez (1978) wiesen u.a. darauf hin, daß diese spezifische Taxonomie für die Evaluation einer diagnostischen Technologie der allgemeinen Taxonomie zur Evaluation der Gesundheitsversorgung ähnlich ist, wie sie von Donabedian 1966 vorgeschlagen und 1980 ausgearbeitet wurde (hier ebenfalls durch spezifische Fragen zur CT illustriert):

a) Struktur: Besitzt die zu evaluierende Institution einen Computertomographen (bzw. hat der zu beurteilende Arzt Zugang zu einem solchen Gerät)? Welches ist die technische Leistungsfähigkeit dieses Tomographen? Sind Standort, Ausstattung und Personal zweckmäßig?
b) Prozeßablauf: Kommt es zu einer angepaßten Nutzung des Tomographen durch die Institution bzw. den Arzt?

c) Auswirkung: Verbessert der Tomograph den allgemeinen Gesundheitszustand
   der Patienten?

Auf den ersten Blick scheint die Analogie zwischen Finebergs spezifischer Taxonomie und Donabedians allgemeiner Taxonomie nützlich. Die Evaluation der Struktur beinhaltet die Evaluation der technischen Leistungsfähigkeit; die Evaluation
der Auswirkungen umfaßt die Evaluation des Ergebnisses für den Patienten. Es
wäre hingegen falsch, hieraus zu folgern, daß die Evaluation der diagnostischen
Genauigkeit sowie der diagnostischen und der therapeutischen Auswirkungen als
Evaluationen des Prozeßablaufes zu betrachten sind. Die Evaluation der diagnostischen Genauigkeit, der diagnostischen oder der therapeutischen Auswirkungen bedeutet die Anwendung objektiver Kriterien zur Ex-post-Bewertung der Ergebnisse
der CT. Die Evaluation des Prozeßablaufes besteht in der Anwendung normativer
Kriterien, um die Zweckdienlichkeit der CT-Anwendung der ex-ante zu beurteilen.
    Obgleich normative Kriterien zur Evaluation des Prozesses strenge wissen-
schaftliche Befunde umfassen können und manchmal auch umfassen, basieren sie
doch meistens auf einer gemeinschaftlichen Expertise von Gruppen erfahrener Ärzte. In den Vereinigten Staaten sind insbesondere vom National Professional Standards Review Council und vom Institute of Medicine (Office of Technology Assessment 1981a) Normen für die „angepaßte Anwendung" der CT entwickelt worden.
Mehta et al. (1981) lieferten ein Beispiel für die Anwendung solcher Kriterien zur
Bewertung der CT-Verwendung. Sie kontrollierten die Krankengeschichten von Patienten, die einer CT-Untersuchung unterzogen worden waren, und überprüften, ob
deren Tomogramme den vom Nutzungsüberwachungskomitee des Krankenhauses
entwickelten normativen Kriterien entsprachen.
    Im Gegensatz hierzu können die diagnostische Genauigkeit, die diagnostischen
Auswirkungen und die therapeutischen Auswirkungen objektiv gemessen werden,
so daß keine normativen Kriterien zu ihrer Bewertung erforderlich sind. Dadurch,
daß sie diese zwischen die technischen Fähigkeiten und das klinische Ergebnis
stellten, behaupteten Fineberg et al. (1977a) lediglich, daß positive Veränderungen
dieser Variablen zwar zu einer Verbesserung des klinischen Ergebnisses führen können, eine derartige Besserung jedoch nicht garantiert ist. Wie bereits weiter oben
dargelegt, ist Donabedians (1980) Begriff „Auswirkung" weiter als der in Finebergs
Taxonomie implizierte. Was noch wichtiger ist, der weiter oben angenommene Begriff des „Gewinns" bzw. der Nutzen, ist noch weiter, da er alle identifizierbaren
Wirkungen der Gesundheitsversorgung, d.h. klinischer, sozialer und ökonomischer
Natur, umfaßt.
    Daher sollten die diagnostische Genauigkeit, die diagnostischen Auswirkungen
und die therapeutischen Auswirkungen als Ergebnisse im Sinne Donabedians und
die Nutzen im in der Einleitung dargelegten Sinn betrachtet werden. Diese Forde-
rung läßt sich durch 4 Beispiele illustrieren. 1. Die diagnostische Genauigkeit der
CT vermittelt u.U. Nutzen für die Patienten, die sich um die Natur ihrer Krankheit
Sorgen machen. 2. Die therapeutischen Auswirkungen der CT vermitteln Nutzen
für Patienten, denen unnötige Operationen erspart werden. 3. Die CT vermittelt den
Patienten Nutzen, denen invasive diagnostische Verfahren erspart werden. 4. Im
Gegensatz hierzu verursacht die CT für die Patienten, die ansonsten keiner Strah-
lung ausgesetzt worden wären, ein sehr leicht erhöhtes Krebsrisiko.

Diese letzten beiden Beispiele unterstützen nicht nur das Argument, daß diagnostische Auswirkungen als Nutzen oder Gewinn im breitesten Sinne betrachtet werden sollten, sondern sie veranschaulichen auch die allgemeine Schwierigkeit der Evaluation diagnostischer Technologien und die spezifische Schwierigkeit der Beurteilung solcher Ergebnisse. Zum einen müssen zur Bewertung des erwarteten Nutzens einer reduzierten Anzahl invasiver Verfahren sowohl der globale Anteil der Patienten, denen derartige Eingriffe erspart werden, als auch erwartete Nutzen für jeden einzelnen beurteilt werden. Die Anhänge B und C liefern wenig Grund, den verschiedenen publizierten Berechnungen dieser Anteile zu vertrauen. Harvey (1981) hat schon früher nachgewiesen, daß viele Arbeiten, die behaupten, die Risiken invasiver Verfahren zu beurteilen, methodologisch anfechtbar sind. Zum anderen muß man zur Bewertung der erwarteten Kosten einer erhöhten Strahleneinwirkung 3 Parameter beurteilen: die Nettoveränderung der Häufigkeit radiologischer Verfahren (das diesbezügliche methodologische Problem wurde 1980 von Kendall et al. erörtert), die Strahlendosis einer jeden Tomographie bzw. des Schnittaufbaus (Wall et al. 1980, Darby et al. 1980) und die Beziehung zwischen Dosis und Krebsrisiko (International Commission on Radiological Protection 1977, Darby u. Reissland 1981, Webster 1981).

Es wurde einleitend festgestellt, daß die Evaluation der Gesundheitsversorgung sich im Prinzip nur mit Aufwendungen und Nutzen befaßt. Für die Evaluation der CT lassen sich 3 Folgerungen ableiten: 1. Die Untersuchung des Prozeßablaufs der CT ist für die Evaluationsaufgabe nicht von grundlegender Bedeutung. Dies impliziert jedoch nicht, daß diese Aufgabe vollkommen von jeder Betrachtung des Prozeßablaufs getrennt werden kann. In der Tat schlagen Brook et al. (1977) – starke Verfechter der Evaluation der Nutzen – vor, daß (bei der Bewertung des Nutzens auch) der Prozeßablauf evaluiert werden sollte, um zu ermitteln, *wie* verbesserte Ergebnisse erzielt werden. 2. Da diagnostische Genauigkeit, diagnostische Auswirkungen und die therapeutische Auswirkung als Auswirkungen im weitesten Sinne betrachtet werden können, sind alle drei, zumindestens in der Theorie, für die Evaluation der CT relevant. In der Praxis sind jedoch (wenn überhaupt) nur wenige Versuche gemacht worden, den direkten Nutzen beispielsweise der Angstverminderung zu beurteilen. Aus diesem Grund wird der diagnostischen Genauigkeit hier relativ wenig Aufmerksamkeit gewidmet.

Grundsätzlich stellen wir fest, daß die methodologischen Probleme der Beurteilung des „Gewinns" der Computertomographie schwerwiegend sind. Obgleich diese Schlußfolgerung auf einer scheinbar oberflächlichen Diskussion von zwei Beispielen basiert, wird sie durch die in den Anhängen A, B und C besprochenen Fallstudien bestätigt. Angesichts dieser Schwierigkeiten wird der Rest des Beitrags der Diskussion über die Evaluationsmethoden der Gesundheitsversorgung in bezug auf die CT gewidmet.

Methoden zur Evaluation der Gesundheitsversorgung

Zur Erarbeitung der Schätzwerte für die Technologiematrix gibt es i. allg. 3 Ansätze:

1. *Beobachtungsstudien:* Dieser Ansatz kann nur dann gewählt werden, wenn die

Folgen der zu vergleichenden Gesundheitsversorgungsstrategien ohne Intervention verfolgt werden können.

2. *Quasiexperimentelle Studien:* Dieser Ansatz ist immer dann möglich, wenn die Entscheidungsträger eine der zu beurteilenden Strategien durch eine andere ersetzen. Derjenige, der die Evaluation vornimmt, kann dann die Auswirkungen der Strategien so vergleichen, *als ob* die resultierenden Daten das Ergebnis eines wissenschaftlichen Versuchs wären. Die typische quasiexperimentelle Studie ist somit opportunistisch. Der Evaluator kann diesen Ansatz jedoch absichtlich wählen, z. B. wenn praktische oder ethische Erwägungen der Durchführung einer echten experimentellen Studie im Wege stehen.

3. *Experimentelle Studien:* Dieser Ansatz fordert nicht nur einen Eingriff in den Status quo zum Zwecke der Beurteilung alternativer Strategien, sondern der Vergleich muß alle wesentlichen Attribute einer wissenschaftlichen Untersuchung, insbesondere eine Randomisierung, aufweisen.

Alle 3 Ansätze leiden theoretisch an 3 grundsätzlichen methodologischen Problemen.

1. Es bestehen *ökonomische Probleme* in bezug auf die Vergleichbarkeit, Probleme, die außerhalb des Rahmens dieses Beitrags liegen. Als Beispiel kann die ökonomische Bewertung des Unterschieds („trade-off") zwischen Lebenserwartung und Lebensqualität im Fall von Krebspatienten erwähnt werden. (Die Tatsache, daß in diesem und vielen der folgenden Beispiele Krebspatienten erwähnt werden, impliziert nicht, daß die CT zur Versorgung von Krebserkrankungen wirksamer ist als für die Versorgung anderer Patientengruppen; es spiegelt sich lediglich die in Anhang C veranschaulichte Tatsache wider, daß die *Evaluation* der CT im Rahmen der Versorgung von Krebsleiden weiter fortgeschritten ist als bei anderen).

2. Es gibt *statistische Probleme* in bezug auf die Meßbarkeit:

a) Validität: Ist z. B. „lokale Tumorbeherrschung" ein gültiges Maß für das Behandlungsergebnis von Krebspatienten?

b) Zuverlässigkeit: Variieren Beurteilungen, z. B. der Lebensqualität, von einem Beobachter zum anderen oder selbst bei ein und demselben Beobachter?

c) Präzision, die eine Minimalisierung sowohl von Bias (systematische Fehler) als auch der Zufallsfehler erfordert: Die Schätzung der Einjahresüberlebensrate für Patienten mit einer bestimmten Krebsform mit einem akzeptabel kleinen Standardfehler würde z. B. eine sehr große Stichprobe ohne Bias benötigen.

d) Faktor Zeit: Eine Schätzung der Fünfjahresüberlebensquote bestimmter Krebspatienten würde z. B. mindestens 5 Jahre in Anspruch nehmen.

e) Erfaßbarkeit: Es ist z. B. schwieriger, das Ergebnis bei Patienten zu messen, deren Zustand sich so weit gebessert hat, daß eine Entlassung aus dem Krankenhaus gerechtfertigt ist.

f) Realisierbarkeit: Die Bestimmung von Lebensqualitätsindizes ist z. B. sehr viel teurer als die von Überlebensraten.

3. Es bestehen *epidemiologische Probleme* im Zusammenhang mit der Identifikation der Kausalitäten bzw. Abhängigkeiten. Wenn die statistischen Probleme der Meßbarkeit gelöst werden können, dann wird der Beurteiler häufig vor der Frage stehen, ob statistisch signifikante Unterschiede zwischen Ergebnissen den Unterschieden zwi-

schen den beurteilten Strategien oder anderen Faktoren (z. B. Unterschieden zwischen prognostischen Variablen wie Schweregrad, Alter etc.) zuzuschreiben sind.

Wir treffen hier auf einen grundlegenden Einwand gegen Beobachtungs- und quasiexperimentelle Studien, bei denen beobachtete Veränderungen selten eindeutig auf die Unterschiede in den Strategien und nicht auf begleitende Veränderungen anderer Faktoren, welche die Ergebnisse beeinflussen, zurückzuführen sind.

Bei Beobachtungsstudien beruhen diese Probleme der Identifikation der Zusammenhänge i. allg. auf einer von drei grundlegenden Ursachen:

a) Unzureichende Spezifikation: Wenn eine oder mehrere prognostische Variablen, die das Ergebnis beeinflussen, dem Beurteiler unbekannt sind oder von ihm vernachlässigt werden.

b) Multikolinearität: Wenn eine oder mehrere prognostische Variablen, die dem Beurteiler entweder bekannt oder unbekannt sind, naturgemäß mit anderen, außerhalb der Kontrolle des Beurteilers liegenden Variablen korrelieren.

c) Selektionsbias: Wenn z. B. Patienten auf der Basis von prognostischen Variablen für die CT ausgewählt werden.

Diese Fehlereinflüsse lassen sich durch geschickte Anwendung epidemiologischer Techniken wie Matching und Standardisierung der Gruppen sowie statistischer Techniken wie Kovarianzanalysen in ihrem Ausmaß verringern, jedoch niemals beseitigen. Leider läßt Anhang C erkennen, daß nur sehr wenige Beobachtungsstudien zur Beurteilung der CT auch nur zu ergründen versuchen, ob in dieser oder anderer Hinsicht Verzerrungen bestehen, um auf diese Weise die Probleme der Einflußidentifikation zu vermindern.

Obgleich quasiexperimentelle Studien bisher in vielen Formen durchgeführt wurden, sind Beurteilungen (Cook u. Campbel 1979) selten über Vorher-Nachher-Vergleiche hinausgegangen. Bei dieser Art von Untersuchung wird das zu evaluierende Verfahren entweder bei allen Patienten (unkontrollierte Studie) oder bei allen Patienten einer vorbestimmten Stichprobe (kontrollierte Studie) angewandt, vorausgesetzt, sie werden nach einem bestimmten Zeitpunkt behandelt. Im Fall beider Versuchsanordnungen werden alle vor diesem Zeitpunkt behandelten Patienten als Kontrollgruppen betrachtet. Die unkontrollierte Studie (Vorher-Nachher-Vergleich) bietet wenig mehr Schutz vor unzureichender Spezifikation, Multikolinearität und Selektionsbias als eine unkontrollierte Beobachtungsstudie.

Die Schwächen des unkontrollierten Vorher-Nachher-Vergleichs sollen hier anhand einer Liste möglicher Biaseffekte (denen die entsprechende, nachweislich aussagekräftigere kontrollierte Studie u. U. auch unterliegen kann) betont werden:

1. Wahl der Kontrollgruppe mit Bias oder ohne Kriterien
2. Natürliche Langzeittrends in den Ergebnissen oder an prognostischen Variablen
3. Saisonale Variationen in den Ergebnissen oder den prognostischen Variablen
4. Diskrete kurzfristige Veränderungen in den prognostischen oder anderen Variablen
5. „Regressions-toward-the-mean-Effekt". Wenn die Entscheidung für die Einführung eines neuen Verfahrens aufgrund von schlechten Ergebnissen während eines relativ kurzen Zeitraumes zustande gekommen ist, besteht eine natürliche Tendenz, daß die Ergebnisse sich verbessern, unabhängig von der Wirksamkeit des neuen Verfahrens (Davis 1976)

6. Der mit der Einführung eines neuen Verfahrens verbundene Lernprozeß
7. Probleme mit der statistischen Analyse, die sich aus dem Zeitreihencharakter der Daten ergeben, insbesondere Autokorrelation (Box u. Tiao 1965)
8. Der Hawthorne-Effekt, d.h. die Tendenz zu einem Bias liegt darin begründet, daß Teilnehmer an der Studie ihr Verhalten ändern, weil sie sich der Studie bewußt sind (Moser u. Kalton 1971).
9. Langzeittrends in den Meßfehlern.

Obwohl in der Anlage B eine beträchtliche Anzahl von Studien angeführt wird, die angeblich eine Beurteilung der CT anhand von Vorher-Nachher-Vergleichen darstellen, wurde bei keiner dieser Untersuchungen eine echte Kontrollgruppe rekrutiert. Dies ist besonders enttäuschend, da viele Evaluationen auf diesem Gebiet die theoretische Überlegenheit randomisierter, d.h. kontrollierter Untersuchungen anerkennen. Selbst wenn – wie in diesen Veröffentlichungen geltend gemacht wird – eine Randomisierung unter den gegebenen Bedingungen unethisch gewesen wäre, sollte dies als Argument zugunsten der kontrollierten Studie und nicht zu ihrer vollständigen Unterminierung betrachtet werden, wie es in diesen Arbeiten implizit erscheint.

Offensichtlich ist bisher nur eine randomisierte Studie über die CT veröffentlicht worden – von den beiden in Anhang A genannten randomisierten Untersuchungen diagnostischer Technologien befaßt sich eine nicht direkt mit der CT, ist aber dafür relevant. Folglich hängt die epidemiologische Evidenz für die Wirksamkeit der CT fast ausschließlich von der Qualität der Beobachtungs- und quasiexperimentellen Studien ab. Zudem ist die Qualität der präsentierten Beobachtungsstudien (Anhang C) sowie der quasiexperimentellen Untersuchungen (Anhang B) i. allg. höher als bei den Studien, die nicht besprochen werden (Anhang C enthält keine total unkontrollierten Beobachtungsstudien.) Dennoch ergibt sich insgesamt, daß nur sehr wenige Untersuchungen der CT als strenge Evaluationen gelten dürfen. Dementsprechend konnte noch nicht überzeugend nachgewiesen werden, daß die CT zu besseren Ergebnissen für die Patienten führt. Wie bereits gesagt und wie dieses Symposium noch überzeugender zeigen wird, erfordert eine umfassende Evaluation der CT die volle Beteiligung vieler anderer Disziplinen.

Obschon Anhang A erkennen läßt, daß bislang nur eine randomisierte Studie über die CT publiziert worden ist, gibt es 3 Gründe, diese Untersuchungsmethode detailliert zu betrachten. Erstens sind die Aussichten gut, daß weitere randomisierte Versuche erfolgreich zu Ende geführt werden, zumindest in Großbritannien; einige Untersuchungen sind noch nicht abgeschlossen, andere befinden sich in der Planung. Zweitens ist es wichtig, daß randomisierte Studien die Probleme mit der Identifikation der Abhängigkeiten weit effektiver minimalisieren können als Beobachtungs- bzw. quasiexperimentelle Studien. Drittens ist es auch wichtig, einige der Probleme randomisierter Versuche anzusprechen, um zu zeigen, daß randomisierte Studien nicht einfach durchzuführen sind, auch wenn einmal die ethischen Probleme überwunden sind.

Randomisierte Studien

Die verschiedenen Arten von Bias, die bei „gefühlsmäßiger" Zuteilung der Patienten zu verschiedenen Verfahren entstehen, wurden oben dargestellt. Die führenden Forscher, einschließlich Cochrane (1972) und Hill (1977), machen deutlich, daß die Randomisierung zur Eliminierung jedes Bias unerläßlich ist. Nach Fisher (1966) besteht eine noch stärkere Rechtfertigung für die Randomisierung darin, daß sie eine probabilistische Grundlage für die statistischen Folgerungen schafft.

Die ethische Grundlage für die Randomisierung, wie sie vom World Medical Assembly sowie vom British Medical Research Council festgelegt wurde, beruht auf der umfassenden Respektierung der Rechte der einzelnen Patienten (Hill 1977). Es gelten 2 Prinzipien:

a) Lediglich jene Patienten, bei denen über den relativen Wert der Behandlungen nicht entschieden werden kann, dürfen randomisiert werden. Wenn jedoch bekannt ist und gute Beweise vorliegen, daß ein Verfahren besser ist als das andere (entweder im Durchschnitt oder für den betroffenen Patienten), dann darf niemandem die bessere Alternative vorenthalten werden.

b) Der Patient muß seinen „informed consent" zur Beteiligung an der Studie geben (außer unter besonderen Umständen, z. B. wenn der psychische Zustand des Patienten ein anderes Verhalten angezeigt erscheinen läßt).

Erst wenn diese beiden Prinzipien der *individuellen Ethik* angewandt und die Interessen des einzelnen Patienten geschützt sind, kommen die Prinzipien der *kollektiven Ethik* zum Tragen. Angenommen wir wissen nichts über den relativen Wert der Verfahren, dann ist eine randomisierte Studie gerechtfertigt oder – wie manche geltend machen würden – sogar erforderlich, da sie im Interesse aller Patienten erfolgt. Die in die Studie einbezogenen Patienten erhalten dann eine von zwei Behandlungen o. ä., die a priori – vielleicht nicht a posteriori – äquivalent sind, während später, wenn die Erfahrung aus der Studie zum Tragen kommt, die Patienten die Behandlung o. ä. erhalten, die sich in der Studie als „bessere" erwiesen hat.

Obgleich diese Prinzipien veröffentlicht und seit 20 Jahren weitgehend anerkannt sind, wird die Debatte über ihre Interpretation um so heftiger, je mehr Studien durchgeführt werden. Es geht im wesentlichen um zwei spezielle Interpretationsprobleme: die Bedeutung „äquivalenter" Verfahren und den Charakter des „informed consent", der Zustimmung aufgrund von Information.

Während einer randomisierten Studie fallen zumindest theoretisch immer mehr Befunde an, die erkennen lassen, welches das bessere Verfahren ist. Dies wirft die Frage auf, ob eine Studie, deren Umfang zuvor sorgfältig berechnet wurde (nicht alle Studien gehören in diese Kategorie!) nicht vorzeitig abgebrochen werden sollte, wenn zunehmende Beweise ein Verfahren gegenüber dem anderen stark favorisieren. Das bekannteste Beispiel einer derartigen Entscheidung betraf die University Group Diabetes Program Study (Meier 1975). Im Rahmen dieser Studie sollte die Wirksamkeit von Tolbutamid, einem oralen Antidiabetikum, bei der Diabetesbehandlung mit jener von Standardtherapeutika wie Insulin verglichen werden. Obwohl die kardiovaskulär bedingte Mortalität nicht zu den ursprünglich definierten Ergebnisvariablen gehörte, wurde die Studie schließlich abgebrochen, als die kardiovaskuläre Mortalität in der Tolbutamidgruppe die der anderen Gruppen überstieg (nominell bei Erreichen des 5-%-Signifikanzniveaus).

Zur verbesserten Lösung des allgemeinen Problems der zunehmenden Evidenz während eines Versuchs sind 2 wichtige Vorschläge gemacht worden:

a) Sequentielle Studien (Armitage 1975): Bei diesen Untersuchungen wird lediglich der maximale Umfang der Stichproben im voraus berechnet. Wenn der Unterschied zwischen den untersuchten „Verfahren" zu irgendeinem Zeitpunkt vor der Rekrutierung des letzten Patienten statistisch signifikant wird, kommt es zum Abbruch der Studie.

b) Adaptive Allokation: Hierbei werden die Zuteilungswahrscheinlichkeiten durch die akkumulierten Daten bestimmt. Die einfachste entsprechende Methode besteht in der Regel, „auf den Gewinner zu setzen" (Zelen 1969). Nach dieser Regel folgt auf jeden Erfolg eines Verfahrens eine (zukünftige) Allokation dieses Verfahrens zu einem neuen Patienten; umgekehrt generiert jedes Versagen eine zukünftige Allokation des anderen Verfahrens.

Derzeit ist die Interpretation des „informed consent" in Großbritannien ein sehr viel geringeres Problem als in den Vereinigten Staaten. Dies hat Zelen (1979) dazu veranlaßt, eine grundlegende Veränderung des herkömmlichen Studienaufbaus (Abb. 27.1) zu empfehlen.

Er schlug vor, daß die Information und das Einholen der Zustimmung nach der Randomisierung stattfinden und auf die den zu untersuchenden Verfahren zugeordneten Patienten beschränkt werden sollten (Abb. 27.2). Dies stellt eine attraktive Lösung des unmittelbaren ethischen Problems in bezug auf die Zustimmung dar.

Die Kontrollpatienten befinden sich in der gleichen Lage, in der sie auch ohne die Studie gewesen wären; hingegen haben die Versuchspersonen zu entscheiden, ob sie das Testverfahren akzeptieren, was vielleicht eine bedeutungsvollere Entscheidung ist als die Zustimmung zu einer Randomisierung.

Nach der Lösung dieser ethischen Probleme hat der Untersucher zu entscheiden, ob das Ziel seiner randomisierten Studie eine wissenschaftliche Schlußfolgerung (Abklärungsstudie) oder eine Entscheidung zwischen 2 Verfahren („pragmatische" Studie) sein soll. Die theoretischen Implikationen dieser Wahl, die Schwartz u. Lelloch (1967) als erste identifizierten und die vor kurzem von Schwartz et al.

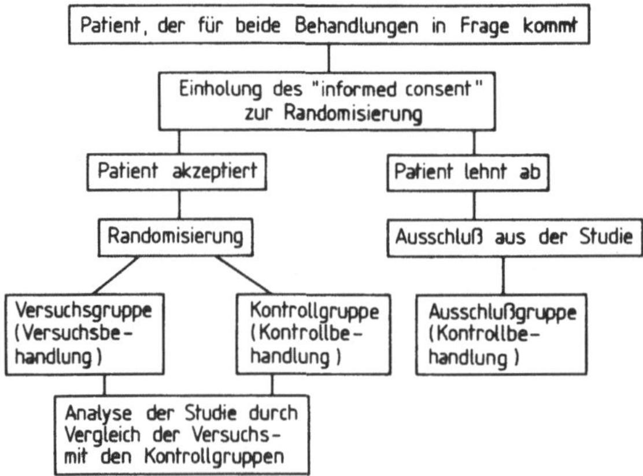

Abb. 27.1. Herkömmlicher Aufbau einer randomisierten Studie

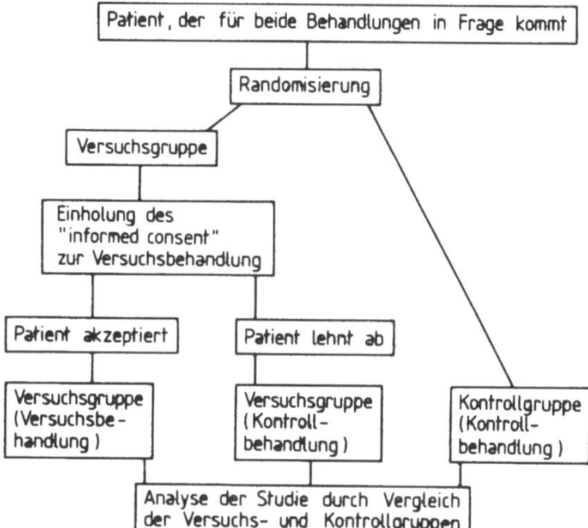

Abb. 27.2. Zelen's (1979) Aufbau
einer randomisierten Studie

(1980) weiter diskutiert wurden, sind in Tabelle 27.1 dargelegt. Einige praktische
Folgerungen werden in Anhang A diskutiert. Vieles spricht dafür, daß randomisierte Studien in der Evaluation der Gesundheitsversorgung so pragmatisch wie möglich sein sollten. Aus (mindestens) 2 Gründen kann dieser Ansatz jedoch selten
durchgehalten werden, ohne daß Aspekte des „abklärenden" Ansatzes berücksichtigt werden müssen. Zum einen ist der Unterschied zwischen Schlußfolgerungen
und Entscheidungen nicht klar abzugrenzen. Eine Evaluation hat häufig ein Dop-
pelziel: Die evaluierende Institution will zu einer Entscheidung kommen, gleichzeitig aber auch anderen Zentren, die vor ähnlichen, jedoch nicht identischen
Entscheidungen stehen, relevante Informationen vermitteln. Zum anderen ist die
„abklärende" Analyse immer dann anzuwenden, wenn die einzelnen Kriterien
nicht gewichtet werden können (Tabelle 27.1).

Schlußfolgerungen

Bei der Evaluation alternativer Verfahren für die Gesundheitsversorgung kommt
der Bewertung der Technolgiematrix, d.h. den Beziehungen zwischen aufzuwen-
denden Mitteln und Nutzen, entscheidende Bedeutung zu. Evaluationsstudien, die
mit Hilfe von Beobachtungs- oder quasiexperimentellen Methoden durchgeführt
werden, führen meistens zu Bewertungen mit Bias, selbst wenn sie richtig kontrolliert werden. Ein Bias ist am wahrscheinlichsten in unkontrollierten Studien. Leider
gibt es sehr wenige kontrollierte Evaluationen der Computertomographie.
   Im Anhang B wird gezeigt, daß die diagnostischen Auswirkungen der CT so
ausgeprägt sind, daß diese trotz der methodologischen Mängel der Studien als etabliert betrachtet werden kann. Die Evidenz, daß die CT bessere Ergebnisse für die
Patienten bewirkt, ist aber schwach.

Tabelle 27.1. Gegenüberstellung der wissenschaftlich abklärenden und der pragmatischen Studien. (Nach Schwartz u. Lellouch 1967)

	Wissenschaftliche Abklärung	Pragmatische Studie
Ziel	Ermittlung von Informationen zur Prüfung bestimmter wissenschaftlicher Hypothesen, um *Schlußfolgerungen* zu ziehen	*Entscheidung* zwischen 2 Behandlungen
Definition des Verfahrens:	1) Streng 2) Ausgeglichen (insbesondere werden Behandlungen so definiert, daß der psychosomatische oder Placeboeffekt für die Alternativen gleich ist)	1) Flexibel 2) Optimal (insbesondere werden Behandlungen so definiert, daß jede den bestmöglichen psychosomatischen oder Placeboeffekt ausübt)
Versuchsbedingungen:	Laborbedingungen	Normale klinische Praxis
Definition der Patienten:	1) Für die Studie (d.h. für alle Verfahren geeignete Patienten werden a priori streng definiert und können a posteriori neu definiert werden) 2) Patienten, die eine Behandlung abbrechen, werden aus der Studie ausgeschlossen	1) Für die Studie (d.h. für alle Verfahren geeignete Patienten werden a priori flexibel, jedoch unwiderruflich definiert) 2) Patienten, die eine Behandlung nach deren Beginn abbrechen, verbleiben für Analysezwecke in der Studie
Art der Kriterien:	Einzelne oder mehrere	Nur ein Kriterium. Multiple Kriterien müssen gewichtet werden (mit Hilfe von auf praktischen Überlegungen beruhenden Gewichtungen, so daß eine einzige Entscheidungsfunktion erzeugt wird)
Analysenmethode:	Herkömmlicher Signifikanztest für jede Hypothese (jedoch keine formale Beziehung zwischen den Signifikanztests)	Wahl der Behandlung, welche die beste gewichtete Entscheidungsfunktion ergibt (kein formaler Signifikanztest)
Anzahl der Patienten:	Herkömmliche Berechnung auf der Basis der Fehler vom Typ 1 und 2 für jede Hypothese. Idealerweise sollte die tatsächliche Patientenzahl dem Maximum dieser individuellen Berechnung entsprechen	Berechnung auf der Basis des gewichteten Entscheidungskriteriums sowie von Fehler Typ 3 (die Wahrscheinlichkeit der Entscheidung, daß Verfahren A dem Verfahren B überlegen sei, wenn das Gegenteil der Fall ist)

Da die CT bereits weit verbreitet ist, insbesondere in den Vereinigten Staaten, erscheinen diese Schlußfolgerungen wenig relevant. Sie sind es aber in bezug auf die jüngste Neuerung auf dem Gebiet der diagnostischen Technologien, die kernmagnetische Resonanz (NMR) (Doyle et al. 1981, Hoult 1981, Karstaedt u. Maynard 1981, Young et al. 1981, Moseley 1982). Da die NMR-Technik in direkter Konkurrenz zur CT steht, werden verläßliche Methoden erforderlich sein, um ihre diagnostische Präzision zu vergleichen, ganz zu schweigen von ihren Auswirkungen auf die Therapie und ihre Folgen für die Patienten.

Randomisierte Studien sind sehr viel weniger biasanfällig als Beobachtungs- und quasiexperimentelle Methoden, selbst wenn diese unter Einhaltung strengerer Maßstäbe angewandt werden als es i. allg. bei den Evaluationen der CT der Fall war. Folglich sollten randomisierte Studien die Methode der Wahl für die Evaluation des NMR-Verfahrens sein. Allerdings sind bei der Durchführung randomisierter Studien viele ethische und praktische Hindernisse zu überwinden. Zum Beispiel werden randomisierte Untersuchungen der CT in den Vereinigten Staaten i. allg. als unethisch betrachtet; selbst in Großbritannien ist offensichtlich nur eine randomisierte Studie über die CT veröffentlicht worden. Es ist zu hoffen, daß diese Hindernisse, die einer strengen Evaluation im Wege stehen, im Fall des NMR-Verfahrens auf wirksamere Weise bewältigt werden können, als es bei der CT der Fall gewesen ist.

Anhang A. Ausgewählte randomisierte Studien

1. St. Bartholomew's Hospital, London

Autoren: A. K. Dixon, I. K. Fry, J. G. E. Kingham et al. (1981)

Methode
Computertomograph: EMI 5005
Pathologischer Zustand: Palpierbare, raumfordernde Prozesse im Abdomen
Patientenkollektiv: 60 (aufeinanderfolgende) erwachsene Patienten mit (erstmaligen) Raumforderungen
Testgruppe: 28 Patienten, bei denen als erste bildgebende Untersuchung eine CT durchgeführt und anschließend je nach Bedarf weitere bilddiagnostische Verfahren angewandt wurden
Kontrollgruppe: 25 Patienten, die nur anderen bilddiagnostischen Untersuchungen unterzogen wurden
Ausgeschlossene Patienten (alle nach der Randomisierung):
2 Patienten aus der Kontrollgruppe, bei denen sofort eine Laparotomie durchgeführt wurde
1 Patient aus der Versuchsgruppe, der bereits an einem anderen Krankenhaus teilweise untersucht worden war
4 Patienten, die an der Nachuntersuchung nicht mehr teilnahmen

Resultate
1) Genauigkeit der Diagnose (statistisch keine signifikanten Unterschiede):
Versuchsgruppe: 27 von 28 „korrekt" ⎫
Kontrollgruppe: 22 von 25 „korrekt" ⎭ nicht alle histologisch gesichert
2) Gesamtzeitaufwand für die Diagnose (Unterschied statistisch signifikant auf dem 1-%-Niveau):
Versuchsgruppe: 2 Tage (Median)
Kontrollgruppe: 12 Tage (Median)
3) Notwendigkeit einer stationär durchgeführten Untersuchung (nicht signifikant):
Versuchsgruppe (n = 28): 15
Kontrollgruppe (n = 25): 19
4) Aufenthaltsdauer bis zur Diagnose (1-%-Niveau):
Versuchsgruppe: 3 Tage (Median von 15 stationären Patienten)

Kontrollgruppe: 9 Tage (Median von 19 stationären Patienten)

5 a) Anzahl der bildgebenden Untersuchungen (1-%-Niveau):
Versuchsgruppe: 1,14 (Mittelwert)
Kontrollgruppe: 2,08 (Mittelwert)
Nach Ausschluß von wiederholten Untersuchungen, da die Kliniken mit der CT noch in der Lernphase waren

5 b) Anzahl der risikoreichen Untersuchungen (nicht signifikant):
Versuchsgruppe: 0,32 (Mittelwert)
Kontrollgruppe: 0,48 (Mittelwert)

6) Kosten pro Patient, einschließlich Krankenhauskosten (5-%-Niveau):
Versuchsgruppe: 266 £ (Median)
Kontrollgruppe: 1122 £ (Median)

7) Notwendigkeit einer Laparotomie (nicht signifikant):
Versuchsgruppe (n = 28): 11
Kontrollgruppe (n = 25): 8

Kommentar
Allgemeines:

a) Vor dem Jahre 1978 ist in der Literatur keine randomisierte Studie über CT bekannt (Banta u. McNeil 1978). Die Arbeit von Dixon et al. (1981) war die einzige Studie dieser Art, die bei der Überprüfung der bisherigen Literatur zu finden war (mit Hilfe des British Library Automated Information Service (BLAISE), der auf MEDLINE basiert, dem Informationssuchdienst der US National Library of Medicine). Obgleich es nicht ganz sicher ist, daß Dixon und seine Kollegen als erste auf diesem Gebiet veröffentlicht haben, muß man ihnen sicherlich für ihre Pionierarbeit gratulieren. Die nachfolgenden Kommentare sind als Anforderungen an zukünftige Studien gedacht und sollen in keiner Weise den Beitrag des Teams aus dem St. Bartholomew's Hospital schmälern.

Statistik:

b) Die Stichprobe von 53 Personen war umfangreich genug um nachzuweisen, daß 4 der Resultate (Nr. 2, 4, 5 a und 6) statistisch signifikant waren. Sie ist jedoch zu klein, um statistische Prüfungen in bezug auf die anderen 4 Befunde (Nr. 1, 3, 5 b und 7) zu erlauben, die alle für die klinische Praxis relevanten Unterschiede, die als statistisch signifikant identifizieren können. Wenn viele Hypothesen zu testen sind, dann muß die Stichprobe so gewählt werden, daß sie einen adäquaten Test aller Hypothesen ermöglicht (Tabelle 27.1).

c) In jedem Bericht über randomisierte Studien sollten für alle Unterschiede zwischen Versuchs- und Kontrollgruppen Vertrauensintervalle genannt werden. Dies ist besonders wichtig, wenn wie im vorliegenden Fall die Kollektivgröße zu gering ist, um adäquate statistische Prüfungen aller derartigen Unterschiede zu ermöglichen. Es darf sich niemand verleiten lassen: Unterschiede, die keine statistische Signifikanz aufweisen, sind klinisch z.T. sehr relevant.

Zm Beispiel war der Anteil der Patienten, die potentiell gefährlichen Untersuchungen unterzogen wurden, in der Versuchsgruppe um 16% geringer als in der Kontrollgruppe (Befund 5 b). (Da die Veröffentlichung keine gegenteiligen Angaben enthält, wird vorausgesetzt, daß keiner der Patienten mehr als einer derartigen Untersuchung unterzogen wurde.) Der Standardfehler dieser Differenz beträgt jedoch 13%. Folglich liegt das Vertrauensintervall für die „wahre" Differenz zwischen -10% (d. h. 10% mehr Patienten, die solchen Untersuchungen nach einer CT unterzogen wurden, als es ohne CT der Fall war) und $+42\%$. In anderen Worten: diese Studie schließt die Möglichkeit nicht aus, daß die CT den Anteil der Patienten, die potentiell gefährlichen Untersuchungen unterzogen werden, um 40% senkt – eine Verminderung, die der Kliniker als sehr erheblich bezeichnen würde.

Epidemiologie:

d) Es wäre sehr wünschenswert, wenn zukünftige randomisierte Studien der CT auch Bewertungen der Ergebnisse für die Patienten und in einem geringeren Ausmaß der Auswirkungen auf die Therapie umfassen würden. Es gibt einen gewichtigen Grund für die Durchführung umfangreicher Studien und die Sammlung relativ weniger Einzeldaten über jeden Patienten. In derartigen Studien würde das Ergebnis für den Patienten anhand der Mortalität und anderer einfacher Variablen gemessen werden. Wenn jedoch die für die Randomisierung zur Verfügung stehende Patientenzahl klein ist (was offenbar für die vorliegende Studie zutraf), dann kann die kritische Frage nach dem Ergebnis für den Patienten nur durch die Wahl von empfindlicheren Variablen, deren Erhebung aufwendig ist, in Angriff genommen werden. Derartige Variablen sind einerseits psychologische Maßstäbe zur Bewertung von Aspekten wie Lebensqualität, Leiden, Angst, andererseits empirische Variablen zur Bewertung der Auswirkung z. B. einer abdominalen Raumforderung auf Berufsausübung, Freizeit, Einfluß auf tägliche Verrichtungen.

Methodologie:

e) Die an der Studie beteiligten Kliniker hatten weitgehende Freiheit in bezug auf die Wahl der diagnostischen Untersuchungen, außer daß eine Patientengruppe zuerst der CT unterzogen wurde und die andere nicht computertomographisch untersucht werden durfte. Diese Flexibilität ist eines der Kennzeichen einer „pragmatischen" Studie (Tabelle 27.1) und sehr vorteilhaft. Wenn Dixon et al. sich hingegen für eine strenge „abklärende" Studie entschieden hätten, wäre die Erstellung eines genauen Protokolls notwendig gewesen, das die Wahl des diagnostischen Verfahrens in jedem Stadium der Untersuchung festgelegt hätte. Auch wenn die Planer von zukünftigen „pragmatischen" Studien keine diagnostischen Protokolle verwenden sollten, könnten sie doch mehr Daten über den diagnostischen Ablauf sammeln, als es Dixon und seine Mitarbeiter anscheinend getan haben. Zum Beispiel können die teilnehmenden Kliniker ersucht werden, entsprechend den von Wittenberg et al. (1978) in seiner Fallstudie (Anhang C, 1.) gewählten Richtlinien Differentialdiagnosen abzugeben (d.h. die möglichen Diagnosen aufzulisten und die subjektive Wahrscheinlichkeit einer jeden zu beurteilen).

f) Obgleich in dieser Studie bei der Wahl alternativer Diagnoseverfahren „pragmatisch" vorgegangen wurde, weist sie eine Reihe von Merkmalen auf, die für explikative, abklärende Studien typisch sind (Tabelle 27.1):

- Ziel: Das Gewicht liegt mehr auf wissenschaftlicher Abklärung als auf eher pragmatischen Entscheidungen.
- Definition der „Behandlung": Trotz einer relativen hohen Flexibilität erlaubte das Kontrollverfahren keine sofortige Laparotomie.
- Definition der Patienten: 7 Patienten wurden aus der Studie ausgeschlossen; dabei scheint es unwahrscheinlich, daß die 4 von der Nachuntersuchung ausgeschlossenen Patienten keine Informationen beizutragen hatten.
- Charakteristik der Kriterien: Die (7) Befunde wurden mehr oder weniger unabhängig voneinander vorgelegt, ohne daß ein Versuch gemacht wurde, sie in einem einzigen Entscheidungskriterium zu kombinieren.
- Analysemethode: Jeder der 7 Befunde wird einem herkömmlichen Signifikanztest unterzogen.

Ökonomie:

g) Obgleich die Schlußfolgerungen eher epidemiologischer als ökonomischer Natur waren, muß gefragt werden, ob Dixons Verwendung der durchschnittlichen Krankenhauskosten die echten Opportunitätskosten der stationären Patienten darstellen (s. z.B. Russell et al. 1977).

2. Nottingham City and General Hospitals, England

Autoren: M.W. Dronfield et al. (1977)

Methode
Technische Mittel: Olympus GIF-K Gastroskop (Geradeausoptik)
    Olympus JFB-2 Gastroskop (Seitenoptik)
Pathologischer Zustand: Akute obere Gastrointestinalblutung (erwiesen oder wahrscheinlich)
Patientenkollektiv: Eine Serie von 318 aufeinanderfolgenden Patienten, die mit einer Blutung an das Nottingham City Hospital, und 99 (aufeinanderfolgende) Patienten, die mit einer Blutung an das Nottingham General Hospital überwiesen wurden
Testgruppe: 162 Patienten, die zuerst endoskopisch untersucht wurden
Kontrollgruppe: 160 Patienten, die zuerst röntgenologisch untersucht wurden
Aus der Studie ausgeschlossene Patienten (alle vor der Randomisierung):
    Insgesamt 95, davon
    32 mit unbedeutenden Blutungen, die keine Untersuchung erforderten
    17 für die eine röntgenologische Untersuchung ungeeignet erschien
    7 für die eine endoskopische Untersuchung ungeeignet erschien
    4 Verweigerungen
    26 andere Gründe

Resultate

1) Diagnostische „Ausbeute" (statistisch signifikant auf dem 5-%-Niveau):
   Versuchsgruppe (n = 162): In 108 Fällen Läsionen (als Ursache des Blutverlusts)
   nachgewiesen
   Kontrollgruppe (n = 160): In 88 Fällen Läsionen nachgewiesen
2) Auswirkungen auf die Therapie (statistisch nicht signifikant):
   Versuchsgruppe (n = 162): 37 Operationen
   Kontrollgruppe (n = 160): 42 Operationen
3) Ergebnis für den Patienten (nicht signifikant):
   Versuchsgruppe (n = 162): 18 Todesfälle (11%)
   Kontrollgruppe (n = 160): 13 Todesfälle (8%)

Kommentar

Allgemeines:

a) Da die Arbeit von Dixon et al. (1981) als einzige randomisierte CT-Studie in der
   Literatur zu finden war, wird diese Untersuchung von Dronfield et al. (1977) als
   zweite randomisierte Fallstudie diskutiert. Auch sie befaßt sich mit der Evalua-
   tion einer diagnostischen Technologie und kann zu Schlüssen für zukünftige
   Evaluationen der CT führen. Wie die Arbeit von Dixon et al. (1981) ist sie als
   Pionierarbeit zu begrüßen; wiederum ist es nicht die Absicht der folgenden
   Kommentare, ihren Beitrag zu schmälern, es sollen vielmehr Anhaltspunkte für
   die Planung zukünftiger Untersuchungen der CT erarbeitet werden.

Statistik:

b) Die Autoren erwähnen Signifikanztests nur am Rande und vernachlässigen
   Konfidenzintervalle vollständig. (Das weiter oben für Resultat 1) zitierte Signifi-
   kanzniveau wurde auf der Basis von Tabelle II der Veröffentlichung berechnet.)
c) Die tatsächliche Kollektivgröße von 318 Patienten war umfangreich genug, um
   einen signifikanten Unterschied in bezug auf die diagnostische Ausbeute aufzuzeigen. Obwohl die Stichprobe dem 6fachen des von Dixon et al. (1981) untersuchten Kollektivs entsprach, reichte sie noch immer nicht aus, um einen plau-
   siblen Unterschied in bezug auf die spezifische Mortalität zwischen den beiden
   Technologien nachzuweisen. Zwar war die in der Testgruppe registrierte Mortalitätsrate von 11% um 3% höher als die der Kontrollgruppe, doch belief sich der
   Standardfehler dieser Differenz auch auf 3%. Ein Gesamtkollektiv von mindestens 2000, d.h. 1000 Versuchspersonen und 1000 Kontrollpersonen, wäre für
   diese Studie notwendig gewesen, um überhaupt plausible Differenzen zeigen zu
   können.

Epidemiologie:

d) Aus Kommentar c) ergibt sich, daß im Fall von randomisierten Studien einer
   diagnostischen Technologie nur dann die Hoffnung besteht, Mortalitätsunter-
   schiede nachzuweisen, wenn sie an vielen Krankenhäusern gleichzeitig durchgeführt werden. Deshalb sollten sich Studien, die auf ein oder zwei Krankenhäuser
   beschränkt sind, auf empfindlichere Ergebnismessungen konzentrieren, wie sie
   im Kommentar d) zur Fallstudie 1 angesprochen werden.

Methodologie:

e) Den Autoren ist zu gratulieren, daß sie eine im wesentlichen pragmatischen Studie durchführten, wie die folgenden Merkmale zeigen (vgl. Tabelle 27.1):
   - Ziele: Obwohl die Autoren den pragmatischen Ansatz nicht ausdrücklich darlegen, enthält der letzte Satz ihrer Arbeit: „Wir glauben daher, daß ein endoskopischer Notfalldienst dann nicht erforderlich ist, wenn eine adäquate radiologische Abteilung besteht", dessen Quintessenz.
   - Definition der „Behandlung": Abgesehen von der Bedingung, daß die Testfälle als erstes endoskopisch und die Kontrollfälle als erstes radiologisch zu untersuchen waren, konnten die teilnehmenden Kliniker frei über die folgenden Untersuchungen und Therapiemaßnahmen entscheiden.
   - Definition der Patienten: Alle randomisierten Patienten wurden analysiert.
   - Charakteristik der Kriterien: Die hauptsächliche Schlußfolgerung der Autoren lautet: Da „die Endoskopie keinen nachweisbaren Nutzen für diese Patienten bewirkt, lassen die Resultate den Bedarf an Endoskopienotfalldiensten dort zweifelhaft erscheinen, wo bereits adäquate Röntgendienste bestehen". Diese Feststellungen scheinen zu implizieren, daß die Autoren sich auf ein einziges Entscheidungskriterium (oder ökonomisch ausgedrückt, eine gewisse Form von Kosten-Wirksamkeits-Analyse?) festgelegt haben.
   - Analysemethode: Die Tabelle 27.1 fordert, daß in pragmatischen Studien die Analyse durch die Selektion der Verfahren, welche die beste Entscheidungsfunktion ergeben, ohne Rückgriff auf einen formalen Signifikanztest erfolgen sollte. (Statistische Betrachtungen spielen ihre Rolle nicht in Form von Signifikanzprüfungen, sondern bei der Wahl der Stichprobengröße und der Schätzung der Entscheidungsfunktion.) Ist das Fehlen von Signifikanz- und Konfidenzniveaus in der Veröffentlichung deshalb als weiterer Beweis dafür zu betrachten, daß die Autoren sich einem einzigen Entscheidungskriterium verpflichtet hatten?

f) Sowohl Dronfield et al. (1977) als auch Dixon et al. (1981) liefern den Beweis für die Durchführbarkeit randomisierter Studien zur Evaluation diagnostischer Technologien. Obschon die Untersuchungen von Dixon et al. (1981) wenige Merkmale einer pragmatischen Studie aufwiesen, waren den teilnehmenden Klinikern erhebliche Freiheiten in der Wahl der diagnostischen Mittel erlaubt; d.h. es wurde ihnen kein strikt zu befolgender Versuchsplan auferlegt. In der wesentlich pragmatischeren Studie von Dronfield konnten die Kliniker zudem die nacheinander eingesetzten diagnostischen Untersuchungen *und* die Therapie frei wählen; auch hier war kein strenges Protokoll zu befolgen. Wie die Autoren in ihrer Diskussion andeuteten, kann diese doppelte Freiheit zu Problemen bei den Schlußfolgerungen führen. Angenommen, auf die diagnostische Technologie A folgte häufiger die Therapie C und auf die Technologie B häufiger die Therapie D, kann dann eine gültige Schlußfolgerung in bezug auf den relativen Wert der Technologien A und B gezogen werden?

   In gewissem Sinne stehen alle pragmatischen Studien vor diesem Problem, da meist verschiedene praktische Strategien und nicht 2 streng definierte Behandlungen verglichen werden. Dieses Problem ist im Fall der Evaluation diagnostischer Technologien nachweislich gravierender, da Therapien weniger an

Diagnosen gebunden sind als beispielsweise die postoperative Behandlung an die Wahl des chirurgischen Verfahrens. Die Lösung des Problems scheint davon abzuhängen, wie weit unter den betroffenen Klinikern Konsens über die relativen Werte der Therapien C und D herrscht. Wenn eine Therapie der anderen deutlich vorgezogen wird, ist dies ein Argument für die Einführung eines Therapieprotokolls, das diese Präferenz berücksichtigt. Wenn keine derartige Präferenz besteht, sollte eine Randomisierung sowohl der diagnostischen Technologie als auch der Therapie ernsthaft in Erwägung gezogen werden, z. B. mittels einer 2-mal-2-Faktoren-Versuchsplanung (Cochran u. Cox 1957).

Anhang B. Ausgewählte quasiexperimentelle Studien

1. Atkinson Morley's Hospital, London

Autoren: J. Ambrose et al. (1976)

Methode
Computertomograph. EMI 1010
Pathologischer Zustand: Kopfverletzungen
Untersuchungsplan: Unkontrollierte Studie zum Vergleich der Ergebnisse vor bzw. nach Einführung der Technologie
Gruppe „vor Einführung": Die letzten 100 Patienten, die vor der Einführung der CT nacheinander von Allgemeinkrankenhäusern an die regionale neurochirurgische Abteilung zur Behandlung von Kopfverletzungen überwiesen wurden
Intermediärgruppe: Die ersten 100 aufeinanderfolgenden Patienten, die nach der Einführung der CT überwiesen wurden
Gruppe „nach Einführung": 100 Patienten, die 4 Jahre später, d. h. nach Abschluß der Lernprozesse, aufeinanderfolgend überwiesen wurden

Resultate
Auswirkungen auf die Diagnostik:
1) Anzahl der Technetiumszintigraphien (statistisch signifikant auf dem 1-%-Niveau):
   Gruppe „vor Einführung": 22
   Gruppe „nach Einführung": 8
2) Anzahl der Arteriogramme und Pneumenzephalogramme, d. h. der invasiven und risikoreichen Verfahren (0,1-%-Niveau):
   Gruppe „vor Einführung": 39
   Gruppe „nach Einführung": 8
3) Anzahl der explorativen chirurgischen Eingriffe (0,1-%-Niveau):
   Gruppe „vor Einführung": 33
   Gruppe „nach Einführung": 2
4) Auswirkungen auf die Therapie (statistisch nicht signifikant):
   Gruppe „vor Einführung": 14 Operationen
   Gruppe „nach Einführung": 13 Operationen
5) Ergebnisse bzw. Mortalität (statistisch nicht signifikant):

Gruppe „vor Einführung": 23 Todesfälle
Gruppe „nach Einführung": 23 Todesfälle

Kommentar

a) Diese Studie war in zwei grundlegenden Aspekten unkontrolliert. Zum einen gab sie keinerlei Informationen über die Trends, die ohne Verfügbarkeit eines Computertomographen in bezug auf die diagnostischen Verfahren, die therapeutischen Maßnahmen und die Ergebnisse für die Patienten zu erwarten gewesen wären. Üblicherweise beschafft man sich entsprechende Informationen wie folgt: Man sucht die Kooperation einer oder mehrerer (mindestens dreier) regionaler neurochirurgischen Kliniken, bei denen die Anschaffung eines Computertomographen nicht beabsichtigt ist, um streng analoge Kontrollkollektive für die gesamte Untersuchungszeit verfolgen zu können. Zum anderen geht aus der Studie kaum hervor, inwieweit sich als direkte Folge der Einführung der CT die Überweisung von Patienten mit Kopfverletzungen an die an der Studie beteiligte neurochirurgische Abteilung verändert hatte. Es ist zu erwarten, daß derartige Neuerungen zusätzliche Überweisungen nach sich ziehen, wobei sich Diagnosen und Prognosen wesentlich von denen der Gruppe „vor Einführung" unterscheiden können.

Selbst wenn man diese Studie unter diesen beiden Gesichtspunkten kontrolliert hätte, wäre sie noch immer den zahlreichen potentiellen, im Beitrag aufgezählten Verzerrungen (Bias) ausgesetzt gewesen. Cook u. Campbell (1979) zählen solche Studien, bei denen die Kontrollen fehlen und Situationen vor und nach Einführung einer neuen Technologie untersucht werden, zu den Versuchsanordnungen, „die keine vernünftigen kausalen Folgerungen erlaubten". Dennoch waren die Auswirkungen des Computertomographen auf die Diagnostik in dieser Untersuchung so weitreichend, daß sie trotz dieser Kritikpunkte nicht einfach übergangen werden können. Aber es wäre sehr riskant, daraus endgültige Schlußfolgerungen über die Auswirkungen auf die Therapie oder die Ergebnisse für die Patienten zu ziehen.

b) Viele der Kommentare zu den Fallstudien in Anhang A treffen auch auf diese Studie zu. Sie sollen jedoch nicht wiederholt werden, damit nicht trotz des unter a) gesagten der Eindruck entsteht, das Fehlen von Kontrollen stelle kein großes Hindernis für eine gewissenhafte Evaluation dar.

2. Andere quasiexperimentelle Studien

Die Literatur über die CT enthält viele Beispiele quasi-experimenteller Studien, die der von Ambrose et al. (1976) ähnlich sind. Offenbar wurde in den meisten, wenn nicht sogar in allen diesen Fällen vorausgesetzt, daß die CT in ihrer technischen Leistungsfähigkeit und diagnostischen Leistung, wenn nicht sogar auch im Hinblick auf das Ergebnis für den Patienten, den Alternativen nachweislicher überlegen ist. Mit dem Einwand, daß eine Randomisierung daher unethisch sei, wurden quasiexperimentelle Versuchsanordnungen als beste Alternative gewählt. Leider konnte bei Durchsicht der Literatur keine Untersuchung gefunden werden, bei der man die zusätzliche, jedoch sehr wichtige Vorsichtsmaßnahme der Rekrutierung eines echten Kontrollkollektivs getroffen hätte.

Nichtsdestoweniger waren in diesen Studien die beobachteten Auswirkungen des Computertomographen auf die Diagnosestellung so ausgeprägt, daß sie ohne Zweifel selbst ohne Kontrolluntersuchungen als erwiesen betrachtet werden können. Desgleichen sind ökonomische Evaluationen, insbesondere Kosten-Wirksamkeits-Analysen, die auf Bewertungen der Auswirkungen auf die Diagnostik basieren, wahrscheinlich hieb- und stichfest, zumindest in epidemiologischer Hinsicht. Daher leisten die folgenden Studien, zusammen mit der Arbeit von Ambrose et al. (1976), einen positiven Beitrag zur Evaluation der CT, allerdings nur bezüglich der Auswirkungen auf die Diagnostik:

1) 5 Vergleiche der Situation vor und nach Implementation der CT, wurden an der Universität von Washington, Seattle, USA, durchgeführt, wobei jeder ein bestimmtes Thema behandelte:
   - Zerebrale Angiogramme (Larsen et al. 1977)
   - Verdacht auf Gehirntumoren (Larson u. Omenn 1977)
   - Hirngefäßerkrankung (Larson, Omenn u. Loop 1978)
   - Verdacht auf Hydrozephalus (Larson, Omenn u. Loop 1978)
   - Kopfschmerzen (Larson et al. 1980)
   Alle diese Studien mit Ausnahme der vierten basieren auf der gleichen Versuchsanordnung wie die Arbeit von Ambrose et al. (1976), d.h. sie umfassen neben den Gruppen „vor Einführung" und „nach Einführung" der CT eine „Intermediärgruppe". Keine dieser Gruppen bestand jedoch aus mehr als 60 Patienten.

2) 3 Analysen der Situation vor und nach Einführung der CT Technologie am Johns Hopkins Hospital in Baltimore, USA, bezogen sich auf Extrazerebralflüssigkeit, intrakranielle Neoplasmen, vorübergehende Ischämieanfälle oder Hirndurchblutungsstörungen (Barr u. Hodges 1978). Um ihre Versuchsanordnung zu verbessern, bildeten die Autoren Patientenpaare („matched pairs"), die in bezug auf Alter, Diagnose und behandelnden Arzt übereinstimmten, wobei jeweils ein Patient aus der Gruppe „vor Einführung" und einer aus der Gruppe „nach Einführung" der Technologie stammte. Leider konnten nur 9 solche Paare gefunden werden.

3) 4 Studien basierten zumindest teilweise auf „unterbrochenen Zeitserien", d.h. einer kontinuierlichen Reihe von Patienten, die sich über einen ausgedehnten Zeitraum vor und nach der Einführung der CT erstreckte (Baker 1975, Knaus et al. 1977, Thomas 1977 und 1979; Robbins et al. 1978). Obgleich diese Versuchsanordnung potentiell leistungsfähiger ist als die weniger flexible Analyse der Verordnungen vor und nach Einführung der Technologie, läßt sich dieser Vorteil nur unter Anwendung hochentwickelter statistischer Methoden nutzen (Box u. Tiao 1965, Campbell u. Ross 1968).

Die Studie von Knaus et al. aus dem George Washington University Hospital, Washington D.C., USA, weist zwei andere beachtenswerte Merkmale auf. Zum einen veranschaulicht sie sehr eindrucksvoll, wie verletzlich unkontrollierte quasi-experimentelle Prüfpläne durch Veränderungen des Überweisungsmusters sind: In der Gruppe von 124 Patienten mit Hirngefäßerkrankungen „vor Einführung" belief sich das Durchschnittsalter auf 63 Jahre, während es in der 100 Patienten umfassenden Gruppe „nach Einführung" 47 Jahre betrug. Zum anderen:

in einem Versuch, diese Verzerrung zu korrigieren, beschränkten die Autoren die Vergleiche auf 16 Diagnosen, d.h. auf 9 Hirngefäßdiagnosen und 7 Kategorien von Gehirntumoren. Diese Stratifizierung reduziert zwar das Problem der unterschiedlichen Überweisungsmuster. Sie steht aber im Widerspruch zur Forderung (DuBoulay u. Radue 1978), daß die Patienten für Evaluationsstudien aufgrund des Problems, das sie aufweisen, und nicht aufgrund der endgültigen Diagnose ausgewählt werden sollten. In anderen Worten (s. Tabelle 27.1), eine pragmatische Studie mit Bias wurde durch die Stratifizierung nach Diagnosen in eine explikative Studie mit etwas weniger Bias umgewandelt.

Anhang C. Ausgewählte Beobachtungsstudien

1. Massachusetts General Hospital, Boston USA

Autoren: a) H. V. Fineberg et al. (1979a) b) J. Wittenberg et al. (1978) c) J. Wittenberg et al. (1980)

Methode
Computertomograph (a) EMI Schädelscanner
  (b, c) EMI 5000
Patientenkollektive: (a) 241 Patienten, die innerhalb eines Zeitraums von 17 Tagen nacheinander zur Schädel-CT überwiesen wurden
  (b, c) 1398 Patienten, die über einen Zeitraum von 19 Monaten nacheinander zur Ganzkörper-CT überwiesen wurden
Untersuchte Krankheiten: (a) Alle
  (b, c) Krankheiten, die einen der 10 nachstehend genannten Bereiche bzw. Erkrankungen betrafen: Mediastinum, Retroperitoneum, Knochengewebe oder Weichteile, Pankreas, Lunge, Leber, Becken, Harnorgane; Ikterus und Lymphom
Ausgeschlossene Patienten: (a) Insgesamt 47, davon 34 mit unvollständigen Daten 13 zweite bzw. dritte CT-Untersuchungen während der Studie
  (b, c) Insgesamt 775, davon 509, die in keinen der 10 genannten Untersuchungsbereiche paßten
  266 mit unvollständigen Daten bzw. technisch unzureichenden Untersuchungen
Versuchsanordnung: Durch einen Fragebogen systematisierte Beobachtungsstudie; ergänzt durch den einweisenden Arzt vor und nach der CT mit den folgenden Angaben:
  – Differentialdiagnose (eine Liste möglicher Diagnosen mit geschätzten, subjektiven Wahrscheinlichkeiten)
  – Vorschlag für diagnostische Strategie, sofern kein CT verfügbar
  – Vorschlag für therapeutische Strategie, sofern kein CT verfügbar

Resultate
1) Diagnostische Klarheit:
   (b, c) bei 52% der Patienten verbessert
2) Auswirkungen auf die Diagnostik, Anzahl der Angiographien:
   (a) um 52% reduziert

(b, c) um 83% reduziert
3) Auswirkung auf die Therapie:
   (a) in 14% der Fälle „verbessert"
   (b, c) in 14% der Fälle „verbessert"
4) Richtigkeit der Therapie:
   (a) in 10% der Fälle „verbessert"
   (b, c) in 23% der Fälle „verbessert"

Kommentar

a) Die sorgfältige Versuchsanordnung verlangt vom überweisenden Arzt die Spezifikation seiner Differentialdiagnose und Therapiepläne vor und nach der CT. Hierdurch wird ein Bias in der Bewertung der durch die CT verursachten Veränderungen reduziert. Leider kann die Frage, ob diese Veränderungen eine Verbesserung oder eine Verschlechterung darstellen, häufig nur durch den Arzt selbst beurteilt werden. Folglich basieren die „verbesserten" Prozentsätze weitgehend auf persönlichen Meinungen.

b) Die ursprüngliche Versuchsanordnung für die Studie der Ganzkörper-CT (Wittenberg et al. 1978) plante eine Gegenüberstellung der Patienten, bei denen von geplanten chirurgischen Eingriffen Abstand genommen wurde, mit vergleichbaren („matched") Kontrollpatienten, ausgewählt aus einen computergespeicherten Forschungsindex. 100 nacheinander untersuchten Patienten wurde zudem ein Fragebogen vorgelegt, auf dem sie ihre Beschwerden einstufen konnten. Die Autoren maßen diesen Resultaten jedoch wenig Gewicht bei, ein Zeichen, daß die Probleme in der biasfreien Beurteilung der „Patienten-Outcomes" bei Beobachtungsstudien erkannt wurden, Probleme, die auch bei noch so sorgfältiger Kontrolle nicht zu vermeiden sind.

c) Die CT ist in den Vereinigten Staaten jetzt so weit verbreitet, daß randomisierte Studien i. allg. als unethisch betrachtet werden und gut geplante quasiexperimentelle Untersuchungen wahrscheinlich unmöglich sind. Unter diesen Umständen sind kontrollierte Beobachtungsstudien wie jene, die am Massachusetts General Hospital durchgeführt wurden, fast die einzigen durchführbaren Methoden, um die Auswirkungen der CT auf die Therapie zu bewerten. Zudem kann der Zusammenhang zwischen Auswirkungen auf die Therapie und Resultate für den Patienten unabhängig von der CT untersucht werden. Im nächsten Abschnitt wird darauf hingewiesen, wie diese beiden Ansätze kombiniert werden könnten, um – wenn auch relativ unzuverlässig – einige der Auswirkungen der CT auf das Ergebnis für den Patienten zu bewerten.

2. Andere Beobachtungsstudien

Die Studien von Baker u. Way (1978) sowie von Bartlett u. Neil-Dwyer (1978) scheinen denjenigen von Wittenberg et al. (1978, 1980) ähnlich. Trotzdem sind beide eher Ex-post- als Ex-ante-Evaluationen der Auswirkungen der CT auf die Diagnostik. Die Teams waren sich der Gefahr eines Bias bewußt und haben deshalb versucht, ihre subjektiven Berechnungen zu begründen, Bartlett u. Neil-Dwyer mit historischen Daten, Baker u. Way durch Überprüfung der unabhängig voneinander erreichten Schätzungen.

Interessant ist der Ansatz von Baker u. Way zur Beurteilung der Wirkungen jeder einzelnen CT nach einem 18-Punkte-System. Dieses Vorgehen kann allerdings aus 2 Gründen kritisiert werden: 1. Die Bewertungsskala wurde, obschon nur eindimensional, gleichzeitig zur Messung der Auswirkungen auf die Diagnostik, der Auswirkungen auf die Therapie und der Ergebnisse für den Patienten eingesetzt. 2. Die Bewertungsskala – obschon eine Ordinalskala – wurde zum Zweck einer Kosten-Effektivitäts-Analyse in eine Kardinalzahlenskala umgewandelt.

Im Gegensatz dazu wurde der von Wittenberg et al. (1978, 1980) gewählte kontrollierte Beobachtungsansatz in Untersuchungen der Wirkung der CT auf die Präzision der Strahlentherapie von Krebspatienten gewissenhafter angewandt (z. B. Emami et al. 1978, Goitein et al. 1979, Prasad et al. 1981). Da der Computertomograph bekannte Tumoren mit beträchtlicher Genauigkeit lokalisieren kann, lassen sich die vor bzw. nach der computertomographischen Untersuchung erstellten Therapiepläne mehr oder weniger objektiv miteinander vergleichen. Folglich läßt sich durch derartige Studien das Ausmaß beurteilen, in dem die CT die Effektivität der Strahlentherapie verbessern kann; meßbar ist dies beispielsweise anhand der Dosisverringerung oder anhand des prozentualen Tumorvolumens außerhalb des Bestrahlungsfeldes.

Goitein (1979, 1980) erkannte die theoretische Überlegenheit der experimentellen Methoden und zeigte, wie derartige Schätzwerte mit existierenden Beobachtungsdaten kombiniert und zur Evaluation der Auswirkungen der CT auf das Ergebnis für den Patienten verwendet werden können. Unter Verwendung der sog. Probitanalyse zur Darstellung der Beziehung zwischen der Wirksamkeit der Therapie und der Wahrscheinlichkeit der Beherrschung des Tumors, berechnete er, daß die CT die 5-Jahres-Lebenserwartung um mehr als 3% verbessern kann. Dennoch sollte die Eleganz Goiteins mathematischer Analysen und seine sorgfältige Sensitivitätsanalyse nicht darüber hinweg täuschen, daß seine Schlußfolgerung sehr stark auf unkontrollierten Beobachtungsdaten beruhte und daher suspekt ist. Die gleiche Einschränkung gilt gezwungenermaßen für 3 weitere Analysen (McNeil et al. 1977, Zimmermann et al. 1978, Knaus et al. 1980), bei denen mit einem einfallsreichen Versuch die Auswirkungen der CT auf die Lebenserwartung der Patienten zu schätzen, Daten aus zwei oder mehr unkontrollierten Beobachtungsstudien kombiniert werden.

28. Diskussion des Beitrags von Russell

A. Williams

University of York

Russells Beitrag verfolgt hauptsächlich 2 Ziele. Erstens wird im Hauptteil der potentielle Beitrag epidemiologischer Methoden zur Evaluation der Computertomographie und insbesondere ihrer Technologiematrix erörtert. Zweitens werden in den Anhängen epidemiologische Kriterien der verschiedenen Untersuchungsmethoden vorgelegt, die in der Literatur zur Bewertung solcher Technologiematrizen verwendet werden. Ich habe nicht die Absicht, auf die Anhänge einzugehen, da sie eine Illustration und Übersicht zur Unterstützung der im Hauptteil des Beitrags gemachten allgemeinen Aussagen darstellen. Ich werde daher lediglich den Hauptteil kommentieren.

Der Hauptteil des Beitrags befaßt sich mit der Technologiematrix, und ich sollte vielleicht erst erklären, was der Autor darunter versteht. Der Autor unterteilt den Evaluationsprozeß in 3 Phasen: die Identifizierung und Messung bzw. Quantifizierung der eingesetzten Mittel sowie der erzielten Resultate; die Beurteilung der klinischen Zusammenhänge zwischen dem Ausmaß und dem Wert der aufgewandten Mittel und dem Ausmaß bzw. dem Wert der Resultate, was diese auch immer beinhalten; schließlich die ökonomische Bewertung der eingesetzten Mittel (Inputs) und der Erträge (Outputs). Er teilt einerseits die Evaluationsfragen den Ökonomen zu, sieht andererseits den epidemiologischen Beitrag im Zusammenhang mit der Definition der Prozesse in einer „black box", in welche die eingesetzten Mittel auf einer Seite einfließen und die Resultate auf der anderen erscheinen. Dies läßt die Frage nach der angepaßten Methode zur Messung der aufgewandten Mittel und Erträge offen. Die „black box" ist die Technologiematrix.

Russell fährt dann mit einer Diskussion von Finebergs bereits in früheren Kapiteln präsentierter Klassifizierung fort; daher werde ich nicht noch einmal darauf eingehen. Im weiteren greift der Autor einen wichtigen Punkt auf, nämlich Donabedians Differenzierung zwischen der Evaluation der *Struktur,* der Evaluation der *Prozesse* und der Evaluation der *Ergebnisse.* Dabei geht er von der natürlichen Voraussetzung aus, daß die „black box" eher mit dem Prozeß als mit den Ergebnissen in Zusammenhang zu bringen ist. Nach Russells Ansicht wäre es aber falsch, die Evaluation der diagnostischen Präzision sowie die Auswirkung auf Diagnostik und Therapie nur als Evaluation des Prozeßablaufs zu betrachten. Das grundlegende Prinzip der Prozeßevaluation besteht darin, den angemessenen Einsatz der Mittel anhand normativer Kriterien zu beurteilen. Obgleich solche Kriterien streng wissenschaftliche Befunde einschließen können und manchmal auch wirklich einschließen, basieren sie doch i. allg. auf der allgemein anerkannten Erfahrung von führenden Klinikern. Im Gegensatz hierzu sind die diagnostische Präzision, die Auswirkungen auf die Diagnostik und die Auswirkungen auf die Therapie im wesentlichen auch objektiv beurteilbar und erfordern eigentlich keine spezielle Erarbeitung normativer Kriterien, um sie zu bewerten. Anschließend wird Finebergs Klassifizierung interpretiert, bei der die diagnostischen Kategorien zwischen die technische Leistungsfähigkeit und das klinische Ergebnis gestellt werden, indem diese Faktoren zwar zu einer Verbesserung des klinischen Ergebnisses führen *können*, eine solche Verbesserung jedoch nicht *garantieren*. Folglich sollten die diagnostische Präzision, die Auswirkung auf die Diagnostik und auf die Therapie als *Ergebnisse* im Sinne von Donabedian betrachtet werden. Nach Russell könnte diese Ansicht durch 3 Beispiele untermauert werden. 1. Die diagnostische Genauigkeit der CT nutzt den Patienten, die sich ohne Erklärung über die Art ihrer Krankheit unsicher fühlen. 2. Die Auswirkung der CT auf die Therapie bringt jenen Patienten Nutzen, denen unnötige Operationen erspart werden. 3. Die CT hat auch den Vorteil, daß sie (auch) jene Patienten einem nur sehr geringfügig erhöhten Krebsrisiko aussetzt, die sonst keiner Strahlenbelastung ausgesetzt worden wären.

Die letzten beiden Beispiele zeigen, daß die Auswirkung auf die Diagnostik als ein Ergebnis im weitesten Sinne betrachtet werden sollte und illustrieren sowohl die allgemeine Schwierigkeit der Evaluation diagnostischer Therapien als auch das spezifische Problem der Bewertung von Ergebnissen dieser Art. Denn zum einen erfordert die Bewertung des erwarteten Nutzens verschiedener invasiver Verfahren die Ermittlung des Gesamtanteils der Patienten, denen solche Verfahren erspart werden, sowie des für jeden erwarteten Nutzens. Zum anderen erfordert die Bewertung der erwarteten Kosten einer erhöhten Strahleneinwirkung die Ermittlung von 3 Parametern: Veränderung der Häufigkeit radiologischer Untersuchungen, Strahlendosis einer CT und Beziehung zwischen Strahlendosis und Krebsrisiko.

Da zuvor gesagt wurde, daß es bei der Evaluation der Gesundheitsversorgung im Prinzip nur um die eingesetzten Mittel und die Resultate (Outputs) geht und daß der hauptsächliche Beitrag der Epidemiologie in der Ermittlung der Beziehung zwischen ihnen besteht, folgen 3 Schlußfolgerungen für die Evaluation der CT:

1. Die Untersuchung des Prozeßablaufs bei der CT ist für die Evaluation nicht von grundlegender Bedeutung, was jedoch nicht heißt, daß sie von jeglicher Betrachtung der Prozesse absehen kann. Starke Verfechter der Ergebnismessung würden sogar dafür eintreten, daß alle Ergebnisstudien auch den CT-Prozeß miteinbeziehen sollten, um zu definieren, auf welche Art die verbesserten Ergebnisse erreicht werden.
2. Da die diagnostische Präzision, die Auswirkung auf die Diagnostik und die Auswirkung auf die Therapie als Ergebnisse im weitesten Sinne betrachtet werden können, sind alle drei – zumindest theoretisch – für die epidemiologische Evaluation der CT relevant.
3. Die methodologischen Probleme in der Bewertung der Ergebnisse der CT sind z.T. grundsätzlicher Natur.

Die verbleibenden Aspekte von Russells Beitrag werde ich nur kurz streifen. Ein Teil befaßt sich mit publizierten Methoden zur Evaluation der Gesundheitsversorgungsdienste, auf die ich nicht weiter eingehen werde, da sie nicht besonders umstritten sind. Der Autor vergleicht insbesondere Beobachtungsstudien, quasiexperimentelle Studien und experimentelle Studien als Alternativen zum Erreichen eindeutiger Ergebnisse und untersucht die Unterschiede sowie die Vor- und Nachteile jeder Methode.

Ein weiterer Abschnitt befaßt sich mit randomisierten Studien und präsentiert die interessante Abb. 27.2. Diese zeigt, daß einige der mit randomisierten Studien zusammenhängenden Probleme gelöst werden können, indem man die Randomisierung und die Einholung des „informed consent" auf leicht veränderte Weise vornimmt – ein Punkt, der hier keiner weiteren Erläuterung bedarf.

Die Schlußfolgerungen des Beitrags werden in vier abschließenden Absätzen (s. S. 357–359) dargelegt. Sie beziehen sich auf die Evaluation alternativer Verfahren der Gesundheitsversorgung und der Ermittlung der Technologiematrix (d. h. der Beziehung zwischen eingesetzten Mitteln und Resultaten). Es ist wahrscheinlich, daß auf Beobachtungs- oder quasiexperimentellen Methoden basierende Evaluationsstudien ein Bias in die Technologiematrix einführen, selbst wenn diese Methoden korrekt kontroliert werden. Im Fall unkontrollierter Studien ist das Bias noch wahrscheinlicher. Leider sind nur sehr wenige Evaluationen der CT kontrolliert worden. Randomisierte Studien zur Evaluation von Technologien in der Gesundheitsversorgung sind ihrer Natur nach sehr viel weniger biasanfällig, sie bringen jedoch ethische und praktische Schwierigkeiten mit sich. Insbesondere werden randomisierte Studien der CT in den Vereinigten Staaten i. allg. als unethisch betrachtet; offenbar ist deshalb nur eine randomisierte Untersuchung veröffentlicht worden. (Das heißt jedoch nicht, daß nur eine randomisierte Studie der CT durchgeführt wurde.) Es ist zu hoffen, daß dies grundlegende Hindernis, das der wirksamen epidemiologischen Evaluation der CT im Wege steht, noch bewältigt werden kann.

Dies ist die optimistische Schlußfolgerung des Beitrags. Ich bin kein Epidemiologe und habe meine Rolle bei der Besprechung des Beitrags darauf beschränkt, allgemeine Fragen aufzuwerfen, die sich für mich aus der Lektüre ergeben. Sie lauten wie folgt:

1. Welches Mindestmaß an Informationen ist erforderlich, um eine nützliche Technologiematrix zu erstellen (oder, wie Ökonomen es nennen würden, eine Produktionsfunktion)?
2. Wie wird sie im Prinzip am besten erstellt und welche hauptsächlichen Hindernisse stehen der Durchführung einer solchen Untersuchung im Weg?
3. Wie nahe können wir diesem Ideal voraussichtlich in der Praxis kommen?
4. Wie sieht die richtige Beziehung, d. h. die angemessene Aufteilung der Zuständigkeiten zwischen Epidemiologen, Klinikern, Ökonomen und anderen evtl. in Frage kommenden Personen wie Ingenieuren, Physikern, etc. aus?

Zusammenfassung der Workshopdiskussion

Zweifellos sind mehr systematische Studien erforderlich um nachzuweisen, in welchem Ausmaß und zu welchen Kosten eine verbesserte diagnostische Genauigkeit sich in „Auswirkungen auf die Diagnostik" und in „Auswirkungen für die Therapie" umsetzen läßt. Russells Beitrag vermittelt eine ausgezeichnete Übersicht über die Methoden der Wahl. Es sind jedoch mehrere zusätzliche Punkte zu berücksichtigen, sowohl auf der Ebene der klinischen Entscheidungsfindung als auch auf der Ebene des Gesundheitsversorgungssystems.

Erstens sind eine äußerst sorgfältige Versuchsplanung und angemessene Methoden erforderlich, da der Einfluß des Betrachters bei der Interpretation von Röntgen- oder anderen Bildern groß ist und – nach McNeil – eliminiert werden muß (Kap. 23). Leider weiß man bislang wenig über die inter- und intrapersonelle Variabilität in der Interpretation von Bildern (außer Röntgenaufnahmen). Zum Beispiel erlaubten erst neue Technologien das „Einfrieren" und Speichern von Ultraschallbildern, um diese Aspekte untersuchen zu können.

Ein anderer Grund, der Planung von Evaluationen besondere Aufmerksamkeit zu schenken, besteht darin, daß Multicenter- und internationale Studien durchgeführt werden müssen. Ein Zentrum ist unter Umständen nicht in der Lage, innerhalb eines angemessenen Zeitraums eine ausreichende Menge von Daten zu sammeln. Zudem sind jene Methoden zu berücksichtigen, welche die Durchführung kontrollierter randomisierter Studien auch dann erlauben, wenn zusätzlich zu verschiedenen Diagnosestrategien die Resultate mehrerer Therapien verglichen werden sollen („n · m faktorielles Design").

Zweitens müssen für die Technologiematrix, welche die Ergebnisse zu den aufgewandten Mitteln in Beziehung setzt, wahrscheinlich andere Formen gefunden werden, oder sie muß erweitert werden, wenn sie auf der Ebene des *Gesundheitsversorgungssystems* oder für Planungszwecke verwendet wird. Die Strafen für Fehler bzw. die Konsequenzen von Fehlern, die in der Klinik gemacht werden, sind anderer Natur als bei Fehlern, die auf den Stufen von Planung und Entscheidung gemacht werden. Bei der Evaluation in bezug auf bestimmte Patientengruppen ist immer zu berücksichtigen, daß sehr viel mehr als ein Patient, ein Arzt und eine Maschine notwendig ist, um ein System wirksam werden zu lassen. Man muß in einem bestimmten Krankenhaus, in dem die Technologie angewandt wird, mit vielen prozeßorientierten Problemen fertig werden. Es geht nicht nur darum, wieviel Personal, wieviel Raum, wieviel Instandhaltung usw. zu den Betriebskosten beitragen. Wechselwirkungen zwischen den verschiedenen Abteilungen des Krankenhauses (Kosten des Datentransfers, Erweiterung der Indikation, Wartezeiten, Hospitalisierung für Untersuchungszwecke usw.), die Organisation der Dienstleistungen für stationäre und ambulante Patienten, für Privat- und für Kassenpatienten, Wechselwirkungen mit niedergelassenen Ärzten und benachbarten Krankenhäusern usw., all das spielt gleichfalls eine wichtige Rolle bei der Bestimmung von Nutzung und Kosten. Neue Technologien beeinflussen somit Strukturen und Prozeßabläufe, und sie verändern das Verhalten der Beteiligten im Gesundheitsversorgungssystem (Systemeffekte).

Die rasche technologische Entwicklung und die rasche medizinische Speziali-

sierung zwingen jedoch diejenigen, welche die Investitionsentscheidungen zu fällen
haben, zu Entschlüssen innerhalb relativ kurzer Fristen. Informationen über das
Gesundheitsversorgungssystem (Struktur, Organisation, Kapazitäten, Leistungsfähigkeit der Versorgungsdienste, demographische Angaben usw.) stehen i. allg. einzeln und ungeordnet zur Verfügung. Sie müssen in speziellen Informationssystemen
so geordnet, strukturiert und auf dem neuesten Stand gehalten werden, daß sie –
beispielsweise als Ergänzung der Technologiematrix Informationen – für Planung
und Entscheidungen auf der Stufe der Entscheidungsträger und Finanzierungsinstitutionen nutzbar werden.

29. Makroökonomische Evaluation der Computertomographie

Eine Definition der makroökonomischen Evaluation
einer medizinischen Technologie

J. L. Wagner

The Urban Institute, Washington

Der hauptsächliche Zweck der ökonomischen Evaluation einer medizinischen Technologie ist die Erarbeitung von Unterlagen für eine wirtschaftliche Entscheidung. Unter einer wirtschaftlichen Entscheidung wird die Allokation produktiver und damit wertvoller Mittel für ein bestimmtes Ziel verstanden. Die Entscheidung eines Arztes, ein Behandlungsverfahren oder ein Medikament anzuordnen (oder nicht anzuordnen), ist eine wirtschaftliche Entscheidung, ebenso die Entscheidung eines Krankenhauses, für ein medizinisches Verfahren das benötigte Kapital zu investieren (oder nicht zu investieren) oder die Entscheidung einer Regierung, den Vertrieb eines Medikaments oder eines Verfahrens zu genehmigen (oder nicht zu genehmigen) sowie die Entscheidung von anderen, Medikamente oder Verfahren zu bezahlen (oder nicht zu bezahlen). Die wirtschaftliche Evaluation erbringt den Nachweis über die relativen Kosten und Nutzen alternativer Handlungsweisen, die den Entscheidungsträgern offen stehen. Obwohl Allokationsentscheidungen unter Nichtbeachtung ökonomischer Erwägungen getroffen werden können und häufig auch getroffen werden, bleiben sie trotzdem wirtschaftliche Entscheidungen.

Zur Definition der makroökonomischen Evaluation medizinischer Technologien erscheint es angebracht, zuerst den Begriff makroökonomische Entscheidung festzulegen. In diesem Beitrag werden sie als Entscheidungen definiert, die Investitionen für technologische Kapazitätserweiterungen betreffen[1]. Im Falle eines kapitalintensiven Verfahrens wie der Computertomographie (CT) stellen sich folgende makroökonomische Fragen: Wie viele und welche Arten von Tomographen sind erforderlich? Wo sollten sie plaziert werden und in welcher Reihenfolge? Diese Entscheidungen werden auf unterschiedliche Art und von verschiedenen Institutionen gefällt, abhängig von der Struktur des Gesundheitswesens und dessen Finanzierungsmechanismen. In den Vereinigten Staaten werden z. B. Investitionsentscheidungen im Bereich der CT vorwiegend von privaten Krankenhäusern und Trägern der Gesundheitsinstitutionen gefällt, wobei öffentliche Gesundheitsbehörden über Zulassungsgenehmigungen einen direkten Einfluß ausüben können sowie auch die finanzierenden Drittparteien, die mit Entscheidungen über Art und Umfang der von ihnen geleisteten Beiträge die Wirtschaftlichkeit künftiger medizinischer Technologien auf indirektem Wege stark beeinflussen. In Ländern mit staatlichem Gesundheitswesen wie Großbritannien oder Schweden werden die makroökonomischen Fragen größtenteils von zentralen, regionalen oder Kreisbehörden gelöst, denen die Gesundheitsversorgung untersteht.

---

[1] Im Gegensatz hierzu befassen sich mikroökonomische Entscheidungen mit dem Einsatz bestehender Anlagen.

Investitionsentscheidungen werden immer auf der Grundlage ökonomischer Evaluationen gefällt, wobei diese auch, wenig formalisiert, nur Nutzen und Kosten des Investors in Betracht ziehen können, ohne Berücksichtigung der sozialen Auswirkungen. Diese inoffiziellen, internen Evaluationen sollen hier nicht erörtert werden. Der Beitrag wird sich vielmehr auf wirtschaftliche Evaluationen konzentrieren, die dem Zweck dienen, die Öffentlichkeit bzw. die Behörden über die angemessene Verteilung der Investitionen für neue Technologien zu unterrichten. Damit stoßen wir auf die zentralen Fragen dieses Beitrags: Welche Arten von Informationen benötigt der öffentliche Entscheidungsträger für die optimale Wahl von Anzahl, Typen, Standorten und für die Bestimmung des richtigen Zeitpunkts von Investitionen für Computertomographen? In welchem Umfang liefern vorhandene Studien Richtlinien für diese Kernprobleme? Bestehen Probleme der Methodologie und Datenerfassung, welche die Erarbeitung wirklich nützlicher Informationen verhindern? Und gibt es schließlich, unter Berücksichtigung dieser Einschränkungen, analytische Methoden, die für die makroökonomischen Entscheidungen am geeignetsten sind?

Diese Fragen werden in folgender Reihenfolge behandelt: Zuerst werden kurz die für öffentliche Investitionsentscheidungen in bezug auf die CT erforderlichen Informationen dargelegt. Dann werden existierende ökonomische Evaluationen der CT überprüft. Die Übersicht schließt jene Studien ein, in denen sowohl die Kosten der CT als auch ihr klinischer Nutzen berücksichtigt werden. Der Hauptzweck dieses Überblicks ist es, die Informationen danach zu beurteilen, wie weit sie unseren Einblick in die mit der CT verbundenen makroökonomischen Fragen verbessern: Wieviele und welche Geräte, wo und wann?

Dann werden die konzeptuellen, methodologischen und datenabhangigen Limitationen zusammengefaßt, die eine sinnvolle makroökonomische Evaluation der CT erschweren, und es wird untersucht, wie weit diese Einschränkungen überwunden werden können und müssen.

Schließlich wird eine Methode für die Evaluation der wirtschaftlichen Auswirkungen alternativer Investitionsstrategien vorgeschlagen, die es gestattet, die in den publizierten Studien aufgezeigten datenbezogenen und methodologischen Schwierigkeiten zu umgehen. Diese Methode betrifft unmittelbar die wichtige Frage der Investitionen und basiert auf neueren analytischen Methoden der Mehrzweck („multiobjective")-Programmierung und -Planung (Cohon 1978). Die Anwendung dieser Methoden auf die CT soll im letzten Abschnitt beschrieben werden.

Was sollten die Gesundheitsbehörden bei Investitionsentscheidungen über Nutzen und Kosten der Computertomographie wissen?

Obwohl man in der klinischen Literatur häufig auf die Behauptung stößt, daß im ganzen die CT den Kostenaufwand wert (oder nicht wert) ist, ist die Kosten-Effektivitäts-Frage dieser Technologie für die makroökonomische Investitionsentscheidung irrelevant. Auch ist eine derartige Gewichtung für den Mediziner kaum relevant. Die CT lohnt zweifelsohne für bestimmte Patienten durchaus den Aufwand, bei anderen Kranken ist sie aber eine offensichtliche Vergeudung von Finanzmitteln. Wenn insgesamt der Nutzen für einige Patienten höher ausfällt als die Zusatzkosten für die Untersuchung der übrigen, so ist hieraus jedoch in keiner Weise zu folgern, daß eine eindeutig unwirtschaftliche Nutzung akzeptiert werden sollte. Das Verhältnis von Nutzen oder Effektivität zu den Kosten könnte durch Beschränkung der Anwendung auf eindeutig davon profitierende Patientengruppen wesentlich verbessert werden. Daher ist für Mediziner die folgende Frage relevanter – oder sollte es zumindest sein: Für welche Patienten, d. h. für Patienten mit welchen erkennbaren Zeichen, Symptomen und Risikofaktoren, wiegt die CT mit größter Wahrscheinlichkeit den Kostenaufwand auf?

Investitionsentscheidungen über die CT erfolgen auf einer anderen, höher aggregierten Ebene. Infolgedessen ist die Art der benötigten Informationen auch weniger detailliert. Es sind aber Informationen erforderlich, welche die Antwort auf 3 ineinandergreifende Fragen ermöglichen: a) Wieviele Computertomographen sollten in einer Region verfügbar sein? b) Wo sollten diese Tomographen plaziert sein? c) Welche Arten von CT-Geräten werden an jedem Standort benötigt?

Keine dieser Fragen ist unabhängig von den anderen zu lösen. Zum Beispiel ist die erforderliche Anzahl von Computertomographen eindeutig vom gewählten Leistungsspektrum der Geräte (Abtastgeschwindigkeit, Schädel- oder Ganzkörpertomographie usw.) abhängig. Andererseits ist die wünschenswerte Konfiguration der Geräte von der Anzahl und dem Standort der Anlagen abhängig. Schließlich hängen die geeignetsten Standorte von der Anzahl der Tomographen und den gewählten Gerätetypen ab. Die Methoden der wirtschaftlichen Evaluation – Kosten-Nutzen- und Kosten-Effektivitäts-Analysen – sollten diesen Problemen angepaßt sein, da sie ursprünglich entwickelt wurden, um alternative Investitionen im öffentlichen Bereich, z. B. für Wasserversorgungsprojekte, Flughäfen und Waffensysteme, zu evaluieren. Daher sollen in dem Ausmaß, in dem Entscheidungen über Kapitalinvestitionen in den Krankenhäusern in den öffentlichen Bereich fallen, die Prinzipien der ökonomischen Evaluation gelten.

Eine ideale wirtschaftliche Analyse alternativer, die CT betreffender Investitionsstrategien in einer Region würde den Nettonutzen oder einen allgemeinen Wirksamkeitsindex für jede mögliche Kombination von Anzahl, Standort und Gerätetyp berechnen und würde diese Größen den erforderlichen Investitionen gegenüberstellen. Dieses Vorgehen ist jedoch kompliziert, da i. allg. sehr viele Alternativstrategien möglich sind, von denen jede einem Vergleich zu unterziehen wäre. Nimmt man beispielsweise an, daß nur eine Ausrüstungsvariante verfügbar, die Gesamtzahl der Tomographen bereits mit 10 Stück festgesetzt wäre und nur 30 mögliche Standorte (Krankenhäuser) die Plazierung eines Gerätes rechtfertigen würden, so ergäben sich 211 000 mögliche Verteilungskombinationen für die 10 Computertomographen in den 30 Krankenhäusern. Ist die Anzahl der Tomographen unbekannt und steht mehr als ein Ausrüstungstyp zur Verfügung, erhöht sich die Anzahl der Alternativlösungen entsprechend.

Um die Dinge noch mehr zu komplizieren, setzt die Berechnung des Nutzens oder der Wirkung einer bestimmten Investitionsalternative sowohl die Kenntnis der Patientenkategorien (definiert nach vorliegenden Zeichen, Symptomen und Risikofaktoren), die unter einer gegebenen Konfiguration von Standorten und Ausrüstungstypen voraussichtlich Zugang zur CT hätten, als auch die Kenntnis des Kosten-Effektivitäts-Verhältnisses für diese Patienten voraus. Da die wirtschaftliche Evaluation von Investitionen im öffentlichen Bereich zudem erfordert, daß die für alle beteiligten Parteien anfallenden Kosten bzw. Nutzen erfaßt werden, sind auch die Kosten für Anfahrtswege, für Verlegung von Patienten usw. in die Analyse aufzunehmen. Dies setzt voraus, daß für jede alternative Investitionsstrategie der Patientenfluß spezifiziert werden kann.

Ein derartig perfektes Informationssystem ist nicht realisierbar. Gewisse Informationen sind nicht nur unzugänglich, sondern würden, selbst wenn sie erarbeitet werden könnten, den dazu notwendigen Aufwand nicht rechtfertigen. Wenn bessere Informationen über Kosten und Nutzen der CT die Investitionsentscheidungen nur marginal verbessern können, dann ist die kostspielige wirtschaftliche Evaluation selbst eine Vergeudung von Mitteln. Es erscheint zweckmäßiger, sich auf weniger umfassende und sogar weniger präzise Analysen zu stützen, um zu allgemeinen Richtlinien für Investitionsentscheidungen zu gelangen, als nach perfekter Information zu jagen. Einfache Ansätze zur ökonomischen Evaluation mögen jedoch eine gewisse Unsicherheit in den Schlußfolgerungen für Investitionsstrategien hinterlassen. Im nächsten Abschnitt werden deshalb ausgewählte ökonomische Untersuchungen der CT daraufhin überprüft, wie weit die verschiedenen Arten von Studien nützliche Informationen für Investitionen in CT-Kapazität vermitteln.

Ökonomische Evaluationen der Computertomographie

Angesichts der hohen Kapitalkosten – und vielleicht wegen ihrer besonderen Bedeutung als neue diagnostische Methode – war die CT Gegenstand einer größeren Anzahl wirtschaftlicher Analysen, mehr als irgendeine andere zuvor oder danach eingeführte diagnostische Technologic. Diese Analysen sind in ihrer Qualität sehr uneinheitlich, zeigen aber doch das Spektrum der Ansätze für wirtschaftliche Evaluationen, die mit begrenzten Forschungsmitteln möglich erscheinen.

Die ökonomische Evaluation der CT ist in 3 Kategorien zu unterteilen: a) Studien über die Auswirkungen der CT auf die Kosten der Gesundheitsversorgung eines Landes oder einer Region; b) Studien über die Auswirkungen der CT auf die Kosten der Diagnostik oder der Patientenversorgung in einzelnen Institutionen; c) Studien über Nutzen und Kosten der CT für bestimmte Patientengruppen.

Diese verschiedenen Bereiche werden nachstehend getrennt behandelt.

Untersuchungen der Auswirkungen der Computertomographie auf die aggregierten Diagnostikkosten

Ein logischer Ausgangspunkt für die ökonomische Evaluation ist die Schätzung der Auswirkungen der CT auf die Behandlungskosten bzw. auf die Kosten der Diagnostik. Unter bestimmten Bedingungen genügt diese begrenzte Evaluationsmethode für die Entscheidung, ob die Anwendung der Technologie für eine Patientengruppe gerechtfertigt ist. Senkt die Verfügbarkeit der CT die Kosten der Diagnostik, weil andere Untersuchungsmethoden seltener angewandt oder stationäre Krankenhausaufenthalte verkürzt werden, während gleichzeitig Sicherheit, Präzision und Frühzeitigkeit der Diagnose im Vergleich zu allen relevanten Alternativstrategien verbessert oder zumindest nicht verschlechtert werden, dann ist der Einsatz der Technologie bei der untersuchten Patientengruppe gerechtfertigt.

Je homogener die untersuchte Patientengruppe ist, desto nützlicher sind die Resultate, denn das Ergebnis einer Kostenstudie kann stark von den Kriterien (Zeichen, Symptome, Risikofaktoren) abhängen, die zur Definiton der Patientengruppe benutzt werden. Basierte z. B. eine Studie über die Beeinflussung der Diagnostikkosten durch die CT auf der Gesamtheit aller Patienten mit neurologischen Beschwerden, so würde die Evaluation den Durchschnitt aller Diagnostikkosten ermitteln, die mit ganz verschiedenen pathologischen Zuständen verbunden sind. In diesem Extremfall wäre die Nützlichkeit der wirtschaftlichen Analyse als Richtlinie für die Allokation von Finanzmitteln sehr fragwürdig. Die Diskussion zweier Studien mit einem Ansatz dieser Art wird das Problem illustrieren.

Die erste Studie von Willems et al. (1979) untersuchte Veränderungen im Gesamtaufwand für die Diagnostik in den USA nach Einführung der Schädel-CT im Jahre 1976. Die Durchführung einer CT war verbunden mit Kosten für den technischen Aufwand, einem ärztlichen Honorar sowie den Pflegetagkosten, die sich im Jahre 1976 auf einen Gesamtbetrag zwischen 295 und 426 Mio. US$ beliefen. Einsparungen, die aus einer Reduktion der Anzahl von Pneumoenzephalogrammen, Radionuklid-Gehirnszintigraphien und Arteriogrammen resultierten, wurden von dieser Gesamtsumme abgezogen, womit für das Jahr 1976 ein geschätzter Nettobetrag von 181–390 Mio. US$ an erhöhten Ausgaben infolge der CT verblieb.

Die zweite, von der Arthur D. Little Inc. (1977) verfaßte Studie ist ein Versuch, die Auswirkungen der Schädel- und Ganzkörper-CT in den USA auf die Diagnostikkosten zu schätzen. Die Auswirkung auf den Einsatz konkurrierender Diagnoseverfahren und explorativer chirurgischer Eingriffe in den Jahren 1977 und 1980 wurde auf nationaler Ebene mit Hilfe einer Vielfalt von Quellen, einschließlich Befragungen von Fachleuten, beurteilt. Der technische Aufwand für die Bereitstellung jedes Verfahrens wurde geschätzt, wobei eine volle Auslastung der Geräte angenommen und die laufenden Kosten für Geräteerneuerungen berücksichtigt wurden. (Mit Ausnahme der explorativen Chirurgie wurden Aufwendungen für die Durchführung der Verfahren nicht geschätzt.) Um die Kosten je Einheit für jedes der verschiedenen Diagnostikverfahren zu ermitteln, wurde der Landesdurchschnitt der Pflegetagekosten mit den für jede Methode erforderlichen zusätzlichen Hospitalisierungstagen in Beziehung gebracht.

Die Little-Studie schätzte, daß die Einführung der Schädel-CT die Diagnostikkosten in den Vereinigten Staaten im Jahre 1977 um etwa 29 Mio. US$ und im Jahre 1980 um etwa 31 Mio. US$ anheben würde. Diese niedrigen Schätzungen der Nettobelastung stehen im Gegensatz zu den Ergebnissen der Willems-Studie; sie sind jedoch durch unterschiedliche Annahmen über die Beeinflussung explorativer chirurgischer Eingriffe sowie der Röntgenaufnahmen des Schädels durch die CT zu erklären.

Die prognostizierte Auswirkung der Ganzkörper-CT unterliegt größeren Spekulationen, da sie zum Zeitpunkt der Studie erst begann, die Praxis der Diagnostik zu verändern. Die Autoren sagten voraus, daß sich 1980 infolge der CT die geschätzten Kosten der Diagnostik von abdominalen und mediastinalen Störungen um 152 Mio. US$ gesteigert haben würden. Diese Schätzung basiert auf der Annahme, daß die Verfügbarkeit der CT die Anzahl explorativer Eingriffe um 50% verringern würde und daß die anderen Diagnostikmethoden durch die CT nicht beeinflußt würden.

Beide Studien sagen also, daß insgesamt keine Senkung der Kosten zu erwarten ist, wenn die CT für die Diagnostik eingesetzt wird. Selbst bei optimistischen Annahmen hinsichtlich des Ausmaßes, in dem die CT andere Tests ersetzen kann, scheint die Verfügbarkeit der CT die Diagnostikkosten erhöht zu haben. Die Bedeutung dieser Erkenntnisse ist für die Entscheidungsbildung jedoch nebensächlich. Bedeuten sie, daß in den USA zu viele CT-Geräte vorhanden sind oder zu wenige? Werden sie zielgemäß eingesetzt? Kann die Verteilung der Computertomographen verbessert werden? Studien auf dieser Aggregationsstufe liefern keine Informationen dieser Art.

Studien über die Auswirkungen der Computertomographie
auf die Diagnostikkosten in einzelnen Institutionen

Mehrere Untersucher schätzten die durch die CT entstehenden Nettomehrkosten für die Diagnostik in bestimmten Krankenhäusern. Diese Studien bestehen häufig aus Vergleichen der Diagnostikkosten vor und nach Einführung der CT für stationäre Patienten, bei denen bestimmte Gründe für Einweisungs- oder bestimmte Entlassungsdiagnosen vorlagen. Obwohl von derartigen Studien keine allgemeingültigen Werte abzuleiten sind, konzentrieren sie sich auf eine abgegrenzte Zahl von Zeichen, Symptomen und Risikofaktoren. Derart beschränkte Studien sind auf der Stufe der klinischen Entscheidungsfindung häufig informativer als breit angelegte Kostenfolgestudien, da sie trotz ihrer begrenzten Forschungsziele direkten Aufschluß darüber geben, ob eine bestimmte Patientengruppe für computertomographische Untersuchungen in Betracht gezogen werden sollte. Die Erkenntnisse können dann bei der Festsetzung der CT-Kapazität genutzt werden, welche einer bestimmten Bevölkerung kostenwirksam dienen kann.

Die auf einzelnen Krankenhäusern basierenden Studien, sofern nicht sehr sorgfältig konzipiert, sind nicht dazu geeignet, Verschiebungen in der Patientenzusammensetzung über gewisse Zeit zu berücksichtigen. Es kann nicht angenommen werden, daß die Einführung der CT die Auswahl der hospitalisierten Patienten nicht beeinflußt hätte. So können beispielsweise einige Patienten, die normalerweise hospitalisiert worden wären, ambulant mit der CT untersucht werden. Die sich ergebenden Veränderungen der Schweregrade der Krankheitsfälle, die schwierig zu erfassen sind, können die Ergebnisse einer Folgekostenstudie wesentlich verzerren.

Dieses Problem ist in den Studien von Wortzman u. Holgate (1975), Bahr u. Hodges (1978), Enlow et al. (1980) und Thomson (1977) offensichtlich, die die Beeinflussung der Diagnostikkosten durch die Einführung der Schädel-CT für alle neurologischen Aufnahmen in ihren jeweiligen Krankenhäusern schützten. Unter Verwendung verschiedener Analysemethoden wurde gefolgert, daß die Diagnostikkosten durch die Einführung der CT gesenkt wurden. Die Einsparungen resultieren sowohl aus einer Reduktion der Ersatzuntersuchungen, wie Pneumoenzephalogramme und zerebrale Angiogramme, als auch aus Verkürzungen der Krankenhausaufenthaltsdauer[2].

---

[2] Wortzman u. Holgate (1979) haben in einer neueren Analyse ihrer früheren Studie die Abweichungen zwischen den Schätzwerten und den wirklich erzielten Einsparungen aufgezeigt. Einweisungen und Aufenthaltsdauer gingen nicht wie vorausgesagt zurück. Da die Kosten der angiogra-

Ungeachtet dieser Schlußfolgerungen gibt keine der Studien Aufschluß über die drei zentralen Fragen der Investitionen für Computertomographen: wieviele, welche Arten und wo? Da in diesen Studien keine bestimmte Patientengruppe[3] verfolgt wurde, vermitteln sie nicht einmal Informationen über spezielle Patientengruppen, welche von der CT am meisten profitieren würden.

Drei Studien über spezifische pathologische Zustände mit relativ unzweideutigen und gleichartigen Zeichen und Symptomen wurden von Larson und Mitarbeitern an der Universität Washington durchgeführt. Sie analysierten die Auswirkungen der CT auf die Ausnutzung und die Kosten der diagnostischen Dienste für Patienten, deren Zustand auf Gehirntumoren (Larson u. Omenn 1978), zerebrovaskuläre Erkrankungen (Larson et al. 1978) und Hydrozephalus (Larson et al. 1978) schließen ließ. Die Eintrittsdokumente der Patienten, die mit Anzeichen und Symptomen in das der Universität angegliederte Krankenhaus eingewiesen wurden, welche auf eine der 3 Krankheiten hinwiesen, wurden ausgesondert. Zeitlich wurden das Jahr vor und die beiden Jahre nach Einführung eines Schädelcomputertomographen erfaßt. Das Versorgungs- und Behandlungsmuster der Patientengruppen vor- und nachher wurden verglichen, einschließlich der Einsatzmuster und der Kosten der Neurodiagnostik, der Hospitalisierungsdauer, der erforderlichen Zeit bis zur Erstellung der endgültigen Diagnose, der Detaillierung der Diagnose und der Art der angewandten Therapie. Die CT hatte einen bedeutenden Einfluß auf die Einsatzmuster der diagnostischen Verfahren bei den 3 Patientengruppen. Die relativen Nutzeffekte, die sich aus diesen Veränderungen ergaben, waren bei den 3 Gruppen jedoch unterschiedlich.

Die Studie über Patienten mit Verdacht auf Gehirntumoren zeigte eine signifikante Reduktion von Szintigraphie, Angiographie und Pneumenzephalographie. Die Dauer des Krankenhausaufenthalts, der Zeitaufwand für die diagnostische Aufarbeitung sowie die zeitliche Festlegung und Art der Therapie erfuhren für diese Patienten allerdings keine signifikanten Veränderungen. Insgesamt erhöhte sich die Entdeckungsrate von Gehirntumoren wesentlich, nachdem die CT zur Verfügung stand. Die Kosten für neurodiagnostische Verfahren pro Patient veränderten sich nicht stark. Die Autoren folgerten, daß die CT die im untersuchten Krankenhaus in die Neurodiagnostik integriert war, kostenwirksam war, da sie die Anwendung von invasiven und risikoreichen Verfahren verminderte, die Krankenhauskosten jedoch nicht erhöhte und auch die Prognosen nicht veränderte.

Bei den Patienten mit vermuteten zerebrovaskulären Erkrankungen reduzierte die Einführung der CT die Anzahl der Lumbalpunktionen und Szintigraphien signifikant, die gesamten Fallkosten für neurodiagnostische Verfahren stiegen jedoch um etwa 33% an. Die Hospitalisierungsdauer und der Zeitaufwand für die diagnostische Abklärung veränderten sich nicht. Obwohl die Entlassungsdiagnosen sehr

---

phischen und pneumoenzephalographischen Untersuchungen anstiegen, konnten im Bereich der Diagnostik keine Kosteneinsparungen erzielt werden, obwohl die Anzahl der Untersuchungen zurückging. Der Kostenanstieg für die Verfahren war auf den Rückgang der Nutzung zurückzuführen, ohne daß Kapazitäten reduziert wurden.

[3] Bahr u. Hodges zerlegten das Prüfkollektiv nach Austrittsdiagnosen, d. h. nicht nach Zeichen und Symptomen, in 3 Gruppen. In der Folge konnten die Kosten bzw. die Kostenreduktionen nicht mehr in einfacher Weise zu den Patientengruppen in Beziehung gebracht werden, die mit dem Computertomographen untersucht werden könnten.

detailliert erfaßt wurden, waren diese Einzelheiten für die Planung der Therapie nicht erforderlich. Nach Beurteilung der Autoren waren die computertomographischen Ergebnisse für die Erstellung einer Diagnose bei den Patienten mit vermuteten zerebrovaskulären Erkrankungen nicht entscheidend, weshalb der Wert der CT als fraglich beurteilt wurde.

Die Einführung der CT in der diagnostischen Erfassung von Kindern mit Verdacht auf Hydrozephalus führte zu bedeutsamen Verringerungen der Szintigraphien und Pneumenzephalographien. Die CT senkte auch die Gesamtkosten für neurodiagnostische Verfahren. Die Zeit bis zur Diagnose, die Dauer der Hospitalisierung sowie die Art der Therapie erfuhren keine Veränderungen. Die CT wurde daher für diese Patientengruppe als besonders geeignet eingestuft.

In einer neueren Studie untersuchten dieselben Autoren die Auswirkung ambulant durchgeführter CT-Untersuchungen bei Kopfschmerzpatienten (Larson et al. 1980). Drei Patientenkohorten wurden für die Studie ausgewählt. Ein Kollektiv bestand aus Kranken, die vor der Installation eines Computertomographen untersucht wurden. Die Patienten des zweiten Kollektivs wurden kurz nach Inbetriebnahme des Geräts untersucht, und die dritte Gruppe setzte sich aus Kranken zusammen, die ein Jahr danach untersucht wurden. Die Patienten eines jeden Kollektivs wurden nach Durchsicht der Elektroenzephalogramm-Unterlagen (EEG) ausgewählt, sofern Kopfschmerzen die Ursache für die Verordnung eines EEGs waren. Das Untersuchungsgut umfaßt daher keine Patienten, bei denen Computertomographien ohne EEGs durchgeführt wurden. Die Kosten der diagnostischen Untersuchungen je Patient stiegen nach Einführung der CT um 16%. Das neuroradiologische Ergebnis bei Patienten mit normalen neurologischen Befunden war gering und im Falle der CT unbedeutend. Aufgrund dieses Ergebnisses schlugen die Autoren vor, bei Kopfschmerzpatienten neurologische Untersuchungen mit abnormen Befunden als Kriterium für die Durchführung von Computertomographien und anderen neuroradiologischen Verfahren zu verwenden.

Die Tatsache, daß die Kosten für die Diagnostik nach Einführung der CT gestiegen sind, sagt sehr wenig aus in bezug auf die Frage einer angepaßten Allokation der Ressourcen. Das wesentliche Resultat, das die Autoren dieser Studie erarbeiteten, liegt im Nachweis des Mangels an wirklichem klinischem Nutzen, selbst im Hinblick auf die diagnostische Tauglichkeit der CT und der meisten neurodiagnostischen Verfahren. Die Studie hat jedoch nicht ausreichend nachgewiesen, daß – wenn radiologische und andere technologieabhängige Verfahren bei Patienten ohne Herdbefunde durchgeführt werden sollen – die CT die Kosten der Diagnose nicht dadurch verringern kann, daß sie andere Untersuchungen erfolgreich ersetzt. Eine eindeutige kostensenkende Alternative scheint jedoch im Abbruch der Diagnostik zu liegen, wenn die klinische Untersuchung des Patienten keine Abnormalitäten aufdeckt. Darum ist es schade, daß das untersuchte Patientengut in dieser Studie Kranke nicht miteinschloß, bei denen u. U. Computertomographien ohne EEGs ausgeführt wurden.

Es bleibt noch vieles zu tun, um Evaluationen der diagnostischen Verfahren für Kopfschmerzpatienten zu verbessern.

In keinem anderen Bereich als bei der Versorgung von Patienten mit Schädeltrauma erzielte die CT beeindruckendere Auswirkungen. Zwei Studien dokumentierten ihren Einfluß auf die Anwendung anderer Untersuchungsmethoden und auf

den Anteil der explorativen chirurgischen Eingriffe bei Patienten mit akuten Kopfverletzungen. Die Auswirkungen auf die Nutzungsraten wurden jedoch nicht mo-
netarisiert. Ambrose et al. (1976) untersuchten in England die Wirkung der CT auf
die Diagnostik von Schädeltraumen, unternahmen aber keinen Versuch, Kostenschätzungen mit dem beobachteten Wandel im Einsatz der diagnostischen Verfahren und chirurgischen Explorationen zu verbinden. Die Anwendung der CT
führte in dem untersuchten Krankenhaus zu einer drastischen Verringerung der Ar-
teriographien, Pneumenzephalographien und explorativen Kraniotomien, ohne die
Mortalitätsrate zu verändern. Allerdings wurden, seit die Möglichkeit zu computertomographischen Untersuchungen bestand, diese so häufig verordnet, daß die Nettokosten möglicherweise gestiegen sind.

In einer an einem amerikanischen Universitätskrankenhaus durchgeführten
Untersuchung der CT bei Schädeltrauma stellten Zimmermann et al. (1978) eine
progressive Abnahme der Verwendung von Röntgenaufnahmen des Schädels seit
Einführung der CT fest. Sie beobachteten aber auch, daß „ein gewisser Prozentsatz
der derzeitigen Röntgenuntersuchungen des Schädels ausgeführt wird, weil überweisende Ärzte an den herkömmlichen Methoden zur Beurteilung von Traumapatienten festhielten".

Studien über Nutzen und Kosten der Computertomographie
bei ausgewählten Patientengruppen

Wenn eine neue Technologie zwar die Kosten erhöht, den Patienten aber auch Nutzen bringt, muß die Frage nach ihrem Wert die direkte Erwägung des Umfangs
(bzw. des Werts) dieser Nutzeffekte umfassen. Nur ergebnisbezogene Studien, in
denen der Versuch unternommen wird, die Zunahme des Nutzens für die Patienten
mit den Kosten in Verbindung zu setzen, sind für die Entscheidung zweckdienlich,
ob die CT für bestimmte Patientenkategorien gerechtfertigt ist. Zwei derartige Studien über die CT wurden veröffentlicht.

Knaus u. Wagner (im Druck) analysierten Wirksamkeit und Kosten zweier alternativer diagnostischer Wege für Patienten, die unter plötzlichem starkem Kopf-
schmerz leiden, jedoch keine Herdsymptome aufweisen. Solche Patienten werden
i. allg. mit Skepsis als geeignet für eine computertomographische Untersuchung
betrachtet. Die Untersucher verglichen die Ergebnisse zweier diagnostischer Möglichkeiten: a) Alle überwiesenen Patienten werden einer CT unterzogen, b) ein
Computertomogramm wird nur bei Patienten erstellt, die zusätzlich neurologische
Anzeichen aufweisen (d. h. es wird auf ein Computertomogramm verzichtet, solange sich der Zustand des Patienten nicht verschlechtert). Lediglich ein möglicher positiver Befund wurde betrachtet, und zwar die Ruptur interkranieller Aneurysmen,
die zu subarachnoidaler Hämorrhagie führen. Es wurde festgestellt, daß deren
Frühdiagnose die Prognose eines operativen Eingriffes wesentlich verbessert. Dabei beliefen sich die Kosten für jedes, infolge Früherkennung erhaltene Leben auf
ca. 543 000 US $ oder für jedes erhaltene Lebensjahr auf ca. 25 000 US $.

Die Analyse ging vom Postulat eines diagnostischen Ertrags aus, der mindestens
so hoch war wie in einem großen Universitätskrankenhaus, d. h. etwa 1 Aneurysma
auf 125 Kopfschmerzpatienten. Die Autoren wiesen dabei eine hochgradige Abhängigkeit des Kosten-Effektivitäts-Verhältnisses von geringfügigen Veränderun-

gen in dieser Ertragsrate nach. Es ist auch möglich, daß verfeinerte Kriterien für die Vornahme von Computertomographien bei Patienten mit starken Kopfschmerzen das Verhältnis der Kosten gegenüber der dank einem erhöhten diagnostischen Ertrag erzielten Erhöhung der Lebenserwartung senken könnten. Zum Beispiel könnten altersbezogene Kriterien das Verhältnis beträchtlich verbessern, da Aneurysmen bei bestimmten Altersgruppen besonders hohe Prävalenzen aufweisen.

Knaus u. Wagner hielten fest, daß vorerst die Kosten von Fehlern, d. h. von falsch-positiven und falsch-negativen Resultaten, nicht miteinbezogen waren. Insbesondere wenn falsch-positive Resultate zu zusätzlichen Untersuchungen oder unnötigen Operationen mit ihren Begleiterscheinungen wie Morbidität, Mortalität und Kosten führen, kann der Wert der CT als primäres Instrument zur Diagnose bei starken Kopfschmerzen weiter sinken.

Die Frage, ob die Erhaltung eines Lebensjahres 25 000 US $ wert ist, muß von der Gesellschaft beantwortet werden. Sollte die Antwort positiv ausfallen, würde die allgemeine Einsicht, daß die CT nicht für Kopfschmerzpatienten verwendet werden sollte, der Revision bedürfen. Weitere Untersuchungen von Zeichen, Symptomen und anderen Faktoren müssen zeigen, ob das Kosten-Wirksamkeits-Verhältnis bei Kopfschmerzpatienten evtl. verbessert werden kann.

Eine neuere Analyse des Kosten-Wirksamkeits-Verhältnisses der CT für die *Bestrahlungstherapie* zeigte, daß ihr Wert in diesem Bereich gut geschätzt werden kann (Goitein 1980). Basierend auf der klinischen Erfahrung, daß Computertomogramme die Pläne für Bestrahlungstherapien bei 38–50% der Patienten verändern, nahmen die Autoren grobe, aber plausible Schätzungen der Verbesserung bei der lokalisierten Tumorbekämpfung (6% der Patienten) und bei der Steigerung der 5-Jahres-Lebenserwartung (3,5%) erzielten Auswirkungen vor. Diese Nutzeffekte erscheinen, gemessen an den Kosten einer computertomographischen Untersuchung, groß, insbesondere wenn man in Betracht zieht, daß bereits etwa 12 000 US $ für die Bestrahlungstherapie jedes Patienten aufgewendet werden, welche schon bisher eine 52%ige Erfolgschance für die Tumorbehandlung bot. Die Autoren errechneten, daß mit der Verbesserung der lokalen Tumorbehandlung mehr als 1000 US $ an zusätzlichen Behandlungskosten eingespart würden, die den Kosten von etwa 250 US $ für ein Computertomogramm gegenübergestellt werden müssen. Obwohl diese Schätzungen nicht auf exaktem Datenmaterial beruhen, läßt sich aus der Größenordnung des Nutzens gegenüber den Kosten schließen, daß die CT für Patienten, die sich einer Bestrahlungstherapie unterziehen müssen, verfügbar sein sollte.

Schwierigkeiten bei der Anwendung ökonomischer Evaluationen für makroökonomische Technologieentscheidungen

Die zitierte Literatur vermittelt – wenn auch wenig systematisch – eine Idee über die Art der Analysen, die nützlich sein könnten, um allgemeine Richtlinien für die Erreichbarkeit von Zentren mit computertomographischen Diensten aufzustellen. Diejenigen Patientengruppen, bei denen direkte Einsparungen an Versorgungskosten erwartet werden können, befinden sich offenbar in der stärksten Position, um den Zugang zur CT zu fordern. Derartige Folgerungen sind jedoch nur möglich, wenn die untersuchte Patientengruppe hinsichtlich der Zeichen, Symptome und Risikofaktoren homogen genug ist.

Der Verwendung dieser Resultate für die Ausarbeitung von Schätzwerten für die in einer Region erforderliche CT-Kapazität stellt sich jedoch ein bedeutendes Hindernis entgegen. Daten, wie sie für exakte Schätzungen benötigt werden, existieren einfach nicht. Da die Inzidenz auftretender Symptome und nicht die endgültige Diagnose darüber entscheidet, wieviele Computertomographien für bestimmte Bevölkerungsteile erforderlich sind, müßten die patientenorientierten Datensysteme völlig anders organisiert werden, als dies heute der Fall ist. Gute Schätzungen der Inzidenz bestimmter Zustände sind möglich, v. a. bei Krebspatienten, die Bestrahlungen nach genauer computertomographischer Untersuchung benötigen; bei anderen Kranken gibt es jedoch einen breiten Bereich möglicher Häufigkeiten von Zeichen und Symptomen im Verhältnis zur Rate der endgültigen Diagnosen. Es scheint also, daß sogar bei bestem analytischem Vorgehen gute Schätzungen der Kapazitätserfordernisse äußerst schwierig sind.

Vorschlag eines Ansatzes zur makroökonomischen Analyse von kapitalintensiven medizinischen Technologien

Wie können die Informationen strukturiert werden, so daß die direkte Ermittlung von Nutzen und Kosten alternativer Investitionsstrategien möglich wird, ohne nachteiligen Einfluß der vorstehend beschriebenen, schwerwiegenden datenabhängigen Einschränkungen? Wir beschreiben dazu eine neue Methode für die Analyse alternativer Investitionsstrategien in bezug auf die CT. Der allgemeine Ansatz, hier als Standortanalyse („facility location analysis") bezeichnet, ist eine Anwendung von Techniken der Mehrzweckprogrammierung (Cohon 1978). Die Techniken dienen in erster Linie dazu, den Entscheidungsträgern die wichtigsten Implikationen alternativer Standortwahlen darzustellen. Dabei berücksichtigen diese relativ neuen analytischen Methoden, daß Entscheidungen häufig unter multiplen und widersprüchlichen Zielsetzungen getroffen werden müssen, denen keinesfalls gleichzeitig entsprochen werden kann, und daß wirklich „effiziente" Lösungsvarianten schwer zu identifizieren sind. (Eine Alternative ist „effizient", wenn keine andere in bezug auf alle Zielsetzungen besser wäre.) Die Mehrzweckprogrammierung liefert nicht eine „beste" Investitionsstrategie, da keine solche existiert. Sie kann aber Informationen über die Ausgewogenheit z. B. von Erreichbarkeit (Zugang), Qualität und Kosten bieten, die mit den alternativen Strategien einhergehen.

Die Standortanalyse beginnt mit der Darstellung der Region in Form von Knoten in einem Netz. Jeder Knoten stellt einen Ort großer Nachfrage (wie eine Stadt oder ein Bevölkerungszentrum) und/oder einen Ort des potentiellen Angebots (eine Stadt oder ein Krankenhaus, in dem ein Computertomograph betrieben werden kann) dar. Diese Bedarfs- und potentiellen Angebotsstandorte werden durch Linien verbunden, welche die effizientesten Verbindungswege zwischen ihnen aufzeigen. (Diese Verbindungen können das wichtigste Straßennetz oder auch Strekken umfassen, die Umwege bedeuten, dafür aber weniger überlastet sind.) Abbildung 29.1 zeigt ein einfaches Netz dieser Art. Vorausgesetzt wird, daß die für die CT in Frage kommenden Bevölkerungsteile jedes Knotens bekannt sind, ebenfalls die Reisezeiten oder -kosten zwischen jedem Städtepaar. (Bei dem dargestellten Beispiel wird angenommen, daß ein Computertomograph nie außerhalb eines Bevöl-

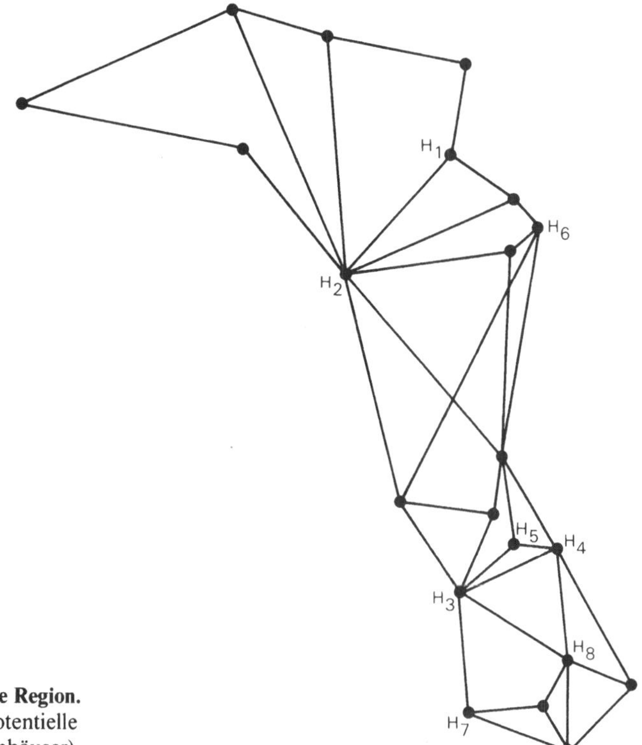

Abb. 29.1. Eine hypothetische Region.
Punkte Bedarfszentren, *H* potentielle
Angebotsstandorte (Krankenhäuser)

kerungszentrums aufgestellt wird, doch kann diese Bedingung gelockert werden, ohne die Struktur des Problems zu verändern.) Es ist jedoch erforderlich, daß die Anzahl der Bevölkerungszentren und potentiellen Maschinenaufstellungsorte nicht beliebig anwächst. Möglich ist auch, einen Knotenpunkt als potentiellen Standort für mehrere Maschinen zu bezeichnen, indem er in mehrere Knoten aufgeteilt wird, die alle in derselben räumlichen Beziehung zu den restlichen Knoten stehen.

Nun erhebt sich die Frage, wieviele und welche der potentiellen Angebotsstandorte einen Computertomographen bekommen sollten. Es gibt keine „optimale" Antwort darauf, da unterschiedliche Kombinationen von Anzahl und Standort unterschiedliche Folgen für Kosten, Qualität und Erreichbarkeit haben werden. Daher beginnt der Ansatz der Standortanalyse mit der Charakterisierung meßbarer Zielsetzungen in Verbindung mit den 3 Leistungsdimensionen. Zu den möglichen Zielsetzungen, die für die Öffentlichkeit von Interesse sind, gehören z. B. die folgenden:

- die Gesamtinvestitionen in CT-Anlagen auf das Minimum zu reduzieren;
- die Gesamtbetriebskosten für die CT auf das Minimum zu reduzieren;
- die durchschnittliche Wartezeit bis zur Durchführung einer CT bei Nicht-Notfallpatienten auf das Minimum zu reduzieren;
- die Maximaldistanz (Reiseweg) für irgend einen Patienten von seinem Standort zum nächsten CT auf das Minimum zu reduzieren;

- die Anzahl der Krebsbehandlungszentren mit CT-Anlagen auf das Höchstmaß
  zu bringen;
- den in Krankenhäusern von anerkannten, vollamtlich tätigen Radiologen behandelten Bevölkerungsanteil zu maximieren.

Verfeinerung, Tausch oder Ergänzung dieser Zielsetzungen sind möglich. Eine Ver-
feinerung könnte z. B. den Zugang zu Schädel versus Ganzkörper-CT betreffen. Die
Zielsetzungen sind so formuliert, daß die Frage, wer eine CT „braucht", vermieden
wird. Dies ist vorteilhaft, da die Literatur wenig Information zur Unterstützung von
Behauptungen über die hohe Wirksamkeit oder Kostenwirksamkeit des derzeitigen
CT-Einsatzes enthält.

Offenbar konkurrieren diese Zielsetzungen. Wäre die Öffentlichkeit beispielsweise nur an der Minimalisierung der Kosten interessiert, so gestattete sie überhaupt keine Computertomographen. Dies ist natürlich absurd, wie schon aus der
gleichzeitigen Forderung, die durchschnittliche Wartezeit minimal zu halten, hervorgeht. Andererseits wäre es nicht nützlich, die letztgenannte Zielsetzung ohne
Kostenerwägungen zu betrachten. Der Zweck der Standortanalyse liegt in der systematischen Darstellung der Art und Weise, in der diese Zielsetzungen sich gegenseitig beeinflussen. Die Standortanalyse identifiziert die Gruppe von „nicht-minderwertigen" Standorten, d.h. jene Standorte, die für eine Zielsetzung die besten
Resultate bei im voraus festgelegten Resultaten bezüglich der anderen Zielsetzungen erbringen.

Die Methoden zur Erarbeitung und Darstellung von Informationen über die
„nicht-minderwertigen" Lösungen werden nachstehend an einem Beispiel beschrieben. Sie umfassen ein oder mehrere Modelle einer Familie von Modellen, um die
optimale Anzahl und die optimalen Standorte von Computertomographen zu ermitteln, indem die relative Gewichtung einer Zielsetzung gegenüber einer anderen
unverändert belassen wird. Die zur Ermittlung dieser Lösungen benutzten Modelle
werden als mathematische Programmierungsprobleme formuliert. Die Lösung solcher Probleme mit unterschiedlichen relativen Gewichten für konkurrierende Ziele
zeigt die allgemeine Form der „effizienten" Abtausches oder der Kompensation
(„trade-off") zwischen einem Ziel und anderen auf.

Betrachten wir z. B. die beiden folgenden, miteinander konkurrierenden Zielsetzungen:

- Minimalisierung der Investitionen für Computertomographen in der Region,
- Minimalisierung des Bevölkerungsanteils mit mehr als 30minütigen Reisezeiten
  bis zum nächsten Schädel-CT-Gerät.

Der Abtausch zwischen diesen beiden Zielsetzungen kann dadurch ermittelt werden, daß die zweite Zielsetzung bei gegebener oberer Grenze der Investition erfüllt
wird. Zum Zweck der Illustration setzen wir voraus, daß die Investitionskosten für
einen Schädeltomographen unabhängig von der Standortwahl sind. Jede festgelegte Investitionssumme bedeutet, daß eine bestimmte Anzahl p von Computertomographen erworben wird. Das Problem reduziert sich daher auf das Problem der maximalen Versorgung („maximal covering"), erstmals von Church u. ReVelle (1974)
formuliert und gelöst, welches wie folgt beschrieben werden kann: Genau p Maschinen sind an den in Frage kommenden Standorten derart zu plazieren, daß die

Anzahl der Einwohner, die mehr als 30 min von einer CT-Anlage entfernt wohnen, minimalisiert wird.

Die mathematische Formulierung dieses Problems ist im Anhang dargestellt. An dieser Stelle genügt es festzuhalten, daß es relativ unkomplizierte Methoden gibt, um die spezifischen Knotenpunkte zu ermitteln, an denen die maximale Versorgung der Bevölkerung durch p Anlagen eintritt.

Mit zunehmendem p nimmt die Fähigkeit, mehr und mehr Städte zu versorgen zu, bis bei einem bestimmten p-Wert alle Bedarfsknoten innerhalb der 30-min-Grenze voll versorgt werden können. Der Abtausch zwischen der Maschinenzahl und dem Anteil der regionalen Bevölkerung, die innerhalb der gegebenen Zeit die Anlagen erreicht, kann gemäß Abb. 29.2 graphisch dargestellt werden. Jeder Punkt repräsentiert eine bestimmte Standortkonfiguration, die auf der Lösung des oben definierten Maximierungsproblems beruht.

Das Hinzufügen einer einzigen Anlage kann die Konfiguration radikal verändern. Die bei der Installation von p-Anlagen gewählten Standorte müssen nicht dieselben sein, die mit $(p + 1)$ Anlagen gewählt werden. Einige Standorte können in einem größeren Bereich von p gewählt werden. Bemerkt sei, daß bei anwachsendem p die Versorgungszunahme abnimmt.

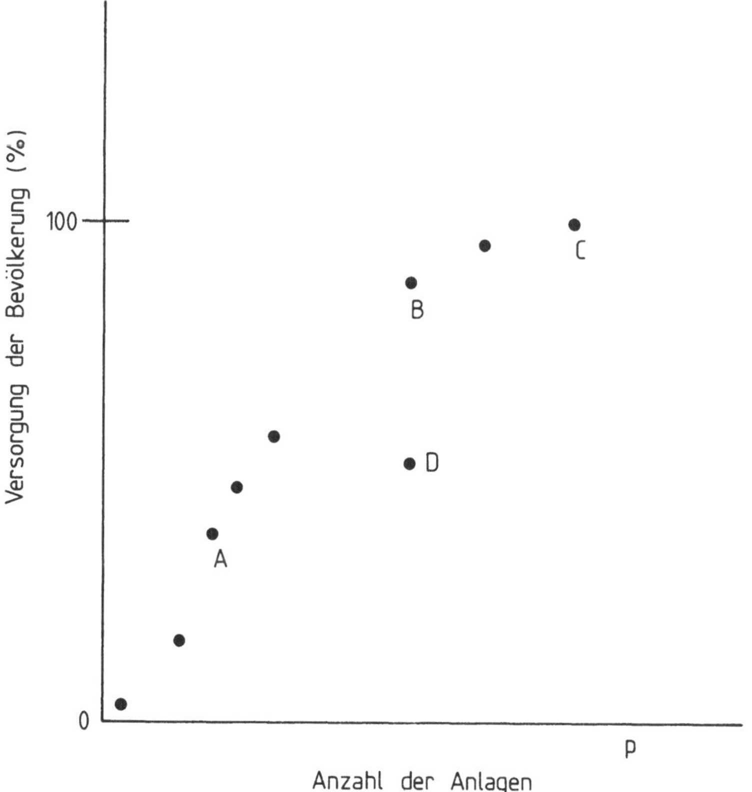

Abb. 29.2. Zusammenhang zwischen der Anzahl von Anlagen und der Erreichbarkeit von Computertomographen

Gemäß Abb. 29.2 verbessert sich die Versorgung bei einer Umstellung von B nach C in geringerem Maße als bei einer Umstellung von A nach B.

Wenn aus Gründen, die nicht im Zusammenhang mit dem Optimierungsproblem stehen, Standorte, die nicht in der optimalen Lösung enthalten sind, für Installationen ausgewählt würden, so nähme die mit p-Anlagen verbundene Versorgung entsprechend Punkt D in Abb. 29.2 ab. Dies ist vom Problem her gesehen ein „minderwertiger" Maschinenstandort, der aber angesichts anderer Zielsetzungen nicht schlechter zu sein braucht. Jedenfalls könnte der Versorgungsverlust infolge des Standortwechsels durch die Analyse eruiert werden.

Die Analyse kann ohne weiteres ausgedehnt werden, um Versorgungsrangordnungen für Schädel- bzw. Ganzkörper-CT zu erarbeiten. Moore u. ReVelle (im Druck) formulierten unlängst ein derartiges Problem für die Planung von Gesundheitsversorgungsinstitutionen in Honduras. Die Versorgungsmuster für Schädel- und Ganzkörper-CT könnten sehr unterschiedlich sein, da die Schädel-CT für Diagnose und Behandlungen von Traumapatienten sehr wirkungsvoll eingesetzt wird. Darüber hinaus kann zwar ein Ganzkörpercomputertomograph die Funktionen eines Schädeltomographen übernehmen, nicht aber umgekehrt. Diese Einzelheiten können in Erweiterung des Modells eingebaut werden, und die Analyse würde die Kompensation zwischen den beiden Versorgungsarten und die Investition in Tomographen für unterschiedliche Anwendungszwecke ermitteln.

Das diskutierte Problem ist ein Beispiel der Standortanalyse mit 2 Zielsetzungen. Ähnliche Methoden sind bei mehreren Zielen anwendbar, obwohl die mathematische Formulierung dann anders sein mag. Einige der Modelle berücksichtigen, daß die Kapazität jedes einzelnen Geräts begrenzt ist und setzen die an jedem Standort benötigte Anzahl von Scannern entsprechend dem Bedarf des jeweiligen Versorgungsbereichs fest. Tatsächlich steht eine Familie von Modellformulierungen zur Unterstützung von Analysen des „trade-off" zwischen konkurrierenden Standorten zur Verfügung. (Siehe ReVelle et al. (1981) für eine Zusammenfassung der sich bietenden Mehrzweckanalysen des Standortproblems innerhalb von Versorgungsnetzwerken.)

Der Hauptvorteil der Standortanalysenmethode ist die klare Präsentation und Darstellung der Informationen über die zentralen Kompensationen („trade-offs") einer Planungsstrategie für Gesundheitsdienste wie die CT. Die Methode ermöglicht auch die spezifische Bezeichnung bestimmter Städte oder Krankenhäuser als Standorte von Anlagen. Da der Ansatz mit Hilfe der Begriffe Zugang gegenüber Kosten definiert werden kann, wird die Frage des klinischen „Bedarfs" an CT weitgehend vermieden. Die Frage des Bedarfs liegt implizit in der Zielsetzung für den Zugang, und Behörden sowie die Öffentlichkeit sollten einen Einblick in die Vertretbarkeit von 20, 40 oder 100 Computertomographen in bezug auf gegenwärtige und künftige Nachfragen für diese Dienste besitzen. Dabei wären hier die Ergebnisse der Kosten-Effektivitäts-Analyse, wie sie im ersten Teil dieses Beitrags besprochen wurden, äußerst wertvoll. Es muß jedoch festgehalten werden, daß Kosten-Effektivitäts- und Kosten-Nutzen-Analysen nie als definitive Analysetechniken gelten können, die für eine rationelle Allokation finanzieller Mittel erforderlich sind.

Anhang: Formulierung des Problems der optimalen Standortwahl zur maximalen Versorgung (aus Church u. ReVelle 1974)

Mit Hilfe dieser Formel lassen sich die Standorte einer bestimmten Anzahl von Einrichtungen ermitteln, welche die Versorgung einer maximalen Bevölkerungszahl bei gegebenen Anfahrtswegen oder -zeiten sicherstellen. Es sei:

I die Gruppe der Zentren der Nachfrage („Nachfrageknoten")

J die Gruppe der potentiellen Standorte der Einrichtungen

S die maximale Distanz, außerhalb derer ein Nachfrageknoten angenommenermaßen nicht versorgt ist

d_{ij} die kürzeste Distanz zwischen Knotenpunkt i und Knotenpunkt j

A_i die an Punkt i zu versorgende Bevölkerungsgruppe

p die Anzahl der zu errichtenden Einrichtungen

X_j definiert die Installation einer Einrichtung an Punkt j. Wenn $X_j = 1$, wird am Punkt j eine Einrichtung untergebracht; wenn $X_j = 0$, wird am Punkt j keine Einrichtung in Betrieb genommen.

Y_i definiert die Versorgung von Punkt i durch eine in Betrieb befindliche Einrichtung ($Y_i = 1$, wenn Punkt i versorgt ist, $Y_i = 0$, wenn dies nicht der Fall ist).

N_i umfaßt die Gruppe von Einrichtungsstandorten, die qualifiziert ist, Bedarfspunkt i zu „versorgen". (N_i stellt alle Standorte innerhalb von S Einheiten von i dar.)

Formal ist das Problem:

$$\text{Maximierung von } Z = \sum_{i \in I} A_i Y_i \tag{1}$$

Mit den Nebenbedingungen, daß:

$$\sum_{j \in N_i} X_j \geqslant Y_i \text{ für alle i in I} \tag{2}$$

$$\sum_{j \in J} X_j = p \tag{3}$$

$$X_j = (0, 1) \text{ für alle j in J} \tag{4}$$

$$Y_i = (0, 1) \text{ für alle i in I} \tag{5}$$

Es handelt sich hierbei um ein Ganzzahlprogrammierproblem; Church u. ReVelle (1974) stellten jedoch fest, daß, wenn es als lineares Programm gelöst wird (ohne Auferlegung der Einschränkungen (4) und (5) und lediglich unter der Voraussetzung, daß X_i und Y_i zwischen 0 und 1 liegen), die optimale Lösung in ungefähr 80% der Fälle ganzzahlig ist. Sie schlagen ebenfalls effiziente Methoden zur Lösung von Fällen nichtganzzahligen Lösungen vor.

30. Diskussion des Beitrags von Wagner

N. T. Racoveanu

Weltgesundheitsorganisation

Der zur Diskussion stehende Beitrag ist ein Versuch, den Gesundheitsplanern eine Methode anzubieten, die es erlaubt, zu Entscheidungen über Anzahl, Typen, Standort und Zeitpunkt von Investitionen für Computertomographen zu gelangen, die in einer Region (oder einem Land) benötigt werden, um eine angemessene medizinische Versorgung der Bevölkerung bei geringstmöglicher Investition sicherzustellen.

Zusammenfassung

Wagner hat sich mit folgenden 4 Punkten befaßt:

1. Informationsbedarf bei Investitionen für Computertomographen;
2. Übersicht über existierende Daten zur ökonomischen Evaluation der CT unter besonderer Berücksichtigung von Studien, welche die folgenden Fragen beantworten können:
   a) Wieviele Geräte?
   b) Welche Typen (Schädel- oder Ganzkörpertomographen oder beide)?
   c) Wo (mögliche Standorte)?
   d) Wann (Zeitpunkt der Investition)?
3. Zusammenfassende Präsentation der konzeptuellen, methodologischen oder durch die Daten selbst bedingten Begrenzungen, welche eine nützliche, makroökonomische Evaluation der CT erschweren;
4. Vorschlag einer Methodologie für die Evaluation der ökonomischen Auswirkung alternativer Investitionsstrategien für Computertomographen, welche die unter Punkt 3 genannten Limitationen umgeht; die vorgeschlagene Methode basiert auf der analytischen Technologie der Mehrzweck-(„multiobjective")Programmierung.

Bei der Analyse des ersten Punktes kam die Autorin zu der Schlußfolgerung, daß die CT für bestimmte Patienten von großem Nutzen ist, während sie für andere nutzlose Untersuchungen bringt. Wenn die Kategorie der Patienten, denen die CT Nutzen bringt, anhand von Zeichen, Symptomen oder Risikofaktoren klar definiert werden kann, wird eine Maximierung des Nutzen-Kosten-Verhältnisses beim Einsatzes von Computertomographen möglich, und die CT könnte zu einer hocheffizienten Technologie werden.

Der zweite Punkt veranlaßt die Autorin, eine Reihe von Studien zu überprüfen, die hauptsächlich in der Zeit zwischen 1975 und 1980 veröffentlicht wurden und die CT entweder unter dem Gesichtspunkt der diagnostischen Wirksamkeit oder der direkten und indirekten Kosteneinsparungen analysieren.

Beispiele derartiger Einsparungen werden von einer Reihe Autoren beschrieben (Ambrose et al. 1976, Larson u. Omenn 1977, 1978 a und b, Thomson 1977, Wortzman et al. 1975), die gezeigt haben, daß die CT die Anzahl anderer diagnostischer Verfahren, insbesondere invasiver (wie Pneumenzephalographie, zerebrale Angiographie, explorative chirurgische Eingriffe usw.), sowie anderer Tests (normale Röntgenaufnahmen, Szintigraphie, EEG usw.) wirksam vermindern kann. Zudem wurde gezeigt, daß es zu einer Verkürzung der Verweildauer im Krankenhaus, zu einer Steigerung der diagnostischen Genauigkeit und damit zu einer Beeinflussung der therapeutischen Entscheidung kommt, die zu einem besseren Endergebnis führen kann. Alle vorgelegten Studien konnten nach Ansicht der Autorin keine für Planungszwecke ausreichenden Daten liefern und gaben auch keine Antwort auf die genannten Fragen, nämlich: Wieviele? Welche Typen? Wo? Wann?

Als dritter Schritt werden die wesentlichen Probleme, die der Anwendung der zur Verfügung stehenden ökonomischen Evaluationen auf makroökonomische Technologieentscheidungen im Wege stehen, kurz analysiert. Das hauptsächliche Hindernis ist der Mangel an Daten über die Häufigkeit von Patienten, die subjektive und/oder objektive Symptome aufweisen, welche eine computertomographische Untersuchung nötig machen. Solche Daten würden unentbehrliche Informationen für die Planung der Ausrüstung mit CT-Geräten bringen.

Es scheint, daß zumindest für eine Gruppe von Patienten mit bestimmten, tiefsitzenden, malignen Tumoren entsprechende Daten erarbeitet werden können. Die Autorin befürchtet jedoch, daß die Ermittlung ähnlicher Daten für nichtmaligne Erkrankungen viel höhere Investitionen erfordern würde, als für Planungsentscheidungen in Frage kommt. In Ermangelung geeigneter Angaben über die Anzahl der Patienten, die eine computertomographische Untersuchung benötigen, müssen Planungswege ohne objektive Informationen dieser Art gefunden werden.

Im vierten Teil des Beitrags präsentiert die Autorin als Lösungsvorschlag, einen „innovativen Ansatz zur Analyse alternativer Investitionen für die Computertomographie“. Dieser Ansatz stellt eine Anwendung der Mehrzweckprogrammierung dar, die – und ich zitiere – „erkennt, daß Entscheidungen häufig unter multiplen und widersprüchlichen Zielsetzungen getroffen werden müssen, denen keinesfalls gleichzeitig entsprochen werden kann, und daß wirklich ‚effiziente‘ Lösungsvarianten schwer zu identifizieren sind. (Eine Alternative ist ‚effizient‘, wenn keine andere in bezug auf alle Zielsetzungen besser wäre.) Die Mehrzweckprogrammierung liefert nicht eine ‚beste‘ Investitionsstrategie, da keine solche existiert. Sie kann aber Informationen über die Ausgewogenheit von Verfügbarkeit (Zugang), Qualität und Kosten bieten, die mit den alternativen Strategien einhergehen.“

Diese vorsichtig formulierte Beschreibung gilt der vorgeschlagenen mathematischen Methode zur Plazierung der Computertomographen in einer bestimmten Region auf eine Weise, die mit einem Minimum an Geräten die volle Versorgung der Bevölkerung erreicht, so daß der größtmögliche Anteil der Bevölkerung leichten Zugang zu den Geräten hat. Die Autorin formuliert 6 Ziele als Bedingungen im mathematischen Modell. Diese können verfeinert werden, z. B. im Hinblick auf die Differenzierung zwischen dem Zugang zu Schädel- bzw. zu Ganzkörpertomographen. Im Beitrag wird ausführlicher auf die vorgeschlagene Methode eingegangen, es werden Beispiele angeführt, und die mathematische Formulierung ist im Anhang zusammengefaßt.

Ich habe versucht, den Inhalt des Beitrags auf objektive Weise zusammenzufassen, ohne persönliche Ansichten ins Spiel zu bringen, denen ich mich im folgenden zuwenden will.

Kommentar

Lassen Sie mich mit Wagners letztem Abschnitt, mit der zur Planung der Ausstattung mit CT-Geräten vorgeschlagenen Methode beginnen. Diese Methode, die ideale Standorte der Tomographen bestimmt, unter Erfüllung der 6, von der Autorin identifizierten Bedingungen oder u. U. auch von 7, 8 oder 10 solcher Forderungen, die ein ambitioner Gesundheitsplaner definieren könnte, erscheint mir kein akzeptabler Ansatz für ein so hochentwickeltes diagnostisches Mittel wie die CT.

Der beschriebene Ansatz ließe sich leicht für die Standortwahl öffentlicher Einrichtungen allgemeiner Natur, einschließlich Institution für die Grund- oder Primärversorgung, Gesundheitszentren, allgemeine Krankenhäuser usw. akzeptieren. Diese Dienste werden von der ganzen Bevölkerung benutzt, bei geringer Differenzierung für spezifische Gruppen. Für solche Einrichtungen haben wir keine weitreichenden Informationen über spezielle Gruppen, die sie am häufigsten benutzen; hingegen müssen sie leicht erreichbar sein, damit die Bevölkerung nicht von ihrer Benutzung abgehalten wird, da dies zu einer Verzögerung von Diagnose und Behandlung der häufigsten Krankheiten führen würde.

Der Computertomograph ist ein Gerät für die Diagnostik in einem verhältnismäßig begrenzten Bereich der Humanpathologie; er ist (noch) kein in der vordersten Front stehendes Instrument, für das die Planung wie im Falle der primären Gesundheitsversorgung vorzugehen hat. Die Informationen, welche die Autorin in ihrem Beitrag als Richtlinien für die Anwendung und somit für die Planung der CT definiert, sind nicht voll verfügbar, ließen sich jedoch erarbeiten, wenn die notwendigen Anstrengungen gemacht würden.

In den vergangenen Jahren haben die Radiologen begonnen, die Anwendung der Röntgenverfahren kritischer zu betrachten, und eine Reihe von Studien über Wirksamkeit und Wirtschaftlichkeit dieser Verfahren und der CT stammen aus der Zeit ihrer Einführung. Im Juli 1978 war eine Ausgabe des American Journal of Roentgenology diesem Thema gewidmet.

Begriffe, die für die Rationalisierung der Röntgenuntersuchungen von Bedeutung sind, werden in Radiologenkreisen immer häufiger diskutiert: Kriterien für hohe bzw. niedrige diagnostische Ausbeute, Zuweisungskriterien, Indikationen und Kontraindikationen usw. Kriterien für hohe Ausbeute definieren Zeichen, Symptome oder Risikofaktoren und können, wenn sie bei der Verordnung von diagnostischen Untersuchungen richtig angewandt werden, das positive Ergebnis der betreffenden Untersuchung maximieren.

Zuweisungskriterien zielen darauf ab, unnütze diagnostische Untersuchungen auf ein Minimum zu reduzieren. Eine Reihe solcher Zuweisungskriterien sind in den USA für einige Röntgenuntersuchungen bereits weitgehend akzeptiert.

Striktere Definitionen der Indikationen für Röntgenuntersuchungen haben die Erhöhung der Nützlichkeit radiologischer Untersuchungen sowie die Reduktion ihrer unangemessenen Anwendung zum Ziel. Versuche in dieser Richtung finden sich in der Fachliteratur, und die Weltgesundheitsorganisation hat eine wissenschaftliche Gruppe einberufen, die sich Ende 1982 mit diesem Thema befassen wird.

Dazu ist die Feststellung interessant, daß die Society for Computer Tomography einen Sonderbericht (1979) veröffentlicht hat und vor kurzem eine Expertengruppe des National Institute of Health (NIH) entsprechende Indikationen und Einschränkungen für die Schädel-CT festgelegt hat. Der Ausschuß erkennt die Nützlichkeit der CT als primäres Hilfsmittel zur Diagnosestellung in folgenden Fällen an: Verdacht auf Gehirnabszeß, intrakraniale Massenläsion, spontane intrakraniale Blutung und schwere Schädelverletzungen. Die CT kann ebenfalls kleine primäre Hirntumoren und auch metastatische Läsionen aufzeigen und genauer lokalisieren, sie kann zwischen ischämischen und hämorrhagischen intrakraniellen Läsionen differenzieren. Eine Anzahl anderer Läsionen sind ebenfalls als allgemeine Indikationen für die CT zu betrachten: Verdacht auf arteriovenöse Mißbildungen, Hydrozephalus, Herpesenzephalitis, Parasitenbefall, fortschreitende degenerative Hirnleiden. Für Kleinkinder und Kinder wird die CT zur primären Diagnose intrakranieller Blutungen und Massenläsionen, bei schweren Schädeltraumen, erhöhtem Hirndruck, Koma, fortschreitenden neurologischen Herdsymptomen und Megalozephalie empfohlen.

Gleichzeitig warnt der Ausschuß vor einer uneingeschränkten Anwendung der CT in Fällen wie den folgenden: leichtes Schädeltrauma, einfache oder periodisch auftretende Kopfschmerzen, Ohnmachten oder Schwindel ohne weitere begleitende neurologische Symptome, die meisten Hirngefäßerkrankungen. Bei Kindern gelten folgende Kontraindikationen: Diagnose der Ursachen von Entwicklungsverzögerungen, Zerebrallähmung, Anfallsleiden, Kopfschmerzen sowie eine intraventrikuläre Blutung bei Kleinkindern im Alter von weniger als einem Jahr (JAMA, Dec. 11. 1981).

Ich habe die vom NIH-Ausschuß akzeptierten Indikationen und Kontraindikationen genannt, weil sie sehr klar sind und leicht zur Ermittlung der Patientengruppen angewandt werden können, die in einer bestimmten Region innerhalb eines bestimmten Zeitraums eine computertomographische Untersuchung des Schädels benötigen. Die Durchführung solcher Studien unter Verwendung der in Krankenhäusern und Polikliniken zur Verfügung stehenden Krankengeschichten ist nicht schwierig und wird keinen so hohen Aufwand erfordern, wie behauptet wurde.

Ein anderer Ansatz, der für die Planung zukünftiger CT-Installationen ins Auge gefaßt werden könnte, besteht in der Untersuchung der Auslastung und der Wartezeiten bei den CT-Geräten einer bestimmten Region. Obgleich hier dieselben Nachteile wie bei allen retrospektiven Studien gelten und die Ergebnisse durch besondere lokale Bedingungen sowie durch die geringere Geräteproduktivität (Patienten-Durchsatz pro Maschine) von älteren Geräten beeinflußt sein kann, ist eine derartige Studie sehr viel informativer als die Anwendung des vorgeschlagenen mathematischen Modells.

In einer Region ohne CT-Geräte, in der die Planung begonnen werden muß, könnte eine sorgfältige Analyse der in den am weitesten entwickelten Radiologieabteilungen vorgenommenen Röntgenuntersuchungen die Informationen liefern, die als Basis für die Hochrechnung der potentiellen Nachfrage nach CT-Untersuchungen dienen können.

Diese beiden vorgeschlagenen Methoden vermeiden die schematisierte Verteilung von CT-Geräten, wie sie sich aus der Anwendung des vorgeschlagenen mathematischen Modells ergeben würde. Eine solche Verteilung berücksichtigt nur die Bevölkerungsverteilung und die möglichen Aufstellungsorte für Computertomographen, vernachlässigt jedoch eine Reihe von Variablen, die den Bedarf an CT-Untersuchungen wesentlich verändern können, wie a) besondere Verbreitung von Krankheiten in einer Region, die zu einem höheren oder geringeren Bedarf an Computertomographien führen kann, b) die Präsenz eines berühmten Fachspezialisten (Neurochirurg, Neurologe) oder eines hervorragenden radiotherapeutischen Zentrums in einem der Krankenhäuser, die zu einer Verzerrung in der Überweisung von Patienten aus benachbarten Regionen führen kann, c) das Vorhandensein von speziellen Risikofaktoren in der Region (z. B. häufigere Verkehrs- oder Arbeitsunfälle) usw.

Eine vollständige Identifizierung derartiger Faktoren, welche die Anzahl der zur computertomographischen Untersuchung überwiesenen Patienten stark beeinflussen, ist schwierig.

Der echte Bedarf muß die Grundlage für die Planung von Einrichtungen zur Gesundheitsversorgung bilden, insbesondere wenn es sich um hochentwickelte Dienste handelt, die an Orten lokalisiert sind, wo im (Zuweisungs-) System genügend registrierte Informationen vorhanden sind, um eine zielorientierte Evaluation des Bedarfs möglich zu machen. Deshalb unterstütze ich mit Nachdruck die Ansicht, daß die Planung von CT-Einrichtungen unter Anwendung dieses Ansatzes erfolgen sollte. Wenn das von Wagner angeregte Mehrzweckprogrammiermodell auf rationale Weise den Bedarf anstelle des „kürzesten Anfahrtswegs" oder anderer Parameter berücksichtigen kann, wäre dieses Modell für die Lösung des Problems sehr wertvoll. In der vorliegenden Form bleibt das Modell ein theoretischer Ansatz, der anstelle einer optimalen Abdeckung des Gesundheitsbedarfs der Bevölkerung nicht mehr als eine theoretisch optimale Erreichbarkeit der Dienste bietet.

Nach dieser Betrachtung über die Planung der CT wende ich mich nun den anderen in Wagners Beitrag angesprochenen Aspekten zu.

Computertomographie und Ökonomie der Gesundheitsversorgung

Zu diesem Thema gibt es bereits umfangreiche Literatur, die nur z. T. in dem hier besprochenen Beitrag zitiert wird. Es besteht kein Zweifel darüber, daß der Computertomograph die gesamte bildgebende diagnostische Technologie grundlegend verbessert hat. Wie im Fall aller neuen Technologien kam es während der ersten Zeit zu einer Reihe übermäßig enthusiastischer Anwendungen, die nach und nach überprüft und korrigiert wurden. Die Empfehlungen des Expertenausschusses des NIH für die Anwendung der Schädeltomographie sowie die nicht ganz so kritische Aufstellung der Indikationen für die Ganzkörper-CT, der Society for Computer Tomography sind klare Beispiele der Anstrengungen, diese Technologie ins rechte Licht zu rücken.

Das hauptsächliche noch zu lösende Problem in diesem Bereich ist folgendes: Wie lassen sich die Informationen, die derzeit nur einer begrenzten Anzahl von Spezialisten auf dem Gebiet der Evaluation von Wirtschaftlichkeit und Wirksamkeit bzw. Kosten-Nutzen-Analysen der CT bekannt sind, allen Anwendern dieses

Geräts sowie allen Ärzten, die Patienten zur CT überweisen, zugänglich machen?
Es sollten 2 Phasen in Betracht gezogen werden: In einer ersten Phase sollten die
Anwender der CT in allen Einzelheiten über die Indikationen und Limitationen der
Methode informiert werden. Die zweite Phase stellt eine sehr viel umfangreichere
und schwierigere Aufgabe dar, in der allen Allgemeinpraktikern und Fachärzten,
die Patienten zur CT überweisen, der tatsächliche Nutzen sowie die Grenzen dieser
Technologie bewußt zu machen sind. Diese Programme könnten die ökonomische
Auswirkung der CT und gleichzeitig auch ihren Effekt auf den Gesundheitszustand
erhöhen, und damit den Druck vermindern, der heute bei den verfügbaren Maschinen herrscht. Eine angemessene Patientenselektion für die CT ist die wesentlichste
ökonomische und gesundheitliche Komponente für die Anwendung dieser Technologie. Dafür sind eine weitere Erforschung sowie bessere Strategien zur Erreichung
des gewünschten Forschungsziels erforderlich.

Ein weiterer ökonomischer Aspekt der CT, den die Autorin nicht erwähnt hat,
liegt in der enorm unterschiedlichen Gerätedichte.

Kolata (1981) erwähnte, daß von den derzeit 4000 weltweit installierten Computertomographen je ein Drittel auf die Vereinigten Staaten und auf Japan entfällt,
während die verbleibenden Geräte über den Rest der Welt verstreut sind. Eine einfache Rechnung ergibt die Gerätedichten: Ein CT-Gerät pro 100 000 Einwohner in
Japan und ein Gerät pro fast 200 000 Einwohner in den USA (nicht 1:60 000, wie
Kolata vermerkt). Wenn sich mindestens die Hälfte der verbleibenden CT-Geräte in
Westeuropa befindet, kann eine Verteilung von einem Gerät pro 300 000 Einwohner
angenommen werden. Gleichzeitig sind große Teile der Welt überhaupt nicht versorgt oder verfügen über nur einen Computertomographen für mehrere Millionen
Menschen. Derartige Verteilungsunterschiede scheinen sich in den Gesundheitsin-
dikatoren der Länder, für die Informationen vorliegen, nicht klar niederzuschlagen.

Welche Studien sind für die Erarbeitung weiterer Daten für die medizinische und die ökonomische Evaluation der Computertomographie notwendig?

a) Wirksamkeits-Wirtschaftlichkeits-Analysen, insbesondere der Ganzkörper-CT,
zur Gewinnung umfassenderer Informationen über die diagnostische Genauigkeit,
die therapeutischen Auswirkungen und die Endergebnisse dieser Technik bei verschiedenen im Hals, im Thorax, im Abdomen, im Becken usw. lokalisierten Krankheiten. Derartige Studien werden zu einer besseren Definition der Indikationen und
Grenzen der Ganzkörper-CT führen.

b) Untersuchungen der diagnostischen Strategien bei verschiedenen weit verbreiteten Krankheiten mit dem Ziel, die diagnostischen Verfahren in einer logischen Abfolge entsprechend den vorhandenen subjektiven und objektiven Symptomen sowie den durch die Untersuchungen erzielten Ergebnissen zu rationalisieren.
Die Rolle der CT in der rationalen Strategie ist der wesentliche zu eruierende
Faktor.

c) Bestimmung der Häufigkeit von Kriterien für eine hohe diagnostische Ausbeute in einem bestimmten Patientenkollektiv und des Werts solcher Kriterien für
Diagnose- und Therapieentscheidungen sowie für das Endergebnis.

d) Untersuchung der Auswirkung der CT auf die Diagnostik und auf die Behandlungsplanung bei malignen Tumoren auf der Basis objektiver Beurteilungen der Tumorentwicklung sowie der klassischen 5-, 10- und 15-Jahre-Lebenserwartung.

e) Vergleichende Untersuchungen der diagnostischen und/oder therapeutischen Auswirkungen von CT, Ultraschall, digitaler Radiologie und anderen neuen bildgebenden Technologien im Hinblick auf die Beurteilung von Alternativen für zukünftige diagnostische Strategien.

f) Kosten-Nutzen-Analysen der CT mit objektiverer Evaluation sowohl der Kosten als auch der Einsparungen, um die weitere Verbreitung dieser Technologie zu rechtfertigen. Eine ähnliche Betrachtungsweise kann bei den diagnostischen Strategien angewandt werden.

Wie bereits erwähnt, werden die genannten Untersuchungen vorgeschlagen, um die verfügbaren quantitativen Informationen über die medizinischen und die ökonomischen Wirkungen der CT zu verbessern. Diese Untersuchungen werden nicht nur das Verständnis der wesentlichen Planungsprobleme fördern, die in Wagners Beitrag klar definiert wurden, sondern sie werden auch zu einer besseren Integration der Nutzung der CT im Rahmen der allgemeinen Gesundheitsversorgung beitragen.

Ich kann die Diskussion der Gesundheitsökonomie der CT nicht beenden, ohne auf die Tatsache hinzuweisen, daß der Anschaffungspreis für den Computertomographen noch immer künstlich hoch gehalten wird. Dies ist nicht nur die Folge der für Produktion und laufende Verbesserung investierten Forschungskosten, sondern scheint auch mit der Tendenz der Hersteller zusammenzuhängen, eine hohe und rasche Rendite zu erzielen. Der hohe Anschaffungspreis und die relativ hohen Betriebskosten des Computertomographen haben eine sehr breite Anwendung des Geräts innerhalb der Gesundheitsversorgungsdienste verhindert und die Nachfrage nach neuen Geräten niedrig gehalten, wodurch ein Circulus vitiosus entstanden ist. Während die Preise für die Computer- und Mikroprozessortechnologie ständig gesunken sind und diese weltweit auf breiter Ebene verfügbar wurde, blieb der Computertomograph in einer merkwürdigen Isolation und kommt nur in einem relativ begrenzten Teil der Welt zum Einsatz, der sich die Kosten, die Wartung und das geschulte Personal leisten kann.

Wenn diese Situation in Zukunft geändert werden soll, um einem größeren Teil der Weltbevölkerung auf eine rationale Weise Zugang zu dieser Technologie zu verschaffen, so wird eine Überprüfung und angepaßte Neufestlegung der gegenwärtigen Herstellungs- und Preispolitik für Computertomographen unerläßlich sein.

Zusammenfassung der Workshopdiskussion

Entscheidungsträger im Gesundheitswesen, und zwar Anbieter, Behörden sowie Finanzierungsinstitutionen, benötigen für Planung und Allokation von Mitteln Informationen, die über die Effektivität und die Effizienz der medizinischen Technologien hinausgehen. Die im Beitrag von Wagner beschriebene Methode zur Erlangung multisektorieller Informationen über Vor- und Nachteile („trade-offs") alternativer Investitionsstrategien kann als Hilfsmittel zur Vorbereitung von Entscheidungen über Ressourcenallokationen dienen. Die Methode ersetzt die oekonomische Analyse nicht, sie erlaubt jedoch die Präsentation und Darlegung komplexer Abhängigkeiten in einer für Planer und Entscheidungsfinder nützlichen Form. Die bei der Mehrzweckprogrammierung angewandten Kriterien können daher so unterschiedliche Daten wie Kosten, Verfügbarkeit von Sachkenntnis (z. B. Präsenz erfahrener Neuroradiologen), Managementqualität der angebotenen Dienste, Qualität der betreffenden Technologie usw. umfassen. Weitere Faktoren ökonomischer und epidemiologischer Art können systematisch mit einbezogen werden.

Die Methode kann insbesondere nützlich sein, wenn sie im Zusammenhang mit einem generellen, auf eine bestimmte Region bezogenen Rahmen für Planung und Ressourcenverteilung angewandt wird. Für die radiologische Versorgung wurde ein 3-Stufen-System vorgeschlagen:

1. Radiologische Dienste der Grundversorgung (95–100% aller Arbeiten sind normale Röntgenaufnahmen; Aufnahmen mit Kontrastmitteln bilden die Ausnahme); Leitung durch Nichtradiologen; Versorgung von Regionen mit 10 000–100 000 Einwohnern.
2. Mehrzweckradiologiedienste (80 90% normale Röntgenaufnahmen und 10–20% Spezialuntersuchungen); Leitung durch qualifizierte Röntgenologen; Versorgung von Regionen mit 50 000–500 000 Einwohnern.
3. Hochspezialisierte Röntgendienste (mit mehr als 20% radiologischen Spezialuntersuchungen); Leitung durch spezialisierte Röntgenologen; Versorgung von Regionen mit ungefähr 1 Mio. Einwohnern.

In Kanada erfordern die Richtlinien für die Allokation spezialisierter Versorgungsdienste, daß a) der Bedarf oder das potentielle Bedürfnis einen gewissen Umfang erreicht und b) die Auslastung des Versorgungsdienstes einen Grad erreicht, bei dem die Qualität der Dienste aufrecht erhalten werden kann. Wenn diese Bedingungen erfüllt sind, muß zudem ein bestimmtes Minimum an unterstützenden Diensten an Ort und Stelle verfügbar sein. Auf diese Art empfehlen die Richtlinien für Computertomographen eine Einheit pro 300 000 Einwohner.

In Japan verlief die Verbreitung der Computertomographen außerordentlich rasch und intensiv. Seit Anfang 1975, als 2–3 Einheiten in Betrieb genommen wurden, entwickelte sich die Zahl der Geräte wie folgt: 1976: 100, 1977: 290, 1978: 530, 1979: 1315, 1981: 1686, 1982 (Mitte des Jahres): 1876, so daß jetzt auf 1 Mio. Einwohner 15,6 Geräte kommen. Es bestehen keine großen Unterschiede zwischen den Verteilungsdichten in städtischen und in ländlichen Gebieten. Die Gründe hierfür sind unbekannt.

Bis 1978 betrugen in Japan die Gebühren für eine computertomographische

Untersuchung 200 US$ und mußten vom Patienten bezahlt werden. Später anerkannte die nationale Krankenversicherung die CT und setzte die Rückvergütungsrate auf 60 US$ fest; in der Folge vervierfachte sich die Anzahl der Untersuchungen.

Im Planungsprozeß muß das Kriterium der Erreichbarkeit, z.B. ausgedrückt durch minimalen Zeitaufwand für die Anfahrt zu speziellen Diensten, mit größter Vorsicht behandelt werden. Die schwedische Erfahrung hat gezeigt, daß durch eine kombinierte nationale und dezentralisierte Festlegung der Prioritäten bzw. Planung und Entscheidung die Dichte des Netzes von Einrichtungen zur Versorgung von Koronarkranken so gehalten wurde, daß die Einzugsbereiche größer sind, als theoretische (auf epidemiologischen Daten basierende) Vorhersagen erfordern würden!

Die ökonomische Evaluation soll zusätzliche Kriterien berücksichtigen. Insbesondere sind Informationen über die optimale Personalbesetzung und Organisation von spezialisierten, technisierten Versorgungsdiensten von Wichtigkeit. Dies sind wesentliche Grenzbedingungen, um Kosten zu vermeiden (z.B. wurden in Kanada Kliniken in andere Krankenhäuser mit CT-Geräten verlegt, um für die behandelten Patienten raschen Zugang zu gewährleisten). Diese spielen somit auch eine wichtige Rolle bei den Verhandlungen über Vergütungsansätze.

Teil V
Ausblick

31. Die Zukunft der Evaluation

A. Wojtczak

Weltgesundheitsorganisation

Wir stellen heute einen weitgehenden Konsens fest: In dieser Konferenz haben wir gemeinsam neue Kommunikationskanäle erarbeitet, und zwar nicht nur auf internationaler, sondern auch auf interdisziplinärer Ebene. Jede Entwicklung einer interprofessionellen Zusammenarbeit bedarf besonderer und oft beschwerlicher Anstrengungen; wir müssen lernen, tolerant zu sein, und dazu gehört auch die Bereitschaft, neue Denkweisen zu erlernen. Dies sind Anstrengungen, die zweifellos einen gewissen Aufwand erfordern, die aber Nutzen bringen, wenn sie gewissenhaft ausgeführt werden.

Im Hinblick auf die Zukunft möchte ich mich auf 3 Punkte konzentrieren, von denen der erste bereits von White in seinem Beitrag (Kap. 1) betont wurde. Es ist der Bedarf an der Entwicklung geeigneter *Ausbildungsprogramme,* einschließlich neuer Lehrmethoden und Lehrmittel, sowohl auf internationaler als auch auf nationaler Ebene. In den letzten Jahren hat sich die WHO stark für die Entwicklung ausgewählter interregionaler und regionaler Ausbildungsaktivitäten auf den Gebieten des Managements, der Planung und der Evaluation im Gesundheitswesen engagiert. Wir haben ebenfalls internationale und nationale Kurse in Epidemiologie und Biostatistik organisiert, und jetzt drängt die Zeit, um Programme im Bereiche der Gesundheitsökonomie zu entwickeln. Die Mediziner unter uns haben in den letzten 3 Tagen sehr viel über Ökonomie gelernt und erfahren, wie Ökonomen denken. Unter Ärzten haben viele falsche Vorstellungen über die Rolle der Gesundheitsökonomie geherrscht, welche oft ganz einfach mit Rechnungswesen oder Finanzierung gleichgesetzt wurde. Es wird noch ein langer Weg zu überwinden sein, bis sich diese Einstellungen geändert haben, was nur über die Entwicklung weiterer Ausbildungsaktivitäten und eines besseren gegenseitigen Verständnisses möglich sein wird. Dazu sollten vielleicht neue, gemeinschaftliche Projekte begonnen werden, die den Wert interdisziplinärer Zusammenarbeit deutlich aufzeigen.

Der zweite Bereich, der in den Diskussionen hervorgehoben wurde, ist die *Forschung;* eine Forschung, die von Beginn an interdisziplinär und interprofessional sein muß. Es ist unmöglich, ein medizinisches Verfahren einer Evaluation zu unterziehen, ohne daß Vertreter der verschiedenen Berufe bzw. Fachdisziplinen bereits im Planungsstadium zusammenarbeiten. Wir müssen lernen, wie diese Art von kollaborativen Projekten zu gestalten ist, und wir müssen auch die Rolle festlegen, welche die interstaatlichen Organisationen wie die WHO zu übernehmen haben. Die WHO hat ohne Zweifel wichtige Funktionen zu erfüllen, zum einen in bezug auf die Förderung dieser Forschung, zum anderen auch in bezug auf Unterstützung und Stimulation des interdisziplinären Ansatzes innerhalb eines Netzwerks von kooperierenden Institutionen.

Der dritte Bereich der zukünftigen Arbeit bezieht sich auf unsere Diskussion über die Notwendigkeit *internationaler Anstrengungen* bei der Evaluation (zumindest) von hochentwickelten, in der Medizin angewandten Technologien. Damit meine ich den Aufbau eines Netzwerks von zusammenarbeitenden Zentren – Kaprio hat darauf bereits in seinem Einführungsvortrag hingewiesen –, das auf internationaler Ebene mithelfen soll, den Nutzen, die Wirksamkeit und die Wirtschaftlichkeit ausgewählter hochtechnologischer Verfahren, die in der Diagnose oder Behandlung Anwendung finden, zu evaluieren. Ein Beispiel hierfür ist die Computertomographie.

Das europäische Regionalbüro der WHO hat meiner Meinung nach bei der Förderung und Unterstützung derartiger Entwicklungen eine bedeutende Funktion zu übernehmen. Wie bereits Wahba möchte auch ich noch einmal betonen, wie wichtig es ist, ein breites Verständnis für die Evaluationsproblematik innerhalb der verschiedenen Berufsgruppen zu entwickeln und die dazu erforderliche Methodologie zu vermitteln. Um dieses Ziel zu erreichen, müssen wir die entsprechende Ausbildung schon in das Studium einbauen und sie kontinuierlich in der Graduiertenstufe weiterführen.

Erlauben Sie mir zum Schluß eine persönliche Äußerung. Es war faszinierend, die Entwicklung der interprofessionellen Dialoge während dieser 3 Tage mitzuerleben. Ich habe von Zeit zu Zeit die Gelegenheit, ähnliche interprofessionelle Diskussionen zwischen Ärzten und Vertretern der Sozialwissenschaften zu verfolgen; heute darf ich feststellen, daß die Dialoge, zu denen es hier in Wolfsberg gekommen ist, nicht nur beweisen, daß Ökonomen und Mediziner sehr gut miteinander diskutieren können, sondern daß sie auch imstande sind, produktiv zusammenzuarbeiten.

32. Die medizinische und die ökonomische Evaluation – ein Postskriptum

A.J. Culyer und B. Horisberger

Die Beiträge und Diskussionen in diesem Buch bieten eine reiche Auswahl von Grundsätzen und Erfahrungen, von idealen und praktischen Möglichkeiten und illustrieren auf vielfältige Weise, was aufgrund unseres heutigen Wissens und Verständnisses erreicht werden kann – und was nicht. In diesem abschließenden Kapitel wollen wir versuchen, etwas Ordnung in die oftmals verwirrenden, komplexen Aspekte zu bringen. Zu diesem Zweck haben wir eine Reihe zentraler Fragestellungen, die sich aus praktischer Sicht bei der Durchführung von Evaluationen ergeben, ausgewählt, die Art der Probleme, die sich dabei ergeben, unter Hinweis auf die in diesem Buch präsentierten und diskutierten Arbeiten veranschaulicht und versucht, die „besten" Lösungswege für diese Problemkreise aufzuzeigen. Wir setzen die „besten" in Anführungszeichen, da es nur ausnahmsweise ein eindeutig „bestes" Verfahren gibt. Ideale Verfahren sind in der Praxis selten anwendbar. Zudem ist die „beste" Methode immer von Ziel und Zweck der Untersuchung abhängig. „Am besten" bedeutet eine möglichst gute Annäherung an das Ideal, das für den Zweck einer Evaluation relevant ist, wobei die Abweichung des Durchführbaren vom Idealen bei allen Schlußfolgerungen, die aus einer Studie gezogen werden, zu berücksichtigen ist.

Ziele der Evaluation

Da eine Situation in unterschiedlicher Hinsicht analysiert werden kann, ist es bei der Planung einer Studie äußerst wichtig, ihr Ziel von Anfang an möglichst eindeutig festzulegen. Ein solches Vorgehen zwingt den Forscher nicht nur, zielorientiert vorzugehen, sondern verringert auch die Gefahr von Fehlschlüssen und unberechtigten Einwänden, etwa von der Art, daß Lücken bemängelt werden, die gar nicht Gegenstand der Untersuchung waren.

Wir sind in diesem Band einer Vielzahl von Untersuchungen mit unterschiedlichen Zielsetzungen begegnet. Eine Studie, die versucht festzulegen, welche Patienten einer Kurzzeitbehandlung mit Cimetidin zugeführt werden sollen, wenn durch äußere Umstände die Verfügbarkeit des Medikaments beschränkt ist, unterscheidet sich z. B. wesentlich von einer anderen, bei welcher gefragt wird, ob – unter Berücksichtigung der jeweiligen Rückfallrate – die medikamentöse Behandlung wirksamer ist als die Vagotomie mit Drainage. Eine weitere unterschiedliche Fragestellung liegt vor, wenn geprüft werden soll, ob das eine oder das andere Vorgehen aus der Sicht des Gesundheitssystems als Ganzes *kostenwirksamer* sei, um dann beispielsweise zu entscheiden, ob eine Alternative durch Bereitstellung zusätzlicher Mittel gefördert werden oder ob die Versicherung in der Regel lediglich eines der beiden Verfahren vergüten soll (während für das andere eine besondere Begründung notwendig wäre).

Fragen nach dem klinischen Vorgehen bei einzelnen Patienten, allgemeine Richtlinien für eine gute Praxis oder mehr allgemeine Investitions- und Finanzierungsentscheidungen stellen *eine* der Möglichkeiten dar, wie sich unterschiedliche Untersuchungsziele abgrenzen lassen. Die Zielsetzung wird die Art der jeweiligen Studie wesentlich beeinflussen und die Ergebnisse der einen Studie können im Zusammenhang mit einer anderen Zielsetzung mehr oder weniger nutzlos sein. Auch stellt *eine* Technologie nur in seltenen Fällen eine *vollständige* Alternative zu einer anderen dar: Dialysepatienten können später eine Nierentransplantation erhalten, für manche Patienten kommt aber nur eine Form der Behandlung in Frage; Cimetidinpatienten können später Antazida einnehmen oder operiert werden, doch sind einige Patienten nicht für jede dieser Alternativen geeignet; die Computertomographie (CT) kann teilweise durch andere bildgebende Techniken substituiert werden. Eine Analyse, die bezweckt, die mutmaßlichen Kosten einer bestimmten Technologie für das Gesamtsystem herauszuarbeiten, muß daher die Zusammenhänge berücksichtigen, unter denen diese Technologie angewandt wird, während eine Evaluation mit dem Ziel, die relative Wirksamkeit mehrerer Verfahren in einer bestimmten Situation zu prüfen, die erstgenannte Frage nicht beantworten kann.

Weitere Unterschiede in der Zielsetzung sind ebenfalls auseinanderzuhalten: Beabsichtigt man mit der Studie, die relative Wirksamkeit alternativer diagnostischer Verfahren im Hinblick auf die diagnostische Genauigkeit oder in bezug auf einen besseren Krankheitsverlauf zu beurteilen? Berücksichtigt die Studie eine symptomatische Besserung oder nur die Heilung? Befaßt sie sich mit kurzfristigen oder langfristigen Konsequenzen? Untersucht die Studie die optimale Anwendung einer einzigen Technologie oder die optimale Kombination mehrerer Technologien im Verlauf der Zeit? Versucht die Studie festzustellen, welche Patienten den größten Nutzen aus der Anwendung vorhandener Ressourcen ziehen würden? Liegt das Ziel in der Erarbeitung von vorläufigen Resultaten als Teil einer Reihe von Entscheidungsgrundlagen zur Steuerung der Verbreitung einer (neuen) Technologie (die später durch gezielte Kontroll- und Langzeitstudien zu ergänzen sind)? Unter den verschiedenen in diesem Band erwähnten und besprochenen Studien lassen sich Beispiele für jeden Typ finden, und es ist offensichtlich, daß die unterschiedlichen Studienansätze zu einem großen Teil auf die unterschiedlichen Zielsetzungen zurückzuführen sind, welche wesentlicher sind als die Unterscheidung zwischen Wirksamkeit, Effektivität und Effizienz, die in den vorangegangenen Beiträgen so oft betont wurde.

Es gibt kein ausschließlich korrektes Ziel. Die Ziele sind so unterschiedlich wie der Bedarf der Auftraggeber: praktizierende Ärzte, medizinische Forscher, Krankenhausverwalter, Versicherungen und öffentliche Behörden, von denen die einen rasche, approximative Daten, die anderen fundierte Langzeitstudien benötigen. Die Liste ist selbstverständlich nicht abgeschlossen. Zudem mag jeder potentielle Auftraggeber zu verschiedenen Zeiten verschiedene Arten von Informationen benötigen.

Was ergibt sich aus all dem? Eine einfache Lehre: Eine Studie, die eine Evaluation zum Inhalt hat, muß eindeutige und spezifisch definierte Ziele aufweisen. Das „richtige" Ziel ist nicht eine Frage des *Prinzips,* sondern vielmehr abhängig von den jeweiligen Auftraggebern. Deren Interessen sind unterschiedlich, und Studien, die zu einem bestimmten Zweck durchgeführt wurden, können für einen anderen völlig nutzlos sein. Ein Versuch, den Informationsbedarf *aller* möglichen Auftraggeber im Rahmen eines einzigen Studienansatzes zu decken, ist sicherlich zu ehrgeizig (wobei nicht auszuschließen ist, daß eine Studie mit einem bestimmten Ziel für mehr als einen Auftraggeber von Nutzen sein kann).

Komparatoren

Ein Typ der Evaluationsstudie befaßt sich mit der elementaren Frage: „Was leistet eine bestimmte Technologie?" Diese Untersuchungen werden häufig *Wirksamkeitsstudien* genannt und beziehen sich auf Russells „Technologiematrix". Beispiele sind u. a. die Wirkung verschiedener Cimetidindosen auf die Ulkusheilung und/oder die Linderung der Symptome, die Anteile der durch die CT ermittelten falsch-negativen und falsch-positiven Ergebnisse oder auf die Anzahl von Lebensjahren, welche Patienten, die sich einer kontinuierlichen ambulanten Peritonealdialyse unterziehen, noch genießen können (wenn dies der richtige Ausdruck ist).

Das wesentliche Problem bei diesem Studientyp besteht darin sicherzustellen, daß die Wirkungen auf die betreffenden Technologien zurückzuführen sind und nicht auf einem Placebo- oder Hawthorne-Effekt oder auf anderen Faktoren beruhen. Von diesen anderen Faktoren wird stillschweigend angenommen, daß sie konstant sind; tatsächlich variieren sie jedoch systematisch und verzerren somit die Ergebnisse in die eine oder die andere Richtung. Dieser Umstand wirft wichtige Fragen in bezug auf den Prüfplan auf, die im nächsten Abschnitt diskutiert werden.

Ein Charakteristikum von Wirksamkeitsstudien dieser Art ist, daß sie keine Aussagen über die *relative* Wirksamkeit eines Verfahrens im Vergleich zu einem anderen (einschließlich „nichts tun") enthalten. Die nächste Differenzierungsstufe umfaßt daher Vergleiche der relativen Wirksamkeit innerhalb einer Gruppe ausgewählter Alternativen: Übt eine bestimmte Cimetidindosis einen größeren oder kleineren Effekt auf die Ulkusheilung und/oder die symptomatische Linderung aus als keine Behandlung, die Verordnung von Placebos, die Verordnung von Antazida oder die Durchführung einer von mehreren chirurgischen Alternativen? Ist die diagnostische Genauigkeit eines Schädelcomputertomogramms in einer besonderen Situation größer oder geringer als die einer Pneumenzephalographie, einer zerebralen Angiographie, einer Hirnszintigraphie, einer Echoenzephalographie, einer Elektroenzephalographie, einer gewöhnlichen Röntgenuntersuchung des Schädels oder eines explorativen chirurgischen Eingriffs? Ist die Anzahl der mit der kontinuierlichen ambulanten Peritonealdialyse gewonnenen Lebensjahre größer oder kleiner als die Wirkung einer Transplantation, diverser Formen (und Standorte) von maschinellen Hämodialysen oder aber von Programmen zur Verhütung der Nephropatie?

Auch hier wird der erfahrene Analytiker wiederum die Tatsache berücksichtigen, daß ein Verfahren nur selten ein anderes vollständig ersetzt (obgleich ein Typ der Wirksamkeitsstudie sich z. B. mit der optimalen *Reihenfolge* alternativer Verfahren befassen kann) und daß nicht alle Alternativen für alle denkbaren Benutzer der Untersuchungsergebnisse relevant sein müssen.

Wirksamkeitsstudien streben danach, die Wirksamkeit so weit wie möglich in einem institutionsunabhängigen, rein „technischen" Zusammenhang zu identifizieren. Prüft man Wirksamkeit im Zusammenhang mit den Institutionen (es ist z. B. eine Tatsache, daß nicht alle Anwender einer Technologie die gleichen Fähigkeiten besitzen, daß nicht alle gefährdeten Personen den gleichen Zugang zu den Gesundheitsversorgungsdiensten haben usw.), befindet man sich im Bereich der *Effektivitätsstudien;* diese berücksichtigen die Möglichkeiten, daß ein im Prinzip relativ wirksames Verfahren in der Praxis kein relativ effektives Verfahren zu sein braucht. Um ein extremes Beispiel zu gebrauchen: Es ist weit effektiver, Barfußärzten in der dritten Welt Kenntnisse zu vermitteln, welche ihnen helfen, die Menschen zu überzeugen und von schädlichen Lebensgewohnheiten abzubringen, als sie mit moderner Technologie auszustatten. Das gleiche trifft aber auch häufig in den entwickelten Ländern zu.

Dies gilt auch, wenn zwei oder mehr Technologien miteinander verglichen werden: Bardhan berichtete beispielsweise, daß die Rezidivrate nach hochselektiver Vagotomie bei den erfahrensten Chirurgen nur ungefähr 7% beträgt, wogegen sie nach Operationen durch Chirurgen in der Ausbildung bis zu 25% betragen kann. In bezug auf Cimetidin ist zu sagen, daß es häufig von Patienten ohne Duodenalulkus eingenommen wird; dies beleuchtet einen anderen wichtigen Faktor, der bei Effektivitätsstudien berücksichtigt werden muß, bei Wirksamkeitsstudien jedoch nicht. Obgleich die Komplexität der Effektivitätsstudien unvermeidlich größer ist, begegnen wir hier jedoch im Prinzip den gleichen allgemeinen Problemen wie bei den Wirksamkeitsstudien – sie verlangen wiederum die wohlüberlegte Auswahl *auf den ersten Blick* relevanter Alternativen (oder Mischungen von Alternativen), deren Effektivität verglichen werden soll, sowie einen Studienplan, der die Auswirkungen weiterer Einflußfaktoren berücksichtigt.

Im Rahmen von *Effizienzstudien,* deren Zweck es ist, die kostengünstigste Methode zur Erreichung eines klar spezifizierten Ziels (oder einer Gruppe von Zielen) zu identifizieren oder mit den verfügbaren Ressourcen ein Höchstmaß an „Leistungen" zu erreichen oder (ein noch ehrgeizigeres Ziel) den Unterschied zwischen dem erwarteten Nutzen und den erwarteten Kosten zu maximieren, ist der Begriff der absoluten Wirksamkeit oder Effektivität so gut wie nutzlos. Der Grund hierfür ist, daß wir Informationen über die Kosten und Ergebnisse (oder Nutzen) *eines* Verfahrens nicht für den Zweck einer beliebigen *Auswahl* verwenden können. Bei der Effizienz handelt es sich darum, den besten Weg zu wählen, wenn mehrere Alternativen vorliegen. Folglich ist die Kenntnis von *relativer* Wirksamkeit und *relativer* Effektivität *notwendige Voraussetzung* einer jeden Effizienzanalyse. Ohne medizinische und epidemiologische Informationen lassen sich Effizienzevaluationen schlicht nicht durchführen.

Daraus ergibt sich, daß die Ökonomen in bezug auf Informationen über die relative Wirksamkeit und Effektivität ganz entscheidend auf ihre Kollegen im Bereich der Medizin angewiesen sind. Um nicht den Eindruck entstehen zu lassen, es bestehe hier eine natürliche Reihenfolge (zuerst die Wirksamkeits- bzw. Effektivitätsanalyse, dann die Effizienzanalyse), ist zu betonen, daß dies nicht der Fall ist. Ist das endgültige Ziel einer Studie der Nachweis der Effizienz, so ist es von Anfang an entscheidend, geeignete Kriterien für Kosten und Nutzen oder Gewinn und Verlust in den Studienplan einzubauen. Jede der in diesem Band behandelten Technologien liefert Beispiele ökonomischer Ad-hoc-Analysen, die sozusagen an die Rockschöße einer laufenden oder bereits vollendeten medizinischen Studie angehängt wurden. Vom Standpunkt der Effektivität aus kann eine Berechnung des Werts der Verdienstausfälle von Kranken oder des Werts des Zeitaufwands von Familienmitgliedern und Freunden unwichtig sein. Vom Standpunkt der Effizienz aus betrachtet können diese Werte jedoch entscheidend sein – ob sie es sind, hängt selbstverständlich vom Umfang der untersuchten Kosten und Nutzen ab, und dieser bringt uns wieder zurück zu den Zielen der Studie und zu den Interessen der mutmaßlichen Auftraggeber an solchen Informationen. Ein sequentieller Ansatz birgt daher den ernsthaften Nachteil in sich, daß wichtige Informationen nicht zu dem Zeitpunkt gesammelt werden, zu dem dies am einfachsten wäre (es kann sich hierbei auch um den *einzig* möglichen Zeitpunkt handeln). Darüber hinaus besteht das Risiko, daß bei der Identifizierung, Konzeptualisierung und Messung zweckdienlicher Daten für die Effizienzanalyse auf relevante Fachkenntnisse verzichtet wird – selbst wenn erkannt wird, daß Informationen dieser Art benötigt werden. Stattdessen wird eine gute Wirksamkeits- oder Effektivitätsstudie in eine dilettantische Effizienzstudie verwandelt, welche die *ganze* Angelegenheit in Verruf bringt. Zu den häufigen Fallgruben gehören hier die unkritische Verwendung von Marktpreisen, die Vernachlässigung nicht mit Preisen bewerteter Ressourcen (wie Zeit oder Kapitalgüter, die bereits vorhanden sind), die Verwendung von Umbuchungen als Ausdruck für Kosten und Nutzen und die Vernachlässigung oder unsachgemäße Anwendung von Diskontierungsverfahren.

Korrekte Zuordnung der Ergebnisse

Das Problem der korrekten Zuerkennung von Ergebnissen wurde bereits angesprochen: Es geht darum, mit der größtmöglichen Gewißheit Aussagen über Ursachen und Wirkungen zu machen und scheinbare Zusammenhänge als solche zu erkennen. Es enthält ganz offensichtlich 2 Aspekte.

1. Gibt es einen Grund (eine Theorie) zu erwarten, daß eine bestimmte Veränderung eine andere zur Folge hat? Gibt es beispielsweise biochemische Gründe zu erwarten, daß die Einnahme von Cimetidin die Ulkusheilung verbessert oder die Gefahr einer Impotenz oder eines Nierenversagens erhöht? Eine bloße Assoziation braucht nicht mehr zu sein als ein Zusammentreffen, etwa so wie der Zusammenhang zwischen der Prävalenz der Ruhr in Schottland und der Inflationsrate in Großbritannien, deren Korrelationseffizient von + 0,71 niemanden auf den Gedanken bringt, eines verursache das andere.

2. Wurde eine geeignete statistische Methode angewandt, welche die möglichen Auswirkungen anderer Variablen und die möglichen Wechselwirkungen von Variablen berücksichtigt? Wie wir beim Cimetidin gesehen haben, war der Trend der chirurgischen Behandlungen bereits rückläufig, als das Medikament eingeführt wurde, so daß eine Assoziation zwischen der Häufigkeit seiner Anwendung und der Häufigkeit der Operation an sich nicht ausreicht, um daraus auf einen ursächlichen Zusammenhang zu schließen. In diesem Fall gibt es aufgrund der Wirksamkeit des

Medikaments gute Gründe sowohl für die Vorhersage der Assoziation als auch statistische Belege für die Annahme, daß die Anwendung des Medikaments die Häufigkeit chirurgischer Eingriffe tatsächlich vermindert hat (zumindest während der Studienperioden).

Im allgemeinen erfordert die korrekte Darstellung der Beziehung zwischen Ursache und Wirkungen einen sorgfältigen Studienaufbau: Verlaufsstudien, Kohorten- oder Längsschnittstudien oder (idealerweise) randomisierte klinische Studien, so daß andere Variablen entweder nicht stören (dies erfordert ein ziemlich umfassendes Verständnis der Dynamik des zu untersuchenden „Modells") oder ganz allgemein durch die Randomisierung berücksichtigt werden (dies erfordert ein weniger umfassendes Verständnis). Die Beiträge von Balaban u. Goldfarb (Kap.2) sowie von Russell (Kap.27) befassen sich auf exemplarische Weise mit diesen Problemen.

Der Faktor Zeit

Die vorangegangenen Beiträge haben unter anderem 4 wesentliche Aspekte beleuchtet, unter denen der Faktor Zeit in einer Evaluationsstudie sorgfältig zu berücksichtigen ist. Kurz gesagt handelt es sich um die Zeitspanne der Studie, die Berücksichtigung der Zeit als ein Aufwand, die Berücksichtigung der Zeit als ein Ertrag und die Auswirkung des Zeithorizonts auf die Berechnung der derzeitigen Kosten und Nutzen.

Der erste dieser zeitlichen Aspekte erfordert sorgfältige Überlegungen, da – wie im Fall von Cimetidin bei Ulkus deutlich gezeigt wurde – einzelne Krankheiten nach einer gewissen Zeit mit einer bestimmten Wahrscheinlichkeit von selbst abheilen (weshalb die Dauer eines auf die Technologie zurückzuführenden Nutzens nicht länger angesetzt werden sollte als es dem natürlichen Krankheitsverlauf entspricht). Andererseits kann es eine gewisse Zeit dauern, bis sich die Anwendung einer Technologie auswirkt, oder die Wirkung kann mit der Zeit abnehmen.

Der zweite zeitliche Aspekt ist ebenfalls wichtig, da in einigen Fällen die Zeit als *Aufwand* gerne vernachlässigt wird. Zeit stellt eine wertvolle Ressource mit alternativen Verwendungsmöglichkeiten dar. Dies ist offensichtlich, wenn die Patienten ein Gehalt oder einen Lohn pro Zeiteinheit erhalten oder wenn Kapitalgüter zu einem bestimmten Tarif pro Zeiteinheit gemietet werden. Dieselben Überlegungen gelten auch für Zeitaufwendungen, die nicht mit Preisen bewertet werden, wie aufgewandte Zeit von Familienmitgliedern, Freunden, freiwilligen Helfern usw. Die Vernachlässigung solcher Zeitkosten bedeutet eine willkürliche Behandlung dieser Ressourcen. Eine kostensparende Wirkung der Computertomographie im Vergleich zu anderen Untersuchungsverfahren ergibt sich aus einer verkürzten Verweildauer der Patienten im Krankenhaus. Mit seinem „Behandlungs-Ressourcen-Profil" zeigte Pedersen (Kap.9), daß Zeitkosten auch bei der Evaluation der Dialyse ein wesentlicher Faktor sind, und Weisbrod (Kap.17) verwies auf Studien, die solche Zeitaspekte ebenfalls ausdrücklich berücksichtigen. Die Beteiligung von Familienmitgliedern an einem Behandlungsverfahren wie der Heimdialyse wurde in den Fällen von Nierenversagen ebenfalls als wichtig hervorgehoben. Fast alle Studien berücksichtigen in irgendeiner Weise die bezahlte (verlorene oder gewonnene) Zeit. Verhältnismäßig wenige führen die Logik dieser Überlegungen zu Ende.

Ein Beispiel für die Betrachtung der Zeit als *Ertrag* sind die Ansätze der klinischen Evaluation und Kosten-Effektivitäts-Analyse, welche die gewonnenen Lebensjahre berücksichtigen, insbesondere im Zusammenhang mit Dialyseverfahren. Dieses Vorgehen liefert einen Näherungswert für die idealere Maßeinheit „gesunde Tage". Damit sei auf die Schwierigkeiten hingewiesen, die Gesundheit mittels „Qualitätskorrektur" von Lebensjahren direkt oder indirekt zu messen. Vorausgesetzt, daß Gesundheit in der Tat als eine Art Endziel (einschließlich der Prävention) betrachtet werden kann, wäre ganz offensichtlich ein breites Forschungsprogramm angezeigt, um brauchbare Maßeinheiten zu entwickeln, die bei Wirksamkeits-, Effektivitäts- und Effizienzstudien einheitlich zur Anwendung gelangen könnten. Auf ein solches Forschungsprogramm ist in den Beiträgen mehrmals hingewiesen worden und alle, die sich mit Evaluationen befassen, sind potentielle Abnehmer solcher Forschungsergebnisse. Denn viele der verwendeten Näherungsgrößen (Fehlen von Krankheit, Verminderung der Symptome usw.) sind nur ein armseliger Ersatz für die „Sache selbst". Sie sind vielleicht nicht einmal der beste verfügbare Ersatz, so daß es im Interesse aller Beurteiler liegt, sich selbst mit der Literatur über die Messung von Gesundheit vertraut zu machen. Dies wurde im Fall der Behandlung des terminalen Nierenversagens besonders deutlich: Obwohl die Wirksamkeit sowohl der Dialyse als auch der Transplantation seit langem zweifelsfrei erwiesen ist, verfügen wir kaum über systematische Informationen über die Unterschiede in der Lebensqualität bei der Anwendung dieser Verfahren.

Der letzte Zeitaspekt betrifft die *Diskontierung* zukünftiger Nutzen und Kosten – egal, ob sie in monetärer Form berechnet werden oder nicht. Wenn immer Kosten und Nutzen sich über einen Zeitraum von mehr als ein paar Jahren erstrecken, führt eine unbefriedigende Lösung des Diskontierungsproblems wahrscheinlich zu verzerrten Ergebnissen. In fast allen ökonomischen Studien werden Nutzen und Kosten diskontiert, wenn dies erforderlich ist; hingegen ist dies bei kaum einer medizinischen Studie der Fall. In der Tat ist eines der augenfälligsten Merkmale der meisten medizinischen und epidemiologischen Evaluationen die Vernachlässigung eines oder mehrerer dieser Zeitaspekte. Jene, die sie einzubeziehen versuchen, beschränken sich fast immer auf den Zeitaufwand, der bezahlt wird, und akzeptieren Marktpreise unkritisch als relevante Maße für Zeiteinheiten.

Verallgemeinerungen

Ob sich die Ergebnisse einer Evaluationsstudie verallgemeinern lassen, hängt entscheidend vom statistischen Aufbau der Untersuchung und von ihrem Ziel ab. Die Frage des Aufbaus wurde in mehreren Beiträgen (insbesondere von Balaban u. Goldfarb, s. Kap. 2, und Russell, s. Kap. 27) kompetent dargestellt und braucht hier nicht weiter erörtert zu werden, obgleich sie von absolut entscheidender Bedeutung ist. Wirksamkeitsstudien lassen sich im Grunde nicht verallgemeinern, da sie normalerweise nicht in einem institutions- und menschenbezogenen Rahmen durchgeführt werden, der dies erlauben würde. Die Compliance der Patienten wechselt in verschiedenen Studien und Verfahren. Auch wechselt der „Mißbrauch" einer Technologie von Fall zu Fall.

Davon abgesehen muß jedoch betont werden, daß die Ziele einer Studie gewisse Arten der Verallgemeinerung ausschließen können. Ein entsprechender Aspekt wird in Weisbrods Beitrag (Kap. 17) klar dargelegt: Eine Studie, die sich die Beantwortung der Frage: „Welches sind die relativen Kosten von zwei (oder mehreren) alternativen Verfahren"? zum Ziel setzt, wird (allein) nicht imstande sein, die Frage zu beantworten: „Wie hoch ist die pro Fall zu erwartende Reduzierung der Kosten des Gesundheitssystems, wenn eine neue Technologie verfügbar wird?" Daher ist es wiederum wichtig, daß die Ziele von Anfang an klar festgelegt sind, damit es sich bei den Fragen, die man beantwortet, wirklich um die Fragen handelt, die man zu beantworten *hofft* und die man stellen *möchte!*

Bei Effektivitäts- und Effizienzstudien kann es auch (im Gegensatz zu Wirksamkeitsstudien) notwendig sein, (je nach den Zielen) „Szenarien" oder „Behandlungspfade" zu studieren. Patienten werden z. B. typischerweise nicht *entweder* durch die Heimdialyse *oder* mittels Transplantation behandelt (deren Wirksamkeit ungefähr die gleiche ist, wobei die Transplantation vielleicht in bezug auf die längerfristigen Überlebensraten überlegen ist), eher werden sie nacheinander unterschiedlich behandelt: sie können zunächst im Krankenhaus dialysiert werden, dann zur Heimdialyse überwechseln, ein Transplantat erhalten und schließlich zur Heimdialyse zurückkehren (Ludbrook 1981). Derartige dynamische Muster finden sich auch bei Duodenalulkuspatienten und in vielen anderen medizinischen Bereichen. Außerdem können diese Muster von finanziellen und anderen Zugangsbedingungen für die Patienten abhängig sein; und auch die Art der Honorierung der Ärzte und die Krankenhausfinanzierung können eine Rolle spielen. Diese verschiedenen Punkte erweitern sich rasch zu Fragen nach dem *Verhalten* der diversen am Ablauf beteiligten Personen und nach den verschiedenartigen Randbedingungen, denen es unterworfen ist.

Jede der in diesem Band diskutierten Technologien läßt eine international sehr unterschiedliche Anwendung erkennen. Die umfassendste Art der Effektivitäts- oder Effizienzstudie würde nach Gründen für diese Unterschiede suchen, die offenbar weit eher mit Planungssystemen, Vergütungsmethoden, Arzthonorarsystemen und Industriepolitik zusammenzuhängen scheinen als mit den zugrundeliegenden, einen Bedarf anzeigenden demographischen oder Morbiditätsindikatoren. Obwohl in den Beiträgen nicht näher darauf eingegangen wird, ist es klar, daß uns Untersuchungen dieser Art in einen noch stärker multidisziplinären Rahmen als den hier vertretenen führen können, der z. B. soziologische und politische Untersuchungsmethoden umfassen müßte. Effektivität und Effizienz sind also auch von der sozialen, ökonomischen und politischen Umwelt abhängig, und Verallgemeinerungen *quer* durch politische und kulturelle Grenzen sind nicht ohne weiteres möglich. In der Tat zeigen die Beiträge, in denen die Effektivität der Nierentransplantation erörtert wird, klar und deutlich die Bedeutung der derzeitigen Grenzen in bezug auf die Verfügbarkeit von Lebend- und Kadaverspendern auf. Die Lockerung solcher Zwänge führt weit über die medizinischen und ökonomischen Bereiche hinaus, unterliegt aber auch ihrerseits Evaluationen: Welche Methoden zur „Gewinnung" von Nieren sind z. B. am kosteneffektivsten?

Klassifizierung von Gewinnen und Verlusten, Nutzen und Kosten

Stellen wir uns vor, man versuche, eine *vollständige* Evaluation einer Technologie vorzunehmen. Verzichten wir auf einige der eben diskutierten weiterführenden Überlegungen, so bleiben grundsätzlich zwei Möglichkeiten zum Aufbau einer Matrix, deren Elemente alle relevanten quantitativen oder qualitativen Informationen umfassen.

Die erste besteht in der Unterteilung aller Wirkungen in Nutzen und Kosten. Dies ist, wie Williams (Kap. 4) deutlich gezeigt hat, ein Minenfeld für den Unerfahrenen, weil sich der logisch angemessene Begriff der *Opportunitätskosten* (i. allg. handelt es sich um Grenzopportunitätskosten), sehr stark von dem uns allen geläufigen herkömmlichen Kosten-(= Ausgaben-)Begriff unterscheiden kann.

Der zweite Ansatz ist zuerst weniger riskant, da hier weniger spezialisierte Begriffe als Kriterien für die Klassifizierung verwendet werden. Dieser Ansatz verlangt die Identifizierung aller Beteiligten, die in irgendeiner Weise von einer Entscheidung über die Technologie betroffen werden; danach sind die eintretenden *Gewinne* und *Verluste* für alle Beteiligten zu identifizieren. Dieses Vorgehen ist weniger gefährlich, da – falls wirklich umfassend – das Risiko einer mehrfachen Berechnung und damit einer Über- oder Unterschätzung auf ein Minimum reduziert wird. Ein Beispiel: Ökonomen, die den Opportunitätskostenansatz anwenden, betonen nachdrücklich (zu Recht), daß Umbuchungszahlen nicht berücksichtigt werden dürfen. Nichtökonomen haben häufig Schwierigkeiten, diesen Überlegungen zu folgen. Die Diskussionen in den Workshops drehten sich häufig um dieses Problem. Beim Gewinn-Verlust-Ansatz hingegen entfällt diese Schwierigkeit, da alle Zahlungen, die ein Patient aus Mitteln der öffentlichen Hand erhält, für ihn als Gewinn, für den Steuerzahler jedoch als Verlust erscheinen. Vorausgesetzt, alle Kosten werden umfassend registriert, können alle diese Gewinne und Verluste erfaßt werden. Werden sie anschließend verrechnet, heben sich Gewinne und Verluste auf. Selbst wenn die umfassende Ausführung des Gewinn-Verlust-Ansatzes in dieser Beziehung wenig Schwierigkeiten bereitet, gibt es noch genügend Stolperdrähte für den Unbedachten, denn die Umsetzung von Gewinnen und Verlusten in (monetäre) Werte erfordert Fachkenntnisse, die auf einer differenzierten Theorie beruhen; möglicherweise gilt nirgendwo mehr als hier, daß die Fachkenntnisse des Ökonomen jene der Experten auf dem Gebiet der Technologie und auf dem Gebiet der statistischen Planung von Studien ergänzen.

Während übrigens der Nutzen-Kosten-Ansatz in der Praxis dazu führt, uns auf eine besondere Betrachtungsweise des allgemeinen Ziels von Effizienzstudien zu verpflichten (nämlich auf die Maximierung des Unterschieds zwischen *allen* Nutzen und *allen* Kosten), eignet sich der Gewinn-Verlust-Ansatz besonders gut, um zu ermitteln, *wer* gewinnt bzw. verliert und kann daher für Analysen von Nutzen sein, welche die Bewertung der Effizienz eines Verfahrens vom Gesichtspunkt verschiedener Parteien aus anstreben. Er könnte auch dazu beitragen zu verstehen, *warum* sich manche offensichtlich insgesamt effiziente Verfahren nicht durchsetzen, während andere scheinbar insgesamt ineffiziente Verfahren dies tun. Die Antwort ist sehr wahrscheinlich, daß sie den Interessen *bestimmter* Parteien entweder entgegenlaufen oder entsprechen.

Beide Arten von Analysen fallen selbstverständlich unter den allgemeinen Begriff „Kosten-Nutzen-" bzw. „Kosten-Effektivitäts"-Analyse: Die Grundlagen sind die gleichen, der Unterschied liegt in der Art der Präsentation.

Viele empirische Studien begnügen sich bis heute mit einer erschreckend eingeengten Betrachtung des Nutzens. Die meisten medizinischen und ökonomischen Analytiker sind sich darin einig, daß die einfache offensichtliche Bereitschaft, für eine Behandlung zu bezahlen, den wahren Nutzen stark unterschätzt und außerdem diskriminierende Verzerrungen einführt, die zu stark von der herrschenden Verteilung des Wohlstands abhängen. Die gleiche Besorgnis ist in bezug auf den Ansatz zu verspüren, der auf dem sog. menschlichen Kapital basiert und den Menschen wie ein Arbeitstier behandelt, was wiederum verteilungsbedingte Verzerrungen zur Folge hat. Folglich können solche Ansätze bestenfalls aufzeigen, daß ein Verfahren effizient ist, wenn der gemessene Nutzen die Kosten übersteigt; hingegen ist die gegenteilige Schlußfolgerung, daß es ineffizient ist, wenn der gemessene Nutzen hinter den Kosten zurückbleibt, damit nicht zu beweisen. Daher kam die Diskussion während des Symposiums immer wieder auf die unbefriedigende Art vieler derartiger Nutzen- (oder Ergebnis-)Messungen zurück. Die offensichtliche Alternative ist die Förderung der Entwicklung und Anwendung von Gesundheitsindizes (selbst wenn man nicht so weit geht – und dies wäre in der Tat angesichts unseres derzeitigen Wissensstandes mit ziemlicher Sicherheit verfrüht –, Veränderungen einer Gesundheitsmaßeinheit bereits in Geld zu bewerten).

Wie das Vollkommene nicht zum Feind des lediglich Guten gemacht wird

Eine Sammlung von Beiträgen, die versucht, die Merkmale einer guten Evaluation durch die Untersuchung der tatsächlichen Praxis in drei ausgewählten Bereichen und durch die Besprechung der gewählten Verfahren zu identifizieren, läuft Gefahr, Vollkommenheit zu empfehlen. Wie soll man also vorgehen, wenn einem die Vollkommenheit unvermeidlich versagt ist? Das Dilemma stellt sich drastisch im Fall *neuer* Technologien, denn diejenigen, welche die Entscheidungen zu treffen haben, wünschen Evaluationsergebnisse, bevor sich die Technologien durchsetzen, andererseits können Evaluationen erst dann erfolgen, wenn die Technologien sich *bereits* durchgesetzt haben. Die Computertomographie ist ein spektakuläres Beispiel einer sehr weit verbreiteten Technologie, die weitgehend eingeführt war, bevor eine einzige Evaluation durchgeführt worden war.

Die Antwort muß in der *konzeptuellen* Klarheit liegen. Nur wenn man seine Ziele und geeignete Maßeinheiten für Wirksamkeit, Effektivität und Effizienz so klar wie möglich definiert, kann man ermessen, welche Abkürzungen und Annäherungen sich rechtfertigen lassen, ohne die wesentliche Aussage zu kompromittieren. Nur dann kann man die Gültigkeit der erzielten Ergebnisse vernünftig bewerten. (Ungefähr) zu wissen, was man *nicht* getan hat, ist oft ebenso wichtig, wie zu wissen, was man (genau) getan *hat*. Die Kenntnis der *hauptsächlichen* Merkmale einer Technologie (in großen Zügen) ist wichtiger als Detailkenntnisse über unbedeutende Merkmale. Kurz gesagt, eine gute Evaluation erfordert ein gutes Urteilsvermögen. Und ein gutes Urteilsvermögen leitet sich von tatsächlichem Wissen her, das in einen klaren konzeptuellen Rahmen gestellt wird.

Der Bedarf nach einer frühzeitigen Evaluation von neuen Technologien wurde anerkannt. In den Diskussionen herrschte weitgehende Übereinstimmung, daß sorgfältig durchgeführte, einfache und rasche Studien (vom Typ „quick and dirty") hierzu das geeignete Verfahren sind. Sie müssen aber durch eine sorgfältige Überwachung ergänzt werden, so daß mit der Einführung einer Technologie zugleich Informationen gewonnen werden, die zu einem späteren Zeitpunkt als Entscheidungsgrundlagen dienen können. Für die Überwachung ist es zweckmäßig, wenn jene, welche die neuen Technologien finanzieren, von jenen, die sie beantragen, Angaben darüber verlangen, was sie durch diese Anwendung zu erreichen hoffen und wie sie die Erfüllung dieses Ziels zu messen beabsichtigen! Es lohnt sich jedoch auch, sich zu vergegenwärtigen, daß die meisten neuen Technologien im Laufe der Zeit zu alten Technologien werden und daß, wie White in seinem Beitrag (Kap. 1) darlegt, bei der großen Mehrheit der vorhandenen Verfahren die Effektivität *unbekannt* ist. Folglich gibt es genügend Spielraum für eine Vielfalt von Studien, von Übersichtsuntersuchungen zu Studien verschiedenen Niveaus, mit unterschiedlichen Nachuntersuchungsperioden usw. Außerdem werden Studien vom Typ „quick and dirty" gewöhnlich dazu beitragen, einige entscheidende Untersuchungsbereiche zu identifizieren, die nur im Rahmen längerdauernder, tiefgreifender Studien bearbeitet werden können. Folglich haben sie nicht nur den Vorteil, die bestmögliche Antwort auf dringliche Fragen zu geben, selbst wenn sie damit im Augenblick weder vollkommene noch abschließende Antworten liefern können, sondern weisen auch auf Lücken hin, die später geschlossen werden müssen. Es schadet jedoch nicht – und gute Vorbilder sprechen dafür –, wenn man tiefgreifende Studien über eine neue Technologie in Gang setzt, sobald der Verdacht besteht, daß sie sich rasch verbreiten und auch sehr kostspielig sein wird. Daraus läßt sich ableiten, daß eine gute Strategie uns manchmal zwingt, die begrenzten Evaluationskapazitäten zu *konzentrieren,* anstatt sie gießkannenartig auf eine Serie von Studien aufzuteilen, deren Einfluß im Sinne von Veränderungen auf die tatsächliche medizinische Praxis oder (vorzugsweise) auf das kosteneffektive ärztliche Verhalten sehr wahrscheinlich äußerst bescheiden ist.

Multidisziplinäre Studien

Im Verlauf des Symposiums wurde wiederholt deutlich, daß sich die konzeptuellen Fähigkeiten der Fachleute auf dem Gebiet der diversen Technologien, die Fähigkeiten der klinischen und epidemiologischen Experten, welche statistische Studien konzipieren, sowie die konzeptuellen Fähigkeiten der Ökonomen gegenseitig ergänzen. Bei Effizienzanalysen führt ein monodisziplinäres Vorgehen ohne Beiziehen der anderen zwei zu einem Mißerfolg, und gleiches gilt für ein Verfahren, das auch nur einen Aspekt aus diesem Kontext außer acht läßt. In der Tat besteht die hauptsächliche Folgerung, die sich aus diesem Band ziehen läßt, im Nachweis, daß die multidisziplinäre Zusammenarbeit die *unerläßliche Voraussetzung* für eine erfolgreiche Evaluation der Effizienz darstellt.

Natürlich soll dies nicht heißen, daß das für alle Ebenen der Evaluation zutrifft. Tatsächlich gibt es Evaluationstypen, die *keine* multidisziplinäre Zusammenarbeit erfordern. Dies läßt sich anhand von Cimetidin veranschaulichen. Abbildung 32.1 zeigt „Horisbergers Würfel" in Anwendung auf Cimetidin. Auf der Vorderseite se-

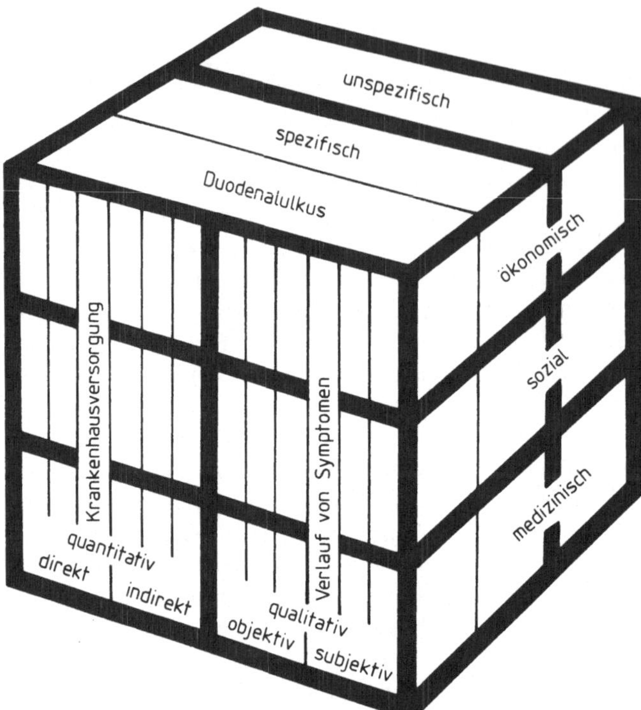

Abb. 32.1. Illustration der mehrdimensionalen Zusammenhänge zwischen der Anwendung einer Technologie (spezifisch/unspezifisch), den verschiedenartigen Wirkungen (quantitativ/qualitativ) und den verschiedenen Beurteilungsperspektiven (ökonomisch, sozial, medizinisch)

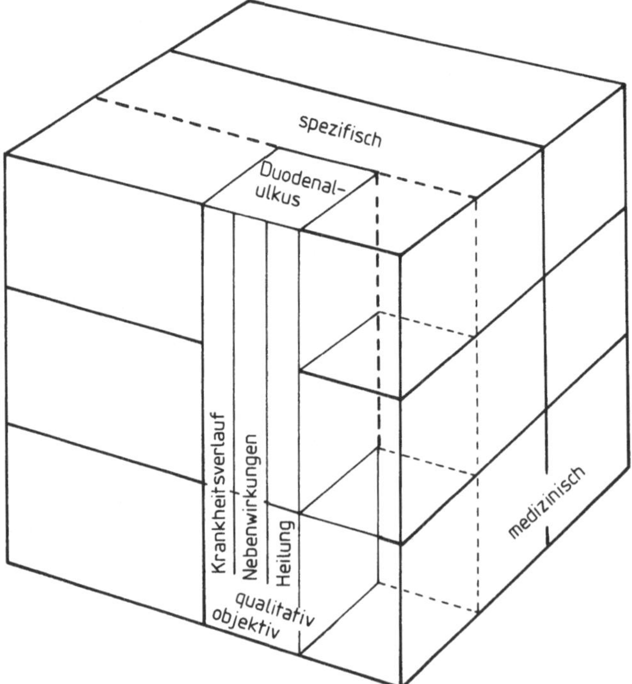

Abb. 32.2. Illustration der medizinischen Perspektiven im Falle der spezifischen Anwendung einer medizinischen Technologie (Cimetidin bei Duodenalulkus) im Zusammenhang mit objektiven Veränderungen des Heilungsprozesses

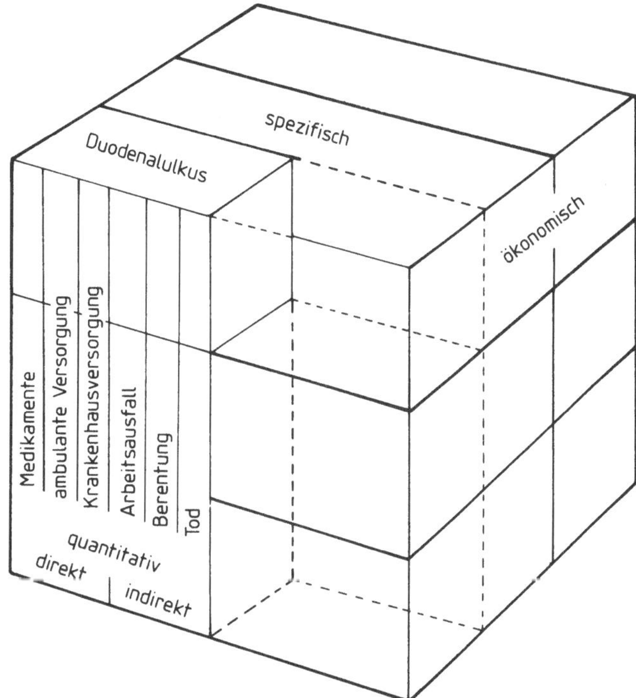

Abb. 32.3. Illustration der ökonomischen Perspektiven im Falle der spezifischen Anwendung einer medizinischen Technologie (Cimetidin bei Duodenalulkus) im Zusammenhang mit einer Auswahl von Faktoren, die für die Messung der direkten und indirekten Effekte relevant sind

hen wir die Natur der verschiedenen Arten von Wirkungen, welche die Anwendung des Medikaments ausüben kann (die Unterteilungen sind eher als Beispiele denn als abschließende Liste zu verstehen). Auf der Seitenansicht sind diese Wirkungen in medizinische, soziale und ökonomische Ebenen eingeteilt. Auf der Oberseite sehen wir eine Reihe von Anwendungsbereichen, von denen einige spezifisch (Cimetidin bei Duodenalulkus) und andere unspezifisch sind (z. B. Cimetidin bei Gastritis).

Der Würfel kann je nach dem Brennpunkt des Interesses in Scheiben geschnitten werden. In Abb. 32.2 wird der Würfel beispielsweise vom medizinischen Gesichtspunkt aus zerteilt, wobei insbesondere der objektive Verlauf der Krankheit betrachtet wird; hier können die Nebenwirkungen des durch Cimetidin bewirkten Heilungsprozesses von Interesse sein; dann wird die Effektivität des Medikamentes mit anderen Präparaten oder mit Placebo verglichen. Wahlweise kann man den Würfel, wie in Abb. 32.3, auch vom ökonomischen Standpunkt aus zerteilen und eine Reihe von Faktoren untersuchen, die in diesem Fall relevant sind.

Schlußwort

Die Herausgeber hoffen, mit diesem Band einen Beitrag zu besseren Evaluationen zu leisten. Vielleicht bildet die Kombination der Übersichtsartikel, in denen die Prinzipien der Evaluation dargelegt werden, mit den spezialisierten Beiträgen, die versuchen, diese Prinzipien bei der Überprüfung und Besprechung der einzelnen Arbeiten in bezug auf 3 ausgewählte Technologien anzuwenden, eine Art Leitfaden für die zukünftige praktische Arbeit auf diesem Gebiet. Das Glossar wird, so hoffen wir, jenen weiterhelfen, die mit dem Jargon nicht ganz vertraut sind. Das Literaturverzeichnis schließlich kann jenen, die ihr Wissen in bezug auf Prinzipien und Praxis weiter vertiefen möchten, dazu ausreichend umfassende Angaben liefern.

Wir hoffen, daß dieser Band mithilft, die Befürchtungen von einem disziplinären Imperialismus abzubauen, wie das im Verlauf des Symposiums, über das hier berichtet wurde, bereits geschah. Auch sollte er vor ungerechtfertigten *Selbstgefälligkeiten* warnen. Wenn zu Beginn des Symposiums – wie es ein Kommentator ausdrückte – Kliniker und Ökonomen sich wie Mädchen und Jungen im Tanzsaal einer höheren Schule gegenübersaßen, so endete es doch mit einem sehr viel besseren Verständnis für den Beitrag, den ein jeder leisten kann, und mit dem Beginn eines echten Dialogs. Den Vergleich mit der höheren Schule weiterspinnend, kann man sagen, daß einige sogar miteinander tanzten, vielleicht etwas unbeholfen, und vielleicht traten sie einander dabei auch auf die Füße, was dem Vergnügen aber keinen Abbruch tat. Mehr als ein Kommentator bemerkte gegen Ende der Konferenz, daß es zunehmend schwieriger werde, bei Gesprächen zu unterscheiden, ob er oder sie Ökonom oder Mediziner sei. Wenn dieser Band diese Verständigung weiter fördert, wird er seinen unmittelbaren Zweck erfüllt haben. Die Realisierung unseres Hauptanliegens – einen Beitrag zur Verbesserung zukünftiger Evaluationsstudien zu leisten – ist damit bereits in die Wege geleitet.

Glossar

Alkalose: Fachausdruck für eine Abnahme des Säuregehalts der Körperflüssigkeiten. Kann die Folge einer respiratorischen Störung, anhaltenden Erbrechens (mit Verlust von Salzsäure) oder der übermäßigen Zufuhr von Puffersubstanzen wie Natriumbikarbonat (sog. Antazida) sein.

Ambulante Behandlung: Behandlung von Patienten, die nicht bettlägerig sind. Ambulante Behandlung erfolgt hauptsächlich bei niedergelassenen Ärzten oder in Ambulatorien, Polikliniken oder Tageskliniken von Krankenhäusern.

Aneurysma: Krankhafte, örtlich begrenzte Erweiterung bzw. Ausbuchtung einer Arterie infolge eines degenerativen Prozesses in der Gefäßwand (z. B. Arteriosklerose). Es kann zu einer Ruptur kommen; die chirurgische Exzision des Aneurysmas ist die Behandlung der Wahl.

Angiographie: Röntgenologische Darstellung von Blutgefäßen mit Hilfe injizierter Kontrastmittel.

Arteriographie: Siehe Angiographie.

Bedarf (im Gesundheitswesen): Die wissenschaftlich (biologisch, epidemiologisch usw.) definierten Gesundheitsschäden, die nach präventiven, heilenden und, wenn angemessen, kontrollierenden oder eliminierenden Maßnahmen verlangen. Während die Mangelzustände wissenschaftlich nachgewiesen werden können, kann man von den evtl. folgenden präventiven oder heilenden Schritten nicht ohne ethische Beurteilung sagen, daß man ihrer „bedarf".

Biopsie: Untersuchung von Gewebeproben, die dem lebenden Organismus entnommen wurden. (Die Proben werden manchmal durch Punktion, d.h. durch Nadelbiopsie entnommen.)

CAPD: Siehe kontinuierliche ambulante Peritonealdialyse.

Chronisch (Krankheit, Leiden): Eine Schädigung von Körperstrukturen oder -funktionen, die eine Veränderung des normalen Lebens des Patienten notwendig macht und die seit längerem besteht bzw. erwartungsgemäß über lange Zeit bestehen wird.

Computertomograph, computerisierter axialer Tomograph, CT-Scanner (CAT-Scanner): Eine radiologische Technologie, die Bilder ausgewählter Körperschichten liefert; die Bilder enthalten die von einem Computer errechneten strukturellen Informationen, die von der Röntgenstrahlenabsorption der verschiedenen Gewebe abhängig sind. Aus Serien von Schnitten (Scans) lassen sich dreidimensionale Bilder von Körperregionen rekonstruieren (s. auch *Tomograph*).

Dalton: Einheit der relativen molekularen (oder atomaren) Masse.

Dialyse: Dieser Ausdruck, von den griechischen Wörtern „trennen" und „lösen" hergeleitet, bedeutet im buchstäblichen Sinn Bluttrennung. (Ein oft benutzter Terminus ist „Blutwäsche".) Bei der Dialyse handelt es sich um die selektive Trennung kleiner Moleküle und Ionen (sog. Kristalloide wie Elektrolyte, Stoffwechselabbauprodukte, toxische Substanzen) von großen Molekülen oder Partikeln (Proteine, Blutkörperchen usw.). Dies wird durch Einschalten einer semipermeablen Membran zwischen dem Blut und einer geeigneten Flüssigkeit (d. h. dem Dialysat) in der „künstlichen Niere" (d. h. in der Hämodialysemaschine) erreicht.

Diskontfaktor: Eine allgemeine Beschreibung findet sich unter dem Stichwort Diskontieren. Den Diskontfaktor für die Zeit t erhält man aus $1/(1+r)^t$, worin r der jährliche Diskontsatz ist. Somit ist bei $r = 0,1$ der Diskontfaktor für $t = 1$ 0,909, und für $t = 5$ ist er 0,620.

Diskontieren: Ein Verfahren zur Reduzierung von Kosten- oder Nutzenflüssen, die zu verschiedenen Zeitpunkten anfallen, auf ein gemeinsames Maß durch Anwendung eines angemessenen Diskontsatzes. Somit ist bei einem jährlichen Diskontsatz r (als Dezimalbruch ausgedrückt) der Anfangs-Wert (AW) eines Kapitals oder Nutzens (K) für den Zeitraum eines Jahres $AW = K/(1+r)$, und derjenige eines Kapitals (oder Nutzens) im Zeitraum von 5 Jahren $AW = K/(1+r)^5$.

Doppelblindstudie: Der Ausdruck „doppelblind" wird zur Beschreibung einer Studie benutzt, bei der die Art der Behandlung, der sich ein Patient unterzieht, weder ihm selbst noch dem Untersucher bekannt ist.

Duodenum: Der erste, etwa 30 cm lange Abschnitt des Dünndarms, der sich vom Pylorus, d. h. dem Magenausgang („Pförtner"), bis zum Übergang in das Jejunum (Mittelabschnitt des Dünndarms) auf der Ebene des ersten oder zweiten Lendenwirbels auf der linken Seite erstreckt.

Effektivität (engl. effectiveness): Ein der Wirksamkeit ähnliches Maß (s. dort), das sich auf die Wirkung einer bestimmten medizinischen Technologie oder auf ein Verfahren und seine Auswirkungen oder Ergebnisse bei tatsächlicher praktischer Anwendung bezieht. Die Effektivität unterscheidet sich von der Wirksamkeit (engl. efficacy) darin, daß die Wirksamkeit sich ausschließlich auf die technische Relation zwischen dem Verfahren und seinen Auswirkungen unter „idealen" Bedingungen bezieht.

Effizienz: In einem restriktiven Sinn wird Effizienz wie folgt definiert: Minimierung der zur Erreichung einer bestimmten Leistung notwendigen Opportunitätskosten (s. dort) oder Maximierung der Leistung bei gegebenen Opportunitätskosten. Der von Ökonomen verwendete allgemeine Ausdruck ist als *Paretoeffizienz* bekannt. Dies ist die Verteilung von Ressourcen auf eine solche Weise, daß es nicht möglich ist, sie neu zu verteilen, ohne jemandem unkompensierte Verluste aufzuerlegen. Eine Variante ist die *potentielle* Paretoeffizienz; hierbei ist eine Neuverteilung von Ressourcen nicht möglich, ohne jemandem unkompensierbare Verluste aufzuerlegen.

Elektroenzephalographie: Darstellung der bioelektrischen Aktivität des Gehirns durch Ableitung und Mehrkanalregistrierung von Signalen auf der Kopfhaut.

Endoskop: Optisches Instrument zur Untersuchung innerer Organe.

Epidemiologie: Die Wissenschaft, die sich mit den Verteilungen und Determinanten von Krankheit und Behinderung in der Bevölkerung, sowie den Faktoren, welche diese Verteilung beeinflussen, und der Auswirkung von eingreifenden Maßnahmen befaßt.

Gegenwartswert: Siehe Diskontieren.

Glomerulonephritis: Eine Form der Nierenentzündung (d.h. entzündliche Veränderungen der Glomeruli genannten Strukturen in der Niere). Es ist in Europa die am häufigsten vorkommende primäre Erkrankung der Patienten, die aufgrund einer terminalen Niereninsuffizienz behandelt werden. Die Krankheit kann viele Jahre andauern; letztendlich führt i.allg. eine Urämie (Harnvergiftung) zum Tod. Die Ursachen sind jedoch unterschiedlich, und die Patienten können 20–30 Jahre lang ein verhältnismäßig normales Leben führen.

Grenzkosten oder -nutzen: Die zusätzlichen Kosten oder Nutzen, die durch eine Steigerung der Zuwachsrate einer Aktivität entstehen. Mathematisch handelt es sich um den ersten Differentialkoeffizienten der Kosten oder Nutzen in bezug auf die betreffende (kontinuierliche) Variable.

H_2-Rezeptorantagonisten: Inhibitoren der basalen Säuresekretion des Magens und der Sekretionsreaktionen auf Nahrungszufuhr, Magenreizung, Histamin- und Vagusstimulierung. Sie blockieren den Eintritt des Histamins in die entsprechend empfindlichen Zellen.

Hämatom: Bluterguß; eine lokale Blutansammlung im Gewebe (außerhalb der Blutgefäße), nach einer Verletzung oder im Zusammenhang mit der Degeneration von Blutgefäßen.

Heparin: Ein Antikoagulans, d.h. ein Stoff, der die Blutgerinnung verzögert (zuerst aus der Hundeleber isoliert, später in mehreren Geweben, speziell der Leber und der Lunge, festgestellt).

Hirngefäßleiden (zerebrovaskuläre Krankheiten): Erkrankungen der zerebralen Blutgefäße. Den meisten Formen liegt eine Arteriosklerose zugrunde.

Histamin: Gewebshormon, v.a. ein starkes Stimulans der Gastrinsekretion und der Konstriktion der glatten Bronchialmuskulatur.

Histokompatibilität: Immunologische Ähnlichkeit oder Identität von Geweben, die ausreicht, um eine erfolgreiche homologe Transplantation zu erlauben. Bedeutet Identität der Gewebeantigenmuster von Spender und Empfänger.

Humankapital: Der Bestand an menschlichen Fähigkeiten, der in einem einzelnen oder einer Gruppe verkörpert ist. Seine Bewertung erfolgt i.allg. durch Messung des Gegenwartswerts (s. Diskontieren) vermarkteter Fähigkeiten (z.B. der Gegenwartswert der für einen bestimmten Zeitraum zu erwartenden Einkünfte). Es wird u.a. bedingt durch die Leistungsfähigkeit, die durch Ausbildung erworbenen Kenntnisse, den Gesundheitszustand.

Hydrozephalus: Übermäßige Ansammlung von Zerebrospinalflüssigkeit im Gehirn.

Iatrogene Krankheit: Durch Handlung des Arztes verursachte Krankheit (iatros = Arzt).

Intermittierende Peritonealdialyse (IPD): Eine allgemeine Beschreibung der Methode findet sich unter Dialyse. Bei der IPD wird Dialysatflüssigkeit in den Peritonealraum (= Bauchhöhle) eingeführt. Nach der Äquilibrationsperiode – während der Diffusion und Filtration durch die Peritonealmembran stattfinden – wird das Dialysat durch Drainage aus dem Peritonealraum entfernt. Normalerweise dauert die Dialyse 24–72 h. Während dieses Zeitraumes wird der Zyklus Einströmen – Äquilibrationsperiode – Ausströmen viele Male wiederholt.

Inzidenz: Die im Verlauf eines gegebenen Zeitraums in einer bestimmten Bevölkerungsgruppe ermittelte Anzahl neu aufgetretener Krankheitsfälle bzw. erkrankter Personen.

IPD: Siehe Intermittierende Peritonealdialyse.

Kernmagnetische Resonanz („nuclear magnetic resonance", NMR): Ein physikalischer Effekt, bei dem Atomkerne auf elektromagnetische (Radio-)Wellen spezifisch (mit „Resonanz") reagieren, wenn sie durch ein starkes Magnetfeld beeinflußt werden. Nur Kerne mit ungeraden Protonen- oder Neutronenzahlen (solche mit einem Nettospin, d. h. Eigenrotation) weisen eine kernmagnetische Resonanz auf. Die NMR-Spektroskopie wird in der analytischen Chemie zur Aufklärung des Aufbaus organischer Moleküle eingesetzt. Spezielle Geräte, die NMR-Tomographen, liefern Bilder der Strukturen und der Verteilung bestimmter Kerne (des Wasserstoffs, des Phosphor-Isotopen ^{31}P usw.) in ausgewählten Körperabschnitten.

Kontinuierliche ambulante Peritonealdialyse (CAPD): Allgemeine Beschreibung der Methode siehe Dialyse. Die CAPD ist eine Variante der intermittierenden Peritonealdialyse, die jedoch einen konstanten, graduellen Austausch mit der Dialyseflüssigkeit ermöglicht, die in den Peritonealraum eingeführt wird, sowie die Drainage in eine tragbare Flasche oder einen Beutel, die periodisch abgenommen und entleert werden.

Kosten-Effektivitäts-Analyse (KEA): Eine Methode zum Vergleich der Kosten verschiedener alternativer Handlungsweisen, welche den gleichen Nutzen oder – in Form einer gemeinschaftlichen Leistungseinheit ausgedrückt – das gleiche Ergebnis oder ein anderes Maß der Zielerreichung zeitigen. Dieses Verfahren wird angewandt, wenn der Nutzen schwer zu bewerten ist oder wenn verschiedene meßbare Nutzen nicht kommensurabel sind. Sie ähnelt der Kosten-Nutzen-Analyse (s. dort), bis auf die Tatsache, daß hier der Nutzen nicht in Geldwerten oder in Form mehrerer nichtkommensurabler Nutzeffekte, sondern in Form eines homogenen Index erzielter Ergebnisse, z. B. geretteter Leben oder Anzahl krankheitsfreier Tage, ausgedrückt wird.

Kosten-Nutzen-Analyse (KNA): Eine Methode zum systematischen Vergleich von Kosten und Nutzen verschiedener alternativer Projekte, Programme oder Verfahren, bei der für gewöhnlich (wenn auch nicht unbedingt) in monetären Einheiten und Gegenwartswerten (s. Diskontieren) gemessen wird. Sie beinhalten den Vergleich aller Kosten und Nutzen der angebotenen alternativen Programme, wobei folgendes bestimmt werden soll: a) Welches Programm bzw. welche Kombination von Programmen ergibt den größten Unterschied zwischen Nutzen und Kosten? Oder b) Welches ist das Ausmaß des Nutzens, der aus Programmen, die unterschiedliche Kosten verursachen, resultieren kann? Bei dem hier verwendeten Kosten- bzw. Nutzenbegriff handelt es sich i. allg. um soziale Kosten oder Nutzen (s. dort). In manchen Fällen wird der Rahmen der Kosten- und Nutzenbegriffe allerdings durch die Interessen des Klienten bestimmt, für den die Analyse nach eingehender Diskussion der in Betracht zu ziehenden Möglichkeiten und der zu verfolgenden Ziele zwischen Klient und Analytiker durchgeführt wird.

Kraniotomie: Operative Eröffnung des Schädels.

Lungenembolie: Verstopfung einer Lungenarterie durch ein Blutgerinnsel (oder einen anderen Embolus).

Morbidität: Siehe Prävalenz.

Mortalität: Verhältnis der Gesamtzahl der Todesfälle infolge einer bestimmten Ursache in einem Jahr zur Zahl der Gesamtbevölkerung. Altersspezifische Mortalitätsrate: Die Anzahl der Todesfälle, zu denen es in einem Jahr pro 1000 Personen eines bestimmten Alters oder einer bestimmten Altersgruppe kommt.

Natürlicher Verlauf einer Krankheit: Verlauf einer Krankheit bei einem Patienten (oder einer Bevölkerungsgruppe), wie sie sich über einen gewissen Zeitraum ohne medizinisches Eingreifen entwickelt.

Nieren: Die Nieren sind 2 bohnenförmige Organe, die beim Menschen ungefähr 12 cm lang, 5 cm breit und 4 cm dick sind. Sie liegen zu beiden Seiten der Wirbelsäule hinter dem Peritoneum auf Höhe von 12. Brust- bis 3. Lendenwirbel. Die Nieren scheiden Harn in die Harnleiter und somit in die Blase aus. Der Harn enthält viele verschiedene, z. T. toxische Abbauprodukte.

NMR: Siehe Kernmagnetische Resonanz

Nomogramm: Eine graphische Darstellung, welche die numerische Auswertung (funktioneller) Beziehungen zwischen drei oder mehreren Variablen erlaubt.

Oligosymptomatisch (Krankheit): (Eine Krankheit) mit wenigen Symptomen.

Opportunitätskosten: Der Wert einer Ressource in ihrer am höchsten bewerteten Verwendungsmöglichkeit. In einer Welt kompetitiver Märkte, auf denen *alle* Güter gehandelt werden, zeigen die Preise der Ressourcen die Opportunitätskosten an. Dort wo diese strengen Bedingungen nicht erfüllt werden, können die Opportunitätskosten und die Marktpreise unterschiedlich sein und „Schattenpreise" zur Messung der ersteren veranschlagt werden.

Peptisches Ulkus: Ein Ulkus im Bereich der Schleimhaut des Verdauungstrakts, i. allg. des Magens oder Duodenums.

Perforiertes Ulkus: Ulkus, das sich durch die Wand eines Organs hindurch erstreckt.

Pneumenzephalographie: Die Enzephalographie ist eine radiologische bildgebende Technik zur Darstellung des Gehirns. Die Pneumenzephalographie ist die röntgenologische Untersuchung des Schädels nach Füllung der Hirnkammern mit Luft zur Darstellung der Größe und Konfiguration des Ventrikelsystems.

Prävalenz: Die Anzahl von Krankheitsfällen oder erkrankten Personen oder irgendeines anderen Ereignisses, z. B. von Unfällen, in einer bestimmten Bevölkerungsgruppe (z. B. 100 000 Menschen eines bestimmten Alters), ohne Unterscheidung zwischen alten und neuen Fällen. Die Prävalenz kann sich auf einen bestimmten Moment beziehen („point prevalence") oder einen bestimmten Zeitraum umfassen (z. B. 1-Jahres-Prävalenz).

Pylorusstenose: Verengung des Magenpförtners (eines Ringmuskels, der den Magenausgang kontrolliert), insbesondere durch eine angeborene Muskelhypertrophie und die Narbenbildung eines peptischen Ulkus.

Radionuklidhirnszintigraphie: Eine Technik der Nuklearmedizin, die Bilder der Verteilung von injizierten Radionukliden, d. h. radioaktiven Isotopen, im Gehirn zur Untersuchung der Hirndurchblutung liefert.

„Receiver operating curve" (ROC): Eine Kurve im Diagramm der (Anteile an) richtig-positiven *versus* richtig-negativen (bzw. falsch-positiven *versus* falsch-negativen) Ergebnisse eines diagnostischen Tests, welche die verschiedenen Werte verbindet, die man erhält, wenn die Schwelle zwischen „positiv" und „negativ" verschoben wird.

Röntgenstrahlen: Elektromagnetische Strahlung mit einer Wellenlänge, die kürzer ist als die des Lichts. Produziert werden Röntgenstrahlen von durch elektrische Hochspannung beschleunigten Elektronen, die auf ein Target treffen, welches normalerweise aus einem Metall mit hoher Atomzahl besteht. Dieses Target emittiert Röntgenstrahlen, die den Körper durchdringen und zur Aufzeichnung von Röntgenbildern auf photographischen (Spezial-)Filmen genutzt werden. Im CT-Scanner (s. dort) wird die Röntgenstrahlenintensität, die den Körper durchdringt, quantitativ gemessen.

Sensitivität: Die Fähigkeit eines Tests, eine Krankheit aufzuzeigen, wenn sie wirklich besteht; ausgedrückt durch die Anzahl der richtig-positiven Ergebnisse als Anteil all jener, die untersucht wurden und die tatsächlich die Krankheit haben.

Soziale Kosten, soziale Nutzen: Die sozialen Kosten und Nutzen umfassen private Kosten und Nutzen sowie alle anderen Auswirkungen, die für andere Mitglieder der Gemeinschaft Kosten oder Nutzen verursachen können. Alle sozialen Kosten sind Opportunitätskosten (s. dort). Somit umfaßt der soziale Wert des Humankapitals (s. dort) eines einzelnen die bezahlte Einkommenssteuer, während der Wert des privaten Humankapitals dies nicht tut. Die sozialen Kosten eines medizinischen Verfahrens beinhalten dessen Auswirkungen auf den öffentlichen Haushalt und andere Bereiche, und nicht nur die Krankenhaus- oder Behandlungskosten.

Spezifität: Die Fähigkeit eines Tests, das Nichtvorhandensein einer Krankheit aufzuzeigen, ausgedrückt durch die Anazhl der richtig-negativen Testergebnisse als Anteil all jener, die untersucht wurden und die tatsächlich nicht an der Krankheit leiden.

Subarachnoidalblutung: Blutung in den Meningen. Die Meningen sind Häute, die das Gehirn und das Rückenmark umgeben.

Technologie; medizinische Technologie: Medikamente, Geräte, medizinische und chirurgische Verfahren, die in der medizinischen Versorgung angewandt werden, sowie das organisatorische System und die Infrastruktur, in deren Rahmen diese Versorgung stattfindet.

Tomograph: Ein Gerät zur Aufzeichnung von Röntgenschichtaufnahmen. Durch eine kreisförmige Bewegung der Röntgenröhre während der Aufnahme, die synchron mit dem Film, jedoch in entgegengesetzter Richtung verläuft, bleiben die Schatten der vorgewählten Schicht stationär auf dem sich bewegenden Film, während die Schatten aller anderen Schichten auf dem Film einer relativen Verschiebung unterliegen und dadurch verwischt werden. Die computerisierte axiale Tomographie ist eine hochentwickelte Form dieser anfänglichen Technik. Sie umfaßt die Rekonstruktion eines Querschnittbildes durch einen Computer; s. CT-Scanner.

Trauma: Krankhafter Zustand, verursacht durch Verletzung, Wunden, äußere Gewalteinwirkung, emotionalen Schock.

Ulkus: Eine Läsion der Haut- oder Schleimhautoberfläche, verursacht durch (oberflächlichen) Gewebeverlust, i. allg. mit einer Entzündung verbunden. (Bei einer Wunde mit oberflächlichem Gewebeverlust durch Trauma handelt es sich nicht primär um ein Ulkus. Sie kann jedoch bei hinzukommender Infektion ulzerieren).

Vagotomie: Operation, bei der Nervenfasern des Nervus vagus, die zum Magen führen, durchtrennt werden (um die Magensäureproduktion zu reduzieren).

Wirksamkeit (engl. efficacy): Nutzen von Maßnahmen, Behandlungen, Medikamenten, präventiven oder Kontrollmaßnahmen, die befürwortet oder angewandt werden, für den einzelnen Patienten bzw. die Wahrscheinlichkeit des Nutzens einer medizinischen Technologie unter idealen Anwendungsbedingungen für einzelne Mitglieder eines bestimmten Kollektivs. – Wirksamkeit im allgemeinen Sinn ist die Wirkung einer bestimmten medizinischen Handlung unter idealen Bedingungen zur Veränderung des natürlichen Verlaufs (s. dort) einer bestimmten Krankheit zum Besseren.

Wirtschaftlichkeit: Siehe Effizienz.

Zerebrale Angiographie: Angiographie (s. dort) der zerebralen Blutgefäße.

Zollinger-Ellison-Syndrom: Peptische Ulzeration mit Hypersekretion von Magensäure und bestimmten Pankreasinseltumoren.

Literatur

Aaron H (1981) Economic aspects of the role of government in health care. In: van der Gaag J, Pearlman M (eds) Health, economics and health economics. North Holland Publishing Company, Amsterdam

Abel-Smith B (1980) The rising cost of health care. In: Sharing health care costs. NCHSR Research Proceedings Series. DHEW Pub. No. (PHS) 79-3256, Springfield, Virginia

Abt CC (1977) The issue of social costs in cost-benefit analysis of surgery. In: Bunker JR, Barnes BA, Mosteller F (eds) Costs, risks, and benefits of surgery. Oxford University Press New York, pp 40–55

Abrams HL, McNeil BJ (1978a) Medical implications of computed tomography. N Engl J Med 298: 255–261, 310–318

Abrams HL, McNeil BJ (1978b) Computed tomography: cost and efficacy implications. A J R 131: 81–87

Albano O et al. (1978) Short-term treatment of duodenal ulcer with Cimetidine: results from a controlled multicenter trial. In: Luchelli PE (ed) Proceedings of the 1977 Taormina Cimetine Symposium, Smith Kline and French, Philadelphia

Almy TP (1979) Report of the workgroup on the socioeconomic impact of digestive diseases. In: Report to the Congress of the US of the National Commission on Digestive Diseases: 4, part 4. DHEW Pub. No (NIH) 79-1885. National Institutes of Health, Bethesda

Alstedt G (1953) The incidence of peptic ulcers in Denmark. Danish Sciences Press, Copenhagen

Altman SH, Blendon R (eds) (1979) Medical technology: The culprit behind health care costs? In: Proceedings of the 1977 Sun Valley Forum on National Health. DHEW (DHS) 79-3216: 1–9

Ambrose J, Gooding MR, Uttley D (1980) EMI scan in the management of head injuries. Lancet I: 847–848

American Hospital Association (1977) CT scanners: a technical report. AHA, Chicago

Anonymous (1978) Selection of patients for dialysis and transplantation. Br Med J 2: 1449–50

Armitage P (1972) History of randomized controlled trials. Lancet I: 1388

Armitage P (1975) Sequential medical trials, 2nd edn. Blackwell, Oxford

Arnstein SR (1977) Technology assessment: opportunities and obstacles. In: IEEE Transactions on Systems, Man and Cybernetics SMC-7 No 8: 571–582

Bahr AL, Hodges FJ (1978) Efficacy of computed tomography of the head in changing patient care and health costs: a retrospective study. A J R 131: 45–49

Baker C, Way LW (1978) Clinical utility of CAT body scans. Am J Surg 136: 37–44

Baker HL (1975) The impact of computed tomography on neuroradiologic practice. Radiology 116: 637–640

Balaban DJ, Stolley PJ (1979) Cancer epidemiology. In: Cassileth B, Saunders (ed) Spring

Balaban DJ, Goldfarb NG et al. (1980) Chronic care study: a randomized trial of patients with chronic disease on a special treatment unit. Final report to the Robert Wood Johnson Foundation

Balinsky W, Berger R (1975) A review of research on general health status indexes. Med Care 13 (4): 283–293

Bank S et al. (1976) Histamine H_2-receptor antagonists in the treatment of duodenal ulcers. S Afr Med J 50: 1781–5

Banta D (1979) International workshop on the evaluation of medical technology, Stockholm, Sept. 18–19. SPRI Report, p. 156

Banta D (1980) Computed tomography: cost containment misdirected. Am J Public Health 70: 215–216

Banta D, Bekney C et al. (1978) Assessing medical technologies. Bull NY Acad Med 54 (1): 113–123

Banta HD, McNeil BJ (1978) Evaluation of the CAT scanner and other diagnostic technologies. Health Care Manage Rev 3: 7–19

Bapst L, Horisberger B (1980) Field studies in private medical practice in the Federal Republic of Germany, autumn 1978: 150 ulcer patients, autumn 1979: 103 ulcer patients. Interdisciplinary Research Centre for Public Health, St. Gallen

Bapst L, Horisberger B (1981 a) Analysis of data of the diagnosis and therapy index (DTI). Survey performed by Infratest Gesundheitsforschung Munich, 1974–1981

Bapst L, Horisberger B (1981 b) Analysis of a 101 interviews with physicians in private practice in the Federal Republic of Germany. Interdisciplinary Research Centre for Public Health, St. Gallen (unpublished)

Barakat M et al. (1979) Cimetidine in the treatment of active duodenal ulcer disease: a double-blind controlled trial. J Kuwait Med Assoc 13: 21–6

Bardhan KD (1979) Comparison two doses of cimetidine and placebo in the treatment of duodenal ulcer: a multi-centre trial. Gut 20: 68–74

Bardhan KD (1981) Long-term management of duodenal ulcer – a physician's view. In: Baron JH (ed) Cimetidine in the 80's. Churchill Livingstone, Edinburgh

Bardhan KD et al. (1979) Double-blind comparison of cimetidine and placebo in the maintenance of healing of chronic duodenal ulceration. Gut 20: 158–62

Barnes BA (1977 a) An overview of the treatment of end-stage renal disease and a consideration of some of the consequences. In: Bunker JR, Barnes BA, Mosteller F (eds) Costs, risks, and benefits of surgery. New York, pp 325–341

Barnes BA (1977 b) Cost-benefit analysis of surgery. Am J Surgery 133: 439–446

Barrel V (1980) Tomodensitometrie cerebrale et economie de la sante. Dissertation Univ. Renee Descartes

Bartlett JR, Neil-Dwyer G (1978) A clinical study of the EMI scanner: implications for provision of neuroradiological services. Br Med J 2: 813–815

Bartlett JR, Neil-Dwyer G, Banham JMM, Cruickshank DG (1978) Evaluating cost-effectiveness of diagnostic equipment: the brain scanner case. Br Med J 2: 815–820

Bazzato G et al. (1980) Continuous ambulatory peritoneal dialysis without wearing a bag: complete freedom of patients and significant reduction of Peritonitis. Proc Eur Dial Transplant Assoc 17: 266–275

Beecher KK (1955) Powerful placebo. JAMA 159: 1602–1606

Belloc N, Breslow B (1973) Relationship of health practices and mortality. Prev Med 2: 67–81

Bergner M, Bobbitt RA et al. (1976) The sickness impact profile: conceptual formulation and methodology for the development of a health status measure. Int J Health Serv 6 (3): 393–415

Bergner M, Bobbitt RA et al. (1981) The sickness impact profile: development and final revision of a health status measure. Med Care 19 (8): 787–805

Berstad A et al. (1979) Maintenance treatment of duodenal ulcer patients with a single bedtime dose of cimetidine. Scand J Gastroenterol 14: 827

Bice TW (1980) Social science and health services research: contributions to public policy. Health and society. Milbank Mem Fund Q 58 (2): 173–200

Bice TW, Bernstein MJ (1977) Methodological perspectives on health status indexes. In: Elinson J et al. (eds) Health goals and health indicators: policy, planning and evaluation. AAAS Selected Symposium 2, Westview Press, Boulder, Colorado

Black DAH, Pole JD (1975) Priorities in biomedical research. Br J Prev Social Med 29: 222–227

Blackwood WS et al. (1976) Cimetidine in duodenal ulcer: controlled trial. Lancet II: 174–6

Blackwood WS et al. (1978) Prevention by bedtime cimetidine of duodenal ulcer relapse. Lancet I: 621 a

Blagg CR (1979 a) Peritoneal dialysis and the Medicare ESRD Program. Dialysis and Transplantation 8 (11): 1081–1085

Blagg CR (1979 b) Cui Bono? Dialysis and Transplantation 8 (5): 501–2, 513

Blumenthal IS (1959) Research and the ulcer problem. Rand Corporation, Santa Monica

Blumenthal IS (1968) Digestive disease as a national problem. Gastroenterology 54 (1): 86–92

Bodemar G, Walan A (1976) Cimetidine in the treatment of active duodenal and prepyloric ulcers. Lancet II: 161–4

Bodemar G, Walan A (1978) Maintenance treatment of recurrent peptic ulcer by Cimetidine. Lancet: 403–406

Bodemar G, Gotthard R, Strom M, Walan A, Jönsson B, Bjurulf P (1979) Socioeconomic aspects of treatment with cimetidine in peptic ulcer disease. In: Proceedings of the Symposium held at Capri, Oct 18–20. Further experience with H_2-receptor antagonists in peptic ulcer disease and progress in histamine research. Exerpta Medica, Amsterdam, pp 59–67

Bonnevie O (1975) Incidence of duodenal ulcer in Copenhagen County. Scand J Gastroenterol 10: 385–393

Booth T (1978) CAT Screening for neurological disease: an abuse? Med J Aust 2: 248–250

Box GEP, Tiao GC (1965) A change in level of a non-stationary time series. Biometrika 52: 181–192

Bracht GH, Glass BV (1968) The external validity of experiments. Am Educ Res J 5: 437–474

Broman T, Pedersen LE (1975) Effectiveness of CT-scanning of the head at the Sahlgrenska Hospital (in Swedish) two reports. Sahlgrenska Hospital, Gothenburg

Brook RH (1977) Mechanisms for assuring quality of US medical care services: past present and future. Prepared under a grant from the US Department of Health Education and Welfare, August

Brook RH, Williams KN (1976) Effect of medical care review on the use of injections: a study of the New Mexico experimental medical care review organization. Ann Intern Med 85 (4): 509–515

Brook RH, Avery AD, Greenfield S et al. (1977) Assessing the quality of medical care using outcome measures: an overview of the method. Med Care 15: supplement

Bryan FA, Evans RW (1979) Dialysis where? Dialysis and Transplantation 8 (3): 264–272

Bryan FA, Evans RW (1980a) The renal dialysis study: I. An overview of the method. Dialysis and Transplantation 9 (11): 1065–1068

Bryan FA, Evans RW (1980b) The renal dialysis study: II. Demographic description for the patient sample. Dialysis and Transplantation 9 (12): 1173–1178

Bulthius R (1980) Cimetidine related findings by Netherland Economic Institute. NEI March

Bulthius R (1981) Cimetidine, surgery trends and the cost of peptic ulcer disease, Amsterdam, March 1981

Bundesverband der Ortskrankenkassen (1957–1981) Statistik der Ortskrankenkassen, Krankheitsarten-, Krankheitsursachen- und Sterblichkeitsstatistik 1956–1979. Bonn

Bunker JP, Fowles J et al. (1982) Evaluation of medical technology strategies. An article in two parts. N Engl J Med 306 (10): 620–624, 306 (11): 687–692

Bureau D'Informations et de Previsions Economiques (BIPE) (1978) The economics of ulcers in France. Neuilly, Seine Cedex

Burland WL, Hawkins BW, Beresford J (1980) Cimetidine treatment for the prevention of recurrence of duodenal ulcer: an international study. Postgrad Med J 56: 173–6

Burton BT (1969) Kidney disease program analysis: a report to the Surgeon General. HEW, Washington D.C.

Burton C (1979) Computed tomographic scanning and the lumbar spine, part I. Economic and historic review. Spine 4 (4): 353–55 July/August

Bush JW, Anderson JP et al. (1981) Negative preferences in the quality of well-being. Med Care

Buxton MJ, West RR (1975a) The cost of death. Lancet: 38

Buxton MJ, West RR (1975b) Cost-benefit analysis of long-term hämodialysis for chronic renal failure. Br Med J 7: 376–379

Byar DP, Simon RM et al. (1976) Randomized clinical trials: perspectives on some recent ideas. N Engl J Med 295 (2): 74–80

Campbell DT (1969) Reforms as experiments. Am Psychol 24 (4): 409–429

Campbell DT, Ross HL (1968) The Connecticut crackdown on speeding: time-series data in quasi-experimental analysis. Law Soc Rev 3: 33–53

Campbell JD, Campbell AR (1978) The social and economic costs of end-stage renal disease. N Engl J Med 299 (8): 386–392

Carrera GF, Gerson DE, Shnur J, McNeil BJ (1977) Computed tomography of the brain in patients with headache or temporal lobe epilepsy: findings and cost-effectiveness. J Comput Assist Tomogr 1 (2): 200–203

Chalmers TC (1974) Impact of controlled trials on the practice of medicine. Mt Sinai J Med (NY) 41: 753–759

Chalmers TC (1981) The clinical trial. Millbank Mem Fund Q 59 (3): 324–339

Chen MK (1976) The K Index: a proxy measure of health care quality. Health Serv Res 11 (4): 452–463

Chen MK, Bush JW (1979) Health status measures, policy, and biomedical research. In: Mushkin SJ, Dunlop DW (eds) Health: what is it worth? Measures of health benefits, Pergamon, New York, pp 15–42

Chiangs CL (1965) An index of health: mathematical models. National Center for Health Statistics, Series 2, No 5

Church R, ReVelle C (1974) The maximal covering location problem. Papers of the Regional Science Association, vol 32: 101–118

Clade H (1977) Finanzielle Grenzen des Dialyseprogramms. Dtsch Ärzteblatt 74 (50): 2967–72

Clade H (1980) Kosten-Nutzen-Analyse des Dialyseprogramms. Ersatzkasse 60 (8): 342–346

Coates J (1974) Some methods and techniques for comprehensive impact assessments. Tech Forecasting and Soc Change 6: 341–357

Cochran WG, Cox GM (1957) Experimental designs, 2nd edn. Wiley, New York

Cochrane AL (1972) Effectiveness and efficiency: random reflections on health services. Nuffield Provincial Hospitals Trust, London

Codman EA (1914) The product of a hospital. Surg Gynec Obstet 18: 491–496

Cohon J (1978) Multiobjective programming and planning. Academic, New York

Cole P (1979) The evolving case-control study. J Chronic Dis 32: 15

Cook TD, Campbell DT (1979) Quasi-experimentation: design and analysis issues for field settings. Rand McNally, Chicago

Cooper BS, Rice DP (1976) The economic cost of illness revisited. Social Security Bulletin, US Department of Health, Education and Welfare, Washington

Crichton E, Woods F, Uldall K (1981) Two years' experience with self-care hemodialysis at Toronto Western Hospital. Dialysis and Transplantation 10 (3): 194–198

Culyer AJ (1978) Measuring health: lessons for Ontario. University of Toronto Press, Toronto

Culyer AJ (ed) (1983) Health indicators. Martin Robertson, Oxford

Culyer AJ, Maynard AK (1981) Cost-effectiveness of duodenal ulcer treatment. Soc Sci Med 15 C (1): 3–11

Darby SC, Kendall GM, Rae S, Wall BF (1980) The genetically significant dose from diagnostic radiology in Great Britain in 1977. National Radiological Protection Board Report 106, HMSO, London

Darby SC, Reissland JA (1981) Low levels of ionising radiation and cancer – are we underestimating the risk? J R Stat Soc Series A 144: 298–331

Davis CE (1976) The effect of regression to the mean in epidemiologic and clinical studies. Am J Epidemiol 104: 493–498

Dawber TR, Kannel WB et al. (1972) An approach to longitudinal studies in a community: the Framingham study. Ann NY Acad Sci 107: 539–556

Diaz-Buxo JA, Chandler JT (1980) Home dialysis – the best alternative. Dialysis and Transplantation 9 (9): 812–814

Dixon AK, Fry IK, Kingham JGC et al. (1981) Computed tomography in patients with an abdominal mass: effective and efficient? – a controlled trial. Lancet I: 1199–1201

Dobrilla G et al. (1978) Cimetidine in the treatment of duodenal ulcer: clinical endoscope study on 76 patients. Munich Med Wochenschr 120 (24): 839–42

Docherty P (1971) Uremivardens Kostnadsproblem. Lakartidningen 68 (42): 4757–4764

Dössel DP (1978) An economic analysis of end-stage-renal disease. Research Report Series Monograph no 2, Hospital and Health Services Commission, Canberra

Doll R, Hill AB (1950) Smoking and carcinoma of the lung. Br Med J: 739–747

Dollery C (1978) The end of an age of optimism. Nuffield Provincial Hospitals Trust, London

Donabedian A (1966) Evaluating the quality of medical care. Milbank Mem Fund Q 44: 166–206

Donabedian A (1969) Evaluating the quality of medical care. In: Program Evaluation in the Health Field. Behavioral Publications, New York

Donabedian A (1980) Explorations in quality assessment and monitoring, vol 1. The definition of quality and approaches to its assessment. Health Administration Press, Ann Arbor

Donaldson SW, Wagner CC (1973) A unified ADL evaluation form. Arch Phys Med Rehabil 54: 175–185

Doyle FH, Gore JC, Pennock JM et al. (1981) Imaging of the brain by nuclear magnetic resonance. Lancet II: 53–57

Dronfield MW, McIllmurray MB, Ferguson R et al. (1977) A prospective randomised study of endoscopy and radiology in acute upper-gastrointestinal-tract bleeding. Lancet I: 1167–1169

Dronfield MW et al. (1979) Controlled trial of maintenance cimetidine treatment in healed duodenal ulcer: short and long term effects. Gut 20: 526–30

Drucker PR (1974) Management: tasks, responsibilities practices. Harper and Row, New York

Drummond MF (1980) Principles of economic appraisal in health care. Oxford University Press, Oxford

Drummond MF (1981a) Studies in economic appraisal in health care. Oxford Univ Press

Drummond MF (1981) Welfare economics and cost benefit analysis in health care. Scott J Pol Econ 28 (2): 125–143

du Boulay GH, Radue EW (1978) Comparison of computerised tomography with other neuroradiological methods: a plea for a different kind of analysis. Neuroradiology 16: 474–476

Dunlop JM (1968) Peptic ulcer in Central Scotland. Scot Med J 13: 192–201

Egdahl RH, Chapman Walsh D (1979) Industry's voice in health policy. Springer Berlin Heidelberg New York

Ekbom K, Marke L-A (1975) Economic implications of CT-scanning of the head of South Hospital (in Swedish). The County Council of Stockholm

Emami B, Melo A, Carter BL et al. (1978) Value of computed tomography in radiotherapy of lung cancer. A J R 131: 63–67

Enlow RA, Ehlert K, Glenn W, Hodak J, Rall K, Wilson WJ (1979) Utilization of computed tomography scanners and the health planning issue: a process data summary. J Comput Assist Tomogr 3 (2): 256–260

Enlow RA, Hodak JA, Pullen KW, Bedworth DD, Moor WC, Reahard TM, Milligan VA (1980) The effect of the computed tomographic scanner on utilization and charges for alternative diagnostic procedures. Radiology 136 (2): 13–417

European Dialysis and Transplant Association (various years) Combined report on regular dialysis and transplantation in Europe

Eurotransplant (1980) Annual Report. Leiden

Evens RG (1981) Economic implications of a new technology installation: a CT model. A J R 136: 673–677

Evens RG, Jost RG (1976) Economic analysis of computed tomography units. A J R 127: 191–198

Evens RG, Jost RG (1977) The clinical efficacy and cost analysis of cranial computed tomography and the radionuclide brain scan. Semin Nucl Med 5 [2]

Evens RG, Jost RG (1979) Utilization of head computed tomography units. Radiology 131: 691–693

Evens RG, Rujanavech N, Mikhael MA (1977) Utilization reliability, and cost effectiveness of cranial computed tomography in evaluating pseudotumor cerebri. A J R 129: 263–265

Evens RG, Blagg CR, Bryan FA (1981) Implications for health care policy, a social and demographic profile of hemodialysis patients in the United States. JAMA 245[5]: 487–491

Farrington JF, Felch WC et al. (1980) Quality assessment and quality assurance: the performance-review alternative. N Engl J Med 303 (3): 154–156

Farrow SC, Fisher DJH, Johnson DB (1971) Statistical approach to planning an integrated hämodialysis/transplantation programme. Br Med J 3: 671–676

Feinstein AR (1976) 'Compliance bias' and the interpretation of therapeutic trials. In: Sackett DL, Hays RB (eds) Compliance with therapeutic regimens. Johns Hopkins University Press, Baltimore, pp 152–166

Feinstein AR (1977) Clinical biostatistics. St. Louis, Mosby

Figueroa RB et al. (1979) Cimetidine in active duodenal ulcer. Curr Ther Res 25 (1): 16–24

Fineberg H (1979) Medical technology policies and computed tomography. Ann Intern Med 90 (1): 114–15

Fineberg HV, Bauman R, Sosman M (1977a) Computerized cranial tomography: effect on diagnostic and therapeutic plans. JAMA 238: 224–227

Fineberg HV, Hiatt HH (1979) Evaluation of medical practices: the case for technology assessment. N Engl J Med 301 (20): 1086–1091

Fineberg HV, Pearlman LA (1981a) Benefit and cost analysis of medical interventions: the case of cimetidine and peptic ulcer disease. Case study II, Background paper 2: Case studies of medical technologies, O T A, Washington DC

Fineberg HV, Pearlman LA (1981b) Surgical treatment of peptic ulcer in the United States: trends before and after the introduction of cimetidine. Lancet I: 1305–1307

Fineberg HV, Parker G, Pearlman L (1977b) CT scanners: distribution and planning status in the United States. N Engl J Med 297 (4): 216–218

Fisher DJ (1975) Indications for home dialysis. In: Lindholm T (ed) The Gamro Symposium on home dialysis. Brugge, Lund

Fisher RA (1966) The design of experiments, 8th edn. Oliver and Boyd, Edinburgh

Flagle CD (1963) Operational research in the Health Services. Ann NY Acad Sci 107: 748–759

Forsyth G (1963) An inquiry into the drug bill. Med Care 1: 10–16

Freeman HE, Rossi PH (1981) Social experiments. Milbank Mem Fund Q 59: 346–373

Freeman H, Sherwood CC (1969) Program evaluation in the health fields. In: Schulberg HC et al. (ed)

Friedson E (1970) Profession of medicine. Dodd, Mead and Co, New York

Fries JF, Spitz P (1980) Measurement of patient outcome in arthritis. Arthritis a. Rheum 23 (2): 137–145

Fry I (1964) Peptic ulcer: a profile. Br Med J 2: 809

von Fuchs C (1979) Zur Technik der Dauer-Peritonealdialyse Theorie, Trainingsmethoden, Indikationen und Kosten. Nieren- und Hochdruckkrankheiten 8 (5): 183–187

Gaus CR (1976) Biomedical research and health care costs. Testimony of the Social Security Administration before the Presidents Medical Research Panel

Gehan EA, Freireich EJ (1974) Non-randomized controls in cancer clinical trials. N Engl J Med 290 (4): 198–203

Gempel PA, Harris GH, Evens RG (1977) Comparative cost analysis: computed tomography vs alternative diagnostic procedures, 1977–1978. Little Cambridge, Mass.

George RO, Wagner HN Jr (1975) Ten years of brain tumor scanning at Johns Hopkins: 1962–1972. In: De Blanc HJ Jr, Sorensen JA (eds) Noninvasive brain imaging, computed tomography and radionuclides. The Society of Nuclear Medicine, New York, pp 3–16

Geweke J, Weisbrod B (1981) Some economic consequences of technological advance in medical care: the case of a new drug. In: Heluis RB (ed) Drugs and Health. American Enterprise Institute, Washington DC

Geweke J, Weisbrod B (1982a) Clinical evaluation vs economic evaluation: the case of a new drug. Med Care

Geweke J, Weisbrod B (1982b) Assessing technological change: the case of a new drug. University of Wisconsin, Madison

Gilsanz V et al. (1979) Cimetidine for duodenal ulcer. Lancet I: 151

Glass N (1975) The cumulative cost of death. Lancet: 1341–1342

Goddeeris J, Weisbrod B (1980) Medical progress and health care expenditures: the uneasy marriage. In: Viewpoints. Hoffmann-LaRoche, Nuttey, N.5.

Godden JO (1979) National symposium on diagnostic imaging review value and economics of imaging modalities. Car Med Assoc J 120: 219–228

Goitein M (1979) The utility of computed tomography in radiation therapy: an estimate of outcome. Int J Radiat Oncol Biol Phys 5: 1799–1807

Goitein M (1980) Benefits and costs of computerized tomography in radiation therapy. JAMA 244: 1347–50

Goitein M, Wittenberg J, Mendiondo M et al. (1979) The value of CT scanning in radiation therapy treatment planning: a prospective study. Int J Radiat Oncol Biol Phys 5: 1787–1798

Gottschalk CW (1967) Report of the Committee on chronic kidney disease. B O B, Washington DC

Gray GR et al. (1977) Oral cimetidine in severe duodenal ulceration: a double-blind controlled trial. Lancet I: 4–7

Gray GR et al. (1978) Long term cimetidine in the management of severe duodenal ulcer dyspepsia. Gastroenterology 74: 397–401

Green LW, Lewis FM (1979) Issues in relating evaluation to theory, practice and policy in health education.

Greenland S, Watson E et al. (1981) The case-control method in medical care evaluation. Med Care 19 (8): 872–878

Greenwood M (1948) Medical statistics from Graunt to Farr. Cambridge University press, Cambridge

Greibe J et al. (1977) Long term prognosis of duodenal ulcer: follow-up study and survey of doctor's estimates. Br Med J 2: 1572–4

Grosse RN (1970) Problems of resource allocation in health. In: Haveman RH, Margolis J (eds) Public expenditures and policy analysis. Merkham Chicago, pp 518–548

Gudmand-Høyer E et al. (1977) A pragmatic trial of cimetidine in duodenal ulcer patients. Scan J Gastroenterol 12: 611–3

Gudmand-Høyer E et al. (1978) Prophylactic affect of cimetidine in duodenal ulcer disease. Br Med J I: 1095–7

Hafter E (1978) Praktische Gastroenterologie vol 6. Georg (ed) Thieme, Stuttgart

Hallan JB, Harris BSH (1968) The economic cost of end-stage uremia. Inquiry 5 (4): 20–25

Hallinan JM (1979) CT and nuclear medicine in screening for neurological disease. Med J Aust 1: 451–452

Hammond EC, Horn D (1958) Smoking and death rates. JAMA 166: 1294–1308

Hampers CL, Hager EB (1979) The delivery of dialysis services on a nationwide basis – can we afford the non-profit system. Dialysis and Transplantation 8 (4): 417–423/442

Hanley JA, McNeil BJ (to be published a) Comparing two ROC curves from the same sample of subjects. Radiology

Hanley JA, McNeil BJ (1982a) The meaning and use of the area under a receiter operating characteristic (ROC) curve. Radiology 143: 29–36

Hanley JA, McNeil BJ (1982b) Maximum attainable discrimination and the utilization of radiologic examinations. J Chonic Dis 35: 601–11

Hansky J et al. (1980) Relapse rate of duodenal ulcer after healing with cimetidine or Mylanta II. Gastroenterology 2: 1179 (abstract)

Harberger AC (1971) Three basic postulates for applied welfare economics. J Ec Lit 9: 785–797

Harrington JC, Brener ER (1973) Patient care in renal failure. Philadelphia

Hart D (1972) History of randomized controlled trials. Lancet I: 965

Hartunian NS, Smart CN, Thompson MS (1981) The incidence and economic costs of major health impairments. Lexington Books, Lexington

Harvey M (1981) Risk-benefit estimates for invasive procedures: how adequate are the data? Paper presented to Third Annual Meeting of Society for Medical Decision-Making

Hayden GF, Kramer MS et al. (1982) The case-control study: a practical review for the clinician. JAMA 247 (3): 326–331

Health Services and Protection Branch (1980) Guidelines for establishing standards for special services in hospitals: Computed tomography. Canada

Heinonen OP (1973) DES in pregnancy: frequency of exposure and usage patterns. Cancer 31: 573–577

Heller S (1980) How many CT scanners do you need? Hospitals 55–57

Hentschel E et al. (1979) Treatment and propyloric ulcer with cimetidine. Wien Klin Wochenschr 81 (2): 53–7

Hertzman P, Jönsson B, Lindgren B (1976) The economic costs of ulcer disease. IHE The Swedish Institute for Health Economics, Report 1979: 6, Lund

Hertzman P, Jönsson B, Silverberg R (1981) Magsårssjukdomens kostnader i Danmark (The economic costs of ulcer disease in Denmark). IHE The Swedish Institute for Health Economics, Report 1981: 4, Lund

Hetzel DJ et al. (1978) Cimetidine in the treatment of duodenal ulcer. Med J Aust I: 317–9

Hiatt HH (1975) Protecting the medical commons: who is responsible? N Engl J Med 293 (5): 235–241

Hill AB (1952) The clinical trial. New Eng J Med 247: 114–119

Hill AB (1977) A short textbook of medical statistics. Hodder and Stroughton, London

Hill JD et al. (1978) A randomized trial of home vs hospital. Lancet: 837–841

Hillier L, Baker IR (1976) Computed tomography and neuroradiology: a fortunate primary union. AJR 127: 101–110

Hobday P, Hodson NJ, Husband J et al. (1979) Computed tomography applied to radiotherapy treatment planning: techniques and results. Radiology 113: 477–483

Hoffstein PA, Drueger KK, Wineman RJ (1976) Dialysis costs: results of a diverse sample study. Kidney Int 9: 286–293

Holgate RC, Wortzman G (1978) The medical and financial impact of computed tomography scanning: effects of inertia. J Belge Radiol 61: 427–37

Holland WW et al. (eds) (1979) Measurement of levels of health. WHO European Regional Study No 7, WHO Copenhagen

Hoult DI (1981) An overview of NMR in medicine. National Center for Health Care Technology (NCHCT) Monograph Series, US Dept of Health and Human Services, Hyattsville, Maryland

Houston TP (1972) The behavioral impact – effectiveness model. In: Rossi PH, William W (eds) Evaluating social programs. Seminar Press, New York, pp 51–65

Husband JE et al. (1982) Computed tomography of the body: when should it be used? Br Med J 284: 4–8

Institute of Medicine (1977) A policy statement: computed tomographic scanning. National Academy of Sciences, Washington DC

Institute of Studies in Political Economy (ISPE) (1978a) The determination of the social costs of peptic ulcer in Italy, University of Pavia

Institute of Studies in Political Economy (ISPE) (1978b) Assessment of the social benefits deriving from the introduction of cimetidine. University of Pavia

International Commission on Radiological Protection (1977) Recommendations of the ICRP. Pergamon, Oxford

Jacobsen II, Kragsholm M, Holm C (1975) On the economics of CT-scanning (in Danish). Rikshospitalet, Copenhagen

Jenkins PG, Gutmann FD, Rieselbach RE (1976) Self-hemodialysis – the optimal mode of dialytic therapy. Arch Intern Med 136: 357–361

Jensen K et al. (1979) Prophylactic effect of cimetidine in gastric ulcer patients. Scand J Gastroenterol 14: 175–6

Jones-Lee MW (1976) The value of life: An economic analysis. University of Chicago Press, Chicago

Jönsson B, Lindgren B (1980) Five common fallacies in estimating the economic gains of early discharge. Soc Sci Med [C] 14

Jönsson B, Silverberg R (1982) Variations between and within countries in hospital care for peptic ulcer – A comparison between Denmark and Sweden. Scand J Soc Med 10: 63–69

Jonsson E (1980) Economic evaluation of medical technology: The case of CT-scanning of the head. In: Jonsson E (ed) Studies in health economics. The Economic Research Institute, Stockholm School of Economics, Stockholm

Jonsson E, Marké LA (1981) Computerized tomography in Sweden: An analysis of cost-effectiveness (in Swedish). SPRI Report 73. SPRI, Stockholm

Jonsson E et al. (1976) Economic evaluation of CT in Sweden. SPRI, Stockholm

Kahneman D, Tversky A (1982) The psychology of preferences. Sci Am 246: 160–173

Kang JY et al. (1979) The use of long-term cimetidine in the prevention of gastric ulcer relapse: double-blind trial. In: Proceedings of the annual scientific meeting of the Gastroenterological Society of Australia, Brisbane

Kaplan RM, Bush JW et al. (1976) Health status: Types of validity and the index of well being. Health Serv Res 11 (4): 478–507

Kaplan RM, Bush JW et al. (1979) Health status index: Category rating versus magnitude estimation for measuring levels of well being. Med Care 17 (5): 501–525

Karnofsky DA, Burchenal JH (1946) The clinical evaluation of chemotherapeutic agents in cancer. In: McLeod C (ed) Evaluation of chemotherapeutic agents. Columbia University Press, New York, pp 191–205

Karstaedt N, Maynard CD (eds) (1982) Nuclear magnetic resonance symposium abstracts. Radiology 142: 243–247

Katz S, Ford AB et al. (1963) Studies of illness in the aged. The index of ADL. A standardized measure of biological and psychosocial function. JAMA 185: 914–919

Kemp E, Kristiansen J et al. (1974) Nitten maneders erfaring med hjemmedialyse i Danmark. Ugeskr Laeger 136 (3): 136–141

Kendall GM, Darby SC, Harries SV, Rae S (1980) A frequency survey of radiological examinations carried out in national health service hospitals in Great Britain in 1977 for diagnostic purposes. National Radiological Protection Board Report 104, HMSO, London

Kjellstrand CM (1980) Current problems in long-term hemodialysis. Dial Transplant 9 (4): 295–299

Klarman HE (1974) Application of cost-benefit analysis to health systems technology. J Occup Med 16 (3): 172–186

Klarman HE, Francis JO'S, Rosenthal GD (1968) Efficient treatment of patients with kidney failure. Med Care 6: 48–54

Knaus WA, Davis DO (1978) Utilization and cost-effectiveness of cranial computed tomography at a university hospital. J Comput Assist Tomogr 2 (2): 209–14

Knaus WA, Schroeder SA, Davis DO (1977) Impact of new technology: the CT scanner. Med Care 15: 533–542

Knaus WA, Wagner DP (to be published) CT scanning patients with headache: A cost-benefit calculation. Am J Neurol

Knaus WA, Wagner DP, Davis DO (1980) CT for headache: cost-benefit for subarachnoid haemorrhage. Am J Neuroradiol 1: 567–572

Kohn R, White KL (eds) (1976) Health care: An international study. Oxford University Press, London

Kolata G (1981) The consensus on CT scanners. Science, V: 214, 1327–1328

Krause U (1963) Long-term results of medical and surgical treatments of peptic ulcer. Acta Chir Scand [Suppl] 310: 1–111

Lambert EC (1978) Modern medical mistakes. Indiana University Press, Bloomington

Lambert Y (1980) Trend in ulcer surgery, gastrointestinal hemmorrhages, appendectomies and cholecystectomies 1976–79. (Updated Oct 1981)

Larsson EB, Omenn GS (1977) The impact of computed tomography on the care of patients with suspected brain tumor. Med Care 15: 543–551

Larsson EB, Omenn GS, Margolis MT, Loop JW (1977) Impact of computed tomography on utilization of cerebral angiograms. AJR 129: 1–3

Larsson EB, Omenn GS, Loop JW (1978a) Computed tomography in patients cerebrovascular disease: impact of a new technology on patient care. A J R 131: 35–40

Larsson EB, Omenn GS, Magno J (1978b) Impact of computed tomography on the care of patients with suspected hydrocephalus. A J R 131: 41–44

Larsson EB, Omenn GS, Lewis H (1980) Diagnostic evaluation of headache: impact of computerized tomography and cost-effectiveness. JAMA 243: 359–362

Lecomte TH (1977) La concentration des dépenses medicales, les 10% plus forts consommateurs de soins. CREDOC, Paris

LeSourd DA, Fogel ME, Johnston DR (1968) Benefit-cost analysis of kidney disease programs. DHEW, Public Health Services Publication No 1941. Government printing office Washington DC

Levene RJ, Cohen ED (1974) The Hawthorne effect. Clin Res 22: 111–112

Leveson I (1978) Policy issues in evaluation of health technology. In: Egdahl RH, Gertman PM (eds) Technology and the quality of health care. Aspen Systems Corporation, Germantown, Maryland

Levy NB, Scribner BH (eds) (1974) Living or dying – adaption to hemodialysis. Springfield I 11

Levy NB, Wynbrandt GD (1975) The quality of life on maintenance haemodialysis. Lancet I: 1328–1330

Lille K, McCullough G (1977) CT scanners: A technical report. American Hospital Association, Chicago

Little AD (1977) Comparative cost analysis: Computed tomography vs alternative diagnostic procedures 1977–1980. Little Cambridge, Mass

Litton A, Murdoch WR (1963) Peptic ulcer in South West Scotland. Gut 4: 360–366

Lloyd Johnson Associates (1976) The demand for computed tomography and its impact on diagnostic imaging market. Lloyd Johnson Associates, Northfield 1: 11.

Lohr KN, Winkler JD, et al. (1981) Peer review and technology assessment in medicine. R-2820-OTA prepared for the Office of Technology Assessment, Rand Corporation, California

Longmore DB, Rehahn M (1975) The cumulative cost of death. Lancet I: 1023–1025

Lowrie EC, Hampers CL (1981) The success of Medicare's ESRD-program, The case for profits and the private Marketplace. N Engl J Med 305 (8): 434–438

Ludbrook A (1981) A cost-effectiveness analysis of the treatment of chronic renal failure. Appl Econ 13: 337–50

Machell RJ, et al. (1979) Cimetidine in the prevention of gastric ulcer relapse. Postgrad Med J 155: 393–5

McKeown T (1976) The role of medicine: dream, mirage or nemesis? Nuffield Provincial Hospitals Trust, London

McKinlay JB (1981) From "promising report" to "standard procedure": Seven stages in the career of medical innovation. Milbank Mem Fund Q 59 (3):

McKinlay JB, McKinlay SM (1977) The questionable contribution of medical measures to the decline of mortality in the United States in the twentieth century. Millbank Mem Fund Q 405–428

McNeil BJ (1979) Pitfalls in and requirements for evaluations of diagnostic technologies. In: Wagner JL (ed) Medical technology: proceedings of Urban Institute conference. National Center for Health Services Research (NCHSR) Research Proceeding Series, US Department of Health, Education and Welfare, DHEW publications. (DHS) 79–3254: 33–39, Hyattsville, Maryland

McNeil BJ (1982) Decision making in radiology: ROC curves. In: Benson ES et al (eds) Clinical decisions and laboratory use. University of Minnesota Press, Minneapolis

McNeil BJ, Collins JJ, Adelstein SJ (1977) Rationale for seeking occult metastases in patients with bronchial carcinoma. Surg Gynecol Obstet 144: 389–393

McNeil BJ, Hanley JA (1983) Statistical approaches to the analysis of receiver operating characteristic (ROC) curves. Med Dec Mak (in press)

McNeil BJ, Hanley JA, Funkenstein HH, Rumbaugh C (1981) Utilization of computed tomography of the head in a tertiary care hospital. Radiology 139: 113–118

McNeil BJ, Weichselbaum R, Pauker SC (1978) Fallacy of the five-year survival in lung cancer. N Engl J Med 299 (25): 1397–1401

Marcus H (1974) Die faule Gesellschaft – Wie die Deutschen arbeiten (6th edn). Droste, Düsseldorf

Mather HG, Morgan DC et al. (1976) Myocardial infarction: A comparison between home and hospital care for patients. Br Med J 1: 925–929

Mazure PA, et al. (1980) Cimetidine in the treatment of active duodenal ulcer. Acta Gastroenterol Latinoam 8: 17–28

Mechanic D (1968) Medical sociology: A selective view. Free Press, New York

Mehta D, Mehta S, Drake F (1981) A medical audit of the use of CAT scan in a CMHC inpatient unit. Hosp Community Psychiatry 32: 345–347

Meier P (1975) Statistics and medical experimentation. Biometrics 31: 511–529

Mekel RCPM (1978) Long term treatment with cimetidine. Afr Med J 54: 1089

Menz FG (1971) Economics of disease prevention: Infectious kidney disease. Inquiry 8 (4): 3–18

Menz FC (1975) The costs of detection and treatment programs for infectious kidney disease. Am J Public Health 65 (4): 401–407

Metz CE, Kronman HB (1980) Statistical significance tests for binormal curves. J Math Psychol 22 (3): 218–243

Miettinen OS (1970) Matching and design efficiency in retrospective studies. Am J Epidemiology 91 (2): 111–118

Mishan E (1971) Evaluation of life and limb: A theoretical approach. J Polit Econ 79: 687–705

Mishan EJ (1981) Economic efficiency and social welfare. Allen and Unwin, London, chaps 14, 16

Monheit AC (1978) Issues in the allocation of resources to health technology. In: Egdahl RH, Gertman PM (eds) Technology and the quality of health care. Germantown, pp 53–70

Moore G, ReVelle C (to be published) The hierarchical service location problem. Management Science

Moseley I (1982) Recent developments in imaging techniques. Br Med J 284: 1141–1144

Moser CA, Kalton G (1971) Survey methods in social investigation. Heinemann, London

Murphy EA (1976) The logic of medicine. Johns Hopkins University Press, Baltimore

Musgrave R, Musgrave P (1980) Public finance in theory and practice. McGraw-Hill, New York

National Institutes of Health (1980) Consensus development conference summaries 3. National Institutes fo Health

Neiss (1980) Investigation on 3312 ulcer episodes in the Federal Republic of Germany (unpublished)

Netherlands Economic Institute (1977) Present cost of peptic ulceration to the Dutch economy and possible impact of cimetidine on their cost. Netherlands Economic Inst Rotterdam

Neuhauser D (1979) International workshop on the evaluation of medical technology, Stockholm, Sept. 18–19. SPRI Report, pp 13–16

Neuhauser D, Lewicky AM (1975) What do we gain from the sixth stool guaiac? N Engl J Med 293 (5): 226–228

Nightingale F (1859) Notes on hospitals. Parker, London

Odum HT (1971) Environment power and society. Wiley Interscience, New York

Office of Health Economics (1978) Renal failure: a priority in health? Office of Health Economics, London

Office of Health Economics (1980) End stage renal failure. Office of Health Economics, London

Office of Technology Assessment (1978a) Assessing the efficiency and safety of medical technologies. Government Printing Office, Washington DC

Office of Technology Assessment (1978b) Policy implications of the computed tomography (CT) scanner. Congress of the United States. Government Printing Office, Washington DC

Office of Technology Assessment (1980a) The implications of cost-effectiveness analysis of medical technology. Background paper 1, Methodological issues and literature review. Congress of the United States, Government Printing Office, Washington DC

Office of Technology Assessment (1980b) The implications of cost-effectiveness analysis of medical technology. Background paper no 4; The management of health care technology in ten countries. Government Printing Office, Washington DC

Office of Technology Assessment (1981a) Policy implications of the computed tomography (CT) scanner: an update. Congress of the United States, Government Printing Office, Washington DC

Office of Technology Assessment (1981b) Case study no 11: Benefit-and-cost analysis of medical interventions: The case of cimetidine and peptic ulcer disease. Government Printing Office, Washington DC

Ogden DA, Kopec C, Guy AD (1981) Cost-effectiveness of multiple dialyzer use. Dial Transplant 10 (5): 407–411

Oreopoulos DG, et al. (1980) Continuous ambulatory peritoneal dialysis in Canada. Dial Transplant 9 (3): 224–226

Palmore E, Luikart C (1972) Health and social factors related to life satisfaction. J Health Soc Behav 68

Parkin DM (1978) Chronic renal failure: the economics of treatment. Community Health 9: 134–141

Pearson DA, Stranova TJ, Thompson JD (1976) Patient and program costs associated with chronic hemodialysis care. Inquiry 13: 23–38

Piachaud D, Weddell JM (1972) Cost of treating varicose veins. Lancet II: 1191–2

Pliskin JS, Beck CH (1976a) Decision analysis in individual decision making: A real-world application in treatment of renal disease. Methods Inf Med 15: 43–46

Pliskin JS, Beck CH (1976b) A health index for patient selection: A value function with application to chronic renal failure patients. Management Sci 22: 1009–1021

Pliskin JS, Steinman TI, Lowne EG, Bech CH (1976) Hemodialysis – projecting future bed needs. Deterministic and probabilistic forecasting. Compu Biomed Res 9: 317–336

Pliskin JS, Shepard DS, Weinstein MC (1980) Utility functions for life years and health status. Oper Res 28 (1): 106–224

Popovich RP, Moncrief JW, et al. (1978) Continuous ambulatory peritoneal dialysis. Ann Intern Med 88: 449–456

Prasad SC, Pilepich MV, Perez CA (1981) Contribution of CT to quantitative radiation therapy planning. A J R 136: 123–128

Pulvertaft CN (1968) Comments on the incidences and natural history of gastric and duodenal ulcers. Postgrad Med J 44: 597–602

Ragan DP, Perez CA (1978) Efficacy of CT-assisted two-dimensional treatment planning: analysis of 45 patients. A J R 131: 75–79

Raiffa H (1968) Decision analysis.

Reiser SJ (1978) Medicine and the reign of technology. Cambridge University Press, Cambridge

Relman AS (1979) Cat scanners – "Coinferring the greatest benefit on mankind". N Engl J Med 301 (19): 1063–1063

Relman AS (1980) Assessment of medical practices: A simple proposal. N Engl J Med 303 (3): 153–154

Relman AS (1982) An institute for health care evaluation. N Engl J Med 306 (11): 669–670

Rettig RA (1976) Valuing lives: The policy debate on patient care financing for victims of end-stage renal disease. RAND, p 5672. Rand Corporation, Santa Monica

Rettig RA (1977) End-stage renal disease and the 'costs' of medical technology. RAND, p 6029. Rand Corporation, Santa Monica

Rettig RA (1978) Lessons learned from the end-stage renal disease experience. In: Egdahl RH, Gertman PM (eds) Technology and the quality of health care. Germantown pp 153–173

Rettig RA (1980) The federal government and medical technology. Policy Sci 11: 343–356

Rettig RA (1981) The implications of cost-effectiveness analysis of medical technology, Case study 1, Background paper 2. Office of technology assessment, congress of the United States, Washington DC

Rettig RA, Marks EL, Baier M (1981) Implementing the ESRD-program of medicare. HCFA, Office of Research, Demonstrations and Statistics

Rettig RA, Webster TC (1975) Implementation of the end-stage renal disease program: A mixed pattern of subsidizing and regulating the delivery of medical services. RAND, p 5555. Rand Corporation, Santa Monica, CA

ReVelle C, Cohon J, Shokrup D (1981) Multiple objectives in facility location. Paper 81–01, Operations Research Report. Johns Hopkins University, Baltimore, Maryland

Rhode Island Health Services Research Inc (1981) The effect of cimetidine on peptic ulcer disease in Rhode Island. Rhode Island Health Services Research Inc

Ricardo-Campbell R (1980) Risk-benefit/cost-benefit: Improving government regulation of approval of new drugs. Presented at the world congress on health and economics, Leyden University, Netherlands, 9. Sept. 1980, p 13 (mimeo)

Ricardo-Campbell R, Eisman M, Wardell WW, Crossley R (1980) Preliminary methodology for controlled cost-benefit study of drug impact: the effect of cimetidine on days of work lost in a short-term trial in duodenal ulcer. J Clin Gastroenterol 2: 37–41

Rice DP (1966) Estimating the cost of illness. Health Economics Series no 6, US Public Health Service, Government Printing Office, Washington DC

Rice DP, Feldman JJ, White KL (1976) The current burden of illness in the United States. National Academy of Sciences, Institute of Medicine, Washington DC

Riecken HW (1977) Principal components of the evaluation process. Prof Psychol 392–410

Riecken HW, Boruch R (eds) (1974) Social experimentation: A method for planning and evaluation of social interventions. Academic, New York

Rimm AA, Lemann J, Hussey JL (1978) A model for planning health care in patients with end-stage renal disease. Arch Intern Med 138: 1783–1786

Robbins AH, Pugatch RD, Gerzof SG et al. (1978) Observations on the medical efficacy of computed tomography of the chest and abdomen. A J R 131: 15–19

Roberts D, Maxwell DR, Gross TL (1980) Cost-effective care of end-stage renal disease: A billion dollar question. Ann Intern Med 92: 243–48

Roberts EB et al. (eds) (1981) Biomedical innovation. MIT Press, p 268

Robinson Associates (1978) The impact of cimetidine on the national cost of duodenal ulcers. Robinson Associates, Bryn Mawr, Pennsylvania

Robson MD, Oreopopoulos (1978) Continuous ambulatory peritoneal dialysis – a revolution in the treatment of chronic renal failure. Dial Transplant 7 (10): 999–1003

Roethlisberger FJ, Dickson WJ (1939) Management and the worker. Harvard University Press, Cambridge, MA

Rosenthal G (1979) Anticipating the costs and benefits of new technology: A typology for policy. In: Altman SH, Blendon R (eds) q. v. pp 77–87

Rosser R, Kind P (1978) A scale of valuations of states of illness: is there a social consensus? Int J Epidemiol 7: 347–358

Rudnick MR, Bastl CP, et al. (1982) Cimetidine-induced acute renal failure. Ann Intern Med 96 (2): 180–182

Russell I, Devlin HB, Fell M et al. (1977) Day-case surgery for hernias and haemorrhoids: a clinical, social and economic evaluation. Lancet I: 844–847

Russell LB (1979) Technology in hospitals: Medical advances and their diffusion. Brookings Institution, Washington DC

Ryan A (1977) Diagnostic technology and medical care costs, part 2. Postgrad Med 61 (3): 14–16

Sackett DL, Chambers LW (1977) The development and application of indices of health: General methods and a summary of results. Am J Pub Health 67 (5): 423–428

Sackett DL, Haynes RB (eds) (1976) Compliance with therapeutic regimens. Johns Hopkins University Press, Baltimore

Sackett DL, Torrance GW (1978) The utility of different health states as perceived by the general public. J Chronic Dis 31: 697–704

Sartwell PE (1974) Retrospective studies: A review for the clinician. Internal Medicine 81: 381–386

Sartwell PE, Masi AT et al. (1963) Thromboembolism and oral contraceptives: An epidemiologic case-control study. Am J of Epidemiol 90 (5): 365–380

Schanke K (1946) Behaviour of gastric and duodenal ulcer in a fishing district in the North of Norway. Acta Chir Scand [Suppl 115] 94: 1–157

Schippers HMA, Kalff MW (1976) Cost comparison – Hämodialysis and renal transplantation. Tissue Antigens 7: 86–90

Schlesselman JJ, Stolley PD (1982) Case control studies. Oxford University Press, New York

Schmoranz I (1980) Kosten-Nutzen Analyse fur Cimetidine (A cost-benefit analysis of cimetidine). Endbericht, Band I–III. Institut fur höhere Studien, Vienna

Schröder SA, Showstack JA (1911) The dynamics of medical technology use: Analysis and policy options. In: Altmann SH, Blendon R (eds) q. v.

Schwartz D, Lellouch J (1967) Explanatory and pragmatic attitudes in clinical trials. J Chronic Dis 20: 637–648

Schwartz D, Flamant R, Lellouch J (1980) Clinical trials. Academic Press, London

Schwartz WB, Joskow P (1978) Medical efficacy versus economic efficiency: A conflict of values. N Engl J Med 299: 1462–1464

Semb LS, et al. (1976) A double-blind multicenter comparative study of cimetidine and placebo in short term treatment of active duodenal ulceration. In: Buland WL, M Alison (eds) Cimetidine: Scandinavian international symposium on histamine H_2-receptors antagonists. Royal College of Physicians, London

Shapiro AK (1960) A contribution to a history of the placebo effect. Behav Sci 5: 109–135

Shepard DS, Thompson MS (1979) First principles of cost-effectiveness analysis in health. Public Health Rep 94 (6): 535–543

Shepard DS, Zeckhauser RJ (1980) Long-term effects of interventions to improve survival in mixed populations. J Chronic Dis 33: 413–433

Siemsen AW, et al. (1980) Economic impact of an integrated approach to hemodialysis and dialyzer reuse. Dial Transplant 9 (10): 933–936

Silverberg RV (1981) The prevalence and social costs of ulcer disease in Norway. Report 6. IHE Swedish Institute for Health Economics, Lund, Report 1981: 6

Simler S (1979) Body CT purchases may be halted. Mod Health Care 9: 43

Slater P (1971) The pursuit of loneliness: American culture at the breaking point. Beacon, Boston

Society for Computer Tomography (1979) New indications for computed body tomography, American Journal of Radiology, 113, 115–9

Sonnenberg A, Blum AL (1982) The cost of knowing the truth: cost-benefit analysis of upper G.I. endoscopy. J Clin Gastroenterol 4: 109–114

Sonnenberg A, Hefti ML (1979) The cost of postsurgical syndroms. Clin Gastroenterol 8: 235–248

Sonnenberg A, et al. (1981) Predictors of duodenal ulcer healing and relapse. Gastroenterology 81: 1061–1067

Sonnenberg A, et al. (1982a) Was kostet ein Ulkus? In: Blum AL, Siewert JR (eds) Ulkus Therapie. Springer, Berlin Heidelberg New York, pp. 138–150

Sonnenberg A, et al. (1982b) Erwartungskosten bei der konservativen und chirurgischen Behandlung der unkomplizierten Cholezystolithiasis. Z Gastroenterol 20: 66–71

Sonnenberg et al. (1982c) Epidemiologie und Genetik der Ulkuskrankheit. In: Blum AL, Siewert JR (eds) Ulkus Therapie. Springer, Berlin Heidelberg New York, pp. 3–22

Spitzer WO, Feinstein AR, Sackett DL (1976) What is a health care trial? JAMA 233 (2): 161–163

Spitzer WO, Starfield B (1977) Health services research can make a difference. N Engl J Med 1046

Sponheim N (1960) Incidences and prevalence of peptic ulcer in a part of the country. Nord Med 63: 377–385

Stange PV, Summers AT (1978) Predicting treatment costs and life expectancy for end-stage renal disease. N Engl J Med 298 (7): 372–378

Statens Medicinska Forskningsrad (1976) Njurforskning – ett underlag for langsiktig planering av forskningen inom de medicinska njursjukdomarnas omrade. Stockholm

Starfield B (1973) Health services research: A working model. N Engl J Med 289: 132–136

Sterman AB, et al. (1980) The role of cranial CT scan in municipal hospital. Am J Public Health 70: 268–270

Stewart JH, Topp WD, et al. (1973) The cost of domicilliary maintenance haemodialysis: A comparison with alternative replacement regimes. Med J Aust 1 (1): 156–159

Stocking BS, Morrison SL (1982) The image and the reality: a case-study of the impacts of medical technology. Oxford University Press for the Nuffield Provincial Hospitals Trust, London

Suchman EA (1967) Evaluative research: Principles and practice in public service and social action programme. Russell Sage Foundation, New York, pp 75–77

Sugden R, Williams A (1978) The principles of practical cost benefit analysis. Oxford University Press, London, p 234

Sullivan DF (1971) A single index of mortality and morbidity. HSMHA Health Rep 86: 347

Swartz R, Des Harnais S (1977) Computed tomography: The cost-benefit dilemma. Radiology 125: 251–253

Swets JA (1979) ROC analysis applied to the evaluation of medical imaging techniques. Invest Radiol 14: 109–121

Swets JA, Pickett RM, Whitehead AF, et al. (1979) Assessment of diagnostic technologies. Science 205: 753–759

Thomson JLG (1977) Cost-effectiveness of an EMI brain scanner: a review of a two-year experience. Health Trends 9: 16–19

Thomson JLG (1979) Cost-effectiveness of an EMI brain scanner: an updated review, 1977–78. Health Trends 11: 46–48

Thorne MC, et al. (1968) Chronic disease in former college students. Am J Epidemise 87 (3)

Torrance GW (1976) Towards a utility theory foundation of health status index models. Health Serv Res 11: 349–369

Torrance GW, Thomas WH, Sackett DL (1972) A utility maximization model for evaluation of health care programs. Health Serv Res 7 (2): 118–133

Torrance GW, Sackett DL, Thomas WH (1973) Utility maximization model for program evaluation: A demonstration application. In: Berg RL (ed) Health status indexes. Hospital Research and Educational Trust, Chicago, pp 156–165

Ubilluz R (1979) Cimetidine in the treatment of active duodenal ulcer: a double-blind study. Curr Ther Res Clin Exp 25 (2): 243–50

UK Transplant (1981) UK transplant service review 1981. UK Transplant Service, Bristol

US Department of Health Education and Welfare, Office of the Assistant Secretary for Program Coordination (1966) Selected disease control programs. DHEW U.S. Government Printing Office, Washington DC, p 9

Venables CW (1981) Surgery and hospitalization trends in the UK before and after Cimetidine. Freeman Hospital, Newcastle-upon-Tyne (mimeo)

Vogt TM, Johnson RE (1980) Recent changes in the incidence of duodenal and gastric ulcer. Am J Epidemiol 111 (6): 713

von Haunalter G, Chandler VV (1977) Cost of ulcer disease in the United States. Stanford Research Institute, Menlo Park, CA

Wagner JL (1981) Case study no 2: the feasibility of economic evaluation of diagnostic procedures: the case of CT scanning. In: The implications of cost-effectiveness analysis of medical technology. Background paper No 2: Case studies of medical technologies. Office of Technology Assessment, Congress of the United States, Government Printing Office Washington DC

Wai L, Richard J, Burton H, Lindsay RM (1981)

Wall BF, Fisher ES, Shrimpton PC, Rae S (1980) Current levels of gonadal irradiation from a selection of routine diagnostic X-ray examinations in Great Britain. National Radiological Protection Board Report 105, HMSO, London

Ware JE (1976) The reliability and validity of general health ratings. Rand paper. The Rand Corporation, CA, p 5720

Warner JD, Kalff WJ (1976) Cost of home dialysis versus institutional dialysis. J Dial 1 (1): 67–73

Webster EW (1981) On the question of cancer induction by small X-ray doses. A J R 137: 647–666

Weinman EJ et al. (1980) Continuous ambulatory peritoneal dialysis: Initial experience as a home training and in-hospital procedure. Dial Transplant 9 (8): 749–750

Weinstein MC (1979) Economic evaluation of medical procedures and technologies: progress, problems and prospects. In: Wagner JL (ed) Medical technology: Research priorities. Working paper 1262-1. Urban Institute, Washington DC

Weinstein MC, Stason WB (1977) Foundations of cost-effectiveness Analysis for health and medical practices. N Engl J Med 296 (13): 716–21

Weinstein M, et al. (1976) Computed tomography versus skull radiography. A J R 127: 873

Weisbrod BA (1961) Economics of public health. University J Pennsylvanien Press, Philadelphia

Weisbrod B (1969) Collective action and the distribution of income: conceptual approach, the analysis and evaluation of public expenditures: the PPB system. Joint economic committee, US Congress GPO, Washington DC pp 177–198 (reprinted in: Haveman R, Margolis J (eds) Public expenditures and policy analysis. Markham, Chicago)

Weisbrod B (1978) Public interest law. University of California Press, Berkeley

Weisbrod B (1981) Benefit-cost analysis of a controlled experiment: Treating the mentally ill. J Hum Resour 16: 523–548

West RR, Crosby DL, Jones MJ (1974) A mathematical model of an integrated haemodialysis and renal transplantation programme. Br J Prev Soc Med 28: 149–155

White KL (1974) Contemporary epidemiology. Int J Epidemiol 3 (4): 295–303

White KL (1980) Health information systems: an epidemiological perspective. Inquiry 17: 296–312

White KL, Williams TF (1961) The ecology of medical care. N Engl J Med 265 (18): 885–892

White KL, Anderson DO, Purola T, et al. (1977) Health services: Concepts and information for national planning and management. Public health papers 67. World Health Organization, Geneva

Willems J, et al. (1979) The computed tomography (CCT) scanner, Medical technology: The culprit behind health care costs? In: Altman SH, Blendon R (eds) Proceedings of the 1977 sun valley forum on national health. DHEW publication no (PHS) 79-3216. Government printing office, Washington DC

Williams A (1974) Measuring the effectiveness of health care systems. In: Perlman M (ed) The economics of health and medical care. Macmillan, London

Williams A (1979) One economist's view of social medicine. J Epidemiol Community Health 33: 3–7

Williams A (1981) Welfare economics and health status measurement. In: Van der Gaag J, Perlman M (eds) Health economics and health economics. North Holland, Amsterdam

Williamson JW (1971) Evaluating quality of patient care: a strategy relating outcome and process assessment. JAMA 218 (4): 564–569

Wing AJ, Brunner FP, Brunger HOA, et al. (1978) Mortality of and morbidity of reusing dialysers. Br Med J 853–855

Winston KR (1978) Neurodiagnostic tests in children with brain tumors: Changing patterns of use and impact on cost. Pediatrics 61 (6): 847–852

Winter J (1978) Efficiency of utilization of a computed tomography scanner. Am J Radiol 131 (1): 89–93

Wittenberg J, Fineberg HV, Black EB et al. (1978) Clinical efficacy of computed body tomography. A J R 131: 5014

Wittenberg J, Fineberg HV, Ferrucci JT et al. (1980) Clinical efficacy of computed body tomography II. A J R 134: 1111–1120

Wolff C Jr (1979) A theory of nonmarket failure: Framework for implementation analysis. J Law Econ 22: 107–139

World Health Organization (1980) National medical technologies assessment programmes. H4/48/12, Regional Office for Europe, WHO, Copenhagen

Wortzman G, Holgate R (1979) Reappraisal of the cost-effectiveness of computed tomography in a government-sponsored health care system. Radiology 130 (1): 257–61

Wortzman G, Morgate RC, Morgan PP (1975) Cranial computed tomography: and evaluation of cost effectiveness. Radiology 117: 75–77

Wylie JH, Alexander-Williams J, Kennedy TL, Clarke CG, Bell PRF, Kirk RM, MacKay C (1981) Effect of cimetidine on surgery for duodenal ulcer. Lancet I: 1307–1308

Young IR, Hall AS, Pallis CA et al. (1981) Nuclear magnetic resonance imaging of the brain in multiple sclerosis. Lancet II: 1063–1066

Zeckhauser R (1975) Procedures for valuing lives. Public Policy 23: 419–464

Zelen M (1969) Play the winner rule and the controlled clinical trial. J Am Stat Assoc 64: 131–146

Zelen M (1979) A new design for randomised clinical trials. N Engl J Med 300: 1242–1245

Zimmerman RA, Bilaniuk LT, Genarelli T et al. (1978) Cranial computed tomography in diagnosis and management of acute head trauma. A J R 131: 27–34

Anhang

Verzeichnis der Mitarbeiter der gesundheitsökonomischen Arbeitsgruppe

Abel-Smith, Professor B., Department of Social Science and Administration, London School of Economics, Houghton Street, Aldwych, London WC2A 2AE.

Akehurst, R. L., Institute of Social and Economic Research, University of York, Heslington, York, Y01 5DD.

Allen, D., Health Services Management Unit, Booth Street West, Manchester 50.

Ament, Dr. A. J. A., Rijksuniversiteit Limburg, Postbus 616, 6200 MD Maastricht, The Netherlands.

Appleby, J., South Birmingham Health Authority, Oak Tree Lane, Selly Oak, Birmingham, B29 6JF.

Artelles-Herrero, J., c/sta Amelia; 22; exB, e°1ª, Barcelona 34, Spain.

Baigent, N., Department of Economics, University College Swansea, Singleton Park Swansea SA2 8PP.

Bailey, J. M., Transport Studies Unit, Oxford University, 11 Bevington Road, Oxford, OX2 6NB.

Bally, Ms. Y., Koningin Julianastr. 35, 2825 BJ Berkenwonde, The Netherlands.

Barer, Dr. M. L., Associate Director, Division of Health Services Research and Development, University of British Columbia, Vancouver, B.C., Canada, V6T 1Z6.

Barnard, K., The Nuffield Centre for Health Services Studies, Clarendon Road, Leeds LS2 9PL.

Barnett, J. A., Science Policy Research Unit, Mantell Building, University of Sussex, Falmer, Brighton BN1 9RF.

Barnoon, Dr. S., Ben-Gurion University of the Negev, New Campus, Beer Sheva 84 120, P. O. Box 653, Israel.

Backhouse, M., 65 Nunnery Lane, York, N. Yorks.

Beesley, Professor M., London Business School, Sussex Place, Regent's Park, London, NW1 4SA.

Benham, Professor L., Box 1208, Economics, Washington University, St. Louis, Missouri 63130, USA.

Benson, T. J., Flat 4, 55 Mablethorpe Rd, London SW 6.

Bentkover, Dr. J. D., Arthur D Little, Inc., Acorn Park, Cambridge, Mass. 02140, USA.

Best, G., King Edward's Hospital Fund for London, King's Fund College, 2 Palace Court, London W2 4HS.

Bilheimer, Mrs. L., University of Arkansas Medical School, 324 West Fourteen Street, Little Rock, Arkansas 72202, USA.

Binkley, Dr. H. L., Director, Institute for Health Service Policy, HOPE Center, Millwood, VA 22646, USA.

Blades, Miss C. A., Institute of Social & Economic Research, University of York, Heslington, York, Y01 5DD.

Boan, Professor J., Department of Economics, University of Regina, Regina, Saskatchewan, Canada.

Bohigas, L., Paseo Del Rio 20, Manresa (Barcelona) Spain.

Borgonovi, Professor E., Direttore C.E.R.G.A.S., Universita Bocconi, Via R. Sarfatti, 20136 Milano, Italy.

Bosanquet, N. R. G., Department of Economics, The City University, Northampton Square, London, EC1V OHB.

Bowles, R. A., Department of Humanities and Social Sciences, University of Bath, Claverton Down, Bath, BA2 7AY.

Brenna, A., Instituto per la recerca di Economia Sanitaria, 20123 Milano, C.so Magenta 42, Italy.

Bridge, J., Department of Industrial Relations & Management Studies, University College, P. O. Box 78, Cardiff, CF1 1XL.

Brittain, Dr. R.D., District Medical Officer, North Warwickshire Health Authority, Newtown Road, Nuneaton, CV11 4HW.

Brittan, Ms. Y., Centre for Socio-Legal Studies, University of Oxford, Wolfson College, Oxford.

Brooks, R.G., Department of Economics, University of Strathclyde, Stenhouse Building, 173 Cathedral Street, Glasgow G4 ORQ.

Broome, J.R., The Cottage, Tucking Mill, Midford, Bath.

Brown, Professor M.G., Department of Preventive Medicine & Department of Economics, Dalhousie University, Halifax, Nova Scotia B3H 4H7, Canada.

Brus-Ramer, Ms. H., Manager, Economic Analysis, Smith Kline & French Overseas Co., 1500 Spring Garden Street, P.O. Box 7929, Philadelphia, PA 19101, USA.

Burchell, A., Economic Advisors Office, Room 720 Friars House, 157–168 Blackfriars Road, London, SE1 8EV.

Buxton, M., Department of Economics, Brunel University, Uxbridge, Middlesex, UB8 3PH.

Cabases, J.C., San. Miguel 7–3°, Pamplona, Spain.

Cairns, J., Department of Political Economy, Edward Wright Building, Dunbar Street, Old Aberdeen AB9 2TY.

Callingham, M., District Treasurer, Southampton and South West Hampshire Health District, 119 Tremona Road, Southampton, SO1 6HU.

Chamberlain, Miss A., Information Services Division, Trinity Park House, South Trinity Road, Edinburgh

Chapalain, Mlle. M.T., Chef du Bureau des Etudes et du Plan, Director Générale de la Santé, Ministère de la Santé et de la Sécurité Sociale, 1 Place Fontenoy, Paris 75007, France.

Charles, Miss S., Department of Economics, University of Loughborough, Loughborough.

Chernichovsky, Dr. D., Ben-Gurion University of the Negev, Beer Sheva 84, P.O.B. 653, Israel.

Clarke, Ms. R., Department of Economics, Faculty of Commerce and Social Science, The University of Birmingham, P.O. Box 363, Birmingham B15 2TT.

Cohen, D., Health Economics Research Unit, Department of Community Medicine, University Medical Buildings, Foresterhill, Aberdeen, AB9 2ZD.

Collard, Professor D.A., School of Humanities and Social Sciences, University of Bath, Claverton Down, Bath, BA2 7AY.

Cook, B.V., 12 Riverside Court, Nine Elms Lane, London, SW8 5DB.

Cook, H.G., 66 White Street, Martham, Gt. Yarmouth, Norfolk.

Cooke, A., Department of Industrial Economics, University of Nottingham, University Park, Nottingham, NG7 2RD.

Cooper, Professor M.H., Department of Economics, University of Otago, Dunedin, New Zealand.

Costas, E., Calle de Ian Blas 5, Madrid 14, Spain.

Cox, H., USHP Dept. of Community Medicine, Guy's Hospital, St. Thomas Street, London, SE1.

Coulson, Mrs. A., West Midlands Regional Health Authority, Arthur Thomson House, 146 Hagley Road, Birmingham, B16 9PA.

Creese, A.L., Centre for Development Studies, University College Swansea, Singleton Park, Swansea SA2 8PP.

Crossley, Professor J.R., School of Economics Studies, University of Leeds, Leeds LS2 9JT.

Cullis, J.G., School of Humanities and Social Sciences, University of Bath, Claverton Down, Bath BA2 7AY.

Culyer, Professor A.J., Department of Economics, University of York, Heslington, York YO1 5DD.

Cumper, Dr. G.E., Evaluation and Planning Centre, Ross Institute, London School of Hygiene and Tropical Medicine, Gower Street, London WC1.

Cunningham, R.L., Room B717, DHSS, Alexander Fleming House, Elephant & Castle, London, SE1 6BY.

Dale, Dr. J.W., Specialist in Community Medicine, South East Thames RHA, Randolph House, 46–48 Wellesley Road, Croydon CR 9 30A.

Davies, Dr. B., Personal Social Services Research Unit, Cornwallis Building, University of Kent, Canterbury CT2 7NS.

Davis, C., Centre for Russian and East European Studies, The University of Birmingham, P.O. Box 363, Birmingham B15 2TT.

de Campos, A.C., Escola Nacional de Saude Publica, Av. Padre Cruz, 1699 – Lisboa – Codex, Portugal.

de Kadt, Professor E. J., Institute of Development Studies, University of Sussex, Falmer, Brighton, BN1 3RH.

De Kok, Dr. H. J. G., Central Council for Health Care, Postbus 226, 2280 AE Rijswijk, The Netherlands.

Deeble, Dr. J. S., Director, Health Research Project, Australia National University, Canberra, Australia.

Dennerlein, Dr. R., BASYS, 8900 Augsburg 1, Calmberg Straße 5, West Germany.

D'Intagno, Professor B. M., Universite de Clermont 1, 19 rue Paul Delong, 75002 Paris, France.

Dorland, J., The Policy Development and Research Branch, Ontario Ministry of Health, 15 Overlea Boulevard, Toronto, Ontario, Canada M4H 1A9.

Dowie, Dr. J. A., Social Sciences, Open University, Milton Keynes MK7 6AA.

Dowie, R. F., 14 Lisburne Road, London NW3 2NR.

Doyle, J., 173 Withington Road, Manchester, M16 8EF.

Drummond, M. F., Health Services Management Centre, 40 Edgbaston Park Road, Birmingham 15.

Dunlop, Dr. D., Dartmouth Medical School, 1800 R. St. N.W. # 609, Washington D.C. 20009, USA.

England, R., C/O Tibbalds Partnership, 39 Charing Cross Road, London, WC2H OAW.

Engleman, Dr. S. R., Department of Community Medicine, Usher Institute, Warrender Park Road, Edinburgh EH9 1DW.

Erickson, P., Clearinghouse on Health Indexes, Division of Analysis, Department of Health, Education and Welfare, Public Health Service, Health Resources Administration, Rockville, Maryland 20852, USA.

Evans, Professor R. G., Department of Economics, University of British Columbia, 997–1873 East Mall, Vancouver, B.C., Canada, V6T 1Y2.

Fallick, J. L., Department of Economics, Faculty of Economics and Social Studies, University of Manchester, Dover Street, Manchester.

Fein, Professor R., School of Public Health, 642 Huntington Avenue, Harvard University, Boston, Massachusetts 02015, USA.

Feldstein, Professor P. J., Department of Economics and School of Public Health, University of Michigan, Ann Arbor, Michigan 48104, USA.

Fenn, P., Centre for Socio-Legal Studies, University of Oxford, Wolfson College, Oxford.

Fethke, Professor C., Department of Economics, Queen Mary College, Mile End Road, London EC1.

Fitton, Mrs. F., Department of General Practice, 2908 Stopford Building, University of Manchester, Oxford Road, Manchester.

Fleishman, A. B., National Radiological Protection Board, Harwell, Didcot, Oxon, OX11 ORQ.

Forbes, J. F., Social Paediatric and Obstetric Research Unit, University of Glasgow, 64 Oakfield Avenue, Glasgow, G12 8LS.

Forster, Dr. D. P., Dept. of Community Medicine, University of Newcastle, Claremont Road, Newcastle.

Forsyth, Professor G., Health Services Management Unit, Booth Street West, Manchester 50.

Fraser, N., Dept. of Social Administration, University of Edinburgh, Adam Ferguson Building, George Square, Edinburgh, EH8 9LL.

Frost, C. E. B., Division of Economic Studies, University of Sheffield, Sheffield S10 2TN.

Gaag, J. van der, World Bank, DED, I.8-135, 1818 H. Street N.W., Washington D.C. 20433, USA.

Ginsberg, G., Operational Research Department, Room 411, Ministry of Health, Ben Tbai 2, San Simone, Jerusalem, Israel.

Gravelle, H.S. E., Economics Department, Queen Mary College, University of London, Mile End Road, London E1.

Gray, A. M., Department of Community Medicine, University Medical Buildings, University of Aberdeen, Foresterhill, Aberdeen.

Green, A. T., Longrigg, Thornton Rust, Leyburn, N. Yorks.

Griffiths, D. A. T., Sandoz Institute for Health and Socio-Economic Studies, 5 Route de Florissant, CH 1206, Geneva, Switzerland.

Groot, Professor L., University of Maastricht, Roerzicht 22, Roermund, The Netherlands.

Grund, J., The Health Services of Norway, AKERSGT 42, Oslo-Dep., Oslo 1, Norway.

Gunnarsson, D. A., Managing Director, National Hospital System Administration Office, Eiriksgata 5–101 Reykjavik, Iceland.

Gustavsson, Professor G., Department of Economics, University of Gothenburg, Fack 400 10, Goteborg 3, Sweden.

Hagard, Dr. S., Cambridgeshire Area Health Authority (Teaching), Purbeck House, Purbeck Road, Cambridge CB2 2PF.

Hagen, Dr. J. H., Stichting Hogere School voor Gezondheidszorg, Leidseweg 83, 3531 B G Utrecht, The Netherlands.

Hammond, T. R., Central Marketing, Glaxo Operations UK Ltd., Greenford, Middlesex, UB6 OHE.

Hardie, M. A., International Hospital Federation, 126 Albert Street, London NW1 7NX.

Haycox, A., I.S.E.R., University of York, Heslington, York, YO1 5DD.

Heasell, S., Department of Economics & Public Administration, Trent Polytechnic, Burton Street, Nottingham, NG1 4BU.

Henderson, J., Health Economics Research Unit, Department of Community Medicine, University Medical Buildings, Foresterhill, Aberdeen, AB9 2ZD.

Heras, Alumedena Duran, Ministerio de Sanidad y Sequridad Social, Instituto de Estudios de Sandidad Y Seguridad Social, Madrid, 7, Spain.

Hersh, Professor M., Texas Woman's University, Department of Business and Economics, Denton, Texas 76204, USA.

Hertzman, Dr. P., The Swedish Institute for Health Economics, Stora Sodergatan 3, 222 23 Lund, Sweden.

Hewitt, S., Oxford Regional Health Authority, Planning Services Division, Old Road, Headington, Oxford.

Hodkinson, S., Policy and Planning Department, Northern Health and Social Services Board, County Hall, Galgorm Road, Ballymena, Northern Ireland.

Holtermann, Ms. S., Department of Health and Social Security, 151 Great Titchfield Street, London W1P 8AD.

Hooijmans, Ms. E., COEPS, University of Leiden, Hugo de Grootstraat 32, 2311 XK Leiden, The Netherlands.

Hoskins, M., Public Sector Economic Research Centre, Department of Economics, University of Leicester, Leicester LE1 7RH.

Huppertz, Dr. P. H., Seminar für Finanzwissenschaft, Universität Za Köln, 5 Köln 41 (Lindenthal), Albertus-Magnus-Platz, Germany.

Hurst, J., Department of Health and Social Security, Friar's House, 157–168 Blackfriars Road, London, SE1 8EU.

Hutt, Mrs. R., Institute of Manpower Studies, University of Sussex, Mantell Building, Falmer, Brighton BN1 9RF.

Hutton, J., ISER, University of York, Heslington, York, YO1 5DD.

Hyman, Dr. S. Dean, Regional Management Centre, School of Management Studies, Portsmouth Polytechnic, High Street, Old Portsmouth.

Jackson, Professor P. M., Director, Public Sector Economics Research Centre, Leicester University, Leicester, LE1 7RH.

Jamesen, R. M. K., Department of Health Care Administration, University of Kuopio, P.O. Box 138, 70101 Kuopio 10, Finland.

Jones-Lee, Professor M., Department of Economics, University of Newcastle-Upon-Tyne, Newcastle-upon-Tyne NE1 7RU.

Jonsson, Professor B., Department of Economics, Fack S 22005 Lund 5, Sweden.

Judge, K., Personal Social Services Research Unit, Cornwallis Building, University of Kent, Canterbury, CT2 7NS.

Jung, H. Abt. Wirtschaftswissenschaft, Osteuropa-Institut, Freie Universität Berlin, Z1 1; 1000 Berlin 33, Garystraße 55, Germany.

Kaewsonthi, Professor S., Faculty of Economics, Chulalongkorn University, Bangkok 5, Thailand.

Kaser, Dr. M. C., St. Antony's College, Oxford OX2 6JP.

Kiesling, Professor H. J., Department of Economics, Indiana University, Ballantine Hall, Bloomington, Indiana 47405, USA.

Kind, Mr. P., Department of Psychiatry, Charing Cross Hospital Medical School, Fulham Palace Road, London W6 8RF.

Knapp, Dr. M. R. J., Personal Social Services Research Unit, Cornwallis Building, University of Kent, Canterbury.

Knappe, Professor E., Universität Trier, Fakultät für Volkswirtschaftslehre und Soziopolitik, D-5500 Trier, W. Germany.

Knight, Ms. Rose, Research Fellow, Health Services Research Unit, Cornwallis Building, University of Kent, Canterbury CT2 7NF.

Koskiniemi, Mrs. H., Finnish Medical Association, Ruoholahdenkatu 4, 00180 Helsinki 18, Finland.

Kuh, Mrs. D. J. L., Institute of Biometry and Community Medicine, University of Exeter, Barrack Road, Exeter, Devon EX2 5DW.

Lagas, Dr. A. F., Tongersestraat 53, Maastricht, Netherlands.

Laing, W., 62 Croftdown Road, London, NW5 1EN.

Launois, Professor R. J. R., 7 Place Hoche, 35000 Rennes, France.

Lavers, R. J., Institute of Social and Economic Research, University of York, Heslington, York YO1 5DD.

Lebrun, Ms. T., Centre de Recherches Economiques et de Gestion, 1 Rue Francois Baes, 59046 Lille Cedex, France.

Lee, K., Nuffield Centre for Health Services Studies, University of Leeds, Clarendon Road, Leeds LS2 9PL.

Lee, Michael, Lee Donaldson Associates, 21–24 Bury Street, London SW1Y 6AL.

Leenders, J., Assistent, Centrum voor Ziekenhuiswetenschap, Vital Decosterstr. 102, B-3000 Leuven, Belgium.

Lees, Profesor D.S., Department of Industrial Economics, University of Nottingham, University Park, Nottingham NG7 2RD.

LeGrand, Dr. J., Department of Economics, London School of Economics, Houghton Street, Aldwych, London WC2A 2AE.

Letouze, D., Faculty of Administration, University of Ottawa, 550 Cumberland Street, 017 Ottawa, KIN 6N5, Canada.

Leu, Dr. R. E., Institut für Sozialwissenschaften, Petersgraben 29, 4051 Basel, Switzerland.

Lindgren, Dr. B., The Swedish Institute for Health Economics, Stora Sodergatan 3, 22223 Lund, Sweden.

Lloyd, J., Polytechnic of the Southbank, Borough Road, London, SE1 OAA.

Lowson Ms. K. Or Unit, West Midlands Regional Health Authority, 326 High Street, Harborne, Birmingham, B17 9PX.

Ludbrook, Ms. A., HERU, Dept. of Community Medicine, University of Aberdeen, Foresterhill, Aberdeen, AB9 2ZD.

Luoma, K., 16 McHugh Court, Heslington, York, YO1 5ET.

Machnes, Dr. Y., Bar-Illan University, Department of Economics, Ramat-Gan, Israel.

MacKay, A., Department of Health, P.O. Box No. 100, Woden, A.C.T. 2606, Australia.

Mancini, P. V., Department of Health and Social Security, Friar's House, 157–168 Blackfriars Road, London, SE1 8EU.

Marsden, J., 37 Main Avenue, York.

Martin, Ms. A. L., 182 West Hill, Putney, London, SW15 3SH.

Martini, Professor C.J.M., Divison of Community Health, School of Medicine, University of Colorado, Medical Center, Box 2582, 4200 East 9th Avenue, Denver, Colorado 80262, USA.

Maxwell, G.D.G., Hoppingwood Farm, Robin Hood Way, London, SW20 OAB.

Maynard, A. K., Department of Economics, University of York, Heslington, York YO1 5DD.

McCarthy, D., Secretary, Social Policy Committee, National Economic and Social Council, Oisin House, Pearse Street, Dublin 2, Ireland.

McDonnell, Ms. R., 120 Hull Road, York, YO1 3LQ.

McGuire, A., Department of Community Medicine, University Medical Buildings, University of Aberdeen, Foresterhill, Aberdeen, AB9 2ZD.

McGuire, Professor M.C., Department of Economics, University of Maryland, College Park, Maryland 20742, USA.

McPherson, Dr. K., Department of Community Medicine & General Practice, University of Oxford, 8 Keble Road, Oxford, OX1 3QN.

de Meester, Professor J.-Cl., Faculte des Sciences Economiques & Sociales, Rempart de la Vierge, 8, B-5000 Namur, Belgium.

Melen, C-G., Department of Economics, University of Uppsala, Uppsala, Sweden.

Melinek, S., Fire Research Station, Melrose Avenue, Borham Wood, Herts, WD6 2BL.

Mills, Ms. A., Centre for Epidemiology and Evaluation of Basic Health Planning, Ross Institute, London School of Hygiene and Tropical Medicine, Keppel Street, London WC1E 7HT.

Mills, M. H., World Bank, 9927 Brixton Lane, Bethesda, Maryland 20817, USA.

Milne, R. G., Department of Political Economy, University of Glasgow, Glasgow W2.

Montfort, G. van, National Zeikenhuisinstituut, Zeikenhuiscentrum, Oudean 4, Utrecht, The Netherlands.

Mooney, G., Department of Community Medicine, University of Aberdeen, Foresterhill, Aberdeen AB9 2ZD.

Morris, Ms. S., Department of Community Medicine, Fenner's, Gresham Road, Cambridge.

Mugford, Mrs. M., National Perinatal Epidemiology Unit, Radcliffe Infirmary, Oxford, OX2 6HE.

Mullen, Mrs. P., The University of Birmingham Health Management Centre, 'Park House', 40 Edgbaston Park Road, Birmingham B15 2RT.

Murphy, T., Mitchell College of Advanced Education, Department of Administrative and Political Sciences, Bathurst, New South Wales 2795, Australia.

Muurinen, Ms. J. M., c/o Alcuin College, University of York.

Muvaro, Professor G., Via dei Garari 13, Padova 35100, Italy.

McCarthy, Dr. M., 6 Melrose Gardens, London W6.

Nabri, Dr. H. I., R. U. Jean Sarrailh, 39 Av. Georges Bernanos, 75005 Paris, France.

Nadeau, Ms. N., 37 Charleville Road, London, W14.

Newns, Mrs. B., 15 Stokesay Way, Stretton Court, Telford, Shropshire.

Newton, M., Department of Accountancy, Faculty of Business and Management Studies, Liverpool Polytechnic, Tithebarn Street, Liverpool L2 2ER.

Nonneman, Professor W., University of Antwerp, St.-Ignatious Faculties, Center of Economics & Social Research, Prinsstraat 13, B2000 Antwerp, Belgium.

Nord, Dr. D., Medizinisch Pharmazeutische Studiengesellschaft, Bilhildisstraße 2, 65 Mainz, West Germany.

Normand, C., Dept. of Finance & Personnel, Policy Planning & Research Unit, Stormont, Belfast, BT4 3SW.

O'Brien, B., Department of Economics, Brunel University, Uxbridge, Middlesex, UB8 8PH.

Ohlsson, Dr. O. G. F., Department of Economics, University of Gothenburg, Box 3091, S-40010 Gothenburg, Sweden.

Over, Professor A. M., Department of Economics, Boston University, 125 Bay State Road, Boston, MA 02215, USA.

Ovi, Professor A., Co direttore C.E.R.G.A.S., Universita Bocconi, Via R. Sarfatti, 20136 Milano, Italy.

Palmer, Professor H. C., Department of Economics, Pomona College, Claremont, California 91711, USA.

Parkin, D., Department of Community Medicine, University Medical Buildings, University of Aberdeen, Foresterhill, Aberdeen, AB9 2ZD.

Parsonage, M., Economic Advisors Office, Room 634 Friars House, 157–168 Blackfriars Road, London, SF1 8FU.

Parsons, D., Institute of Manpower Studies, University of Sussex, Mantell Building, Falmer, Brighton BN1 9RF.

Partridge, J., USHP, Department of Community Medicine, Guy's Hospital, St. Thomas Street, London SE1.

Patel, Mr. Mahesh, Department of Community Medicine, University of Manchester, Stopford Building, Oxford Road, Manchester, M13 9PT.

Paul, Mrs. M. E., Lady Margaret Hall, Oxford.

Pearce, Professor D. W., Department of Political Economy, University of Aberdeen, Foresterhill, Aberdeen.

Pearson, R., Institute of Manpower Studies, University of Sussex, Mantell Building, Falmer, Brighton BN1 9RF.

Pedersen, Professor K. M., Institute of Social Sciences, Odense University, Campusvej 55, DK-5230 Odense M, Denmark.

Pentol, Ms. A., Dept. of Psychiatry, University of Manchester, University Hospital of South Manchester, West Didsbury, Manchester, M20 8LR.

Philips, T., The University of New South Wales, P.O. Box 1, Kensington, New South Wales, Australia 2033.

Phillips, Ms. Jenny, Prices Bureau, Glaxo (Holdings) Ltd., Graham Street, London N1.

Piachaud, D., Department of Social Science and Administration, London School of Economics, Houghton Street, Aldwych, London WC2 2AE.

Pole, J.D., Department of Health and Social Security, Friar's House, 157–168 Blackfriars Road, London, SE1 8EU.

Poullier, J., OCDE, 2, rue Andre-Pascal, 75775 Paris, France.

Prescott, N.M., Magdalen College, Oxford University, Oxford OX1 4AU.

Pritchard, Dr. H., 'Yorath', Upper Hartfield, East Sussex.

Ragnarsdottir, L.M., 14 Stevens Street, Winchester M.A. 01890, USA.

Randall, E., Social Science and Administration Department, Goldsmiths College, University of London, New Cross, London SE14 6NW.

Ransom, Ms. E., Social Affairs Committee, Social Science Research Council, 1 Temple Avenue, London, EC4Y OBD.

Reid, Ms. N., School of Physical Sciences, The New University of Ulster, Coleraine, Northern Ireland.

Reynolds, Ms. J., Social Services Committee, Committee Office, House of Commons, London, SW1A OAA.

Richardson, J., Health Research Project, The Australian National University, Box 4, P.O., Canberra, A.C.T., Australia, 2600.

Risan, Dr. A., Institute of Social & Economic Research, University of York, Heslington, York, YO1 5DD.

Roberts, Dr. J.L., Regional General Administrator, West Midlands Regional Health Authority, Arthur Thomson House, 146 Hagley Road, Birmingham B16 9PA.

Roberts, Miss J.A., London School of Hygiene, Keppel Street, London WC1.

Rochaix, Ms. L., 56 Farrar Street, York.

Rosenfield, Dr. P.L., Special Programme for Research and Training in Tropical Diseases, World Health Organisation, 1211 Geneva 27, Switzerland.

Rosenthal, Dr. G., Director, National Center for Health Services Research, Office of Health Policy, Research and Statistics. 3700 East West Highway, Hyattsville, Maryland 20782, USA.

Russell, I., Medical Care Research Unit, The University of Newcastle-upon-Tyne, 21 Claremont Place, Newcastle-upon-Tyne NE2 4AA.

Sailly, J-C., Centre de Recherches Economiques et de Gestion, 1 Rue Francois Baes, 59046 Lille Cedex, France.

Sandesan, C., Centre for Extension Training in Community Medicine, 31 Bedford Square, London WC1B 3EL.

Schicke, Professor R.K., Medical School Hannover, Angerstr. 59, 3000 Hannover 72, West Germany.

Schneider, Dr. M., BASYS, 8900 Augsburg 1, Colmberg Straße 5, West Germany.

Schrijvers, Drs. A.J.P., Health Services Research Institute, University of Utrecht, Bijlhouwer Straat 6, 3511 ZC Utrecht, The Netherlands.

Scott, G., 75 Waipapa Road, Hataitai, Wellington 3, New Zealand.

Scotton, Dr. R.B., Director, Planning and Research, Health Commission of Victoria, G.P.O. Box 4057, Melbourne, 3001, Australia.

Scrivens, Ms. E., St. Thomas's Hospital Medical School, Dept. of Community Medicine, London, SE1 7EH.

Semkow, B.W., 902, 75 Eastdale Avenue, Toronto, Ontario, Canada, M4C 5N3.

Shannon, J.R., Medical Care Research Unit, University of Newcastle-upon-Tyne, 21 Claremont Place, Newcastle-upon-Tyne, NE2 4AA.

Sharp, Professor Ansel M., Economics Department, College of Business Administration, Oklahoma State University, Stillwater, Oklahoma, 74074.

Sharpe, D., Thomas Coram Research Unit, University of London Institute of Education, 41 Brunswick Square, London WC1N 1AZ.

Simpson, P.R., Department of Economics, The Queen's University of Belfast, Belfast BT7 1NN, Northern Ireland.

Sintonen, H., Research Department, Ministry of Social Affairs and Health, Box 303, SF-00171, Helsinki 17, Finland.

Slattery, D. G., Economics Division, Policy Planning & Research Unit, Stormont, Belfast, BT4 3SW.

Smith, Dr. R. P., Department of Economics, Birkbeck College, University of London, Gresse Street, London W1P 1PA.

Smulders, Dr. A. F. M., Teaching Hospital of the Free University, De Boelelaan 1117, 1007 MB Amsterdam, The Netherlands.

Soderstrom, L., Department of Economics, Lund University, Fack 22005, Lund 5, Sweden.

Spackman, M. J., Treasury Chambers, Parliament Street, London SW1P 3AG.

Spek, Professor Jan-Erik, c/o Professor G. Gustavsson, Department of Economics, University of Gothenburg, Fack 40010, Goteborg 3, Sweden.

Stafford, Dr. G. B., Department of Economics, University of York, Heslington, York YO1 5DD.

Stahl, Professor I., Department of Economics, Fack 22005, Lund 5, Sweden.

Steele, R., Health Service Management Unit, Department of Social Administration, University of Manchester, Booth Street, Manchester, M15 6PB.

Stehlin, Dr. M.-B., F. Hoffmann-La Roche & Co., CH-4002 Basle, Switzerland.

Stilwell, J., Health Services Research Centre Medical School, University of Birmingham, Birmingham B15 2TT.

Stoddart, Dr. G. L., Department of Clinical Epidemiology & Biostatistics, McMaster University, 1200 Main Street West, Hamilton, Ontario L8N 3Z5, Canada.

Stone, Ms. C., Project Manager, Policy Analysis Inc, 1577 Beacon Street, Brookline, Massachusetts 02146, USA.

Sugden, R., University of Newcastle-upon-Tyne, Department of Economics, The University, Newcastle-upon-Tyne NE1 7RU.

Tatchell, M., Health Research Project, Australia National University, Canberra, Australia.

Taylor, D., Office of Health Economics, 12 Whitehall, London, SW1A 2DY.

Taylor, S. H., Management Services Division, Wiltshire Health Authority, Rowden Hill House, Chippenham, Wilts, SN15 2AN.

Teeling-Smith, Prof. G., Office of Health Economics, 12 Whitehall, London, SW1A 2DY.

Temple, Mrs. B., Department of General Practice, 2908 Stopford Building, University of Manchester, Oxford Road, Manchester.

Thompson, S. O., Department of Economics, University of Karlstad, Box 9501, S-65009 Karlstad, Sweden.

Thunhurst, C. P., Department of Mathematics and Statistics, Sheffield Polytechnic, Pond Street, Sheffield S1 1WB.

Townsend, J. L., MRC Epidemiology & Medical Care Unit, Northwick Park Hospital, Watford Road, Harrow, Middlesex, HA1 3UJ.

Turpin, P., Planning Unit, Department of Health, Custom House, Dublin 1.

Tussing, Professor A. D., Syracuse University, Health Studies Program, 723 University Avenue, Syracuse, New York 13210, USA.

Van Doorslaer, E., Jules Draeyersstraat 5, B-2610 Wilrijk, Belgium.

Van de Kar, Dr. H. M., Erasmus University Rotterdam, Eur Room H5-25, P. O. Box 173P, 3000 DR Rotterdam.

Van der Star, Dr. Th., Center for Research in Public Economics, Hugo de Grootstraat 32, 2311XK Leyden, The Netherlands.

Varley, Mrs. R., Health Services Management Unit, Booth Street West, Manchester 50.

Ven, Wynand van der, Fac. Studierichting Algemene Gezondheidszorg, Postbus 1738, 3000 DR Rotterdam, The Netherlands.

Verwayen, H., Social Indicators Section, OECD, 2 Rue Andre Pascal, 75775, Paris, Cedex 16, France.

Vinten, G., Toynbee Hall, 28 Commercial Street, London, E1 6LS.

Walker, Dr. A., 27 Hargill Drive, Washington 13, Tyne & Wear.

Ward, H., Allied Medical Group Limited, P. O. Box No. 2816, Riyadh, Kingdom of Saudi Arabia.

Ward, P., Institute of Biometry and Community Medicine, University of Exeter, Bowmoor House, Exe Vale Hospital, Dryden Road, Exeter EX2 5AE.

Waterton, R. Head, Department of Economics, Leicester Polytechnic, P. O Box 143, Leicester LE1 9BH.

Wells, N., Office of Health Economics, 12 Whitehall, London, SW1A 2DY.

Werff, A. van der, Ministry of Public Health and Environment, Dokter Reijersstraat 12, Leidschendam, The Netherlands.

West, Dr. P. A., Department of Community Medicine, St. Thomas's Hospital Medical School, London SE1 7EH.

Westcott, Ms. G., Nuffield Centre for Health Services Studies, The University of Leeds, 71–75 Clarendon Road, Leeds, LS2 9PL.

Wheeler, M., Deputy Course Director, Project Planning Centre, University of Bradford, Bradford BD7 1DP.

Whynes, D., Department of Economics, University of Nottingham, University Park, Nottingham NG7 2RD.

Wilde, Ms. Jayne, Trent Regional Health Authority, Manpower Planning Section, Fulwood House, Old Fulwood Road, Sheffield.

Wilkinson, R., Avon AHA, Greyfriars, Lewin's Mead, Bristol.

Williams, Professor A. H., Department of Economics, University of York, Heslington, York YO1 5DD.

Wiseman, Professor J., Institute of Social and Economic Research, University of York, Heslington, York YO1 5DD.

Wolfson, Dr. A., Department of Health Administration, Faculty of Medicine, Community Health, Fitzgerald Building, University of Toronto, Toronto, Ontario, Canada.

Wolfson, Professor D. J., Erasmus University Rotterdam, Institute for Fiscal Studies, Burgemeester Oudlaan 50, Rotterdam 3016, The Netherlands.

Wood, P., Department of Political Economy, University of Aberdeen, Edward Wright Building, Old Aberdeen.

Wood, R., 118 Moira Terrace, Edinburgh EH7 6TG.

Wright, K. G., Institute of Social and Economic Research, University of York, Heslington, York YO1 5DD.

Yett, Professor D. E., Director, Human Resources Research Center, University of Southern California, Los Angeles, California 90007, USA.

Yfantopoulos, Dr. Y., 12 Sachtour, Chalandri, Athens, Greece.

Yule, B., Department of Community Medicine, University Medical Buildings, University of Aberdeen, Foresterhill, Aberdeen, AB9 2ZD.

Zöllner, Dr. H. G. K., Health Planning and Evaluation Officer, World Health Organisation, Regional Office for Europe, 8 Scherfigsvej, DK-2100 Copenhagen, Denmark.

Zweifel, Dr. P. Institute of Empirical Research in Economics, Kleinstrasse 15, CH-8008 Zurich, Switzerland.

Namenverzeichnis

Sachverzeichnis